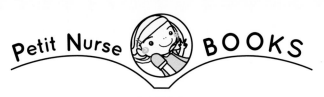

Petit Nurse BOOKS

アセスメント・看護計画がわかる

症状別看護過程

編著 小田正枝 第2版

Let's study together!

SHORINSHA

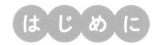

はじめに

　プチナースBOOKSシリーズ『症状別 看護過程』の初版を2014年に照林社より刊行いたしました。このたび、第2版として改訂いたしました。内容面のさらなる充実を図り、学生が実習を行ううえで役立つ臨床の最新情報と、関連図の内容の吟味をしています。

　掲載している症状は、多くの学生が体験する26症状を選びました。

　臨地実習は、講義や演習で学んだ知識を統合し、患者が必要としているケアを提供することを目的にしています。しかしながら、実習を行う場は、患者の在院日数の短縮、診断・治療技術の進歩、そして看護体制の改正などにより、学生の看護展開に少なからず影響を与えています。つまり、看護展開にスピードが要求されているのです。加えてその中で、突然患者から発信される症状が生じることもしばしばあります。限られた実習期間の中で、変化していく患者に必要なケアは何かを判断し、実施していくことは、学生にとっては難しいことと思います。

　本書では、学生が実習で受け持つ患者の各種症状に対して適切な対処ができるようなアセスメントを実際の流れでまとめました。具体的には、「症状が起こるメカニズム」「病態・ケア関連図」「観察ポイントとアセスメントの根拠」「看護計画の立案」「看護ケア」の5つの柱で構成しています。

　実習を通して患者から多くを学ぶことができますように、本書を活用していただければ幸いです。また、新人ナースや実習指導者の方にも利用していただければと願っています。

　最後に、多忙な中にもかかわらず執筆くださいました先生方、照林社の編集の方々に感謝申し上げます。

2021年9月

小田正枝

本書の特徴と使い方

●プチナースBOOKS『症状別 看護過程』では、実習・演習でよく遭遇する26症状を取り上げています。

●実際に実習で患者さんを受け持ち、看護計画を立案する際には、個別に現れている症状に対して、計画を立ててケアを行っていきます。そこで本書は、患者さんに合ったケアが提供できるように、各症状それぞれ5つの柱で展開していきます。

●実際の看護に沿って①から⑤までを順に学ぶのはもちろん、知りたい箇所だけ確認することも可能です。ご自身に合った方法で活用してください。

1 症状が起こるメカニズム

●最新の知識に準拠して、症状に関連する体の器官のしくみとはたらきから症状のメカニズム、症状の分類・原因などの病態生理を、図表を中心に解説しています。

> たくさんのイラスト、図表で
> 解剖生理や
> 症状の知識を見て
> 理解することができます

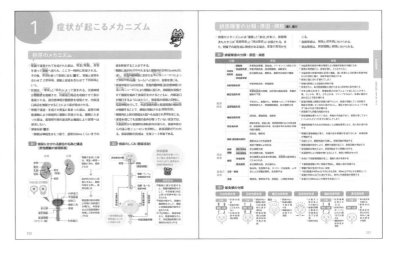

2 病態・ケア関連図

●「①症状が起こるメカニズム」で示した原因に基づいて、「病態」「随伴症状」「観察項目」「ケア」について結びつけた、病態・ケア関連図です。

> 見開きで見やすい
> 病態・ケア関連図は、
> 関連図作成の
> 参考になります

③ 観察ポイントとアセスメントの根拠

- ●「②病態・ケア関連図」に示した観察項目を、フィジカルアセスメントなども取り入れてさらに詳しく解説していきます。項目ごとに示す「アセスメントの根拠」を読むことで、より理解が深まります。
- ●アセスメントに必要な知識・スケール等も図表でまとめています。

アセスメント項目と
根拠などをまとめているので、
実習での患者さんの
アセスメントに役立ちます

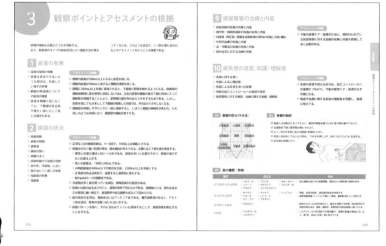

④ 看護計画の立案

- ●症状に対する看護計画を、O-P（観察計画）、C-P（ケア計画）、E-P（教育計画）に分けて立案しています。根拠も充実しています。

詳細な看護計画に、
根拠も充実しています

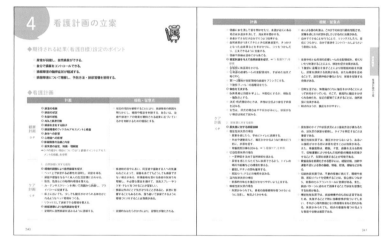

⑤ 看護ケア

- ●「④看護計画の立案」のケア計画で挙げた項目の実践方法・ポイントについて、詳しく解説します。

図表やイラストなど
ビジュアルに示しているので、
ひとめでわかりやすいです

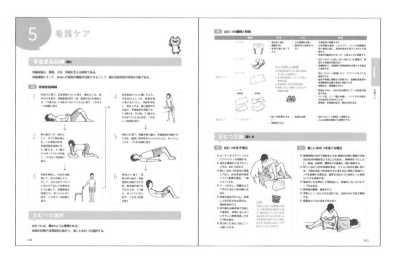

CONTENTS

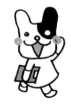

[装丁デザイン]Beeworks
[カバーイラスト]ウマカケバクミコ
[本文イラスト]村上寛人、今﨑和広、中村知史、佐原周平、日の友太、
　　　　　　　中小路ムツヨ、ウマカケバクミコ、みやよしえ、
　　　　　　　まつむらあきひろ、Igloo*dining *、熊アート(小林由枝)
[本文デザイン・DTP制作]林　慎悟

編集

小田正枝　　徳島文理大学 名誉教授

執筆 （執筆順）

窪田惠子　　福岡看護大学 学長

森田敏子　　前・徳島文理大学大学院看護学研究科 教授

濱嵜真由美　宮崎県立看護大学別科助産専攻 准教授

穴井めぐみ　福岡女学院看護大学看護学部看護学科 教授

青山和子　　前・福岡女学院看護大学 准教授

原田美穂子　関西看護医療大学看護学部看護学科 准教授

河原田康貴　久留米大学医学部看護学科 講師

古川　薫　　徳島文理大学保健福祉学部看護学科 准教授

尹　玉鍾　　前・徳島文理大学保健福祉学部看護学科 教授

井手裕子　　西南女学院大学保健福祉学部看護学科 助教

藤田紋佳　　九州大学大学院医学研究院保健学部門 助教

濱田裕子　　第一薬科大学看護学部 教授

姫野深雪　　久留米大学医学部看護学科 講師

小田正枝　　徳島文理大学 名誉教授

藤田稔子　　西南女学院大学短期大学保育学科 准教授

三橋睦子　　久留米大学医学部看護学科 教授、学科長

洲崎好香　　川崎市立看護短期大学看護学科 教授

下舞紀美代　関西看護医療大学看護学部看護学科 教授

山本真弓　　山陽学園大学看護学部看護学科 教授

宮川　操　　徳島文理大学保健福祉学部看護学科 教授

海田真治子　久留米大学病院看護部 看護師長

中島洋子　　西九州大学看護学部看護学科 教授、学科長

梶原江美　　福岡看護大学看護学部看護学科 准教授

呼吸困難

窪田惠子

> どんな症状?

呼吸困難とは、呼吸に伴う努力様の苦痛や不快感などの感覚であり、不快な自覚症状とともに呼吸運動を意識しながら努力して呼吸をしている状態をいう。

呼吸困難は、「息切れ」「息が吸えない」「空気が足りない」などと表現される。自覚症状であるため、訴えと障害の程度は必ずしも一致しない。

呼吸には、"外呼吸"と"内呼吸"があり、一般に外呼吸を指す。
外呼吸は、肺において血液中に酸素を取り入れ、二酸化炭素(CO_2)を排出する過程をいう。内呼吸は、末梢組織に酸素を取り込み、CO_2を放出する過程をいう。

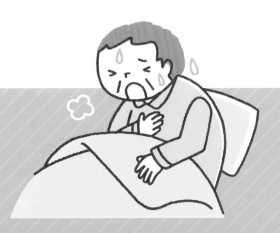

1 症状が起こるメカニズム

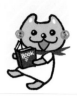

呼吸のしくみと呼吸困難のメカニズム

- 呼吸器系は、鼻腔、副鼻腔、咽頭、喉頭からなる上気道と、気管から終末気管支までの下気道と肺からなる。
- 呼吸は、呼吸筋（横隔膜、外肋間筋、内肋間筋、補助呼吸筋）が呼吸器を動かすことにより行われる。
- 呼吸筋への指令は、呼吸中枢と大脳から伝達される。
- 呼吸中枢は、主に脳幹の橋、延髄に存在し、呼吸の調整を行っている。また、呼吸運動を支配している。
- 橋にある呼吸調節中枢は、吸息と呼息の切り替えの調節を行っている。
- 延髄にある呼吸中枢には、吸息中枢・呼息中枢があり、

それぞれからの刺激が横隔膜や肋間筋を支配する脊髄の運動ニューロンに伝わり、呼吸運動を行っている。
- 換気運動（換気量）は、複雑な調節機構によって支配されており、次のような因子が関与する（**表1**）。
  ① 呼吸の行動調節（脳の上位中枢由来の行動調節）
  ② 中枢性化学受容体
  ③ 末梢性化学受容体
  ④ 肺の伸展受容体
- 呼吸仕事量の増加が大脳に伝達され、呼吸困難が自覚される（**図1**）。

表1 換気運動の調節機構に関与する因子

因子	作用
❶ 呼吸の行動調節（随意調節）	● 呼吸の調節には、随意的なものと不随意的なものがある ● 呼吸は随意的に早めたり遅くしたりできるが、これは随意的な呼吸の行動調節の一部である ● 発声・嚥下・不安・怒り・泣き・笑いなどの情動、さらに睡眠、覚醒などによる呼吸の変化は、不随意的な呼吸の行動調節である
❷ 中枢性化学受容体	● 主に動脈血二酸化炭素分圧（$PaCO_2$）の上昇およびpHの低下などが発生すると、延髄の中枢性化学受容体が刺激され、活動が亢進し、呼吸の深さと回数を促進する ● 動脈血酸素分圧（PaO_2）の低下では抑制的にはたらく
❸ 末梢性化学受容体	● 頸動脈洞に存在する頸動脈小体と、大動脈弓に存在する大動脈小体は、末梢性化学受容体である ● PaO_2の低下を感知し、その情報を呼吸中枢に伝え、呼吸運動を促進する。この際、化学受容体への刺激が大脳にも伝達され、呼吸困難が自覚される
❹ 肺の伸展受容体	● 気管支や細気管支の壁に存在する伸展受容体である ● 吸息によって肺胞が伸展すると、刺激を受けて興奮する。興奮は迷走神経を通って呼吸中枢に伝えられ、吸息を抑制し、呼息に移行する ● 肺胞が縮小すると、興奮は減少し、迷走神経を通って呼吸中枢へ伝えられ、呼息は抑制され、吸息が始まる ● 肺迷走神経反射、またはヘーリング・ブロイエル反射（Hering-Breuer反射）という

図1 呼吸調節のメカニズム

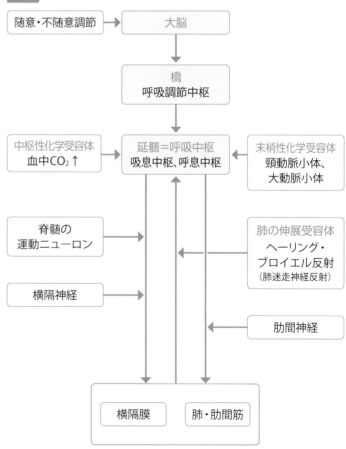

呼吸困難の分類・原因・病態

● 呼吸困難は、生理的呼吸困難、呼吸器の異常による呼吸困難、心疾患による呼吸困難、循環障害による呼吸困難、代謝性呼吸困難、中枢性神経性呼吸困難、心因性呼吸困難、薬物による呼吸困難に分類される（**表2**）。

表2 呼吸困難の分類・原因・病態

分類	原因（主な疾患）	病態
生理的呼吸困難	● 激しい運動 ● 高熱時 ● 高山登山時	● 運動量の増加や発熱による代謝亢進によって、CO_2の増加およびpHの低下が起こり、呼吸中枢の興奮性が増大する ● 外気の酸素（O_2）が不足しているためO_2を体内に取り込みにくい
呼吸器の異常による呼吸困難	● 肺、気道の変化（換気量の減少、換気仕事量の増大、ガス交換障害）が原因	
	● 慢性閉塞性肺疾患（COPD）（慢性気管支炎、肺気腫） ● 気管支喘息	● 気道粘膜の炎症と浮腫によって、粘稠な膿性喀痰が停滞、蓄積し、末梢の気道閉塞が起こる ● 悪化して、呼吸細気管支から肺小葉領域に及ぶ肺胞の破壊が進むと、肺胞換気量の低下により動脈血二酸化炭素分圧（$PaCO_2$）が上昇し、体液中のCO_2が過剰となってpHが低下した状態となり、血漿水素イオン濃度も上昇する
	● 扁桃炎 ● 喉頭炎 ● 喉頭腫瘍 ● 肺線維症	● 気道の炎症や腫脹により気道が狭窄する ● 肺コンプライアンスが低下し、肺の拡張が制限される
	● 肺炎 ● 肺がん	● 肺の炎症やがん細胞の浸潤により肺胞面積が減少する
	● 自然気胸 ● 外傷	● 胸壁や肺表面の損傷により、通常陰圧に保たれている胸腔内圧が大気圧に開放され、壁側胸膜と臓側胸膜の間に空気が貯留し肺が虚脱（萎縮）する
	● 重症筋無力症 ● 側彎	● 呼吸筋が麻痺する ● 脊柱の運動制限により胸郭の運動制限が起こり、呼吸運動の抑制、浅呼吸となり、低換気となる
心疾患による呼吸困難	● 心不全 ● 大動脈弁機能不全 ● 大動脈弁狭窄 ● 僧帽弁機能不全 ● 僧帽弁狭窄 ● 不整脈 ● 心原性ショック	● 心臓障害により、肺うっ血、肺間質性浮腫、肺の弾力性減退、ヘーリング・ブロイエル反射の亢進が起こる ● 呼吸中枢の血流量減少、CO_2低下により、呼吸中枢の興奮性が増大する ● 動脈血中のO_2減少・不足により、呼吸中枢の興奮性が増大する（頸動脈洞反射の亢進）
循環障害による呼吸困難	● 重症貧血 ● 大出血	● 血色素量（ヘモグロビン：Hb）の低下、酸素運搬能の低下、血中O_2不足・CO_2増加による呼吸中枢の興奮性の増大が起こる
代謝性呼吸困難	● 糖尿病 ● 腎不全（尿毒症）	● 腎不全は酸がたまり、HCO_3^-（重炭酸イオン）が喪失される ● 代謝性アシドーシスや電解質の異常により、血中CO_2増加、pHの低下が起こり、呼吸中枢の興奮性が増大する
中枢性神経性呼吸困難	● 脳炎 ● 脳外傷 ● 脳腫瘍	● 呼吸中枢の炎症、血流障害、頭蓋内圧亢進などによる呼吸中枢の刺激が原因で、呼吸中枢の興奮性の増大が起こる
心因性呼吸困難	● 過換気症候群 ● 解離性（転換性）障害 ● 不安神経症	● 心因性に呼吸に注意が向けられるために過呼吸を呈し、$PaCO_2$低下、pHの上昇が起こり、呼吸性アルカローシスになる ● 大脳視床下部からの刺激および呼吸中枢の興奮性の増大が起こる
薬物による呼吸困難	● 麻酔薬 ● 鎮静薬・睡眠薬・麻薬	● 薬物の作用により、呼吸反射の抑制を起こす

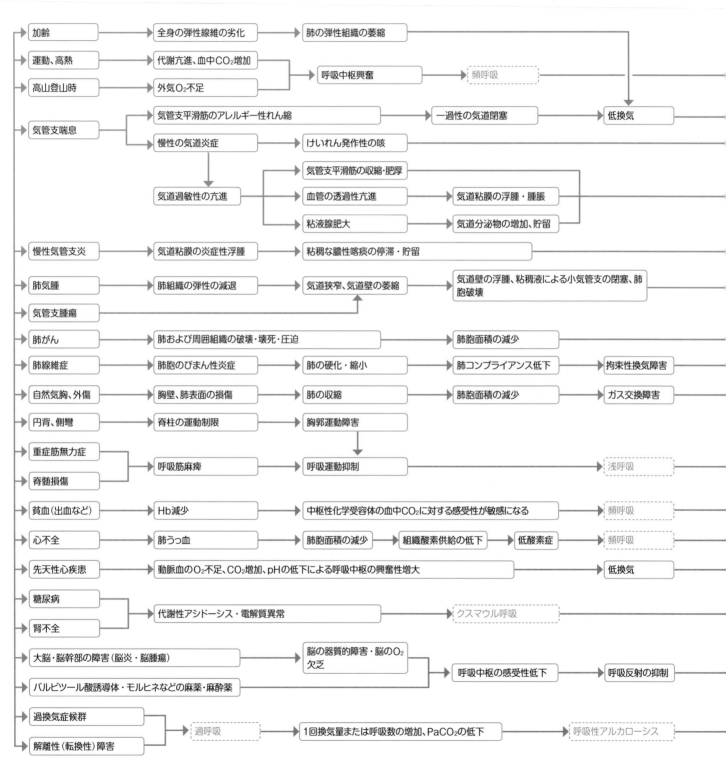

加齢	全身の弾性線維の劣化	肺の弾性組織の萎縮		
運動、高熱	代謝亢進、血中CO_2増加			
高山登山時	外気O_2不足	呼吸中枢興奮	頻呼吸	低換気
気管支喘息	気管支平滑筋のアレルギー性れん縮	一過性の気道閉塞		
	慢性の気道炎症	けいれん発作性の咳		
	気道過敏性の亢進	気管支平滑筋の収縮・肥厚		
		血管の透過性亢進	気道粘膜の浮腫・腫脹	
		粘液腺肥大	気道分泌物の増加、貯留	
慢性気管支炎	気道粘膜の炎症性浮腫	粘稠な膿性喀痰の停滞・貯留		
肺気腫	肺組織の弾性の減退	気道狭窄、気道壁の萎縮	気道壁の浮腫、粘稠液による小気管支の閉塞、肺胞破壊	
気管支腫瘍				
肺がん	肺および周囲組織の破壊・壊死・圧迫	肺胞面積の減少		
肺線維症	肺胞のびまん性炎症	肺の硬化・縮小	肺コンプライアンス低下	拘束性換気障害
自然気胸、外傷	胸壁、肺表面の損傷	肺の収縮	肺胞面積の減少	ガス交換障害
円背、側彎	脊柱の運動制限	胸郭運動障害		
重症筋無力症	呼吸筋麻痺	呼吸運動抑制	浅呼吸	
脊髄損傷				
貧血（出血など）	Hb減少	中枢性化学受容体の血中CO_2に対する感受性が敏感になる	頻呼吸	
心不全	肺うっ血	肺胞面積の減少 → 組織酸素供給の低下 → 低酸素症	頻呼吸	
先天性心疾患	動脈血のO_2不足、CO_2増加、pHの低下による呼吸中枢の興奮性増大		低換気	
糖尿病	代謝性アシドーシス・電解質異常	クスマウル呼吸		
腎不全				
大脳・脳幹部の障害（脳炎・脳腫瘍）	脳の器質的障害・脳のO_2欠乏	呼吸中枢の感受性低下	呼吸反射の抑制	
バルビツール酸誘導体・モルヒネなどの麻薬・麻酔薬				
過換気症候群	過呼吸	1回換気量または呼吸数の増加、$PaCO_2$の低下	呼吸性アルカローシス	
解離性（転換性）障害				

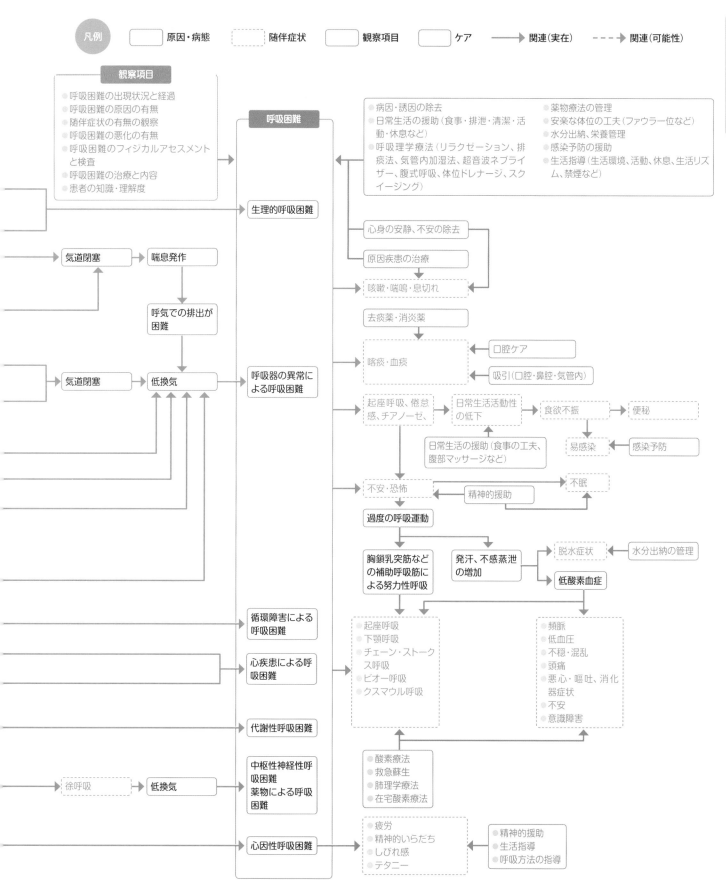

凡例　　　　原因・病態　　　　随伴症状　　　　観察項目　　　　ケア　　　━━━━━▶ 関連（実在）　　- - - -▶ 関連（可能性）

観察項目
- 呼吸困難の出現状況と経過
- 呼吸困難の原因の有無
- 随伴症状の有無の観察
- 呼吸困難の悪化の有無
- 呼吸困難のフィジカルアセスメントと検査
- 呼吸困難の治療と内容
- 患者の知識・理解度

呼吸困難

- 病因・誘因の除去
- 日常生活の援助（食事・排泄・清潔・活動・休息など）
- 呼吸理学療法（リラクゼーション、排痰法、気管内加湿法、超音波ネブライザー、腹式呼吸、体位ドレナージ、スクイージング）
- 薬物療法の管理
- 安楽な体位の工夫（ファウラー位など）
- 水分出納、栄養管理
- 感染予防の援助
- 生活指導（生活環境、活動、休息、生活リズム、禁煙など）

生理的呼吸困難

心身の安静、不安の除去

原因疾患の治療

気道閉塞 → 喘息発作

咳嗽・喘鳴・息切れ

呼気での排出が困難

去痰薬・消炎薬

気道閉塞 → 低換気

喀痰・血痰　← 口腔ケア
　　　　　　← 吸引（口腔・鼻腔・気管内）

呼吸器の異常による呼吸困難

起座呼吸、倦怠感、チアノーゼ、→ 日常生活活動性の低下　　食欲不振 → 便秘

日常生活の援助（食事の工夫、腹部マッサージなど）

易感染 ← 感染予防

不安・恐怖 ← 精神的援助　　不眠

過度の呼吸運動

胸鎖乳突筋などの補助呼吸筋による努力性呼吸　　発汗、不感蒸泄の増加 → 脱水症状 ← 水分出納の管理
　　　　　　　　　　　　　　　　　　　　　　　　　低酸素血症

循環障害による呼吸困難

心疾患による呼吸困難

- 起座呼吸
- 下顎呼吸
- チェーン・ストークス呼吸
- ビオー呼吸
- クスマウル呼吸

- 頻脈
- 低血圧
- 不穏・混乱
- 頭痛
- 悪心・嘔吐、消化器症状
- 不安
- 意識障害

代謝性呼吸困難

中枢性神経性呼吸困難
薬物による呼吸困難

- 酸素療法
- 救急蘇生
- 肺理学療法
- 在宅酸素療法

徐呼吸 → 低換気

心因性呼吸困難

- 疲労
- 精神的いらだち
- しびれ感
- テタニー

- 精神的援助
- 生活指導
- 呼吸方法の指導

3 観察ポイントとアセスメントの根拠

1 呼吸困難の出現状況と経過

- ●一般状態
  - ▶バイタルサイン、意識状態、顔色、爪床色（そうしょうしょく）
  - ▶チアノーゼの有無
- ●呼吸状態
  - ▶呼吸数、リズム（吸気と呼気の長さの比率）、深さ、呼吸音
  - ▶呼吸の型：肋骨型（胸郭型）、横隔膜型（腹型・腹式）
  - ▶喘鳴（ぜんめい）、努力性呼吸、咳嗽（がいそう）
- ●喀痰喀出状態
  - ▶喀痰の色・粘稠度（ねんちゅうど）・量
  - ▶臭気、血痰の有無
- ●胸郭の形態と動き
  - ▶変形、胸部の樽状化（たるじょうか）、異常突出や陥没の有無
  - ▶左右の形、呼気と吸気の胸郭の拡大と縮小の状態
- ●呼吸筋・呼吸補助筋の動き
  - ▶肋間筋と横隔膜の動き、肋骨挙筋、胸鎖乳突筋（きょうさにゅうとつきん）、僧帽筋、大胸筋、斜角筋群（しゃかくきんぐん）、腹直筋の動き
- ●発症状況
  - ▶突発的、持続的、発作的か
- ●体位による変化があるか
  - ▶仰臥位（ぎょうがい）、起座位（きざい）、側臥位
- ●生理的誘因との関連の有無
  - ▶年齢、体格、発熱、労作（ろうさ）、喫煙
- ●身体的誘因との関連の有無
  - ▶基礎疾患、治療、薬物の種類、アレルギー
- ●精神的誘因（興奮、ストレス）との関連の有無
- ●呼吸困難の持続時間、頻度、程度
  - ▶起座呼吸、口すぼめ呼吸

アセスメントの根拠

- ●呼吸困難の病態は、呼吸器疾患だけでなく心疾患や喘息などのアレルギー疾患や加齢による影響など、多様である。自覚的要素が強いので、客観的に評価することが重要である。一般には運動の強度と呼吸困難の程度に基づくヒュー・ジョーンズ（Hugh-Jones）分類が用いられている（**表3**）。自覚症状だけでなく、呼吸困難が出現する状況や経過から、治療の必要性を判断する必要がある。
- ●呼吸困難の出現状況や経過を観察することが、原因を明らかにする手がかりとなる。
- ●呼吸困難の種類や状態を把握することにより、緊急な治療・検査の必要性や、死の危険性が非常に高く緊急処置が必要であるか、このまま様子観察とするかを判断する。
  - ▶救急蘇生を要する呼吸困難：チェーン・ストークス呼吸、ビオー呼吸、クスマウル呼吸、鼻翼呼吸（びよくこきゅう）、下顎呼吸（かがくこきゅう）、陥没呼吸
- ●以下のような生理的誘因が呼吸に影響する。
  - ▶加齢とともに全身の弾性線維が劣化し、肺の伸縮能が低下する。深呼吸量の低下、肺コンプライアンスの低下、死腔（しくう）の増加などが現れる。
  - ▶喫煙は、気管支粘膜の線毛による自然の気道清浄作用を損なうこと、分泌物を増加させることから、細気管支の閉塞を起こしやすい。
  - ▶肥満の患者は、機能的残気量が減少し、肺容量が小さい。
- ●臥位をとると、全身の静脈還流が増大し、肺うっ血が促進され、呼吸困難が生じる。起座位をとると、肺うっ血が軽減する。
- ●チアノーゼは、還元ヘモグロビンが5g/dL以上になると出現する。動脈血の酸素不足や心拍出量の低下を表す。
- ●呼吸困難の誘因を除去し、病状が悪化しないような治療・処置が迅速にできるように準備を整える。
- ●呼吸に伴う横隔膜、胸部（外肋間筋）などの動き、胸郭の容積は呼吸筋の収縮・弛緩により拡大・収縮され、胸腔内圧は大気圧に比べて陰圧となる。この圧は肺胞へ伝わり、肺胞と大気間に圧較差を発生させ、その結果、気道を介して空気が肺内へ出入りする。胸郭、呼吸筋などの動きを妨げていないか観察する。

表3	ヒュー・ジョーンズの分類

Ⅰ度：同年齢の健常者と同様の労作ができ、歩行、階段の昇降も健常者なみにできる

Ⅱ度：同年齢の健常者と同様に歩行できるが、坂・階段の昇降は健常者なみにできない

Ⅲ度：平地でさえ健常者なみに歩けないが、自分のペースでなら1km以上歩ける

Ⅳ度：休みながらでなければ、50m以上歩けない

Ⅴ度：会話、着物の着脱にも息切れがする。息切れのため外出できない

2 呼吸困難の原因の有無

● **表2**（p.3）を参照。

アセスメントの根拠

● 呼吸困難は、息苦しさの訴えなど、自覚症状によるところが大きいため、原因疾患による病態だけでは判断できない。その成因には、以下のようなものがある。
　▶ 呼吸器疾患や心疾患による換気量の低下によって、呼吸仕事量が増加する。
　▶ 胸郭運動障害や神経筋疾患などにより換気量が減少する。

　▶ 発熱や甲状腺機能亢進症で酸素需要が増える。貧血で酸素供給量が減少する。
　▶ 薬剤によっては呼吸反射を抑制するものがある。
● 呼吸困難の原因を明らかにして、適切な治療や検査、生活指導に活かすことが重要である。心因性のものと判断できるような場合は、そのまま経過を観察する。病的なものは原因疾患の治療を行う。

3 随伴症状の有無の観察

● バイタルサインの変化、経皮的動脈血酸素飽和度（SpO₂）の低下
● 息切れ、チアノーゼ、胸部圧迫感、胸痛、喀痰、喘鳴、嗄声、冷汗、頸静脈の怒張、ばち状指（**図2**）
● 不安、倦怠感、傾眠、意識障害、浮腫

アセスメントの根拠

● 随伴症状を観察することによって、呼吸困難の種類や重症度、原因のアセスメントができる。緊急性や必要に応じた治療、検査、ケア、生活指導を実施する根拠になる。
● 自覚症状は個人差が大きいので、随伴症状が病状の悪化や経過を予測する重要な鍵になる。検査や治療の必要性を判断する根拠になる。
● チアノーゼは、"今そのとき"の酸素供給不足を表すのに対し、ばち状指は、"ここしばらく"の慢性の酸素不足を表す。

図2	ばち状指

見方	正常な爪	ばち状指
	色はピンク。表面は滑らかで平べったく、縁は丸みのある形状　 160度	指の末端が膨らみ、爪の付け根との角度が180度以上になった状態をいう。慢性呼吸不全の徴候で、チアノーゼ（爪床が暗紫色に見える）を伴うこともある　 180度　180度以上

4 呼吸困難の悪化の有無

● 呼吸数、呼吸の深さ・リズム、努力呼吸の有無（**表4**を参照）

アセスメントの根拠

● 呼吸困難の悪化は、生命の危機的状態を示すことが多い。胸郭の運動を観察し、酸素を取り込み二酸化炭素を排出する過程に注意することが必要である。
● 呼吸の状態（数、リズム、深さ）で、重症度を判断することができる。異常呼吸を発見したら医師に報告し、

すみやかに処置、治療、ケアを行う。
● 心因性の呼吸困難では、患者に不要な不安感を与えない対応を行い、発作の原因となる問題については呼吸状態が安定してから心理療法などを検討する。

5 呼吸困難のフィジカルアセスメントと検査

● **診察**：問診、視診、触診、打診、聴診
● **検査**：呼吸機能検査
▶ 肺気量分画、肺コンプライアンス、血液ガス分析〔動脈血ガス分析値（PaO_2、$PaCO_2$）、動脈血酸素飽和度（SaO_2）（**図4**、**表5**）など〕、呼気ガス分析、クロージング・ボリュームなどの測定
・胸部X線、心電図
・血液検査（血算・生化学・血糖・アレルギー検査）
・喀痰検査（塗抹・培養・細胞診）
・血管造影
・胸部CT
・気管支鏡検査、気管支造影

アセスメントの根拠

● フィジカルアセスメントにより、呼吸困難の種類や重症度をアセスメントする。看護方針の決定と治療、検査を迅速に進め、看護を実施する根拠になる。
▶ **問診**：主症状や随伴症状を聴取し、発作の出現状況（突発的、持続的）、発症時期、持続時間、頻度を把握し、生理的（労作時、安静時、体位、飲酒、カフェイン）、身体的（疾患、治療、薬物）、精神的（興奮、ストレス）誘因との関連をアセスメントする。
▶ **視診**：頻呼吸、口すぼめ呼吸、ブーブーなどの音を立てる呼吸、補助呼吸筋の使用、肋間筋の収縮と膨張の動き、鼻孔の動き、ばち状指、胸部の樽状化（**図3**）の有無
▶ **触診**：吸気時の胸部の動きが左右対称か、横隔膜の可動域、皮下の捻髪音、気管の偏位がないか。
▶ **打診**：肺野での過度の共鳴、濁音、鼓音、肝臓の腫大と圧痛
▶ **聴診**：気管・気管支の気流、気道の分泌物や閉鎖、肺や胸膜の状態をアセスメントする（**表6**）。
● フィジカルアセスメントで得られた身体所見と検査結果を総合する。呼吸機能検査の対象となるのは、換気による外気（空気）と肺胞気とのガス交換に関するものである。

図3 **胸郭の樽状化**

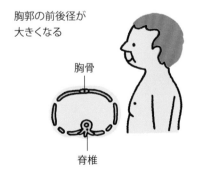

胸郭の前後径が大きくなる

胸骨

脊椎

表4 呼吸の数・深さ・リズム・型の観察

項目	状態		呼吸の型	考えられる疾患・状態
正常	● 成人：12〜18回/分、1回換気量500mL程度、規則的 ● 小児：20〜30回/分、新生児：30〜50回/分			
呼吸の数・深さの異常	● 頻呼吸	● 深さは変わらないが、規則正しいリズムで、呼吸数が増加する（25回/分以上）		● 肺炎、呼吸不全、代償性呼吸性アルカローシス、発熱など
	● 徐呼吸	● 深さは変わらないが、規則正しいリズムで、呼吸数が減少する（12回/分以下）		● 麻酔・酸素投与時、頭蓋内圧亢進など
	● 多呼吸	● 規則正しいリズムで、呼吸の数・深さともに増加する		● 過換気症候群、肺塞栓など
	● 少呼吸	● 規則正しいリズムで、呼吸の数・深さともに減少する		● 麻痺、死の直前など
	● 過呼吸	● 正常のリズムで、呼吸数は変わらないが、深さが増加する		● 過換気症候群、神経症など
	● 無呼吸	● 呼吸が停止した状態		● 睡眠時無呼吸症候群など
リズムの異常	● チェーン・ストークス呼吸	● 無呼吸から徐々に深い呼吸となり、その後、また無呼吸へと移行する		● 脳出血、脳腫瘍、尿毒症、重症心不全など
	● ビオー呼吸	● 無呼吸から突然、多呼吸へと移行する		● 脳外傷、脳膜炎、脳腫瘍など
	● クスマウル呼吸	● 深くて遅い規則的な呼吸が続く		● 糖尿病ケトアシドーシスなど
努力呼吸	● 鼻翼呼吸	● 気道を広げるために鼻翼が張って鼻孔が大きくなり、喉頭を下に動かすように呼吸する		● 呼吸不全など
	● 下顎呼吸	● 気道を広げるために、口や下顎をパクパクさせて呼吸する		● 呼吸不全、死の直前など
	● 口すぼめ呼吸	● 呼気時に口唇をすぼめて呼吸する		● 慢性閉塞性肺疾患など
	● 陥没呼吸	● 胸腔内が強い陰圧となるため、吸気時に胸壁がへこむ		● 慢性閉塞性肺疾患、気管支喘息、急性呼吸窮迫症候群など

図4 酸素飽和度曲線

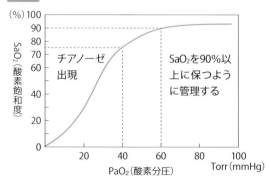

表5 動脈血ガス分析の基準値

基準値	pH（水素イオン指数）	7.36〜7.44
	PaO₂（動脈血酸素分圧）	80〜100Torr（mmHg）
	PaCO₂（動脈血二酸化炭素分圧）	35〜45Torr（mmHg）
	SaO₂（動脈血酸素飽和度）	93〜98%
	HCO₃⁻（重炭酸イオン濃度）	22〜26mEq/L
	BE（base excess：塩基過剰）	−2〜＋2mEq/L

音	吸気と呼気の長さ	音の図示※	音調	強度	正常存在部位	異常存在部位
気管(支)音	吸気＜呼気　1：2		高調	大きい	気管直上とその周囲	肺野
気管支肺胞音	吸気＝呼気　1：1		中音調	中程度	前胸部：第2、第3肋間の左右の胸骨縁 背部：第1〜第4肋間の正中から肩甲骨内側縁にかけて	肺野末梢
肺胞音	吸気＞呼気　2.5：1		低調	やわらか	肺野末梢	該当なし

表6 呼吸音の特徴（正常呼吸音）

山内豊明：フィジカルアセスメント ガイドブック　目と手と耳で ここまでわかる 第2版. 医学書院、東京. 2011：90. より引用
※線の長さが音の長さ、太さが音の強さ、傾斜が音の高さ、右上りは吸気、右下りは呼気を表す。

6 呼吸困難の治療と内容

- 基礎(原因)疾患に対する治療
- 呼吸理学療法
  - ▶リラクゼーション、排痰法、気管内加湿法、体位ドレナージ、スクイージング
- 生活指導
- 薬物療法
  - ▶原因疾患の治療薬
  - ▶気管支拡張薬、去痰薬、粘液溶解薬、抗菌薬、ステロイド薬、鎮静薬
- 酸素吸入療法
  - ▶ベンチュリーマスク、鼻カニューレ、フェイスマスク、酸素テント
- 吸入療法
  - ▶気道清浄湿潤剤、気管支拡張薬、粘液溶解薬、抗菌薬、ステロイド薬など
- 吸引(口腔内、鼻腔内、気管内)
- 気管切開
- 運動療法：口すぼめ呼吸、横隔膜呼吸(腹式呼吸)

アセスメントの根拠

- 今後のケア・指導のために、現在行われている治療とその内容を把握しておく。
  - ▶適切な換気を維持するために、気道確保や酸素吸入を行う。
  - ▶呼吸機能の回復を図るため、基礎(原因)疾患の悪化を防ぎ、呼吸器合併症の予防を行う。
  - ▶気道の清浄化のため、気道内分泌物を喀出しやすいように加湿する。
  - ▶咳嗽できない場合は体位ドレナージや吸引をして喀痰を除去する。

7 患者の知識・理解度

- 効率的な呼吸法についての理解度
- 呼吸機能検査と呼吸困難の治療に関する知識・理解度
- 呼吸困難を悪化させる原因に関する理解度
- 基礎疾患の知識と呼吸困難の予防についての理解度
- パニックコントロール：息切れが生じた際に落ち着いて呼吸を調節し、息切れ状態からスムーズに回復すること

アセスメントの根拠

- 呼吸困難では、息苦しさによって日常生活に支障をきたすようになるため、生活援助が必要である。身体的苦痛や処置、検査、治療に対する不安や生命の危機を伴うため、患者・家族に対する精神的援助が重要である。また、患者が呼吸困難について正しく理解し、効率よく呼吸ができる対処法を講じた生活ができることが重要である。
- 検査や治療に関する患者の理解度や自己管理能力をアセスメントし、看護を実践することが重要である。

4 看護計画の立案

◆期待される結果（看護目標）設定のポイント

- 気道の清浄化を図り、適正な酸素化を維持する。
- 呼吸困難に伴う不安や恐怖心が軽減される。
- 自己の呼吸機能に応じた生活調整ができる自己管理能力を確立する。
- 日常生活を整え、体力を維持する。

◆看護計画

計画	根拠・留意点
観察計画 O-P ❶ **一般状態** ● バイタルサイン、意識状態、顔色、爪床色、チアノーゼの有無 ❷ **呼吸状態** ● 呼吸数、リズム（呼気と吸気の長さの比率）、深さ、呼吸音、喘鳴、努力性呼吸、咳嗽、呼吸の型➡「5 看護ケア」を参照 ❸ **喀痰喀出状態** ● 喀痰の色、粘稠度、量、臭気、血痰 ❹ **胸郭の形態と動き** ● 変形、胸郭の樽状化、異常突出や陥没、左右の形、呼気と吸気の胸郭の拡大と縮小 ❺ **呼吸筋・呼吸補助筋**（肋間筋、横隔膜、肋骨挙筋、胸鎖乳突筋、僧帽筋、大胸筋、斜角筋群、腹直筋）**の動き** ❻ **発症状況**（突発的、持続的、発作的） ❼ **体位**（仰臥位、起座位、側臥位）**による変化があるか** ❽ **生理的誘因との関連の有無** ● 年齢、体格、発熱、労作、喫煙 ❾ **身体的誘因との関連の有無** ● 基礎疾患、治療、薬物の種類、アレルギー ❿ **精神的誘因**（興奮、ストレス）**との関連の有無** ⓫ **呼吸困難の持続時間、頻度、程度** ⓬ **呼吸時の姿勢**（起座呼吸、口すぼめ呼吸） ⓭ **感染徴候** ⓮ **水分出納バランス**	● 呼吸困難の病態は、呼吸器疾患だけでなく、その他の原因疾患、加齢による影響、環境要因など、多様である。そのため、自覚症状と客観的症状を観察し、アセスメントすることが重要である。 ● 呼吸困難の出現状況や経過を把握することは、呼吸困難の原因を明らかにする手がかりとなる。また、治療・処置の緊急性や検査の必要性を理解して看護を実践するための根拠になる。

計画	根拠・留意点

❶気道の清浄化を図り、適正な酸素化を維持する。

● 喀痰喀出を促す。

▶ 咳嗽を促し、喀痰を喀出する（咳嗽や喘鳴、喀痰貯留音出現時、呼吸困難時、PaO₂低下時など）。

▶ 排痰法：叩打法、体位ドレナージ（「咳嗽・喀痰喀出困難」p.30**図7**を参照）、スクイージング（「咳嗽・喀痰喀出困難」p.29**図6**を参照）➡「5 看護ケア」を参照

▶ リラクゼーション：腹式呼吸

▶ 気管内加湿法

▶ 水分の補給

▶ 薬液吸入、ネブライザー

▶ 口腔内、鼻腔内、気管内吸引

● 必要な換気量を確保するためには、気道を確保し、喀痰を喀出して気道を清浄にすることが重要である。気道分泌物を喀出しやすくするために、分泌物の粘稠度を低下させ、体位を工夫し、呼吸面積を確保する。座位は、横隔膜が下がり、胸郭運動も大きくなり、肺の伸展運動を活発にし、肺の換気面積を大きくする。片側に罹患部がある場合は、罹患部を下にして側臥位をとり、健側肺の呼吸面積を確保する。

● 呼吸器の感染症やアレルギーにより気道分泌物が増加し、咳嗽や喀痰を誘発する。疼痛や体力低下があると、喀痰が喀出しにくい。また、空気の乾燥や分泌物の停留は、気管壁や肺胞内への沈殿を起こさせる。これを予防するために、背部からのタッピングにより物理的に気道内から排出させる。体位ドレナージにより、気管支の走行、貯留部位が重力方向に対して垂直になるような体位とし、効果的な喀痰喀出を促す。

● 腹式呼吸は、十分な酸素を取り込んで組織に運び、末梢循環を促し、老廃物の回収を促進する。呼吸筋と腹筋の脆弱化を防ぎ、肺活量の低下を抑え、喀痰喀出を容易にする。

● 気道を加湿し、気道分泌物の粘稠度を下げ、喀出しやすくする。

● 気道内の粘稠性の分泌物を吸引し、気道閉塞を防ぐ。吸引カテーテルが太く、吸引圧が強すぎると、気道中の空気を多量に吸い込み、低酸素血症を起こす。

ケア計画 C-P

● 酸素吸入を指示どおり行う。

▶ 使用機器、物品の観察（指示された酸素流量、酸素濃度、マスクやカニューレの装着状況、加湿）

▶ 一般状態の観察（顔色、爪床色、呼吸パターン、肺音、バイタルサインの変化、動脈血ガス分析値、動脈血酸素飽和度、パルスオキシメータなど）、低酸素症状、高二酸化炭素症状

❷呼吸困難に伴う不安や恐怖心が軽減される。

● 死の不安や恐怖の気持ちを受け止める。

● 過換気症候群に対しては、できるだけ安心してもらえるようにし、ゆっくり呼吸をするよう指示する。

● ゆっくり落ち着ける環境整備

● 安楽な体位の工夫

▶ 半座位、起座位、罹患部を下にした側臥位

▶ 呼吸筋の運動を妨げない。

▶ 衣服をゆるめる。

▶ リラックスできる体位

● 酸素療法中の精神的ケアを行う。

▶ 酸素療法の必要性、注意事項を説明し、協力を得る。

▶ 酸素マスクの圧迫感の訴えを傾聴し、不具合を調整する。

● 不安や精神的ストレスにより心拍数の増加、呼吸促迫が起こり、換気量が増す。腹式呼吸で深く、呼気をゆっくり行うと迷走神経が刺激され、心拍数を低下させることができる。

● 呼吸筋や呼吸補助筋の緊張を取り除き、動きを妨げない安楽な体位が酸素消費量を少なくする。

● 室温・湿度を調整し、常に清浄な空気を保つ。

計画	根拠・留意点
ケア計画 C-P ❸**日常生活を整え、体力を維持する。** ◉ 酸素消費量を増加させない日常生活動作や活動を調整する(活動量、食事、清潔、排泄など)。 ◉ 栄養状態を整える。 ◉ 十分な睡眠を確保する。 ◉ 感染予防	◉ 日常生活における負担は、酸素消費量を増加させることになる。ただし、過度の安静は活動性の低下を招く。 ◉ 入浴は体熱を上昇させ、食事の摂取は消化吸収により酸素消費量を増大し、呼吸を促進する。 ◉ 過食や便秘などによる鼓腸は、横隔膜を圧迫し、胸郭運動を阻害する。食事摂取量低下、活動量低下により便秘になりやすい。便秘による腹部膨満は横隔膜を圧迫し、呼吸困難の誘因になる。 ◉ 食事動作や消化吸収そのものがエネルギー消費量を高める。食事摂取による胃部の膨満は横隔膜を圧迫するので、呼吸困難を増加させる。食欲不振は低栄養状態、免疫力の低下につながる。 ◉ 息苦しさによる睡眠障害と全身の疲労も大きいので、休息が必要である。 ◉ 気道の清浄化と口腔内の清潔を保持し、呼吸器感染を防ぐ。
教育計画 E-P ❶**呼吸困難の原因について理解できるように説明する。** ◉ 生理的因子、原因疾患の病態・治療 ❷**呼吸困難の出現を予防する生活習慣の必要性について説明する。** ◉ 原因疾患の治療の継続とその管理の必要性 ◉ 緊張やストレスを軽減する生活の必要性 ◉ 発作時の家族の対応 ◉ 心身の過労を軽減する生活の必要性 ◉ 禁煙の必要性 ◉ 活動の制限：仕事量、運動、趣味、性生活など ◉ 感染予防 ❸**自己の呼吸機能を理解し、自己管理できるように説明する。** ❹**呼吸困難に気づいたときの連絡方法・対処方法について説明する。** ❺**家族からの協力が得られるように、患者の現状について説明する。**	◉ 呼吸困難の原因、治療の必要性を理解できることが重要である。 ◉ 患者が呼吸困難について正しく理解し、随伴症状などからあらかじめ予防策を講じた生活ができることが重要である。 ◉ 健康管理行動がとれるようになり、呼吸困難の出現を予防することができる。 ◉ 呼吸困難を誘発するような生活行動を避けるように、患者のこれまでの生活状況を把握したうえで説明や指導を行う。 ◉ 行動制限のなかでも生活の楽しみが見つけられるように、家族のサポートも得て、ストレスが増大しないよう留意する必要がある。 ◉ 心臓仕事量を下げる日常生活の過ごし方が理解できるような指導が必要である。 ◉ 患者が自己管理できるための行動変容への支援が重要である。療養期間が長期化するので、患者だけでなく家族への支援や教育指導が必要である。

5 看護ケア

肺の聴診方法（図5）

座位で左右対称に聴診する

- 鼻閉などによる雑音を避けるため、口でゆっくり呼吸をするように説明する。
- 前胸部の聴診を行う場合は、背筋を伸ばし、胸郭から腹部まで観察できる座位が望ましい。
- 鎖骨上窩（さこつじょうか）の肺尖部（はいせんぶ）から上肺野、中肺野、下肺野を左右対称に聴診する。
- 背部の聴診を行う場合は、前傾姿勢をとり、肩甲骨を開くようにする。
- 呼吸音は、1部位最低1呼吸を聴診し、呼気と吸気の両方を聴診する。

図5 肺の聴診部位と順序の例

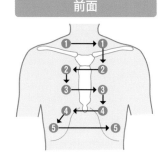
前面

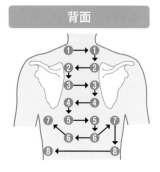
背面

排痰法（表7）

- 喀痰の貯留している部位を確認し、その部位を上部に、中枢の気管支部分を下部にする体位をとることにより、排痰を促進する。
- 体位排痰法を行う前には、必ず聴診、胸部X線検査、胸部CT（コンピュータ断層撮影）検査などにより、喀痰の貯留を確認してから行う。

- 体位排痰法の15〜20分前に、吸入療法を行っておくと、より有効である。食前食後を避け、食後2時間以上が経過してから行う。
- 適応：喀痰喀出量が多い場合（30mL/日以上の排痰がある場合）、喀痰喀出が困難な場合（人工呼吸器装着中、高齢者、神経・筋疾患など）

表7 排痰法

❶ 叩打法	● 体位ドレナージと併用したケアとして行われる。痰が貯留している肺区域の上を、手掌を碗状にして空気クッションをつくって胸壁を叩打し、粘膜からの痰の遊離を促す
❷ 体位ドレナージ	● 気道内分泌物の貯留している部位が高くなるような体位をとることで、重力により痰を中央気道のほうに移動させる方法である（「咳嗽・喀痰喀出困難」p.30図7を参照） ● 適応 ▶予防的体位：人工呼吸器使用中、長期臥床中、喀痰が多い、疼痛などで十分咳嗽ができない ▶治療的体位：無気肺、肺膿瘍、肺炎
❸ スクイージング （呼気胸郭圧迫法）	● 呼気に合わせて胸郭を圧迫することにより、排痰および換気促進を図る方法である（「咳嗽・喀痰喀出困難」p.29図6を参照） ● 適応：特定の肺葉や肺区域に痰が貯留している患者、体位ドレナージなどの呼吸理学療法中の患者 ● 痰が貯留していると思われる部位に看護師の手を当てる ● 呼気のはじめは軽く圧迫し、患者の呼気に合わせて、少しずつ強く圧迫していく ● 吸気になったら、手の力を抜く ● 呼吸回数が多い場合は、2回に1回の割合で行う

咳嗽 喀痰喀出困難

森田敏子

どんな症状?

一般的に、咳嗽は"咳"、喀痰は"痰"という。

咳嗽は、肺、気管支などの気道内の異物や分泌物、刺激物を体外に排除するための生体の突発的な生理的防御反応である。

喀痰は、肺や気管支などから口腔外へ排出される分泌物や異物である。喀痰は、粘液性ないし漿液性の物質で、細胞残屑、微生物、血液や膿を含んでいることもある。

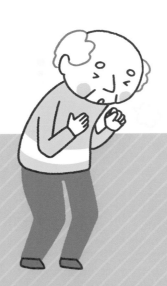

1 症状が起こるメカニズム

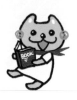

咳嗽のメカニズム

①呼吸器系の構造と生理

- ヒトは、呼吸として大気中の酸素（O_2）を取り込み（摂取）、二酸化炭素（CO_2）を排出して生命を維持している。O_2を取り込みCO_2を排出することをガス交換という。通常、呼吸は意識することなく、自然に行われている。

- 呼吸の吸気として肺に取り込まれた酸素は肺胞気となり、肺胞気と血液、血液と組織細胞の拡散によってガス交換を行っている。細胞に運ばれたO_2を利用して代謝を行い、代謝産物であるCO_2が肺胞に拡散し、呼気として呼出されている。

- 空気中の酸素は、口腔、鼻腔から喉頭、気管、気管支、細気管支を通って、ガス交換の場である肺胞へ達する。これらの器官の総称が気道である。鼻腔から喉頭までを上気道、気管から細気管支までを下気道という（**図1**）。

- 気管支の表面には多数の気管支腺の開口部があり、正常な気管支では常に1日約100mLの気道粘液が分泌され湿っている。空気が気道を通ることで適度な温度と湿度が与えられ、吸気中の塵埃を取り除き下気道を保護している。

- 上気道では、加温、加湿、清浄化（濾過）の3つの機能がはたらいている。

- 気管支は線毛上皮細胞に覆われ、その線毛運動（咽頭に向かい1秒間に10〜20回波打っている）により、分泌物は末梢の気管支から中枢に向かい気管支の表面を流れている。

- 気道粘液に吸着された塵や埃、細菌や病原微生物、ウイルスなどの異物は1分間に1cmずつ移動し、喉頭を通る

ときに咳嗽反射が生じ、咳嗽（咳）として排出される。

- 塵埃、花粉などの異物で上気道が刺激されると、刺激が三叉神経から延髄に伝わり、くしゃみ反射が生じる。くしゃみは、不随意で発作的な、激しい鼻からの放逐である。

②咳嗽が生じるメカニズム

- 咳嗽は、気道内に異物が混入することを防ぎ、気道で分泌されたものを喀出し、気道の浄化を図る役割を果たす生理的防御反応である。

- 生体が生理的防御反応として咳をする際には、まず十分な吸気を行う（**図2**）。つまり、息を吸い込まなければ、咳嗽は起こらない。意識低下や補助呼吸筋などの筋力低下があると、十分な吸気ができないので、効果的な咳嗽はできない。

- 咳嗽は、咳嗽が起こる要因（**表1**）と刺激（**表2**）によって誘発される。

- 咳嗽には、乾性咳嗽（からぜき）と湿性咳嗽がある（**表3**）。

- 咳嗽時の咳嗽反射運動の刺激受容器には、機械的刺激受容器と化学的刺激受容器がある。

- 受容器への刺激は、迷走神経、舌咽神経、三叉神経、横隔神経など、咳嗽反射求心路を経て延髄にある咳中枢に達する。咳中枢からは、咳嗽反射遠心路である迷走神経、横隔神経（横隔膜を収縮）、肋間神経（呼吸筋を収縮）などを介して刺激が伝達され、咳嗽反射運動が起こり、咳嗽が出現する。

- 咳嗽は生理的防御反応であるが、自然な呼吸リズムを妨

図1 呼吸器系

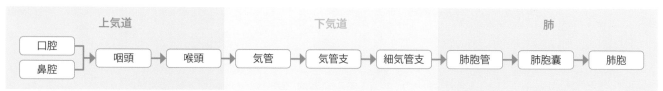

上気道			下気道			肺		
口腔 鼻腔	→	咽頭 → 喉頭	→	気管 → 気管支 → 細気管支	→	肺胞管 → 肺胞嚢 → 肺胞		

図2 咳嗽時の生体反応

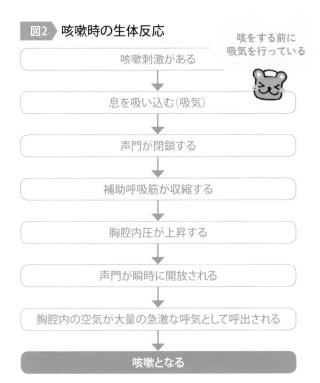

咳をする前に吸気を行っている

咳嗽刺激がある
↓
息を吸い込む（吸気）
↓
声門が閉鎖する
↓
補助呼吸筋が収縮する
↓
胸腔内圧が上昇する
↓
声門が瞬時に開放される
↓
胸腔内の空気が大量の急激な呼気として呼出される
↓
咳嗽となる

表1 咳嗽の要因

要因	状況
自然環境要因	◉ 気候：空気の乾燥、非常に冷たい空気、高温の空気 ◉ 公害：光化学スモッグなど大気汚染、石綿沈着、PM2.5沈着 ◉ ガス：刺激性ガス
生活要因	◉ 喫煙、塵埃、煙 ◉ 屋内外の温度差
加齢要因	◉ 線毛運動の低下 ◉ 誤嚥
病態要因	◉ 呼吸器疾患：咽頭炎、喉頭炎、気管支炎、肺結核、喘息、縦隔腫瘍、アスベスト肺、新型コロナウイルス感染症など ◉ 心臓疾患：心不全 ◉ 気道刺激：異物、炎症 ◉ アレルギー：イヌ、ネコなどの小動物、花粉

表2 咳嗽を発生させる刺激

機械的刺激	◉ 水や食物などを誤って気管に飲み込んだ刺激 ◉ 気管・気管支に喀痰などの分泌物を排出した刺激
化学的刺激	◉ 気管・気管支にとって有害な薬品などの化学物質を吸い込んだ刺激
炎症性刺激	◉ 風邪による気管支炎で気管支がただれた炎症刺激
寒冷刺激	◉ 冷たい空気を急に吸い込んだ刺激

表3 咳嗽の分類

分類	原因	疾患
乾性咳嗽 喀痰を伴わない咳：からぜき（dry cough）	◉ 煙など、上気道の機械的・物理的刺激 ◉ 刺激性のガスなど化学的刺激 ◉ 温度変化による刺激 ◉ 炎症や腫瘍による刺激	◉ 上気道炎 ◉ 軽い気管支炎 ◉ 間質性肺炎 ◉ 気胸 ◉ 胸膜炎 ◉ 縦隔腫瘍 ◉ がん性リンパ管炎 ◉ 無気肺 ◉ 大動脈瘤による圧迫 など
湿性咳嗽 喀痰を伴う咳（wet cough）	◉ 喀痰などの気道の分泌物（滲出液、漏出液）の刺激 ◉ 組織の病的破壊産物などの刺激 ◉ 気道の炎症刺激 ◉ アレルギー	◉ 咽頭炎 ◉ 喉頭炎 ◉ 気管支炎 ◉ 肺炎 ◉ 肺化膿症 ◉ 気管支喘息 ◉ 気管支拡張症 ◉ 肺結核 など

図3 呼吸筋

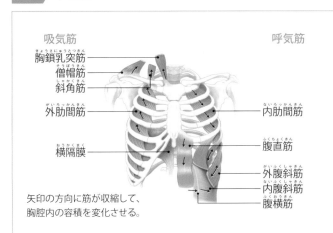

吸気筋・呼気筋

胸鎖乳突筋／僧帽筋／斜角筋／外肋間筋／横隔膜／内肋間筋／腹直筋／外腹斜筋／内腹斜筋／腹横筋

矢印の方向に筋が収縮して、胸腔内の容積を変化させる。

肋間筋
◉ 吸気時に外肋間筋が収縮して各肋骨を持ち上げ、胸腔を広げて肺が拡張する。
◉ 呼気時に内肋間筋が収縮して胸腔を狭くし、肺が収縮する。

横隔膜
◉ 吸気時に収縮（下降）して水平となり、胸腔を広げて肺を拡張している。
◉ 呼気時に弛緩（上昇）して胸腔内にドーム状に侵入して、胸腔を狭めている。

補助呼吸筋
◉ 斜角筋群、腹筋群など
◉ 斜角筋群は、肋骨を引き上げて胸部を広げる吸息筋として補助している。

げ、換気量に影響を与える。咳嗽時には呼吸筋（**図3**）を過剰に動かすので、体力を消耗し、肋間筋などの筋肉痛を伴い、安楽を阻害する。

● 激しく強い咳嗽が続けば呼吸困難となる。さらに咳嗽によって胸腔内圧が上昇すると、右心不全や失神、気胸を誘発することもある。

● 空気が通過する通路（腔）と食物が通過する通路は、咽頭で交わり、ここを共通使用している。

● 咽頭の表面は粘膜層で覆われ、その下に筋組織がある。筋組織は不随意の括約筋（かつやくきん）からなり、嚥下機能を果たし、食物や水分を食道へ送っている。

● 呼吸時と嚥下時（食物を食べるとき）は、舌（ぜつ）、軟口蓋（なんこうがい）（口蓋帆（こうがいはん））、喉頭蓋によって、通過する通路が開放したり閉鎖したりして誤嚥を防いでいる（**図4**）。

● 嚥下機能がうまくはたらかないと、食物や水分が喉頭に入り込む刺激でむせた状態になる。むせると、反射的に激しい咳嗽が生じて食物や水分が排出される。この反射が低下すると、気道に唾液や食物が入り誤嚥となる。誤嚥は肺炎の要因となる。

● 咳嗽は疾患によって起こる時間帯に特徴がある（**表4**）。

図4 空気と食物の通路

● 空気の通路と食物の通路は咽頭で交わり、咽頭を共通使用している。

● 呼吸のとき：気道が開いて鼻腔→喉頭→気管へと空気が流れる。

● 食物を口に入れたとき：食物が咽頭に入ると、軟口蓋が咽頭後壁に向かって押しつけられ、鼻腔をふさぎ、口腔と咽頭鼻部の交通が閉鎖される。

● 嚥下のとき：同時に嚥下反射によって舌根が上がり、喉頭が舌根部に引き寄せられて挙上し、喉頭蓋が気管の入り口をふさぎ、食物は食道へ入る。

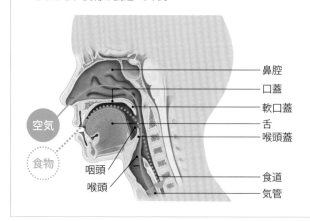

空気

食物

鼻腔
口蓋
軟口蓋
舌
喉頭蓋
咽頭
喉頭
食道
気管

喀痰のメカニズム

● 気道粘液は細菌や異物を吸着し、気管支を覆っている線毛上皮細胞の線毛運動によって気道を通過して、細菌や異物を咽頭、口腔側に向かって洗い流しながら、咽頭に押し上げている。

● 咽頭まで押し上げられた細菌や異物を含んだ気道粘液は嚥下されるほか、痰として吐き出される。これが喀痰である。

● 鼻腔に空気とともに入ってきた塵や埃、微生物などの小粒子、細菌や異物は、粘液性の分泌物に吸着され、鼻粘膜の線毛によって、粉塵や微生物の付着した粘液を鼻腔後方の咽頭に押し流し、末梢気道への侵入を防いでいる。

● 気道の分泌物や粘液は自然に嚥下されるが、種々の要因によって生理的嚥下の範囲を超えて過剰に分泌されると、咳嗽によって喀痰として排出される。この余剰の分泌物が喀痰となる。

● 喀痰の要因に、細胞数の増加、腺組織の肥大あるいは増生、組織の炎症、非炎症性病態による滲出物、外界

からの異物、病原微生物などがある。

● 喀痰には、粘液性ないし漿液性の分泌物や炎症性産物、脱落した細胞成分（細胞残屑）、細菌、微生物、異物、唾液などが混在している。

● 気道が炎症を起こすと喀痰が多くなり、気道狭窄（きどうきょうさく）をきたして換気が妨げられ、呼吸困難となる。炎症の程度によっては血液や膿を含むこともある。

● 喀痰の成分から肺や気管支の状態がわかるので、喀痰は診断に利用される。喀痰は、炎症巣（えんしょうそう）で形成された分泌物や膿が気道を上行して喀出されるので、上気道の常在微生物の混入や汚染は避けられない。喀痰に上気道の常在微生物が混入した場合は、起因病原微生物の特定が困難な場合もある。

● 喀痰に血液成分が混ざっているのが血痰である。喀痰の一部に血液が混じるだけでなく、血液そのものを喀出することを喀血（かっけつ）という。血痰では喉頭、気管、気管支から肺胞にいたる呼吸器系からの出血が喀出される。喀血は、吐血（とけつ）との鑑別を要する（**表5**）。

表4 咳嗽の起こる時間帯と疾患

季節や時間帯	疾患
秋の台風シーズン 3時〜4時など 早朝(明け方)	● 気管支喘息
朝起床時	● 慢性気管支炎
就寝時	● 肺水腫 ● 肺うっ血
夜中、寝て しばらくしてから	● 心不全
体位変換したとき	● 肺化膿症 ● 胸水 ● 縦隔腫瘍
冬	● 慢性気管支炎 ● 肺気腫
食事中	● むせ ● 誤嚥

表5 喀血と吐血の鑑別

指標	喀血	吐血
症状	● 咳嗽とともに喀出	● 嘔吐とともに喀出
原因疾患	● 心臓、肺疾患	● 胃、十二指腸疾患 ● 食道疾患
色調	● 鮮紅色、時間経過とともに暗赤色	● 暗赤色、胃潰瘍からの出血は鮮紅色
泡沫	● 生じる	● 生じない
混入物	● 喀痰や膿が混入	● 食物残渣が混入
血液の状態	● 凝固しない	● 凝固する
pH	● アルカリ性	● 酸性
聴診	● 肺野にラ音を聴取する	● 肺野にラ音を聴取しない
下血	● 少ない	● 黒色便(タール便)を伴うことが多い
随伴症状	● 呼吸困難 ● 胸内苦悶 ● 消化器症状なし	● 悪心 ● 腹痛 ● 黒色便(タール便) ● 呼吸器症状なし
出血部位	● 気道 ● 肺胞	● 食道 ● 胃 ● 十二指腸

資料 タバコと咳嗽・喀痰

タバコに含まれている発がん物質(200種類以上が発見されている)は、喫煙によって気管支の分岐部に付着する。付着した発がん物質は、気管支粘膜の上皮細胞に取り込まれ、気管支から分布している神経を刺激するので咳嗽が生じる。同時に、気管支腺からも粘液が分泌されて、喀痰が喀出される。

一方、喫煙によって、線毛上皮細胞の線毛運動は抑制されるので、気道の浄化作用は低下する。

喫煙すればするほど、咳嗽が生じやすくなり、咳嗽によって気道粘膜が刺激されるので喀痰が誘発される。喀痰が貯留すれば、感染の要因となり感染しやすくなる。上気道感染すれば、咳嗽が生じ、咳痰が喀出される。よって咳嗽と喀痰の悪循環に陥る(**右図**)。

◆タバコ刺激による咳嗽と喀痰の悪循環

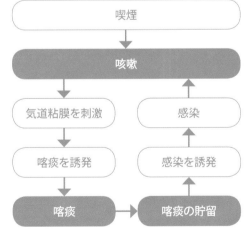

新型コロナウイルス感染症

2019年にWHOに報告された疾患で、正式名称をCOVID-19*という。

COVID-19の症状に咳嗽があり、快復(治癒)しても、後遺症として続く事例がある。

＊COVID-19：Corona Virus Disease-2019

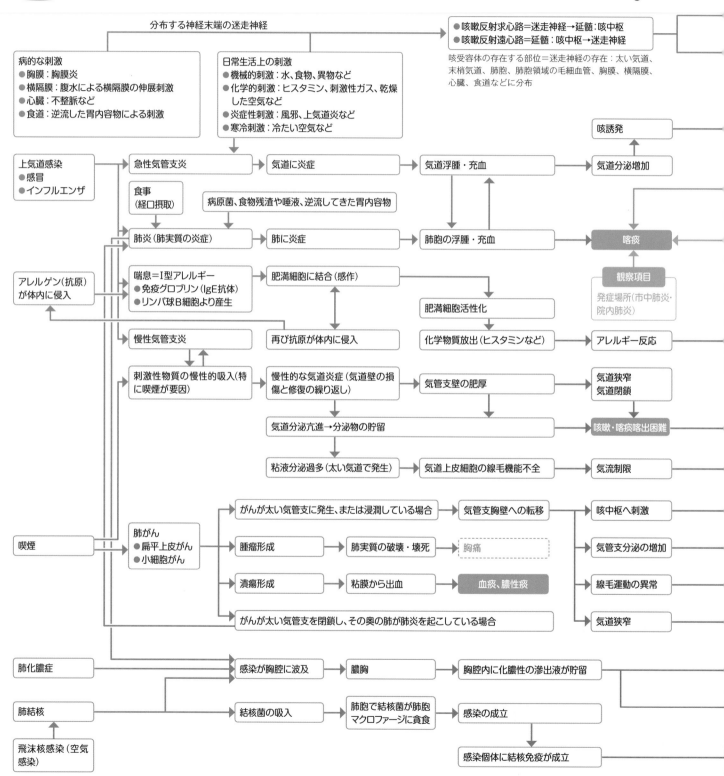

分布する神経末端の迷走神経

● 咳嗽反射求心路＝迷走神経→延髄：咳中枢
● 咳嗽反射遠心路＝延髄：咳中枢→迷走神経

咳受容体の存在する部位＝迷走神経の存在：太い気道、末梢気道、肺胞、肺胞領域の毛細血管、胸膜、横隔膜、心臓、食道などに分布

病的な刺激
● 胸膜：胸膜炎
● 横隔膜：腹水による横隔膜の伸展刺激
● 心臓：不整脈など
● 食道：逆流した胃内容物による刺激

日常生活上の刺激
● 機械的刺激：水、食物、異物など
● 化学的刺激：ヒスタミン、刺激性ガス、乾燥した空気など
● 炎症性刺激：風邪、上気道炎など
● 寒冷刺激：冷たい空気など

上気道感染
● 感冒
● インフルエンザ

急性気管支炎 → 気道に炎症 → 気道浮腫・充血 → 咳誘発 / 気道分泌増加

食事（経口摂取）

病原菌、食物残渣や唾液、逆流してきた胃内容物

肺炎（肺実質の炎症） → 肺に炎症 → 肺胞の浮腫・充血 → 喀痰

喘息＝I型アレルギー
● 免疫グロブリン（IgE抗体）
● リンパ球B細胞より産生

肥満細胞に結合（感作）

肥満細胞活性化

観察項目
発症場所（市中肺炎・院内肺炎）

アレルゲン（抗原）が体内に侵入

慢性気管支炎

再び抗原が体内に侵入

化学物質放出（ヒスタミンなど） → アレルギー反応

刺激性物質の慢性的吸入（特に喫煙が要因） → 慢性的な気道炎症（気道壁の損傷と修復の繰り返し） → 気管支壁の肥厚 → 気道狭窄 気道閉鎖

気道分泌亢進→分泌物の貯留 → 咳嗽・喀痰喀出困難

粘液分泌過多（太い気道で発生） → 気道上皮細胞の線毛機能不全 → 気流制限

喫煙

肺がん
● 扁平上皮がん
● 小細胞がん

がんが太い気管支に発生、または浸潤している場合 → 気管支胸壁への転移 → 咳中枢へ刺激

腫瘍形成 → 肺実質の破壊・壊死 → 胸痛 / 気管支分泌の増加

潰瘍形成 → 粘膜から出血 → 血痰、膿性痰 / 線毛運動の異常

がんが太い気管支を閉鎖し、その奥の肺が肺炎を起こしている場合 → 気道狭窄

肺化膿症

感染が胸腔に波及 → 膿胸 → 胸腔内に化膿性の滲出液が貯留

肺結核

結核菌の吸入 → 肺胞で結核菌が肺胞マクロファージに貪食 → 感染の成立

飛沫核感染（空気感染）

感染個体に結核免疫が成立

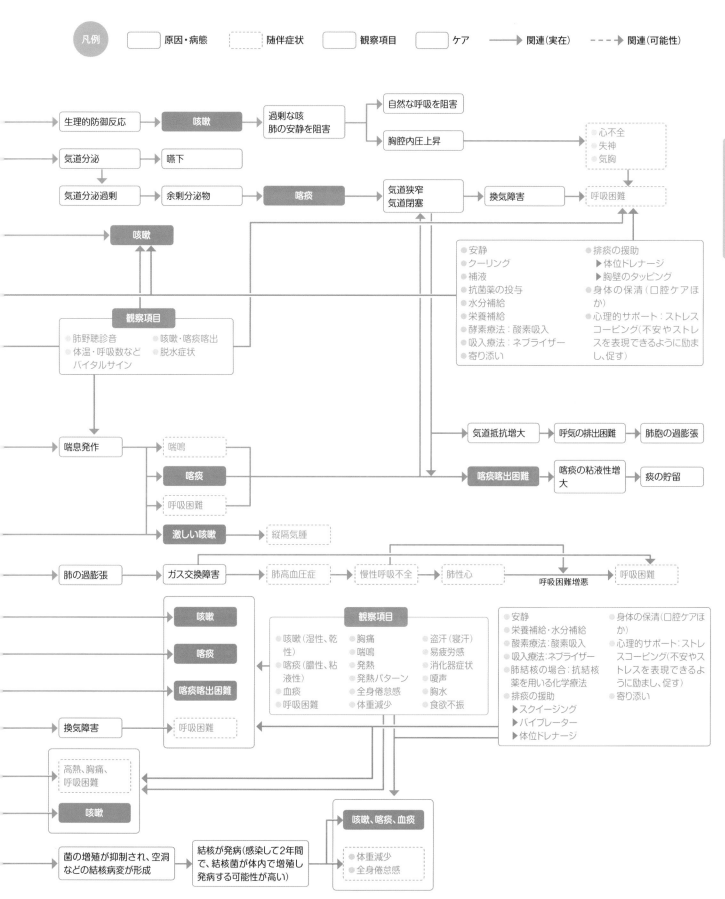

凡例　□ 原因・病態　┌┄┐随伴症状　□ 観察項目　□ ケア　──▶ 関連（実在）　┄┄▶ 関連（可能性）

生理的防御反応 → 咳嗽 → 過剰な咳 肺の安静を阻害 → 自然な呼吸を阻害
過剰な咳 肺の安静を阻害 → 胸腔内圧上昇 → 心不全 / 失神 / 気胸

気道分泌 → 嚥下

気道分泌過剰 → 余剰分泌物 → 喀痰 → 気道狭窄 気道閉塞 → 換気障害 → 呼吸困難

咳嗽

観察項目
● 肺野聴診音　● 咳嗽・喀痰喀出
● 体温・呼吸数など　● 脱水症状
　バイタルサイン

● 安静
● クーリング
● 補液
● 抗菌薬の投与
● 水分補給
● 栄養補給
● 酸素療法：酸素吸入
● 吸入療法：ネブライザー
● 寄り添い

● 排痰の援助
　▶体位ドレナージ
　▶胸壁のタッピング
● 身体の保清（口腔ケアほか）
● 心理的サポート：ストレスコーピング（不安やストレスを表現できるように励まし、促す）

喘息発作 → 喘鳴
喘息発作 → 喀痰 → 喀痰喀出困難 → 喀痰の粘液性増大 → 痰の貯留
喘息発作 → 呼吸困難

気道抵抗増大 → 呼気の排出困難 → 肺胞の過膨張

激しい咳嗽 → 縦隔気腫

肺の過膨張 → ガス交換障害 → 肺高血圧症 → 慢性呼吸不全 → 肺性心 → 呼吸困難増悪 → 呼吸困難

咳嗽

喀痰

喀痰喀出困難

観察項目
● 咳嗽（湿性・乾性）　● 胸痛　● 盗汗（寝汗）
● 喀痰（膿性・粘液性）　● 喘鳴　● 易疲労感
● 血痰　● 発熱　● 消化器症状
● 呼吸困難　● 発熱パターン　● 嗄声
　● 全身倦怠感　● 胸水
　● 体重減少　● 食欲不振

● 安静
● 栄養補給・水分補給
● 酸素療法：酸素吸入
● 吸入療法：ネブライザー
● 肺結核の場合：抗結核薬を用いる化学療法
● 排痰の援助
　▶スクイージング
　▶バイブレーター
　▶体位ドレナージ

● 身体の保清（口腔ケアほか）
● 心理的サポート：ストレスコーピング（不安やストレスを表現できるように励まし、促す）
● 寄り添い

換気障害 → 呼吸困難

高熱、胸痛、呼吸困難

咳嗽

菌の増殖が抑制され、空洞などの結核病変が形成 → 結核が発病（感染して2年間で、結核菌が体内で増殖し発病する可能性が高い） → 咳嗽、喀痰、血痰
咳嗽、喀痰、血痰 → 体重減少 / 全身倦怠感

3 観察ポイントとアセスメントの根拠

1 咳嗽の程度と強さ

- 咳嗽時の状況
- 咳嗽に伴う呼吸数、リズム、深さなどの性状の変化
- 咳嗽の種類：乾性咳嗽か、湿性咳嗽か
- 喘鳴（ぜんめい）
- 過剰な呼吸困難
- 極度の疲労感
- 喀痰の有無

アセスメントの根拠

- 咳嗽は気道内の異物や分泌物、刺激物を体外に排除するための生体の突発的な生理的防御反応である。生理的範疇（せいりてきはんちゅう）の咳嗽か、病的咳嗽かを見きわめる必要がある。
- 病的な状態として、喘鳴を伴う咳嗽、呼吸困難を伴う咳嗽がある。
- 1回の咳嗽で呼吸筋が消費するエネルギーは、約2kcalである。頻回の咳嗽は呼吸筋を過剰に動かすので、過度の咳嗽は体力を消耗し、倦怠感が出現する。
- 気道に異物があれば、生体反応としての喀痰喀出によって除去される。

2 咳嗽や喀痰喀出の原因

- 自然環境要因となる、乾燥した空気、非常に冷たい空気や高温の空気（温度差）
- 生活要因となる、喫煙、タバコの副流煙、換気不良
- 公害となる、亜硫酸ガスや光化学スモッグ、PM2.5などの大気汚染
- 新型コロナウイルス感染症などの病的要因

アセスメントの根拠

- 乾燥した空気や非常に冷たい空気、高温の空気は、それ自体またその温度差が刺激となって咳嗽を誘発する。
- 喫煙者のみならず、そばにいる人もタバコの副流煙が刺激となって咳嗽を誘発される。副流煙はアルカリ性なので眼や鼻の粘膜をより刺激する。
- 光化学スモッグなど、大気汚染は咳嗽を誘発する。

3 咳嗽や喀痰喀出の原因となるアレルゲン

- イヌ、ネコなどの小動物
- ダニなどを含むハウスダスト

アセスメントの根拠

- イヌやネコの毛は、咳嗽のアレルゲンとなる。部屋にネコがいなくてもネコの毛が落ちていればアレルゲンとなり、咳嗽を誘発する。
- ハウスダストとは室内塵のことで、皮屑、ダニ、カビ、細菌、綿屑など、多様な物質で構成され、喘息を引き起こす。

4 過度の咳嗽

- 睡眠への影響
- 呼吸困難の程度、胸痛の強さに伴う苦痛
- 咳嗽からくる身体的苦痛および心理的苦痛
- 心不全悪化への影響
- 気胸の症状の有無

アセスメントの根拠

- 過度の咳嗽は、体力を消耗し、睡眠を妨げ、十分な休養をとれなくする。
- 過度の咳嗽による呼吸困難では、苦しくて死への不安を抱きやすい。
- 咳嗽による胸腔内圧の上昇は、右心不全を悪化させ、気胸を誘発することもある。
- 激しい咳嗽によって肋骨骨折を起こすこともあり、胸痛の原因となる。骨粗鬆症がある場合、胸痛が強いときは肋骨骨折を疑う。

5 喀痰の量と性状

- 症状出現の時間
- 喀痰の量と色調などの性状
- 喘鳴や呼吸困難の有無
- 泡沫性か否か

アセスメントの根拠

- 咳嗽によって排出された分泌物は、漿液性・粘液性・膿性など喀痰の性状によって関連疾患の判断指標となる（**表6**）。

表6　喀痰の分類による観察ポイント

性状	成分	特徴	観察ポイント
漿液性粘性痰	・好酸球、結晶 ・がん細胞 ・ムチン 　など	・夜明けから明け方に喀痰 ・喘鳴、呼吸困難時に多い ・1日の喀痰量は多い 　（2～3Lの喀痰例もある）	・性状と色調 ・症状出現の時間 ・喘鳴や呼吸困難の有無 ・喀痰の量
粘液性白色痰	・リン脂質 ・糖タンパク質	・1日の喀痰量は少ない	・性状と色調 ・喀痰の量
膿性粘性痰	・病原微生物 ・好中球 　など	・感染が強ければ喀痰も多い	・性状と色調（膿性か、淡黄色か） ・感染徴候 ・病原微生物に感受性をもつ抗菌薬による喀痰量と膿性の減少
漿液性血性痰	・心不全に伴う細胞 ・心臓弁膜症細胞 　など	・漿液性に血液混入 ・泡沫が多量混入 ・呼吸困難を伴う	・性状と色調 ・多量の泡沫性の有無 　▶高度の呼吸困難の有無 　▶心不全の症状

6 咳嗽、喀痰に関する検査

- 胸部X線撮影：胸部単純撮影（胸部立位正面像）の陰影
- CT（コンピュータ断層撮影）
- 気管支造影
- 気管支鏡検査
- 肺機能検査
- 蓄痰（ちくたん）：量、分泌の性状
- 塗抹検査（とまつけんさ）
- 培養検査
- 細胞学的検査
- 炎症マーカー：白血球数（WBC）、赤血球沈降速度（ESR）、C反応性タンパク（CRP）

- 胸部X線撮影、CTで病変部位を確認できる。
- 気管支造影で気管支病変の診断ができる。
- 気管支鏡検査で病巣を直視するので確定診断できる。同時に組織生検すれば、組織学的診断ができる。
- 肺機能検査で肺の機能評価ができる。症状の経過の把握ができ、治療効果の判定にも用いられる。
- 白血球の貪食・殺菌作用が感染防御の役割を果たしている。感染症で白血球数が増加する。
- CRP値で感染症や組織破壊などによる急性炎症の存在の

判定、重症度が判断できる。
- 塗抹検査で検体中の微生物や細胞成分を観察できる。
- 培養検査で検出しようとする微生物の発育に適した分離培地による発育菌の同定ができる。
- 細胞学的検査で悪性細胞の有無や異形度、悪性度が観察できる。がんの集団検診やスクリーニング検査として行われる。
- 炎症や組織破壊性病変で赤血球沈降速度が亢進する。ただし、炎症マーカーであるCRP値と相関しないこともある。

7 治療薬

- 鎮咳薬(表7)
- 去痰薬(表8)

- 咳嗽が激しいときは、対症療法として鎮咳薬が用いられる。
- 急性気管支炎や急性肺炎など、喀痰の量が比較的少ない疾患の場合は、対症療法として鎮咳薬が適応となる。喀痰を伴わない乾性咳嗽、いわゆる「からぜき」は鎮咳薬の最もよい適応とされる。
- 胸膜炎(肋膜炎)や自然気胸など疼痛を伴う咳嗽は、鎮咳薬の適応になる。
- 喘息発作には、気管支拡張薬が用いられ、中枢性鎮咳薬は用いない。
- 喀痰喀出できない場合は、対症療法として去痰薬が用いられる。

表7 主な鎮咳薬とその適応、副作用

作用機序	分類	作用	一般名	適応	副作用
中枢性	麻薬性	● 鎮咳	● コデインリン酸塩 ● ジヒドロコデインリン酸塩	● 肺がん ● 肋骨骨折 ● 胸膜炎	● 便秘 ● 眠気 ● 眩暈 ● 食欲不振
	非麻薬性	● 鎮咳	● デキストロメトルファン臭化水素酸塩水和物 ● ベンプロペリンリン酸塩 ● チペピジンヒベンズ酸塩	● 風邪	● 眩暈 ● 悪心 ● 食欲不振
		● 鎮咳 ● 呼吸中枢刺激作用	● 塩酸ホミノベン ● クロフェダノール塩酸塩	● 風邪症候群 ● 肺がん ● 肺結核 ● 間質性肺炎(喀痰を伴う疾患)	
末梢性	非麻薬性	● 気管支拡張	● テオフィリン ● プロカテロール塩酸塩水和物 ● クレンブテロール塩酸塩	● 気管支喘息 ● 慢性気管支炎 ● 肺気腫	● けいれん ● 血清カリウム値低下

表8 主な去痰薬とその適応、副作用

作用	一般名	適応	副作用
粘液潤滑薬	アンブロキソール塩酸塩	● 気管支炎 ● 気管支喘息 ● 急性気管支拡張症	● アナフィラキシー様症状、発疹、顔面浮腫、呼吸困難 ● 消化器症状(胃不快、胃痛、腹部膨満感、腹痛、悪心、嘔吐、食欲不振、胸やけ、下痢、便秘)、蕁麻疹、肝機能障害
粘液溶解薬	イソプレナリン塩酸塩	● 気管支喘息 ● 気管支炎 ● 肺気腫	● アナフィラキシー様症状、発疹、呼吸困難 ● 発疹、心悸亢進、頭痛、眩暈、食欲不振、悪心・嘔吐
粘液修復薬	ブロムヘキシン塩酸塩	● 気管支炎 ● 肺結核 ● 塵肺症	● 食欲不振、腹痛、下痢、ショック

4 看護計画の立案

◆期待される結果（看護目標）設定のポイント

- 効果的な咳嗽および喀痰喀出により、気道浄化が図れ、適切な換気と酸素化が行える。
- 通常の自然な呼吸パターンとなる。
- 咳嗽および喀痰喀出困難に伴う体力の消耗がなく、身体的苦痛と心理的不安が緩和する。
- 随伴症状が出現せず、悪化徴候を示さない。

◆看護計画

計画	根拠・留意点
観察計画 O-P ❶ **咳嗽の強さおよび喀痰の量と性状** ・咳嗽の状況、程度、症状出現の時間 ・呼吸の数、リズム、深さなど、性状の変化と喘鳴の有無 ・喀痰の量・色調など性状：漿液性、粘液性、膿性、泡沫性 ・過剰な呼吸困難の有無 ・極度の疲労感 ・咳嗽時の苦痛感、倦怠感、体力消耗感 ・水分摂取量 ❷ **咳嗽や喀痰喀出を発生させる刺激の有無** ・機械的刺激 ・化学的刺激 ・炎症性刺激 ・寒冷刺激 ❸ **咳嗽や喀痰喀出の原因** ・自然環境要因として、乾燥した空気、非常に冷たい空気や高温の空気（温度差） ・生活要因として、喫煙、副流煙、換気不良 ・公害として、亜硫酸ガスや光化学スモッグなどの大気汚染 ❹ **咳嗽や喀痰喀出の原因となるアレルゲン** ・イヌ、ネコなどの小動物 ・ダニなどを含むハウスダスト ❺ **過度の咳嗽や喀痰喀出困難** ・バイタルサインへの影響の有無 ・臨床では簡易に非観血的な測定ができるパルスオキシメーターによる酸素飽和度（SpO_2）の測定値	・咳嗽や喀痰の性状は疾患の判断指標となる。 ・1回の咳嗽で呼吸筋が消費するエネルギーは約2kcalである。過度の咳嗽は体力を消耗し苦痛を増強させ、倦怠感が出現する。 ・水分摂取量が少ないと、喀痰が喀出されにくい。 ・水や食物などを誤って気管に飲み込んだ刺激で咳嗽や喀痰喀出が誘発される。 ・有害な薬品を吸い込んだ刺激、気管支の炎症刺激で咳嗽や喀痰喀出が誘発される。 ・乾燥した空気、冷たい空気など、空気の温度差は刺激となって咳嗽を誘発する。 ・喫煙者のみならず、そばにいる人も副流煙が刺激となって咳嗽が誘発される。副流煙はアルカリ性なので、目や鼻の粘膜をより刺激する。 ・イヌやネコの毛、ハウスダストは、アレルゲンとなり咳嗽を誘発し、喘息を引き起こす。 ・過度の咳嗽や喀痰喀出困難はバイタルサイン、動脈血酸素飽和度（SaO_2）に影響を及ぼす。 ・咳嗽は呼吸筋（p.17 **図3**）を過剰に動かすため、体力を消耗し、倦怠感が出現する。

計画	根拠・留意点

<table>
<tr>
<td>

- 睡眠への影響の有無
- 呼吸困難の状況と心理的影響の程度
- 心不全悪化への影響の状況
- 気胸の症状
- 胸痛の強さ
- 喘鳴や呼吸困難の有無

❻ 精神状態
- 不安、死ぬかもしれないという恐怖の有無

❼ 随伴症状
- 疲労感、倦怠感の有無
- 頭痛、腹痛、食欲不振の有無
- 胸痛の有無

</td>
<td>

- 過度の咳嗽は睡眠を妨げ、咳嗽による胸腔内圧の上昇は、右心不全を悪化させ、気胸を誘発し、肋骨骨折を起こすと、胸痛の原因となる。

- 咳嗽や喀痰喀出困難の増強は呼吸困難の不安となり、喘息発作は呼吸困難を増強させ、死の恐怖となる。

- 肋間筋など、筋肉痛を伴い、安楽を阻害する。努力して咳嗽を行うことで毛細血管が収縮し、血流が阻害され、頭痛や血圧の変動、腹痛を招く。

</td>
</tr>
</table>

観察計画 O-P

<table>
<tr>
<td>

❽ 喀血と吐血の鑑別
- 色調（鮮紅色か、暗赤色か）と泡沫（生じているか否か）
- 混入物：喀痰や膿、食物残渣の有無
- 肺野ラ音：聴取されるか否か

❾ 咳嗽・喀痰に関する検査
- 胸部X線撮影：胸部単純撮影（胸部立位正面像）の陰影
- CT
- 気管支造影
- 気管支鏡検査
- 肺機能検査
- 蓄痰：量、分泌の状態
- 塗抹検査
- 培養検査
- 細胞学的検査
- 炎症マーカー：WBC、ESR、CRP

❿ 服用薬剤
- 鎮咳薬の効果と副作用
- 去痰薬の効果と副作用

⓫ 基礎疾患の状態
- 乾性咳嗽：上気道炎、気管支炎、間質性肺炎、縦隔腫瘍、がん性リンパ管炎、無気肺、大動脈瘤による圧迫など
- 湿性咳嗽：咽頭炎、喉頭炎、気管支炎、肺炎、肺化膿症、気管支喘息、気管支拡張症、肺結核など

</td>
<td>

- 血痰か、喀血か、あるいは吐血かを観察して鑑別し、適切に対応する。

- 各種検査で病変部位の確認と組織学的診断ができ、肺機能の評価と経過の把握、治療効果の判定もできる。
- 炎症や組織破壊性病変でESRが促進する。ただし、CRPと相関しないこともあるので総合的に判断する。
- 白血球の貪食・殺菌作用による感染防御作用やCRPで感染症や組織破壊などによる急性炎症の判定、重症度が判断できる。
- 喀痰の塗抹検査で微生物や細胞成分を観察でき、分離培地で菌が同定できる。
- 細胞学的検査で悪性細胞の有無、異形度、悪性度が観察できる。

- 喀痰の量が比較的少ない疾患では鎮咳薬が適応となり、乾性咳嗽は鎮咳薬の最もよい適応となる。喀痰喀出しにくい場合は、去痰薬が用いられる。
- 胸膜炎（肋膜炎）や自然気胸の咳嗽は、疼痛を伴うので鎮咳薬の適応になる。
- 喘息発作は、気管支のけいれんによる咳嗽なので、気管支拡張薬が用いられる。中枢性鎮咳薬は用いない。
- 疾患によっては、乾性咳嗽あるいは湿性咳嗽の症状が出現するので、咳嗽の性質を見極める。

</td>
</tr>
</table>

計画	根拠・留意点

❶ 喀痰喀出の援助：ネブライザーによる吸入
- コンプレッサー型ネブライザーまたは超音波ネブライザーを使用する。どちらも、下記をセットで行う。
  - ▶蒸留水または生理食塩水に指示薬を混入
  - ▶胸郭が開くように、深呼吸をしやすい体位
  - ▶水分補給
  - ▶ネブライザー後の含嗽
- 効果的に吸入するために、胸郭が開くような体位、深呼吸がしやすい体位とする。
- 二次感染防止のために、吸入器は1回ごとに消毒する。

○ 吸入には、加湿によって分泌物の粘稠度を下げてやわらかくし、気管支拡張薬、粘液溶解薬、気道浄化薬、ステロイド薬などによって、喀痰の喀出を促す目的がある。
○ 深呼吸によって、薬剤がゆっくり深く作用する。
○ 水分を補給すると、喀痰がやわらかくなり、粘液分泌も促進され、喀痰が喀出されやすくなる。ただし、症状による水分制限の範囲内で行う。
○ 超音波ネブライザーは1～5ミクロンの微細な粒子をつくることができるので、肺胞に到達させたい場合に使用する。
○ 吸入後、放置しておくと、薬液成分が口腔粘膜から吸収され、悪心の誘発、食欲不振や不快感の要因となる。また、飲み込んで消化管から吸収されると、副作用の原因となるので、ネブライザー後は必ず含嗽を指導する。

ケア計画 C-P

❷ 肺理学療法：タッピング
- タッピング：術者の手を碗状に丸め、痰のたまっている部位に当て、リズミカルに軽く叩いて、3～5分間程度、胸壁に刺激を与える。
- クラッピング
- バイブレーター

❸ 肺理学療法：スクイージング➡「5 看護ケア」を参照
❹ 肺理学療法：体位ドレナージ➡「5 看護ケア」を参照
- 1つの体位の保持時間を10分以内とし、30分程度で終えるようにする。
- 患者の疲労度を確認しながら行う。

❺ 水分補給
- 1時間に50mL程度の水分を補給する。
- 補液の指示がある場合は点滴による水分補給を行う。

❻ 薬物療法の援助（医師の指示、処方による）
- 気管支拡張薬の確実な与薬
- 去痰薬の確実な与薬
- ステロイド薬の確実な与薬
- 抗菌薬の確実な与薬
- 適宜、下剤与薬

❼ 心身の安静
- 酸素消費量を最小限とするADLの援助
- 温度、湿度調整
- 清浄な空気の確保と換気
- 室内加湿
- 患者のベッドサイドでの見守り・寄り添い

○ タッピングによる肺野の振動で分泌物が除去しやすくなる。タッピングは、スナップを効かせてなるべく高頻度にリズミカルに、患者が心地よいと感じる強さで叩く。
○ 肺炎増悪期や胸腔内出血患者、胸壁の疼痛のある患者にはタッピングは出血誘発や疼痛を増強させるので禁忌である。
○ 脊柱や肩甲骨など隆起部位は、振動が胸壁に伝わらず、不快なので叩打しない。
○ 体位ドレナージは、重力を利用して末梢の気道に貯留した分泌物を主気管支へ誘導し排出を促す方法である。
○ 水分で喀痰の粘稠度を下げてやわらかくし、線毛運動を正常に保ち、喀痰を喀出しやすくする。

○ 薬物の効果によって、気管支を拡張し、粘液を溶解して喀痰をやわらかくすることで、喀痰喀出の促進が期待できる。
○ 感染症は抗菌薬で原因菌を除去する。
○ 薬剤の副作用、安静による随伴症状などで便秘になることがある。

○ 咳嗽や喀痰は体力を消耗し、酸素を消費する。ADLによる酸素消費量を最小限とする。
○ 空気の乾燥、高い室温、室外との温度差などは咳嗽を誘発する。適切な室温で温度差による刺激を最小にする。
○ 空気に湿度を与えて刺激を最小にする。

計画	根拠・留意点

ケア計画 C-P

❽ **不安の傾聴**
- 患者が語る不安を傾聴し、気持ちを受け止める。
- 病状と治療について説明し、納得のうえで治療が進められるようにする。
- 患者のベッドサイドで時間を共有し、患者の気持ちを受け止め、励まし、できていることを評価し、承認のメッセージを伝えることで患者の自己効力感を高める。

❾ **酸素吸入**
- 指示された酸素流量で行う。
- カニューラまたはマスクを使用する。

❿ **セルフケア不足への援助**
- 保清：清拭、洗髪、足浴など
- 必要時、ポータブルトイレ使用、トイレ歩行介助

⓫ **便秘への対応**
- 腹部マッサージ
- 食事の工夫（繊維性の食物）
- 必要時、緩下薬の与薬

根拠・留意点
- 咳嗽や喀痰喀出困難が強いと不安が増す。特に喘息発作は不安が強い。発作時は、患者が心理的に落ち着くまで、そばに付き添う。
- 咳嗽、喀痰喀出困難による呼吸困難は、身体的苦痛のみならず病態の悪化を連想させて不安を招き、精神的苦痛が増強する。
- 看護師との心身の苦しみの分かち合いは、患者の情緒的サポートとして有効である。
- 指示された流量で行う酸素吸入は、患者の呼吸を楽にし、不安を軽減する。
- 清拭時の湯の準備などを部分的に介助し、自立意識を高める。
- 便秘による身体的苦痛、不快を緩和する。
- 腹部のマッサージによって腸管壁を機械的・物理的に刺激する。腸の蠕動運動を促進させる反射性反応によって肛門側の弛緩（しかん）を誘発し、腸管内容物を押し出すように仕向ける。

教育計画 E-P

❶ **安楽な体位の指導**
- 半座位または座位にして横隔膜を下げ、胸腹部を広げる。安楽枕で上体を支える。

❷ **呼吸法による効果的な咳嗽と喀痰喀出の指導➡「5 看護ケア」を参照**
- 1時間に数回の深呼吸を行う。数回の深呼吸後、深く吸気して数秒息を止め、腹筋、大胸筋、殿筋を使ってすばやく咳嗽する。このとき手掌で胸部、腹部を軽く圧迫しておく。
- 肺に疾患がある場合は、口すぼめ呼吸の吸気を行い、小さな咳嗽を数回繰り返す。

❸ **喀痰喀出時の胸部、腹部の保護の指導**
- 胸部、腹部の保護は咳嗽による苦痛を緩和する。手で胸部、胸郭を押さえて、刺激が伝わらないようにし、不快を避ける。

❹ **水分補給の必要性の指導**
- 実際の水分摂取量を計測して患者に自覚を促す

❺ **アレルゲン除去の指導**
- イヌやネコの毛などはこまめに掃除してアレルゲンを除去する。

❻ **禁煙指導**

根拠・留意点
- 指導する際は、患者の身体的状況と理解状況、心理的準備状況を判断して行う。
- 深呼吸は肺胞の拡張を促進し、分泌物の排出を助ける。
- 深呼吸することで吸気量が多くなり、呼気のスピードが速いほど有効な咳嗽となる。
- 小さな咳嗽は高圧の呼気により気道の虚脱を防ぐので、気管支の分岐に沿って分泌物が排出されるのを助ける。
- 喀痰喀出時は、胸部、腹部に強い力が加わり、筋が収縮する。
- 水分は喀痰をやわらかくし、粘液の分泌を促進し、喀痰喀出を促す。
- 喫煙は分泌物を増加させ、線毛の機能を弱める。

5 看護ケア

呼吸法による有効な咳嗽：ハッフィング（図5）

- 粘稠度の高い喀痰や喀出力が低下している患者に有効な咳嗽の方法として、ハッフィングがある。
- ハッフィングとは、鼻からできるだけゆっくり大きく吸気を行い、口からできるだけ強く速く呼気を行う方法である。これを4〜5回繰り返す。これによって徐々に強い息が吐き出せ、有効な咳嗽ができる。
- 実施前後に聴診器で喀痰の位置を確認して、効果を判断する。

図5 ハッフィング

① 腹式呼吸で、鼻からゆっくり深く、息を吸い込む。

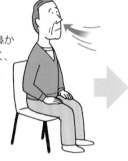

② 腹部に手を当てながら、前かがみになり、約2秒息を止める。その後、速く強い息を吐き出す。

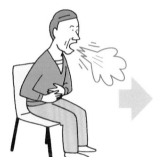

③ ①②を4〜5回行ったあと、咳をして喀痰を出す。

ゴホ
ゴホ

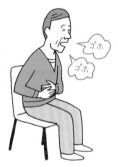

肺理学療法：スクイージング（図6）

- 喀痰が貯留している部位に手を置き、呼気に合わせて、はじめは軽く圧迫を加え、徐々に圧迫を強く加えていき、最後は最大呼気位まで絞り出すように強く圧迫を加えて吐き出す。
- 吸気時は、胸郭の拡張を妨げないために手を軽く離しておく。
- 実施前後に聴診器で喀痰の位置を確認して、効果を判断する。

図6 スクイージング

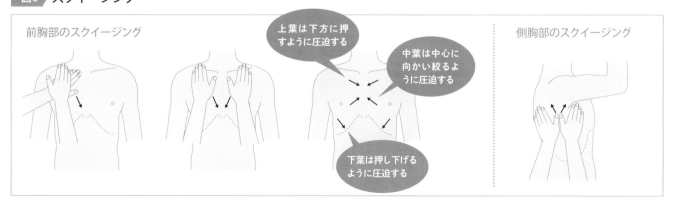

前胸部のスクイージング

上葉は下方に押すように圧迫する

中葉は中心に向かい絞るように圧迫する

下葉は押し下げるように圧迫する

側胸部のスクイージング

肺理学療法：体位ドレナージ（図7）

- 体位ドレナージは重力を利用して、体位の向きを変えることによって末梢の気道に貯留した分泌物を主気管支のほうへ誘導し排出を促す方法である。
- 患者の疲労度を考慮して1つの体位の保持時間は10分以内とし、30〜40分程度で終わらせる。
- 患者に体位ドレナージの目的と方法（患者の体位を変えて重力によって肺から分泌物を除去する）を説明し、理解と協力を得る。

- 聴診で喀痰の位置（ゼロゼロと喘鳴が聴こえる部位）を確認し、喀痰の貯留部位が高くなる体位で行う。
- 体位ドレナージによって、眩暈や悪心、気分不快が出現したら無理に行わず中止する。
- 体位ドレナージ施行後は、聴診で喀痰の状況を確認し、効果を判定する。
- 循環器へ影響を及ぼすため、心疾患、高血圧、頭蓋内圧亢進などの患者には禁忌とする。

図7 ▶ 体位ドレナージ

1 右S_1 左S_{1+2}

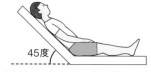

45度のセミファウラー位とする。

2 右左S_3

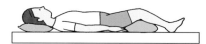

水平仰臥位とし、膝下に枕を入れる。

3 右S_2

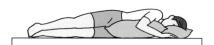

水平腹臥位から右に1/4回転起こし、枕で支える。

4 左S_{1+2}

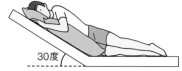

ベッドの頭側を30度挙上し、腹臥位から左に1/4回転起こし、枕で支える。

5 右S_4、S_5

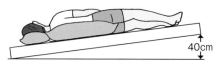

ベッドの足側を40cm挙上し、仰臥位から左に1/4回転起こし、枕で支える。

6 左S_4、S_5

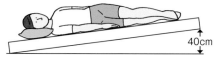

ベッドの足側を40cm挙上し、仰臥位から右に1/4回転起こし、枕で支える。

7 右左S_6

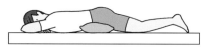

水平腹臥位とし、腹部の下に枕を入れる。

8 右左S_8

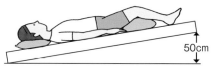

ベッドの足側を50cm挙上し、仰臥位とし、膝下に枕を入れる。

9 左S_9

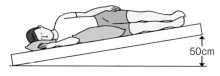

ベッドの足側を50cm挙上し、右側臥位とする。

10 右左S_{10}

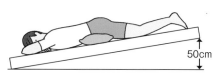

ベッドの足側を50cm挙上し、腹臥位とする。

肺の区域

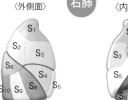

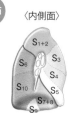

右肺 〈外側面〉 〈内側面〉

左肺 〈外側面〉 〈内側面〉

※左肺はS_7がない場合が多い

不整脈

窪田惠子

どんな症状?

不整脈とは、正常洞調律(せいじょうどうちょうりつ)以外の調律をいう。

不整脈は、心臓の電気的調律の異常により、規則的な正常の洞調律が乱される状態である。

不整脈は、心臓の自動能、興奮性、伝導性の異常により、心筋(しん きん)が正常に興奮できない状態である。

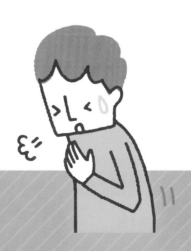

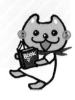

1 症状が起こるメカニズム

心拍動のメカニズム

- 心臓は、神経からの刺激がなくても心臓自体から発生する電気的興奮により一定のリズムで収縮と弛緩を繰り返し、血液を拍出するポンプ機能をもっている。この性質を自動能という。
- 心臓は、電気的興奮を心臓全体にすみやかに伝導するための特殊心筋をもっている。このシステムを刺激伝導系（図1）という。
- 心臓の拍動が開始する部位は、上大静脈が右心房に流入する付近の右心房壁にある洞（房）結節である。洞結節は心臓拍動の歩調とり（心臓のペースメーカー）とな

り、興奮を房室結節（田原結節）、ヒス束（房室束）、プルキンエ線維（右脚、左脚）という一定の順序で伝導する。
- 刺激伝導系は自律神経の支配を受けているので、運動や精神的緊張により副交感神経（迷走神経）活動は抑制され、代わりに交感神経活動が亢進し、心拍数が増加する。
- 不整脈は、心臓の電気的調律の異常により規則的な洞調律が乱される状態（不整）である。洞結節の自動能の亢進や低下、興奮伝導性の異常などで起こる。

図1 刺激伝導系

- 心臓は、刺激伝導系を介して自動的に一定のリズムで収縮と拡張を繰り返すことにより動く
- 心臓の電気的調律の異常（洞結節の自動能の亢進・低下、興奮伝導性の異常）により、不整脈が起こる

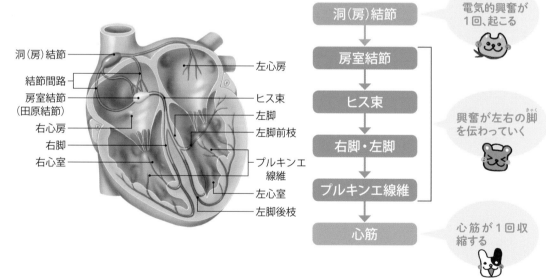

不整脈の分類・原因・病態（表1、p.34図2、p.35図3）

- 不整脈のメカニズムは、刺激生成異常と刺激伝導異常に大別される。
- 刺激生成異常は、洞結節からの刺激の生成が低下または亢進するか、本来とは別のところで刺激が生成され

る（異所性刺激）ことが原因で起こる。
- 刺激伝導異常は、刺激が出ない、途中でブロックされるなど、刺激伝導系の異常が原因で起こる。

表1　不整脈の分類・原因・病態

分類		原因	病態
刺激生成異常	洞性頻脈 sinus tachycardia	発熱 貧血 甲状腺機能亢進症 低酸素 薬剤の影響（アトロピン硫酸塩）	甲状腺機能の亢進や発熱により新陳代謝の亢進、酸素消費の上昇、温熱産生の増強などが、交感神経刺激に対する組織感受性を亢進する 貧血や低酸素血症による末梢組織への酸素供給に対応して、洞結節の自動能が亢進して心拍数が増加する
	洞性徐脈 sinus bradycardia	スポーツ心臓 甲状腺機能低下症 黄疸 脳圧亢進 洞機能不全 急性心筋梗塞（下壁梗塞） 薬剤の影響（ジギタリスの過量使用、β遮断薬）	スポーツ心臓などの生理的原因によるものは、ほとんど問題ない 甲状腺機能の低下や心筋障害により洞結節の自動能が低下して心拍数が減少する。迷走神経の緊張刺激により洞性徐脈が起こる 緊張や不安を伴う検査が終わって過度の緊張から解放されたときなどに、迷走神経が緊張状態になることがある（ワゴトニー症状）
	上室性期外収縮 SVPC：supraventricular premature contraction 心室性期外収縮 VPC：ventricular premature contraction	急性心筋梗塞 心筋症 心筋炎 心不全 高血圧性疾患 心臓弁膜症 肺気腫 薬剤の影響（気管支拡張症、カテコラミン）	発生部位により、上室性と心室性に分けられる 心筋の異常（心筋梗塞、心筋症、心筋炎）、心臓内の血流の異常（心臓弁膜症、先天性心疾患など）、低カリウム血症、薬剤、生理的なもの（緊張、疲労、過剰な喫煙、アルコール摂取後）などで起こる 心筋障害により刺激性（興奮性）が高まり、洞結節以外の自動能から異所性刺激が出るようになる。心ポンプ機能障害（心臓の収縮障害ならびに拡張障害）により心拍出量の減少が起こる
	発作性上室性頻拍 PSVT：paroxysmal supraventricular tachycardia	ストレス 過労 不眠 過度の飲酒 WPW症候群 薬剤の影響（アトロピン硫酸塩）	洞結節からの刺激が出ず、心房や房室接合部のいずれかから刺激が出ている状態である。その結果、刺激が心房内でぐるぐる回る（リエントリー）、自動能が異常に亢進した部分ができると発生する 房室結節よりも上部から刺激が発生して頻脈になるため上室性頻拍といい、突然に起こるので発作性という
	心房細動 Af：atrial fibrillation	ストレス 過労 僧帽弁狭窄症 高血圧性心疾患 心膜炎 肺性心	ストレスや過労などの生理的な原因によるものと、心筋梗塞や僧帽弁狭窄症などの病的な原因によるものがある 心拍動の増強や弁膜症により、血液の流れが阻害され、心房に負荷がかかることによって起こる徐脈性心房細動では、心房内で血栓が形成されやすいので、予防的に抗凝固療法が用いられることがある
	心房粗動 AF：atrial flutter	僧帽弁膜症 虚血性心疾患 代謝性疾患 心筋炎 肺性心	心房細動に似ている不整脈で、心房のある1か所から出た刺激が心房のなかでぐるぐる回り（リエントリー）、心室への刺激が起こるが、すべての刺激が心室に伝導するということではない
	心室頻拍 VT：ventricular tachycardia 心室細動 Vf：ventricular fibrillation	急性心筋梗塞 心筋症 心筋炎 心不全 電解質異常 薬剤の影響（気管支拡張症、カテコラミン）	心室細動は、心室性期外収縮の多発、連発、多源性、心室頻拍などが原因で起こる 心筋障害により刺激性（興奮性）が高まり、洞結節以外の自動能から異所性刺激が出るようになる。心室頻拍は、心室のある1か所から発生した刺激が繰り返しぐるぐる回り（リエントリー）、心室だけの興奮が続く不整脈である。心拍出量が低下し、血圧低下、意識消失にいたる危険が大きい 心室細動は、心室のあちこちから刺激が発生して起こる不整脈である。心臓のポンプ機能が完全に失われた心停止の状態である
刺激伝導異常	洞房ブロック sino-atrial (S-A) block	急性心筋梗塞 心不全 心筋症 薬剤の影響（ジギタリスの過量使用、β遮断薬）	刺激伝導系の線維化、変性による刺激伝導障害である。迷走神経緊張状態や酸素供給の異常、薬剤の副作用などが原因で起こる 急性心筋梗塞においては、冠状動脈の閉塞による刺激伝導領域の障害、洞結節の虚血状態になり洞房ブロックが起こる 心房から心室への伝導が障害されている状態を房室ブロックという
	房室ブロック atrio-ventricular (A-V) block：第Ⅰ度房室ブロック／第Ⅱ度房室ブロック（ウェンケバッハ型）／第Ⅱ度房室ブロック（モビッツⅡ型）／第Ⅲ度房室ブロック（完全房室ブロック）		▶第Ⅰ度房室ブロックは、心房から心室への伝導時間が遅い状態 ▶第Ⅱ度房室ブロックは、心房から心室への伝導がときどきつながらない状態。ウェンケバッハ型は経過観察。急性心筋梗塞が原因であるモビッツⅡ型は完全房室ブロック（第Ⅲ度房室ブロック）へ移行する危険が高いので、早急に一時ペーシングなどの対応が必要である ▶第Ⅲ度房室ブロックは、心房から心室への伝導がまったくない状態である
	WPW症候群 Wolff-Parkinson-White(syndrome)：ウルフ-パーキンソン-ホワイト症候群	先天性疾患	刺激伝導系の障害。正常の房室伝導以外に1～複数の副伝導を有する。房室エントリーによる発作性上室性頻拍、発作性心房細動を起こす

図2 不整脈の種類

1 洞調律（正常）

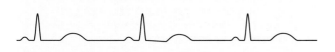

2 洞性頻脈

3 洞性徐脈

4 心室性期外収縮

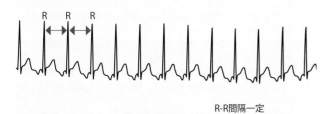

QRSは変形（0.12秒以上）　　　　　　先行するP波の欠如

5 発作性上室性頻拍

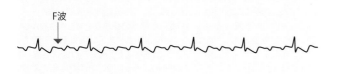

R-R間隔一定

6 心房細動

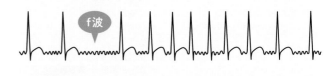

心室の興奮収縮は不規則で速い（f波）

7 心房粗動

F波

心室の興奮収縮は規則的・粗動波（F波）

8 心室頻拍

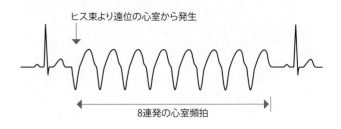

ヒス束より遠位の心室から発生

8連発の心室頻拍

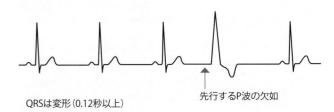

9 心室細動

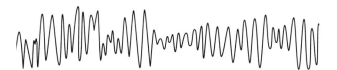

P波なし、QRS、T波の識別困難、不規則な曲線

10 第Ⅰ度房室ブロック

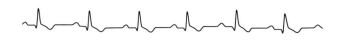

11 第Ⅱ度房室ブロック：ウェンケバッハ型（モビッツⅠ型）

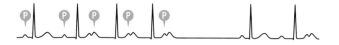

12 第Ⅱ度房室ブロック：モビッツⅡ型

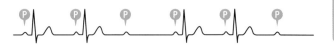

13 第Ⅲ度房室ブロック（完全房室ブロック）

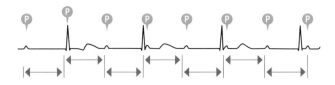

14 WPW症候群（デルタ型R波）

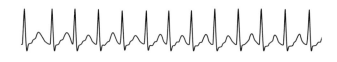

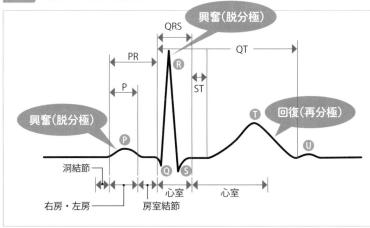

図3 波形の名称と意味

PR間隔：0.12〜0.20秒
P　　波：第Ⅱ誘導で高さ2.5mm以内 幅は0.09〜0.11秒
Q R S：幅は0.06〜0.10秒 R波の高さは第Ⅰ誘導で11mm以内、第Ⅱ誘導で16mm以内 V_5で26mm以内
QT間隔：0.32〜0.40秒
ST部分：正常では基線上

不整脈

症状が起こるメカニズム

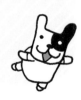

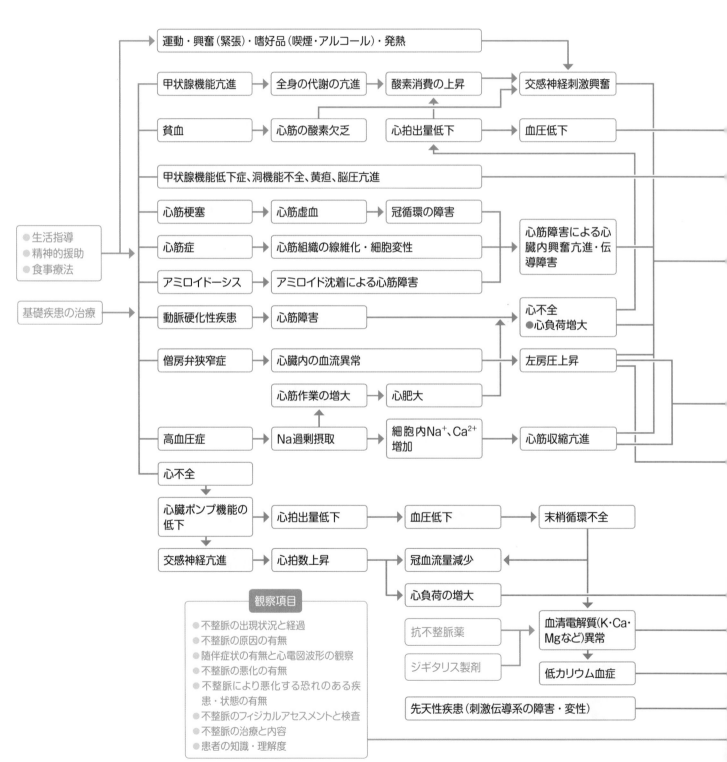

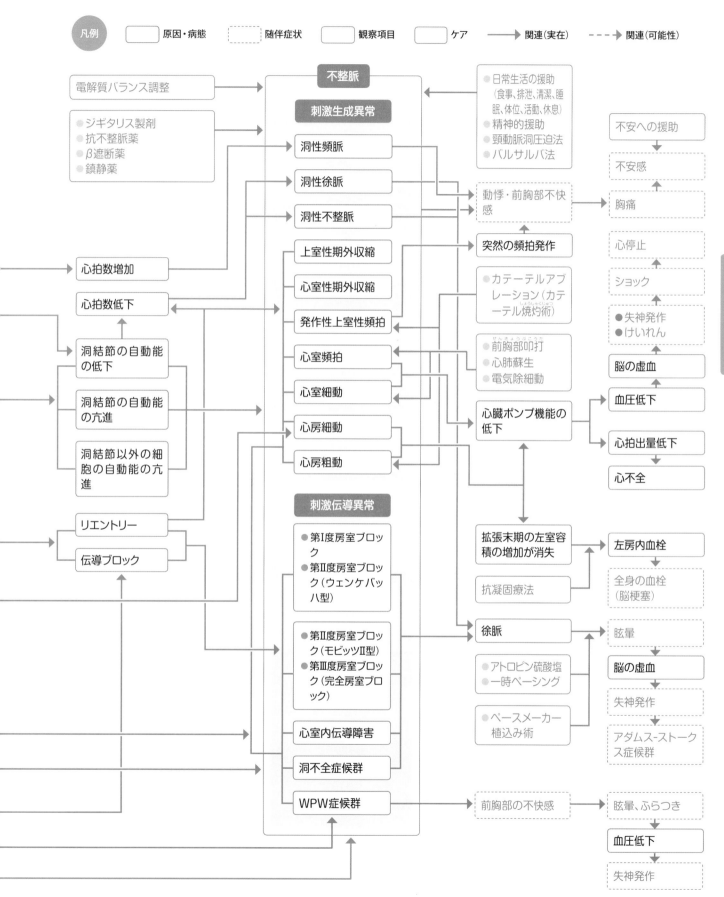

凡例　□ 原因・病態　┌┄┐ 随伴症状　□ 観察項目　□ ケア　──▶ 関連（実在）　┄┄▶ 関連（可能性）

不整脈

刺激生成異常

電解質バランス調整

● ジギタリス製剤
● 抗不整脈薬
● β遮断薬
● 鎮静薬

● 日常生活の援助
　（食事、排泄、清潔、睡
　眠、体位、活動、休息）
● 精神的援助
● 頸動脈洞圧迫法
● バルサルバ法

不安への援助

不安感

洞性頻脈

洞性徐脈

洞性不整脈

動悸・前胸部不快感

胸痛

心拍数増加

上室性期外収縮

心室性期外収縮

発作性上室性頻拍

突然の頻拍発作

心停止

ショック

● カテーテルアブレーション（カテーテル焼灼術）

● 失神発作
● けいれん

心拍数低下

洞結節の自動能の低下

洞結節の自動能の亢進

洞結節以外の細胞の自動能の亢進

心室頻拍

心室細動

心房細動

心房粗動

● 前胸部叩打
● 心肺蘇生
● 電気除細動

脳の虚血

心臓ポンプ機能の低下

血圧低下

心拍出量低下

心不全

刺激伝導異常

リエントリー

伝導ブロック

● 第I度房室ブロック
● 第II度房室ブロック（ウェンケバッハ型）
● 第II度房室ブロック（モビッツII型）
● 第III度房室ブロック（完全房室ブロック）

拡張末期の左室容積の増加が消失

左房内血栓

抗凝固療法

全身の血栓（脳梗塞）

徐脈

眩暈

● アトロピン硫酸塩
● 一時ペーシング

脳の虚血

心室内伝導障害

洞不全症候群

WPW症候群

● ペースメーカー植込み術

失神発作

アダムス-ストークス症候群

前胸部の不快感

眩暈、ふらつき

血圧低下

失神発作

不整脈

病態・ケア関連図

3 観察ポイントとアセスメントの根拠

1 不整脈の出現状況と経過

- バイタルサイン（脈拍のリズム、数、強弱、欠損、血圧の変化）、意識レベル
- 心電図上での異常の有無や不整脈の種類、重症度の鑑別
- 自覚症状の有無（胸痛、動悸、息苦しさ、めまい、ふらつき、立ちくらみ）
- 発作の出現状況（突発的、持続的）
- 生理的誘因との関連の有無（労作時、安静時、体位、飲酒、喫煙、カフェイン）
- 身体的誘因との関連の有無（基礎疾患、治療、薬物の種類）
- 精神的誘因との関連（興奮、ストレス）
- 持続時間、頻度、程度

アセスメントの根拠

- 心電図上の心拍数を確認するとともに、触診による脈拍数と比べることが重要である。
- 致死性の不整脈は突発的に出現するので脈拍や心拍数、性状とともに、一般状態の観察と処置が必要である。また、自覚症状を伴わない不整脈や負荷心電図検査時（歩行や階段昇降など、心臓に負荷を加えて心電図の変化をみる方法）に不整脈が出現する場合がある。
- 不整脈の発症状況や経過、現在の不整脈の状態を観察し、不整脈の種類や程度を明らかにする。これが、不整脈の原因とメカニズムを明らかにする手がかりとなる。
  - ▶脈拍数（心拍数）：正常値；60〜100/分、洞性頻脈；100/分以上、洞性徐脈；60/分以下
- 不整脈の種類や状態を把握することにより、緊急な治療・検査が必要か、死の危険性が高く緊急処置が必要か、このまま様子を観察するか、を判断する。
  - ▶救急蘇生を要する不整脈：心室細動、心室頻拍（脈拍触知不可）
  - ▶緊急治療を要する不整脈：心室頻拍、発作性上室性不整脈、血圧低下がある（心房粗動、心房細動、房室ブロック）
- 不整脈の誘因を除去し、病状が悪化しないような治療・処置が迅速にできるように準備を整える。

2 不整脈の原因の有無

- 生理的な不整脈［運動、過労・興奮（緊張）、ストレス、嗜好品］
- 器質的病変による不整脈
  - ▶心筋梗塞、心筋症、心筋炎、弁膜症、動脈硬化性疾患、高血圧症、アミロイドーシス、脳血管疾患、心不全、先天性疾患、甲状腺機能亢進症および低下症、先天性心疾患
- 機能的な原因による不整脈
  - ▶血清電解質の異常（K、Ca、Mg）：低または高カリウム血症
  - ▶スポーツ心臓、発熱
- 薬物による不整脈
  - ▶ジギタリス、アトロピン、イソプロテレノール、アドレナリン

アセスメントの根拠

- 不整脈は、刺激の生成、伝達の異常から起こる。その成因は、ほとんどが心疾患による虚血や血流の異常や心筋の変性からくる心筋障害、心疾患以外の甲状腺疾患、動脈硬化性疾患、先天性疾患、電解質バランス異常、薬剤などである。
- 健常者においても、タバコやコーヒー類の飲みすぎ、過労、不眠、興奮や緊張による交感神経刺激などによって起こる。

3 随伴症状の有無と心電図波形の観察

- 動悸、前胸部不快感、のどのつまる感じ、胸痛、不安感、冷汗、眩暈（めまい）、顔面蒼白、倦怠感、失神、易疲労感、血圧上昇・低下、意識障害、四肢冷感、チアノーゼ、尿量減少
- 心電図波形：**表1、図2**（**p. 33～35**）を参照。

心電図波形：**表1、図2**（**p. 33～35**）を参照。

アセスメントの根拠

- 随伴症状によって不整脈の種類や重症度の判断ができる。以下、不整脈の種類と随伴症状について述べる。
- 期外収縮は、自覚症状がないものもあるが、動悸やその他の症状を伴うことが多い。特に心筋梗塞の急性期は、心室性期外収縮が頻発し、心室細動に移行する危険がある。
- 心室頻拍や心室細動は、心臓ポンプ機能の低下、血圧低下、ショック、心停止へと急速に悪化するため、3分以内に心マッサージ、前胸部叩打、電気的除細動を行う。これらの症状を注意して観察する。最近は、大規模施設や公共施設には、AED（自動体外式除細動器）が設置されている。
- 心房細動は多くは動悸や胸部不快感を訴えるが、慢性になると自覚症状は少なくなる。頻脈が続くと心不全症状が現れてくるので原因疾患の治療や除細動が必要になる。脈拍欠損の多いほうが重症で塞栓症を起こしやすいので、観察が必要である。
- 第Ⅱ度房室ブロック（モビッツⅡ型）、第Ⅲ度房室ブロック（完全）は、眩暈や胸部不快感などを訴え、ついにはアダムス-ストークス症候群（心拍出量が著しく減少し、脳の循環障害により失神、けいれん、チアノーゼを起こすもの）に至る。
- 発作性頻拍症（140/分以上）は、急に動悸や呼吸困難、血圧低下を示すことが多い。

4 不整脈の悪化の有無

- **直接、死につながる致死的不整脈**：心室粗動、心室細動、心停止
  ▶血圧低下、脈拍触知不可、意識レベルの低下、けいれん発作、ショックなどが出現する。
- **直接、死にはつながらないが危険度の高い（死の危険度の高い）不整脈**：心室頻拍、徐脈（30/分以下）、第Ⅲ度房室ブロック（完全房室ブロック）、第Ⅱ度房室ブロック（モビッツⅡ型）、心室性期外収縮（R on T型、連発、多源性、頻発）
- **比較的危険は少ないが治療を要するもの**：心房細動・粗動、発作性上室性頻拍
- **治療は要しないが経過観察の必要なもの**：第Ⅰ度房室ブロック、軽度洞性頻脈、軽度洞性徐脈

アセスメントの根拠

- 心電図の観察が重要である。脈拍の状態（数、リズム、緊張度）、心電図の波形で不整脈の重症度を判断する。危険な不整脈かどうか判断し、医師に報告する。危険な不整脈では、すみやかに処置、治療、ケアを行う。病的意義の少ない不整脈では、患者に不要な不安感を与えない対応を行う。

5 不整脈により悪化する恐れのある疾患・状態の有無

- 心不全
- 脳血管疾患
- その他の心疾患

アセスメントの根拠

- 頻脈が続き期外収縮が連発すると、心臓のポンプ機能の障害により、身体の諸臓器が必要とする十分な血液を送れなくなり、全身の循環不全が起こる。

6 不整脈のフィジカルアセスメントと検査

- **診察**：問診、脈拍触診、心臓聴診、バイタルサイン
  - ▶問診：主症状、随伴症状、発作の出現状況（突発的、持続的）、発症時期、持続時間、頻度
  - ▶脈拍触診：脈拍のリズム、数、強弱、脈拍欠損
  - ▶心臓聴診：心拍数、リズム、心音、呼吸音、肺雑音
- **検査**：心電図検査、胸部X線検査、血液・尿検査、心臓カテーテル検査、心臓超音波検査、心音図検査

> **アセスメントの根拠**
>
> - フィジカルアセスメントにより、不整脈の種類や重症度をアセスメントする。
> - 問診から得た情報と、生理的（労作時、安静時、体位、飲酒、カフェイン）・身体的（疾患、治療、薬物）・精神的（興奮、ストレス）誘因との関連をアセスメントする。
> - 身体所見や検査結果などを総合し、看護方針の決定と、治療・検査が迅速に進められるようにする。また、看護を実施する根拠とする。

7 不整脈の治療と内容

- 基礎（原因）疾患に対する治療
- 食事療法
- ライフスタイルの改善（精神的、肉体的ストレスなど）
- 薬物療法
  - ▶原因疾患に使用している薬剤
  - ▶抗不整脈薬は、Vaughan-Williamsの分類（**表2**）が広く用いられている。
  - ▶洞性頻脈：β遮断薬
  - ▶期外収縮：抗不整脈薬（リドカイン、キニジン）、β遮断薬
  - ▶徐脈・ブロック：イソプロテレノール、アドレナリン、アトロピン
  - ▶鎮静薬
- 非薬物療法
  - ▶電気的除細動（心室細動、心室頻脈、心房細動、心房粗動）
    - ・自動体外式除細動器（AED）
    - ・植込み型除細動器（ICD）
  - ▶カテーテルアブレーション（心筋焼灼術）
  - ▶冷凍アブレーション（心筋冷凍焼灼術）
  - ▶ペースメーカー植込み術
- 迷走神経刺激法
  - ▶息をこらえる（バルサルバ法）。
  - ▶頸動脈洞圧迫法
  - ▶眼球圧迫法（一側ずつ。原則として医師が施行）
  - ▶冷たい水を飲む、冷水に顔をつける。
- 前胸部叩打、救急蘇生

> **アセスメントの根拠**
>
> - 現在、行われている不整脈に対する治療の有無と内容を把握しておく必要がある。不整脈の原因を改善し誘因を軽減することが、悪化を予防するために重要である。
> - 緊急事態を予測し、対処できる準備を常に整えておくことが重要である。

8 患者の知識・理解度

- 脈拍測定の必要性と測定方法についての理解度
- 脈拍の性状と自覚症状などを関連させて、不整脈の程度や治療の必要性を判断する知識・理解度
- 不整脈と検査・治療に関する知識・理解度
- 不整脈を悪化させる原因に関する理解度
- 基礎疾患の知識と不整脈の予防についての理解度

> **アセスメントの根拠**
>
> - 不整脈は突然出現することが多く、身体的苦痛や処置、検査、治療に対する不安や生命の危機を伴うため、患者や家族への精神的援助が重要である。
> - 患者が不整脈について正しく理解し、前駆症状などから重篤な不整脈に移行しない予防策を講じた生活ができるようにすることが重要である。
> - 検査や治療に関する患者の理解度や患者の自己管理能力をアセスメントして看護を実践することが重要である。

表2 **わが国における各種不整脈薬（Vaughan-Williams分類）の適応不整脈と主な副作用**

class		主作用機序		薬剤	適応となりうる不整脈	主な副作用			
						不整脈	心収縮力	血圧	その他
Ⅰ	a	膜安定化作用（Naチャネル抑制）	活動電位持続時間延長	キニジン プロカインアミド ジソピラミド シベンゾリン ピルメノール	心房期外収縮 発作性心房細動・粗動 発作性上室頻拍 心室期外収縮 心室頻拍	奇異性頻脈 心室期外収縮 心室頻拍 心室細動 洞停止、洞徐脈 房室ブロック 心室内伝導障害	↓	↓	血小板減少症 無顆粒球症 SLE様症候群 肝機能障害 排尿障害など
	c		活動電位持続時間不変	プロパフェノン フレカイニド ピルシカイニド					
	b		活動電位持続時間短縮	アプリンジン リドカイン メキシレチン	心室期外収縮 心室頻拍	心室期外収縮 心室頻拍 心室細動	↓ (→)	↓ (→)	昏睡 けいれん 呼吸停止など
Ⅱ		交感神経β受容体遮断作用		プロプラノロールなど	心房期外収縮 発作性心房細動・粗動 発作性上室頻拍 心室期外収縮	洞停止、洞徐脈 房室ブロック	↓	↓	気管支けいれん
Ⅲ		活動電位持続時間延長		アミオダロン ソタロール ニフェカラント	心室頻拍 心室細動	Ⅰ群と同じ	→	→	肺毒性 甲状腺機能異常など
Ⅳ		Ca拮抗作用		ベラパミル ジルチアゼム ベプリジル	発作性上室頻拍 発作性心房細動・粗動 心室頻拍（特殊例）	洞停止、洞徐脈 房室ブロック	↓	↓	

笠貫宏：不整脈の発生機序と検査・治療法. 高久史麿, 尾形悦郎, 黒川清, 他監修, 新臨床内科学 Ⅰ総論・呼吸器・循環器 第8版. 医学書院, 東京, 2002：530, 533.より一部改変して転載

資料 ## 検査の基準値一覧①：尿検査

項目	略語：英語名	基準値
尿量	urine volume	500〜2,000mL/日
尿タンパク	urinary protein	定性：陰性（−） 定量：150mg/日未満（蓄尿）
尿潜血反応	urine occult blood	定性：陰性（−）
尿比重	specific gravity of urine	尿比重：1.015〜1.025
尿沈渣	urinary sediments	赤血球：1視野に5個以内 白血球：1視野に5個以内 上皮細胞：1視野に少数 円柱：1視野に0個 結晶：1視野に少量
ケトン体	urine ketone bodies	定性：陰性（−）
ビリルビン	bilirubin	ビリルビン：定性：陰性（−）
ウロビリノーゲン	urobilinogen	ウロビリノーゲン：±〜1＋（弱陽性）
尿糖	urine sugar	定性：陰性（−） 定量：100mg/日以下（蓄尿）

基準値は、西﨑祐史, 渡邊千登世：ケアに生かす検査値ガイド 第2版. 照林社, 2018.より引用

4 看護計画の立案

◆期待される結果（看護目標）設定のポイント

- 不整脈による生命の危機を回避し、合併症を起こさない。
- 不整脈による身体的・精神的苦痛が緩和され、安心して過ごすことができる。
- 不整脈による生活行動制限を最小限にする。
- 不整脈の前駆症状がみられたら早めに対処し、処置を受けることができる。

◆看護計画

計画	根拠・留意点
観察計画 O-P ❶ 不整脈の出現状況と経過 ❷ 不整脈の原因の有無 ❸ 随伴症状の有無と心電図波形の観察 ❹ 不整脈の悪化の有無 ❺ 不整脈により悪化する恐れのある疾患・状態の有無 ❻ 不整脈のフィジカルアセスメントと検査 ❼ 不整脈の治療と内容 ❽ 患者の知識・理解度　➡O-Pの細かい項目については「3 観察ポイントとアセスメントの根拠」を参照	● 不整脈は突発的に出現することが多く、生命の危機に陥る危険性がある。脈拍や心拍数、性状とともにほかのバイタルサインを把握し、異常時には迅速に対処する必要がある。 ● 自覚症状があっても負荷心電図検査時に不整脈が出現しない場合は、24時間の心電図記録を行うことがある。普段と違った波形が出現した場合は、ただちに記録し、迅速に対処する必要がある。 ● 心電図上の変化を読みとり、前駆症状から致死的不整脈への移行を予測する。バイタルサインの変化、患者の自覚症状を読みとる必要がある。 ● 治療や検査・処置は直接心臓に作用することになるので、治療法や薬物の正しい知識をもって援助する。 ● 不整脈発生時には動悸や胸部不快感、めまい、ふらつきを訴えることもある（自覚症状がない場合も多い）。症状が患者にどのような影響を与えているかを観察し、転倒などの二次的事故を防止する。
ケア計画 C-P ❶ 安楽でリラックスできる環境の調整 ● 安楽な体位 ● 環境調整（室温・湿度、音楽を流す、モニター機器類の位置やアラーム音の調整、照明の調整、騒音への配慮など）	● 身体症状や治療・検査により、日常生活が制限され安楽が妨げられるので、ストレスをためさせない工夫が必要である。

計画	根拠・留意点

❷不安への援助
- 不安を表出しやすい雰囲気をつくる。
- 患者の訴えを傾聴する。
- 前駆症状や突然の不快感出現時の連絡方法を確認する。

❸不整脈出現の誘因の軽減
- 患者の安静度に合わせ、日常生活行動を援助する。
  - ▶食事
  - ▶排泄（排便をコントロールし、努責を防ぐ）
  - ▶清潔
  - ▶睡眠・活動
  - ▶体位、安静度

ケア
計画
C-P

❹薬物療法の確実な施行 ➡「5 看護ケア」を参照
❺緊急処置の準備および医師への報告
- 救急薬品、気管内挿管セットなどの救急カートの準備
- 輸液の管理
- 酸素療法の準備
- 12誘導心電図の準備 ➡「5 看護ケア」を参照
❻重症不整脈発見時の処置・介助
- 致死的不整脈出現時：電気的除細動、心マッサージ
- 発作性の頻拍発作出現時：
  - ▶迷走神経刺激法：息をこらえる（バルサルバ法）、頸動脈洞圧迫法、眼球圧迫法、冷たい水を飲む、冷水に顔をつける。➡「5 看護ケア」を参照
  - ▶抗不整脈薬の与薬
  - ▶直流除細動
❼手術療法の術前・術後管理
- カテーテル焼灼術（カテーテルを用いて異常経路を切断）
- ペースメーカー植込み術

根拠・留意点（右欄）
- 不整脈は、突然出現することが多く、身体症状や処置、検査、治療に対する不安や生命の危機を伴うため、患者や家族への精神的援助が重要である。
- 不整脈によっては死への恐怖を感じることがある。患者に不安があることを理解して、ていねいな訴えの傾聴と声かけが必要である。
- 不整脈を悪化させないためには、器質的・機能的な原因疾患の治療が重要になる。心臓の仕事量の減少、心筋の酸素消費量の減少、循環動態の保持のためには心身の安静が必要である。
- ファウラー位は下半身の静脈血の貯留を増加させ、静脈還流量を低下させるため、心臓の前負荷が減少する。
- 日常生活行動による心負荷を軽減し、不整脈の誘発を防ぐ。酸素消費量を最少にするために日常生活行動を制限し、患者の安静度に合った生活援助が必要となる。
- 致死的不整脈が起こる可能性を予測し、救急カートの準備や除細動の準備を行う。

- 抗不整脈薬の効果をチェックする。

- 手術の適応がある場合は、患者・家族へ十分な説明と同意を得ることが必要である。

教育
計画
E-P

❶不整脈の原因（生理的因子、原因疾患の病態・治療）について理解できるように説明する。
❷自分の病気について理解を深め、自己管理できるように、不整脈の出現を予防する生活習慣の必要性について説明する。
- 原因疾患の治療の継続とその管理の必要性について説明する。

- 不整脈の原因が器質的・機能的疾患である場合は、治療の必要性を理解させることが重要である。
- がまんや苦痛、ストレスが交感神経を刺激し発作の誘因になることが理解できるように、説明する。
- 患者が不整脈について正しく理解し、前駆症状などから重篤な不整脈に移行しないよう、予防策を講じた生活を送れることが重要である。また、健康管理行動がとれるようになり、不整脈の出現を予防できるようにする。

観察計画	根拠・留意点

<table>
<tr>
<td rowspan="2">教育
計画
E-P</td>
<td>
●緊張やストレスを軽減する生活の必要性について説明する。
●発作時は、家族も対応ができるように指導する。
●心身の過労を軽減する生活の必要性について説明する。
●禁煙の必要性について説明する。
●活動の制限（仕事量、運動、趣味、性生活など）について説明する。

❸不整脈や前駆症状に気づいたときの連絡方法・対処方法について説明する。

❹家族からの協力が得られるように、患者の現状について説明する。
</td>
<td>
●不整脈を誘発するような生活行動を避けるように、患者のこれまでの生活状況を把握したうえで説明や指導を行う。
  ▶適正体重の維持：肥満の是正が血圧を低下させ、心臓の負担を減少する。
  ▶禁煙の必要性：喫煙は一過性の血圧上昇や冠状動脈にれん縮を起こして虚血発作の誘因となるので、禁煙が望ましい。
  ▶活動の制限：運動負荷試験の結果、不整脈が増えるような場合は、これまで行っていた運動や活動の制限が必要になる。
●前駆症状を感じたら、早めに連絡し処置を行うことが心臓の負荷を軽減することになる。発作時の安静が心筋の酸素供給保持になることを理解できることが重要である。
●行動制限のなかでの生活にも楽しみが見つけられるように、家族のサポートも得てストレスが増大しないように留意する。
●家族に対して、心臓仕事量を下げる日常生活の過ごし方が理解できるような指導が必要である。
●患者が自己管理できるための行動変容への支援が重要である。療養期間が長期化するので、患者だけでなく家族への支援や教育・指導が必要である。
</td>
</tr>
</table>

5 看護ケア

薬剤の種類と看護上の留意点 (表3)

- 不整脈を悪化させないためには、器質的・機能的な原因疾患の治療が重要になる。
- 心筋障害を改善し、循環動態を保持するためには、心

筋の異常な興奮や伝導障害を治療し、薬物療法を効果的に実施できるようにケアする必要がある。

表3 ▶ 薬剤の種類と看護上の留意事項

	薬剤(商品名)	作用	副作用	留意事項
抗不整脈薬	● キニジン硫酸塩水和物(硫酸キニジン) ● プロカインアミド塩酸塩(アミサリン) ● ジソピラミドリン酸塩(リスモダン)	抗不整脈作用 ● 心筋の異常な興奮の生成や興奮の伝達を抑えて、脈の乱れを整える薬	● 新たな不整脈の発生、心不全、白血球減少、眩暈、頭痛、消化器症状	● 胃腸障害が多いので、多めの水またはミルクで食後ただちに服用してもらい、空腹時の服用は避ける。また食道に停留し、崩壊すると局所麻酔作用により食道潰瘍を起こす恐れがあるため、カプセルを外さずに多めの水で服用してもらう。特に就寝前の服用などに注意する
強心薬	ジギタリス製剤 ● ジゴキシン(ジゴキシンKY)	心筋収縮力増強作用、利尿作用、徐脈作用、抗不整脈作用 ● 心臓に直接はたらき、心臓の収縮力を高め、息切れや息苦しさなどの症状を改善する。心臓の収縮に必要なカルシウムを取り込み、心臓の収縮力を高める	● 精神状態の変化、悪心・嘔吐、徐脈、視力障害、心ブロック、不整脈、低カリウム血症(慢性の過量投与時)、高カリウム血症(急性の過量投与時)	● 心不全や頻脈などに用いられるが、量が多すぎるとジギタリス中毒を起こすので、指示された服用量を守るように指導する
	カテコラミン (カテコールアミン系薬剤) ● ドパミン塩酸塩(イノバン)	心筋収縮力増強作用 ● 心臓の収縮力を高め、息切れや息苦しさなどの症状を改善する	● 麻痺性腸閉塞(イレウス)、四肢冷感、動悸、頻脈、不整脈、消化器症状	● ショック状態において、患者の血圧、脈拍数、尿量などの状態を観察しながら使用する。薬剤が血管外へ漏れた場合、注射部位の硬結や壊死を起こすことがある
β遮断薬	● プロプラノロール塩酸塩(インデラル)	心筋収縮力抑制作用 ● 交感神経作用を抑制する ● 自動能亢進により不整脈を治療する	● 房室ブロック、洞性徐脈、過敏症、霧視、血圧低下、立ちくらみ、消化器症状	● 徐脈、低血圧、肝機能や腎機能に注意が必要である ● 急に使用を中止すると症状が悪化することがあるので、自己中止しないように、患者の理解が必要である

迷走神経刺激法 (p.46図4)

- 迷走神経(副交感神経)を刺激することで、一時的に心拍数を抑制する治療法である。
- 息をこらえたり、頸動脈洞の圧迫によって、延髄の心

臓抑制中枢が迷走神経を反射的に緊張させ、洞結節や房室結節の興奮伝導を抑える。

図4 迷走神経刺激法

息をこらえる（バルサルバ法）	頸動脈洞圧迫法	眼球圧迫法	その他：冷たい水を飲む、冷水に顔をつける
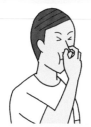	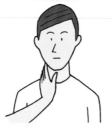	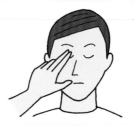	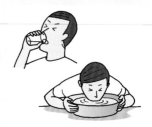

息をこらえる（バルサルバ法）

- 鼻をつまみ、軽く息を吸い込み、口を閉じて吸い込んだ息を耳のほうへ送り込むようにする（いわゆる耳抜き）。
- 強くやりすぎないように注意する。

頸動脈洞圧迫法

- 頸動脈洞圧迫法は、モニター心電図を装着した状態で医師が行う。
- 右利きの患者の場合は、右側の頸動脈洞を5〜10秒間圧迫する。
- この治療を行うときには、脳血管障害の既往がなく、両側の頸動脈の触知が良好で、頸動脈の雑音がないことを確認したうえで実施する。

眼球圧迫法

- 一側ずつ、最初は右、無効の際は左を圧迫する。両側同時圧迫はしない。
- 原則的に医師が行う。

その他：冷たい水を飲む、冷水に顔をつける

- 冷水を一息で飲みほしたり、冷水で顔面や外耳、まぶたを冷やしたりする。

心電図検査の電極の装着方法

- 標準12誘導は、胸部6か所、四肢4か所の電極装着位置を確認しながら装着する（図5）。
- 患者に拘束感を与えないために、コード類が絡まないように整理する。

図5 電極の装着部位と標準12誘導

四肢電極の装着部位

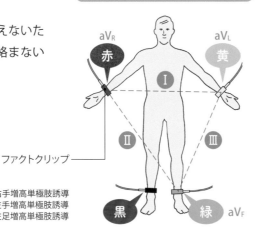

ファクトクリップ

aV$_R$：右手増高単極肢誘導
aV$_L$：左手増高単極肢誘導
aV$_F$：左足増高単極肢誘導

胸部電極の装着部位

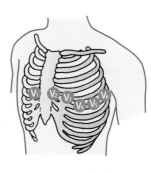

V$_1$	第4肋間胸骨右縁
V$_2$	第4肋間胸骨左縁
V$_3$	V$_2$とV$_4$の中間
V$_4$	第5肋間鎖骨中線上
V$_5$	V$_4$と同じ高さで左の前腋窩線上
V$_6$	V$_4$と同じ高さで左の中腋窩線上

肢誘導Ⅰ〜Ⅲ誘導・aV$_R$誘導・aV$_L$誘導・aV$_F$誘導、胸部誘導V$_1$〜V$_6$を標準12誘導という。

高血圧

濱嵜真由美

どんな症状?

血圧とは、血流が血管壁に及ぼす圧力のことで、心臓や血管の機能を表すバイタルサインの1つである。血圧には動脈圧と静脈圧があるが、通常は動脈圧を指す。

日本高血圧学会高血圧治療ガイドライン2019(JSH2019)「成人における血圧値の分類」によると、収縮期血圧140mmHg以上、拡張期血圧90mmHg以上のいずれかまたは両方の場合を高血圧という。

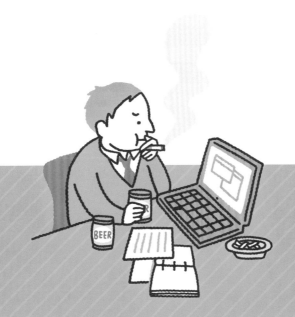

1 症状が起こるメカニズム

血圧のメカニズム

- 血圧は、心臓の拍動に応じて常に変動し、心臓の収縮期には血管内に血液が流れ込むため上昇する。このときの血圧を収縮期血圧（最高血圧）という。一方、心臓の拡張期には血圧は低下する。このときの血圧を拡張期血圧（最低血圧）という。収縮期血圧と拡張期血圧の差を脈圧という。

- 収縮期血圧は、心拍出量が増加し、動脈硬化などによって血管が固くなり末梢血管抵抗が増すと上昇する。拡張期血圧は、動脈硬化によって上昇し、大動脈弁閉鎖不全症があると心臓へ血液が逆流するために心拍出量が減少し低下する。

- 心臓は自律神経に支配されている。心臓の活動を交感神経は促進、副交感神経は抑制に作用させ血圧に影響を与える（**図1**）。

- 血圧を規定する主な因子は、心拍出量と末梢血管抵抗である。

> 血圧＝心拍出量×末梢血管抵抗

- 腎臓から分泌されるレニンが作用し、アンジオテンシノーゲン→アンジオテンシンⅠ→アンジオテンシンⅡに変換され、副腎皮質からアルドステロンを分泌させる（レニン-アンジオテンシン-アルドステロン系）。これにより循環血液量や血圧を調整する（**図2**、**表1**）。

図1 血圧調節にかかわる神経

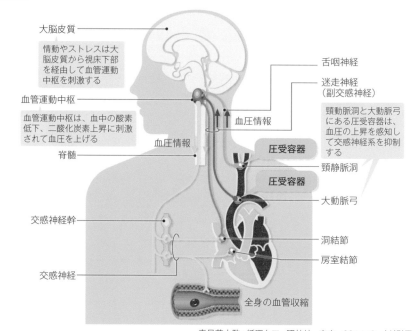

- 大脳皮質
- 情動やストレスは大脳皮質から視床下部を経由して血管運動中枢を刺激する
- 血管運動中枢
- 血管運動中枢は、血中の酸素低下、二酸化炭素上昇に刺激されて血圧を上げる
- 血圧情報
- 脊髄
- 交感神経幹
- 交感神経
- 舌咽神経
- 迷走神経（副交感神経）
- 血圧情報
- 頸動脈洞と大動脈弓にある圧受容器は、血圧の上昇を感知して交感神経系を抑制する
- 圧受容器
- 頸静脈洞
- 圧受容器
- 大動脈弓
- 洞結節
- 房室結節
- 全身の血管収縮

青見茂之：監：循環ケア. 照林社, 東京, 2014：8. より引用

図2 腎臓による血圧調整

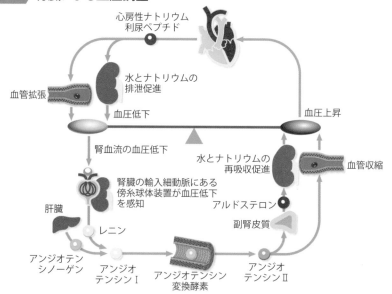

- 心房性ナトリウム利尿ペプチド
- 血管拡張
- 水とナトリウムの排泄促進
- 血圧低下
- 腎血流の血圧低下
- 肝臓
- レニン
- アンジオテンシノーゲン
- アンジオテンシンⅠ
- アンジオテンシン変換酵素
- アンジオテンシンⅡ
- 腎臓の輸入細動脈にある傍糸球体装置が血圧低下を感知
- 血圧上昇
- 水とナトリウムの再吸収促進
- アルドステロン
- 副腎皮質
- 血管収縮

青見茂之：監：循環ケア. 照林社, 東京, 2014：8. より引用

表1 血圧調整に関係するホルモンと作用

	ホルモン	作用		ホルモン	作用
昇圧系	レニン	アンジオテンシンの産生	降圧系	ANP(心房性Na利尿ペプチド)	1)レニンの分泌抑制 2)糸球体での濾過亢進 3)腎臓におけるNa⁺排泄の増加(Na利尿)→循環血液量を減少
	アンジオテンシンI	1)血管収縮 2)アルドステロンの分泌促進			
	アルドステロン	腎臓におけるNa⁺の再吸収の増加→循環血液量を増加		ブラジキニン	血管拡張
	バソプレシン(ADH)	1)腎臓における水再吸収の増加→循環血液量を増加 2)血管収縮		エストロゲン	血管拡張

高血圧の分類・原因・病態

- 高血圧症は、大きく本態性高血圧と二次性高血圧に分かれる(**表2**)。
- 本態性高血圧は、高血圧のうち原因のわからないものをいい、高血圧症の全体の約90%を占める。

- 二次性高血圧は、高血圧の原因疾患が明らかなものをいい、高血圧症の全体の約10%を占める。最も多いのは腎実質性高血圧、2番目は腎血管性高血圧である。

表2 高血圧の分類・原因・病態

分類		原因	病態
本態性高血圧		● 年齢 ● 更年期の女性 ● 低い外気温 ● 精神的ストレス ● 喫煙 ● 食習慣・肥満 ● 家族歴	● 加齢とともに動脈壁の弾力性が低下し、収縮血圧が上昇する。 ● エストロゲン(卵胞ホルモン)の減少により、交感神経の緊張が高まり血圧が上昇する。 ● 急激な温冷の差は、末梢血管の収縮により、血圧を上昇させる。 ● 怒り・興奮、不安、疼痛により反射的に末梢血管収縮、心拍出量増加とアドレナリンの分泌亢進が起こり血圧が上昇する。 ● ニコチンは、交感神経を刺激し血管収縮をさせるため、血圧が一過性に上昇する。 ● ナトリウムは、末梢動脈平滑筋の緊張を高め収縮性を亢進させると同時に、腎臓における水分の再吸収を促進し、体液量を増加させて血圧を上昇させる。 ● カルシウム、カリウム、マグネシウムは、ナトリウムの排泄を促進し、血管の収縮を抑制することから、摂取不足は血圧を上昇させる。 ● 遺伝的要因。
二次性高血圧	腎実質性高血圧	● 糸球体腎炎 ● 腎盂腎炎	● 腎機能低下による体液量の増加、レニン-アンジオテンシン-アルドステロン系の賦活化亢進、腎臓における降圧機序の機能低下などで血圧が上昇する。
	腎血管性高血圧	● 動脈硬化症 ● 動脈炎	● 腎動脈の狭窄によって腎血流量が減少する。レニン-アンジオテンシン-アルドステロン系の賦活化亢進。
	内分泌性高血圧	● 褐色細胞腫 ● 原発性アルドステロン症 ● クッシング症候群	● アドレナリンとノルアドレナリンの分泌過剰により、末梢動脈の収縮、心収縮力の増強をきたし、血圧が上昇する。 ● アルドステロンの分泌過剰により、水分とナトリウムイオンを貯留することで細胞外液量が増加し、血圧が上昇する。 ● コルチゾル系ホルモンの分泌過剰により、末梢動脈の収縮、細胞外液量が増加し、血圧が上昇する。
	妊娠高血圧症候群	● 妊娠高血圧 ● 妊娠高血圧腎症 ● 加重型妊娠高血圧腎症 ● 高血圧合併妊娠	● 何らかの原因により引き起こされる妊娠に対する母体の適応不全である。 ● 妊娠20週以降、分娩後12週までの期間に高血圧、または高血圧とタンパク尿、全身の臓器障害、子宮の胎盤機能不全のいずれかを伴う場合に診断される。
	心血管性高血圧	● 大動脈炎症候群	● 大動脈狭窄、大動脈壁の弾性低下などの機械的因子により血圧が上昇する。
	中枢神経性高血圧	● 頭蓋内圧亢進 ● 脊髄癆 ● 急性灰白髄炎	● 中枢神経障害によって血圧が上昇する。
	薬物性高血圧	● 非ステロイド消炎鎮痛薬 ● 免疫抑制薬 ● 甘草 ● 経口避妊薬 ● 副腎ステロイド	● 医原性の高血圧症。薬物の副作用として血圧が上昇する。

2 病態・ケア関連図

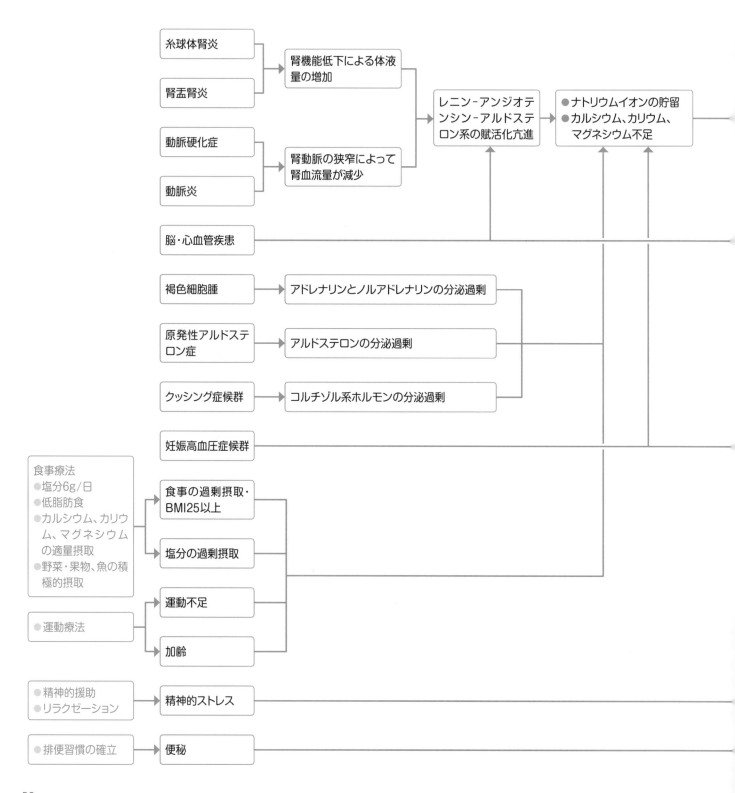

糸球体腎炎

腎盂腎炎

腎機能低下による体液量の増加

動脈硬化症

動脈炎

腎動脈の狭窄によって腎血流量が減少

レニン‐アンジオテンシン‐アルドステロン系の賦活化亢進

● ナトリウムイオンの貯留
● カルシウム、カリウム、マグネシウム不足

脳・心血管疾患

褐色細胞腫

アドレナリンとノルアドレナリンの分泌過剰

原発性アルドステロン症

アルドステロンの分泌過剰

クッシング症候群

コルチゾル系ホルモンの分泌過剰

妊娠高血圧症候群

食事療法
● 塩分6g／日
● 低脂肪食
● カルシウム、カリウム、マグネシウムの適量摂取
● 野菜・果物、魚の積極的摂取

食事の過剰摂取・BMI25以上

塩分の過剰摂取

● 運動療法

運動不足

加齢

● 精神的援助
● リラクゼーション

精神的ストレス

● 排便習慣の確立

便秘

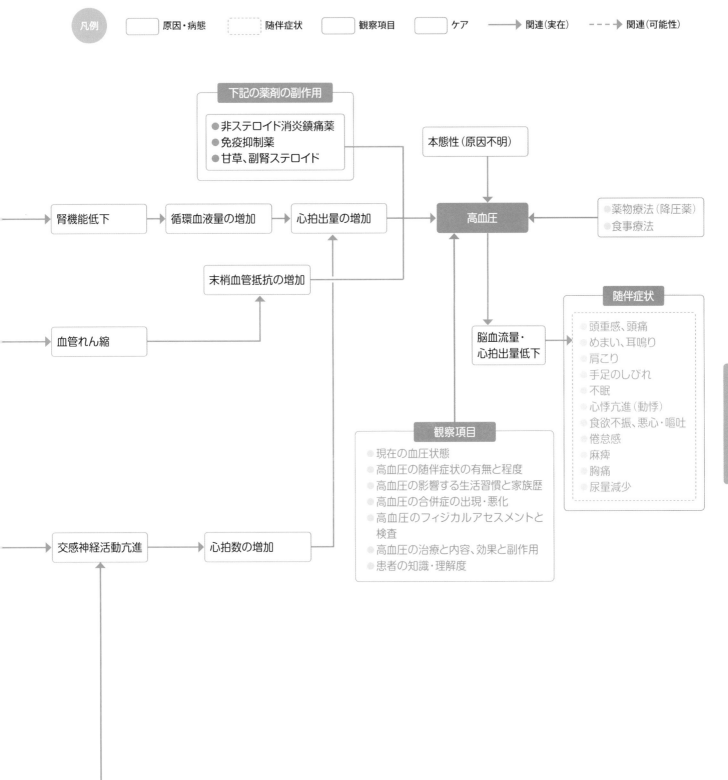

凡例　　　原因・病態　　随伴症状　　観察項目　　ケア　　関連（実在）　　関連（可能性）

下記の薬剤の副作用
● 非ステロイド消炎鎮痛薬
● 免疫抑制薬
● 甘草、副腎ステロイド

本態性（原因不明）

腎機能低下　→　循環血液量の増加　→　心拍出量の増加　→　高血圧　←　● 薬物療法（降圧薬）
● 食事療法

末梢血管抵抗の増加

随伴症状
● 頭重感、頭痛
● めまい、耳鳴り
● 肩こり
● 手足のしびれ
● 不眠
● 心悸亢進（動悸）
● 食欲不振、悪心・嘔吐
● 倦怠感
● 麻痺
● 胸痛
● 尿量減少

血管れん縮

脳血流量・
心拍出量低下

観察項目
● 現在の血圧状態
● 高血圧の随伴症状の有無と程度
● 高血圧の影響する生活習慣と家族歴
● 高血圧の合併症の出現・悪化
● 高血圧のフィジカルアセスメントと
　検査
● 高血圧の治療と内容、効果と副作用
● 患者の知識・理解度

交感神経活動亢進　→　心拍数の増加

高血圧

病態・ケア関連図

3 観察ポイントとアセスメントの根拠

1 現在の血圧状態

- 収縮期血圧（最高血圧）
- 拡張期血圧（最低血圧）
- 収縮期血圧－拡張期血圧＝脈圧

アセスメントの根拠

- 日本高血圧学会高血圧治療ガイドライン2019（**表3**）を参照して行う。

2 高血圧の随伴症状の有無と程度

- 頭重感、頭痛
- めまい、耳鳴り
- 肩こり
- 手足のしびれ
- 不眠
- 心悸亢進（動悸）
- 食欲不振、悪心・嘔吐
- 倦怠感

アセスメントの根拠

- 血圧に関しては、個人差が大きく、代謝が亢進すると血圧も上昇する。例えば、食事、運動、入浴などの代謝を亢進させる活動の多い日中は血圧が上昇する。逆に睡眠中は下降する。血圧の生理的日内変動の幅は、収縮期血圧で±20mmHg、拡張期血圧で±10mmHg程度である。高血圧患者では、その幅がさらに大きくなる場合もあり、血圧値と随伴症状の有無と程度を把握し、対症療法を実施していく必要がある。

3 高血圧の影響する生活習慣と家族歴

- 年齢
- 性別
- 外気温などの環境因子
- 喫煙
- 飲酒
- 食習慣
- 肥満
- 運動習慣
- 心身のストレス
- 家族歴

アセスメントの根拠

- 高血圧は、食事と運動、肥満、環境の変化、喫煙、飲酒、心身のストレスによって変化する。日本高血圧学会高血圧診療ガイドライン2019が示している「生活習慣の修正項目」（p.54**表4**）を基本にし、個別の治療・ケア・保健指導に活かすことが重要である。

表3 成人における血圧値の分類（日本高血圧学会「高血圧治療ガイドライン2019」）

分類	診察室血圧（mmHg）		家庭血圧（mmHg）	
	収縮期血圧	拡張期血圧	収縮期血圧	拡張期血圧
正常血圧	<120 かつ	<80	<115 かつ	<75
正常高値血圧	120〜129 かつ	<80	115〜124 かつ	<75
高値血圧	130〜139 かつ/または	80〜89	125〜134 かつ/または	75〜84
Ⅰ度高血圧	140〜159 かつ/または	90〜99	135〜144 かつ/または	85〜89
Ⅱ度高血圧	160〜179 かつ/または	100〜109	145〜159 かつ/または	90〜99
Ⅲ度高血圧	≧180 かつ/または	≧110	≧160 かつ/または	≧100
（孤立性）収縮期高血圧	≧140 かつ	<90	≧135 かつ	<85

日本高血圧学会高血圧治療ガイドライン作成委員会編：高血圧治療ガイドライン 2019. ライフサイエンス出版, 東京, 2019：18. より転載

4 高血圧の合併症の出現・悪化

- 急性脳症
- 脳血管障害（脳出血・脳梗塞・一過性脳虚血発作）
- 左室肥大、左心不全、狭心症、心筋梗塞
- タンパク尿、腎硬化症、腎機能不全
- 眼底出血、動脈硬化、網膜症
- 大動脈解離
- 妊娠高血圧症候群

アセスメントの根拠

- 高血圧が長期間持続すると、全身の細動脈の硬化が進行し、臓器に二次的な変化を生じさせる危険性が高い。なお、生活習慣の改善と降圧治療の最終目的は、合併症、特に脳出血と脳梗塞、心筋梗塞などの血管病、および腎障害の予防である。

5 高血圧のフィジカルアセスメントと検査

- 問診（既往歴、家族歴、生活習慣）→視診→聴診（頸動脈、腹部などの血管雑音や心雑音）
- 検査
  - ▶ 血圧測定、心電図、血液（レニン活性）尿一般検査、眼底検査、胸部X線検査、心臓超音波検査、頭部CT、MRI、頸動脈超音波検査、上下肢血圧比、腎臓・副腎の超音波検査・CT検査

アセスメントの根拠

- フィジカルアセスメントにより血圧の状態をアセスメントする。一般検査のほかに疑われる疾患がある場合、眼底検査、胸部X線検査、心臓超音波検査、頭部CT、MRIが実施されるため、検査結果を把握する必要がある。

6 高血圧の治療と内容、効果と副作用

- 生活習慣の修正（p.54**表4**）
  1. 食事療法
  2. 適正体重の維持
  3. 運動療法
  4. 節酒
  5. 禁煙
  6. 寒冷刺激
  7. 情動ストレスの対処
  8. 入浴
  9. 便秘予防
- 初診時の血圧レベル別の高血圧管理計画（p.54**図3**、p.55**表5**）
- 主要降圧薬の積極的適応（p.55**表6**）

アセスメントの根拠

- 今後のケア・保健指導のために、現在行われている高血圧に対する治療の有無と内容を把握しておく。
- 生活習慣の改善のみで目標降圧レベルに達しない場合は、降圧薬による治療が必要となる。降圧薬で血圧を下降させることにより、心血管系の疾患を予防できる。個々の高血圧患者において、最も降圧効果が高く、かつ合併した状態にも適した降圧薬を選択する。
- 高齢者一般における降圧目標が、65-74歳で130/80mmHg未満に、75歳以上で140/90mmHgに変更となり、さらに75歳以上でも降圧目標が異なる他疾患・病態を合併している場合には忍容性があれば130/80mmHg未満を目指す方針となり、高齢者においても積極的な降圧が望まれることとなった。

表4 生活習慣の修正項目

1. 食塩制限　6g/日未満
2. 野菜・果物の積極的摂取*
   飽和脂肪酸、コレステロールの摂取を控える
   多価不飽和脂肪酸、低脂肪乳製品の積極的摂取
3. 適正体重の維持：BMI（体重[kg]÷身長[m]²）25未満
4. 運動療法：軽強度の有酸素運動（動的および静的筋肉負荷運動）を毎日30分、または180分/週以上行う
5. 節　酒：エタノールとして男性20-30mL/日以下、女性10-20mL/日以下に制限する
6. 禁　煙

※生活習慣の複合的な修正はより効果的である
*カリウム制限が必要な腎障害患者では、野菜・果物の積極的摂取は推奨しない
肥満や糖尿病患者などエネルギー制限が必要な患者における果物の摂取は80kcal/日程度にとどめる

日本高血圧学会高血圧治療ガイドライン作成委員会編：高血圧治療ガイドライン2019. ライフサイエンス出版, 東京, 2019：64. より転載

図3 初診時の血圧レベル別の高血圧管理計画

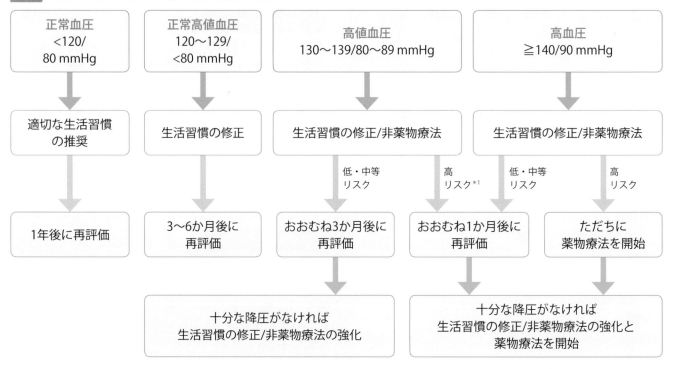

*1　高値血圧レベルでは、後期高齢者（75歳以上）、両側頸動脈狭窄や脳主幹動脈閉塞がある、または未評価の脳血管障害、タンパク尿のないCKD、非弁膜症性心房細動の場合は、高リスクであっても中等リスクと同様に対応する。その後の経過で症例ごとに薬物療法の必要性を検討する。

日本高血圧学会高血圧治療ガイドライン作成委員会編：高血圧治療ガイドライン2019. ライフサイエンス出版, 東京, 2019：51. より転載

表5 診察室血圧に基づいた脳心血管病リスクの層別化

リスク層 ＼ 血圧分類	高値血圧 130〜139/ 80〜89mmHg	I度高血圧 140〜159/ 90〜99mmHg	II度高血圧 160〜179/ 100〜109mmHg	III度高血圧 ≧180/ ≧110mmHg
リスク第一層 予後影響因子がない	低リスク	低リスク	中等リスク	高リスク
リスク第二層 年齢（65歳以上）、男性、脂質異常症、喫煙の いずれかがある	中等リスク	中等リスク	高リスク	高リスク
リスク第三層 脳心血管病既往、非弁膜症性心房細動、糖尿 病、タンパク尿のあるCKDのいずれか、また は、リスク第二層の危険因子が3つ以上ある	高リスク	高リスク	高リスク	高リスク

JALSスコアと久山スコアより得られる絶対リスクを参考に、予後影響因子の組み合わせによる脳心血管病リスク層別化を行った。層別化で用いられている予後影響因子は、血圧、年齢（65歳以上）、男性、脂質異常症、喫煙、脳心血管病（脳出血、脳梗塞、心筋梗塞）の既往、非弁膜症性心房細動、糖尿病、タンパク尿のあるCKDである。
日本高血圧学会高血圧治療ガイドライン作成委員会編：高血圧治療ガイドライン2019. ライフサイエンス出版，東京，2019：50. より転載

表6 主要な降圧薬の適応

	Ca拮抗薬	ARB/ ACE阻害薬	サイアザイド系 利尿薬	β遮断薬
左室肥大	●	●		
LVEFの低下した 心不全		●*1	●	●*1
頻脈	● （非ジヒドロピリジン系）			●
狭心症	●			●*2
心筋梗塞後		●		●
タンパク尿/微量 アルブミン尿を有 するCKD		●		

●おもにカルシウム（Ca）拮抗薬、アンジオテンシン変換酵素（ACE）阻害薬、アンジオテンシン受容体拮抗薬（ARB）、サイアザイド系利尿薬、β遮断薬が使用される。

●積極的適応がない場合の高血圧に対しては、Ca拮抗薬、ACE阻害薬、ARB、サイアザイド系利尿薬のいずれかを第1選択薬とし、効果不十分の場合にはこれらを組み合わせて降圧の強化を試みる。

*1 少量から開始し、注意深く漸増する ＊2 冠攣縮には注意
日本高血圧学会高血圧治療ガイドライン作成委員会編：高血圧治療ガイドライン2019. ライフサイエンス出版，東京，2019：77. より転載

7 患者の知識・理解度

● 高血圧と検査・治療に関する知識・理解度
● 高血圧の合併症の出現・悪化がある場合、疾患 の知識と高血圧予防の必要性の理解度

アセスメントの根拠

● 検査や治療に関する患者の理解度を把握し、保健指導に 役立てる。また、生活習慣改善の必要性をどの程度理解 しているのか把握し、合わせて指導する必要がある。

観察ポイントとアセスメントの根拠

4 看護計画の立案

◆期待される結果（看護目標）の設定のポイント

- 血圧が目標値に近づき、安定・維持できる。
- 高血圧の随伴症状が軽減する。
- 高血圧の悪化要因を理解し、生活習慣を修正できる。
- 指示された食事療法・運動療法・薬物療法などを理解し、自己管理できるようになる。
- 原因疾患がある場合は、悪化しない。

◆看護計画

	計画	根拠・留意点
観察計画 O-P	❶現在の血圧、脈拍、呼吸、体温 ❷高血圧の随伴症状の有無と程度 ❸高血圧の影響する生活習慣と家族歴 ❹高血圧の合併症の出現・悪化 ❺高血圧のフィジカルアセスメントと検査 ❻高血圧の治療と内容、効果と副作用 ❼患者の知識・理解度➡O-Pの細かい項目については、「3 観察ポイントとアセスメントの根拠」を参照	●左記の項目を観察することにより、高血圧の分類、原因を明らかにする。また、治療効果と患者が期待する結果に近づいているかを判断する情報となる。
ケア計画 C-P	❶食事療法の援助 ●塩分（ナトリウム）の摂取制限 ●規則的な食事時間にする。 ●脂質（コレステロールと飽和脂肪酸）の摂取制限 ●ミネラル（カルシウム、カリウム、マグネシウム）適量摂取 ●野菜・果物、魚の積極的摂取	●塩分制限は、1日6g以下が目標である。1日分の食材には3g程度の塩分が含まれているので、調味料として使う食塩量は、3g程度に抑える。また、塩分制限は体内のナトリウム量を減らして、体液量を減少させ、同時に血管の抵抗を下げて血圧を低下させる。 ●動物性脂質の過剰摂取は、飽和脂肪酸の過剰摂取になり、血中のコレステロールを上昇させ、動脈硬化を進行させる。摂取制限する食品は、肉類、砂糖を含む菓子、炭酸飲料であるため、低脂肪食とし、飽和脂肪酸の減少に心がける。 ●ミネラルの適量の摂取は、降圧作用をもたらす。ただし、腎機能低下がある場合は、カルシウム、カリウム、マグネシウム（野菜・果物など）の過剰摂取は危険なので、量、調理方法に注意する。

計画	根拠・留意点
❷適正体重の維持 ◉ 毎日体重測定の援助	◉ 標準体重の＋20%を超えない体重（BMI＜25程度）が望ましい体重とされている。BMIは25未満を目標に減量する。体重を1kg減らすごとに収縮期血圧は1〜2mmHg程度低下する。
❸運動療法の援助 ◉ 体操、散歩など、患者の安静度にあった全身運動を行う。	◉ 運動療法は、交感神経系の緊張を和らげ、心拍出量低下および末梢血管抵抗の低下をもたらし、血圧を下げる。また、糖質・脂質の代謝を促進、体重減量、ストレス発散による降圧作用もある。体操・散歩などの軽度の有酸素運動を、毎日30分以上または週180分以上行うことが望ましい。合併症のある場合は、医師の運動処方指示に基づいて行う。
❹適切な睡眠・休息と生活リズムの確立の援助	◉ 適切な睡眠・休息は、疲労を軽減・解消するのに必要である。運動と睡眠・休息のバランスを心がけ、生活リズムを確立することが重要である。
❺排便習慣の確立の援助	◉ 便秘に伴う排便時の努責は、胸腔内圧を高めて血圧を一時的に上昇させる。和式トイレより洋式トイレのほうが心血管系の負担が少ない。冬季は、便座の保温にも配慮する。
❻薬物療法の援助と服薬状況の管理 ◉ 処方されている降圧薬の内服管理を行う。	◉ 作用機序の異なる薬物を組み合わせて用いられる場合も多いので、各薬物の効用と副作用を熟知して与薬する。
❼精神的援助 ◉ 患者の話を傾聴し、ストレスの原因を明らかにする。 ◉ ストレスに対し、患者自身で対処できるよう、患者とともに対処方法を考える。	◉ 精神的ストレスは、アドレナリンの分泌を亢進させて、心拍数と心拍出量を増大させる。また、同時にノルアドレナリンの分泌を亢進させ、末梢血管抵抗の増大をまねき、血圧を上昇させる。
❶食事療法の指導 **❷適正体重の維持** **❸運動療法の指導** **❹睡眠・休息と生活リズムの確立に向けての指導** **❺排便習慣の指導** **❻降圧薬の服薬指導** **❼節酒指導** **❽禁煙指導**	◉ 高血圧改善・予防のため食事療法、運動療法などについて指導する。 ◉ アルコールとして、エタノール換算で、男性20〜30g/日、女性10〜20g/日以下を目標に指導する。 ※エタノール量は、具体的には、ビール大瓶1本で25g、日本酒1合で22g、ウイスキーダブル（60mL）で21gである。 ◉ ニコチンは、血管を収縮させて血圧を上昇させる。特に、冠動脈を狭窄させて虚血性心疾患を引き起こす可能性があることを指導する。

ケア計画 C-P

教育計画 E-P

看護計画の立案

5 看護ケア

食事療法（減塩）

● 厚生労働省が推奨した「塩分
を控えるための12か条」*を
参考にする（**図4**）。

❶ 薄味に慣れる
❷ 漬物、汁物の量に気を付けて
❸ 効果的に塩味を
❹「かけて食べる」より「つけて食べる」
❺ 酸味を上手に使いましょう
❻ 香辛料をふんだんに
❼ 香りを利用して
❽ 香ばしさも味方です
❾ 油の味を利用して
❿ 酒の肴に注意
⓫ 練り製品、加工食品には気を付けて
⓬ 食べ過ぎないように

＊現在は厚生労働省
ホームページから
削除されている

図4 減塩調理の工夫

●だしのうまみを利用する

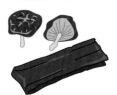

昆布、削り節、干ししいたけなどの濃いめのだ
しを使うと、塩分が少なくてもおいしく仕上がる

●酸味を利用する

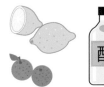

酢やレモン、ゆず、すだちなどのさわやかな酸
味は塩分を減らすのに役立つ

●香りを利用する

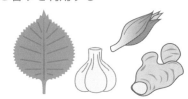

ハーブ、しそ、にんにく、ねぎ、しょうがなどの
香りがアクセントになる

●香ばしさを利用する

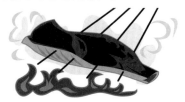

焼いたり揚げたりして香ばしい風味をつけること
で、少しの塩気でもおいしく食べられる

●天然塩を利用する

昔ながらの手法でつくられた天然塩はうま味が
あり、少量でも料理の味を引き立てる

●スパイスを利用する

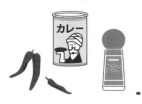

料理に香り、辛み、色を添え、塩分が少量でも
満足感が得られる

●味付けにメリハリをつける

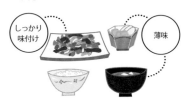

1品にしっかり味付けし、ほかは薄味にするとメ
リハリがきいて食事全体の満足度が高まる

●汁物は具だくさんにする

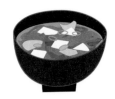

塩分の多い汁の量を減らし、野菜や海藻をたく
さん摂ることができる

●表面だけに味付けをする

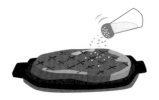

塩分を加えずに調理し、食べるときに表面を味
付けすると塩気を感じやすく、塩分が控えられる

意識障害

穴井めぐみ

どんな症状？

意識がある状態とは目覚めていることであり、自己および自己のおかれている環境を正しく認識していることである。

意識の本質は「覚醒の維持」「注意力や記憶の保持」（意識の内容）である。

「覚醒の維持」とは、外界や内界からの刺激に対する反応の維持のことであり、「意識内容」とは、判断力、記銘力、見当識（時間、場所、周囲の人物などがよくわかっている状態）を指す。

意識障害は、外界や内界からの刺激に対する反応の程度が低下あるいは消失した状態や判断力、記銘力、見当識に変化をきたした状態をいう。

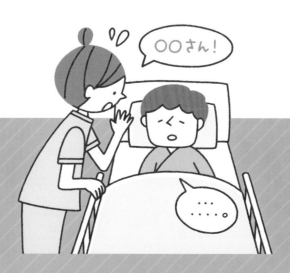

○○さん！

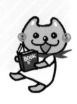

1 症状が起こるメカニズム

意識のメカニズム

- 意識の中枢を担うのは、大脳皮質全般や脳幹網様体・視床下部などと考えられる。
- 求心性インパルスは、感覚経路から側枝を通って脳幹網様体へ入り、視床・視床下部を経て大脳皮質へ投射し、その活動性の賦活（活発化）にあたる（上行性網様体賦活系）。
- 視床下部には、視床下部賦活系といった睡眠・覚醒の基本リズムをつくる機能がある。
- この上行性網様体賦活系と視床下部賦活系によって、意識の本質である"覚醒の維持"、"注意力や記憶の保持"

が行われている（**図1**）。
- したがって、上行性網様体賦活系・視床下部賦活系の障害によって、覚醒の程度に低下が起こる。
- 投射を受ける大脳皮質の障害によって、外界の刺激の認知やそれに対する反応性が障害され、意識内容の変化が起こる。
- 広範な大脳機能障害、脳幹部（中脳・橋・延髄）、視床下部の障害が意識障害の原因になる。主に脳幹部の障害が原因となることが多い。

図1 意識の調節機構

上行性網様体賦活系
- 視床、脳幹に存在。
- 感覚器からの求心性インパルスに刺激され、大脳皮質の活動性を賦活させる。

視床下部賦活系
- 睡眠・覚醒の基本リズムをつくる。
- 上行性網様体賦活系にも間接的に関与する。

意識は、"上行性網様体賦活系"と"視床下部賦活系"によって調節されている。したがって、大脳皮質、脳幹部、視床下部の障害などにより意識障害が起こる

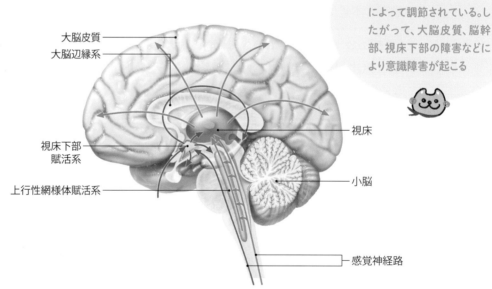

大脳皮質
大脳辺縁系
視床下部賦活系
上行性網様体賦活系
視床
小脳
感覚神経路

意識障害の分類・原因・病態

- 意識障害の原因は、一次性中枢神経系意識障害（脳そのものに原因がある場合）と二次性中枢神経系意識障害

（脳以外の臓器に機能障害があり、これによって二次的に脳全体が侵される場合）がある（**表1**、**2**）。

表1 意識障害の分類・原因・病態

分類	原因	病態
一次性 中枢神経系 意識障害 脳そのものに 原因がある場合	頭部外傷 脳血管障害 脳腫瘍	①脳血流の減少によるブドウ糖供給・酸素供給の不足によって、脳の代謝が障害される ②脳組織や血管が損傷されてヒスタミンが遊離し、血管透過性が亢進して脳浮腫が起こる ③脳血液や脊髄液の循環障害（水頭症）や低酸素症となり、脳浮腫を助長させて頭蓋内圧亢進を増強する ④頭蓋内占拠病変による頭蓋内圧亢進、脳ヘルニアによる脳幹部圧迫が脳幹部にある上行性網様体賦活系や視床下部賦活系を障害して生じる
	てんかん	◉脳のニューロンの過剰放電により、発作性放電が生じて、意識、運動、感覚障害が起こる
	中枢性感染症	◉体内性の中毒因子によって脳細胞の酵素活動が低下し、脳代謝が障害されて生じる
二次性 中枢神経系 意識障害 脳以外の臓器に 原因がある場合	循環不全	◉心拍出量低下によって脳循環血液量が減少（脳虚血）し、酸素の供給が低下し、脳代謝が障害されて生じる ◉脳への血流停止6〜7秒で意識消失し、4〜8分で不可逆的変化を起こす
	呼吸不全	◉呼吸機能障害によって、血液中の酸素含有量の低下により脳全体への酸素供給が障害され、脳代謝が障害されて生じる ◉高二酸化炭素血症で血管が拡張し脳血流が増加、頭蓋内圧が亢進して脳幹部を圧迫して生じる
	糖尿病性昏睡	◉糖尿病によるインスリン作用不足や糖利用障害から高血糖や脂質分解の亢進が起こる。高血糖により浸透圧性利尿（多尿）となり、水分喪失から脱水・循環血液量が低下して生じる ◉脂質分解が亢進するとケトン体（酸性）が増加し、血中のpHが低下してアシドーシスとなり、脳代謝が障害されて生じる ◉低血糖ではブドウ糖不足により脳代謝が低下する。低血糖による意識消失が90分以上続くと、不可逆的となる
	肝性脳症	◉アンモニアなどの上昇による脳代謝異常や脳浮腫などが考えられる
	尿毒症	◉タンパク質代謝産物が蓄積されることによる内因性中毒と考えられている。中毒因子に酵素作用が障害され脳細胞代謝を抑制する
	水・電解質異常（脱水など）	◉低ナトリウム血症では、低浸透圧となり細胞外から細胞内に水分が移動して脳浮腫を起こし、脳幹部を圧迫して生じる ◉脱水から循環血液量が低下して生じる ◉高ナトリウム血症では高浸透圧となり、細胞内から細胞外に水分が移動して細胞内液が減少し、中枢神経細胞に脱水が起こる
	中毒（薬物、一酸化炭素、アルコール）	◉外因性の中毒因子が直接酸化酵素に影響し、脳細胞代謝を抑制する

表2 一次性・二次性中枢神経系による意識障害の違い

一次性中枢神経系意識障害	二次性中枢神経系意識障害
意識レベルがあまり変動しない	意識レベルがよく変動する
覚醒障害が強い	意識内容の変化を伴いやすい
重症では異常呼吸、硬直を伴う	眠ったような安らかな意識障害
神経脱落症状や一側性異常を伴いやすい	神経脱落症状や一側性異常を伴うことは少ない
瞳孔異常（左右不同など）を伴いやすい	瞳孔異常を伴うことは少ない
けいれん、振戦はあまりない	けいれん、振戦を伴いやすい

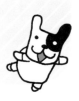

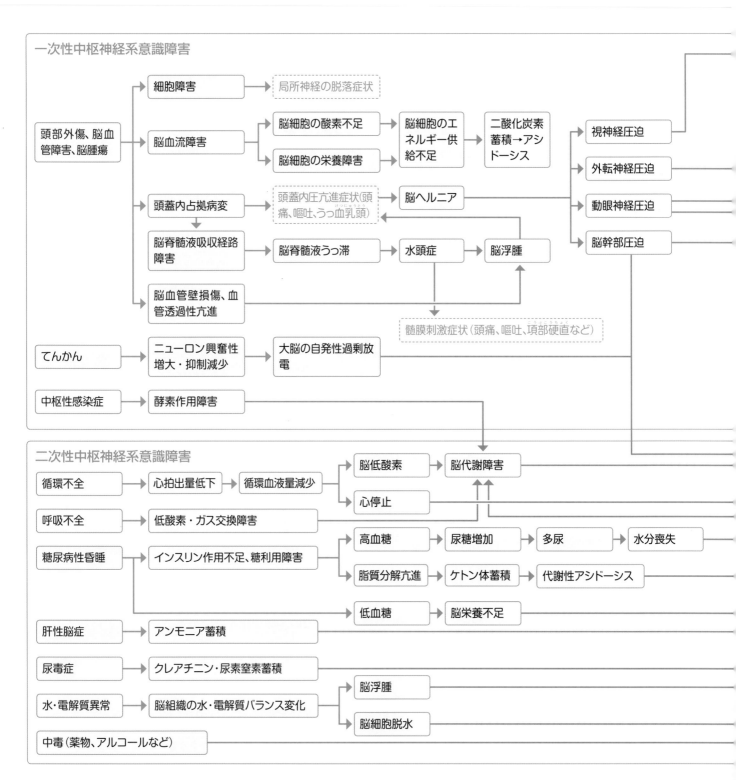

一次性中枢神経系意識障害

頭部外傷、脳血管障害、脳腫瘍 →
- 細胞障害 → 局所神経の脱落症状
- 脳血流障害 →
  - 脳細胞の酸素不足 →
  - 脳細胞の栄養障害 →
  - 脳細胞のエネルギー供給不足 → 二酸化炭素蓄積→アシドーシス
- 頭蓋内占拠病変 → 頭蓋内圧亢進症状(頭痛、嘔吐、うっ血乳頭) → 脳ヘルニア
- 脳脊髄液吸収経路障害 → 脳脊髄液うっ滞 → 水頭症 → 脳浮腫
- 脳血管壁損傷、血管透過性亢進

視神経圧迫
外転神経圧迫
動眼神経圧迫
脳幹部圧迫

髄膜刺激症状(頭痛、嘔吐、項部硬直など)

てんかん → ニューロン興奮性増大・抑制減少 → 大脳の自発性過剰放電

中枢性感染症 → 酵素作用障害

二次性中枢神経系意識障害

循環不全 → 心拍出量低下 → 循環血液量減少 →
- 脳低酸素 → 脳代謝障害
- 心停止

呼吸不全 → 低酸素・ガス交換障害

糖尿病性昏睡 → インスリン作用不足、糖利用障害 →
- 高血糖 → 尿糖増加 → 多尿 → 水分喪失
- 脂質分解亢進 → ケトン体蓄積 → 代謝性アシドーシス
- 低血糖 → 脳栄養不足

肝性脳症 → アンモニア蓄積

尿毒症 → クレアチニン・尿素窒素蓄積

水・電解質異常 → 脳組織の水・電解質バランス変化 →
- 脳浮腫
- 脳細胞脱水

中毒(薬物、アルコールなど)

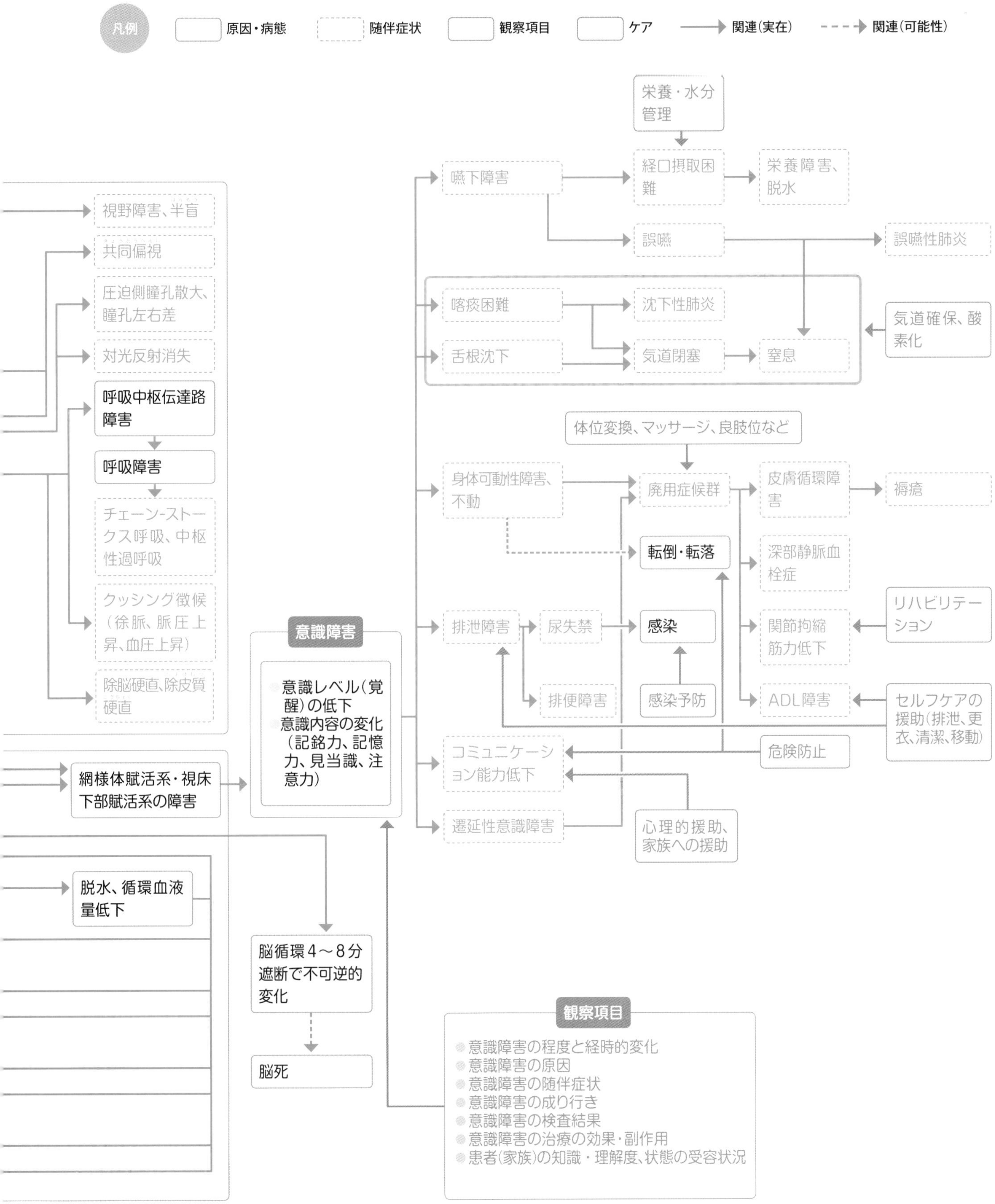
凡例
原因・病態
随伴症状
観察項目
ケア
関連(実在)
関連(可能性)
栄養・水分管理
嚥下障害
経口摂取困難
栄養障害、脱水
誤嚥
誤嚥性肺炎
視野障害、半盲
共同偏視
圧迫側瞳孔散大、瞳孔左右差
対光反射消失
呼吸中枢伝達路障害
呼吸障害
チェーン-ストークス呼吸、中枢性過呼吸
クッシング徴候(徐脈、脈圧上昇、血圧上昇)
除脳硬直、除皮質硬直
喀痰困難
沈下性肺炎
舌根沈下
気道閉塞
窒息
気道確保、酸素化
体位変換、マッサージ、良肢位など
身体可動性障害、不動
廃用症候群
皮膚循環障害
褥瘡
転倒・転落
深部静脈血栓症
リハビリテーション
意識障害
意識レベル(覚醒)の低下
意識内容の変化(記銘力、記憶力、見当識、注意力)
排泄障害
尿失禁
感染
関節拘縮筋力低下
排便障害
感染予防
ADL障害
セルフケアの援助(排泄、更衣、清潔、移動)
コミュニケーション能力低下
危険防止
網様体賦活系・視床下部賦活系の障害
遷延性意識障害
心理的援助、家族への援助
脱水、循環血液量低下
脳循環4〜8分遮断で不可逆的変化
脳死
観察項目
意識障害の程度と経時的変化
意識障害の原因
意識障害の随伴症状
意識障害の成り行き
意識障害の検査結果
意識障害の治療の効果・副作用
患者(家族)の知識・理解度、状態の受容状況

3 観察ポイントとアセスメントの根拠

1 意識障害の程度

● 意識レベル：覚醒の程度（**表3～5**）　　● 意識の内容：錯乱、せん妄、もうろう状態

> **アセスメントの根拠**

● 現在の意識障害の程度を明らかにする。意識障害の程度をみるためには、患者に呼びかけや痛みなど、種々の刺激を与え、どのような反応を示したかを具体的に記載する。患者の微妙な変化（1回の刺激で反応したか、何回か刺激を与えた後で反応したかなど）も注意深く観察する必要がある。

● 特に意識レベルの低下は、生命の危機的状態である可能性があり、早急の処置を必要とするかどうかの根拠となる。**表3～5**などを使用し、意識レベルの経時的変化も観察し、評価していくことが重要である。

● 意識内容の障害の場合、下記のような種類があり、い

ずれかに該当するものか観察する。また、特殊な意識障害との鑑別も重要である。

▶ 錯乱：意識はあるがなんとなくぼんやりしている。普段と様子が違う。周囲に対する認識や理解は低下し、思考の清明さや記憶の正確さも失われている。

▶ せん妄：錯乱と錯覚、幻覚、あわてふためきなどが一緒になった状態。恐ろしい、被害的な観念がわいてきたりして、患者は大声をあげ暴れることがある。

▶ もうろう状態：一見すると覚醒しているように見えることもあるが、周囲の状況を的確に把握することができずに不合理な行動（徘徊など）をしてしまう。

表3　JCS（Japan Coma Scale：ジャパン・コーマ・スケール）/3－3－9度方式

Ⅲ 刺激を与えても覚醒しない状態（3桁の点数で表す）	
300	痛み刺激にまったく反応しない
200	痛み刺激に対し、少し手足を動かしたり、顔をしかめたりする
100	痛み刺激に対し、払いのけるような行動をする
Ⅱ 刺激すると覚醒する状態（2桁の点数で表す）	
30	痛み刺激を加えながら呼びかけを繰り返すと、かろうじて開眼する
20	大きな声で呼びかけるか、または身体をゆさぶることにより開眼する
10	普通の呼びかけで容易に開眼する
Ⅰ 刺激しないでも覚醒している状態（1桁の点数で表す）	
3	自分の名前、生年月日が言えない
2	見当識障害がある
1	意識清明とはいえない

*R:不穏状態:Restlessness　I:失禁:Incontinence
A:無動無言症:Akinetic mutism、失外套症候群:Apallic state

表4　AIUEO TIPS（Carpenterの分類）

A	Alcohol	急性アルコール中毒、ウェルニッケ脳症、振戦、せん妄
I	Insulin	低血糖、糖尿病性昏睡
U	Uremia	尿毒症
E	Endocrinopathy Encephalopathy Electrolyte	内分泌疾患：甲状腺クリーゼ、副腎不全肝性脳症、高血圧性脳症 電解質異常
O	Oxygen Opiate Overdose	低酸素症 薬物中毒 薬物大量摂取
T	Temperature Trauma Tumor	高・低体温 頭部外傷 脳腫瘍
I	Infection	感染：敗血症、髄膜炎
P	Psychogenic Porphyria Poisoning	精神疾患：統合失調症、ナルコレプシー、解離性（転換性）障害 ポルフィリン症 中毒
S	Syncope Seizure Stroke Shock	失神 てんかん発作 脳卒中 ショック

*意識障害の原因としては、一次性・二次性によるものがある。意識障害の原因は多数あるが、AIUEO TIPSと覚えて鑑別に活用する。
渡辺大著:意識障害. ブレインナーシング 2020;36(3):19. より引用

表5 GCS（Glasgow Coma Scale：グラスゴー・コーマ・スケール）

観察項目	反応	スコア
開眼(E) (eye opening)	自発的に開眼する	4
	呼びかけにより開眼する	3
	痛み刺激により開眼する	2
	まったく開眼しない	1
	小計(　　　)	
最良言語反応(V) (best verbal response)	見当識あり	5
	混乱した会話	4
	混乱した言葉	3
	理解不明の音声	2
	まったく声を出さない	1
	小計(　　　)	

観察項目	反応	スコア
最良運動反応(M) (best motor response)	命令に従う	6
	疼痛刺激に対する払いのけ動作	5
	疼痛刺激に対する逃避運動	4
	疼痛刺激に対する異常な屈曲運動	3
	疼痛刺激に対する伸展運動	2
	まったく動かない	1
	小計(　　　)	
	合計(　　　)	

注1：E＋V＋M＝3〜15（最重症は3点、最軽症は15点）
注2：V、Mは繰り返し検査したときの最良の反応とする。

2 意識障害の発症のしかた

- 発症場所、発症時期
- 突然に発症したのか、徐々に発症したのか
- 前駆症状の有無：発熱、頭痛、悪心・嘔吐など
- 発症時にけいれんを伴ったか

アセスメントの根拠

- 発症のしかたから、意識障害の原因となっている疾患を推測できる。意識障害の発症時の状況を問診し、アセスメントを行う。以下に発症のしかたと原因を示す。
  - 突然の発症：脳血管発作、心筋梗塞
  - 徐々に発症：脳血管障害
  - 前駆症状に発熱：感染症（髄膜炎、脳炎、脳膿瘍）、脳出血脳室穿破、脳幹部出血
  - 膿の混入：化膿性胃炎、胃周囲膿瘍
  - 前駆症状に頭痛、悪心・嘔吐：くも膜下出血、脳出血、髄膜炎、高血圧性脳症
  - けいれんを伴う発症：てんかん、脳血管障害、糖尿病性昏睡、肝性脳症、アダムス・ストークス症候群

3 意識障害の原因となる疾患の有無

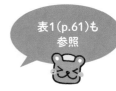
表1(p.61)も参照

- 頭部外傷、脳血管障害、脳腫瘍
- てんかん
- 中枢性感染症
- 循環不全（心疾患）
- 呼吸不全
- 代謝障害・内分泌障害（糖尿病、肝疾患、腎疾患）
- 中毒の有無（服用している薬物、飲酒量）

アセスメントの根拠

- 意識障害の原因となる疾患の既往の有無を確認し、治療・ケアに活かす。意識障害の原因となる疾患は、脳そのものに疾患がある場合以外に、循環・呼吸機能や代謝・内分泌機能の障害でも起こるため、心疾患、呼吸器疾患、肝疾患、腎疾患、糖尿病の既往の有無も確認する。

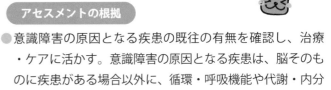

4 バイタルサインの変化

- **呼吸**：数、リズム、深さ、におい
- **脈拍**：脈拍数、緊張度、リズム
- **血圧**：急激な上昇、低下の有無
- **体温**：上昇、低下の有無

アセスメントの根拠

- バイタルサインの変化から、意識障害の程度や障害部位、原因疾患を推測する。また、バイタルサインの変化を伴う場合、重篤なケースが多い。すみやかに観察し、救急救命処置の必要性を判断し、対応するために重要な観察項目である。
- 異常呼吸（**図2**）
- 呼吸臭：アセトン臭；糖尿病性昏睡、アンモニア臭；尿毒症、かび様口臭またはアンモニア臭；肝性昏睡
- 脈拍・血圧の異常
  - ▶徐脈（40/分以下）：アダムス・ストークス症候群、頭蓋内圧亢進

- ▶頻脈（120/分以上）：感染症、心機能不全、代謝障害など
- ▶不整脈：心房細動による脳塞栓症など
- ▶急激な血圧上昇（収縮期200mmHg以上、拡張期110mmHg以上）：脳出血、くも膜下出血、高血圧性脳症、尿毒症
- ▶急激な血圧低下（収縮期100mmHg以下）：心筋梗塞、出血性ショック、脳ヘルニア、中毒、糖尿病性昏睡
- 体温の異常
  - ▶上昇：感染症、脳出血脳室穿破、脳幹部出血
  - ▶低下：中毒（アルコール、薬物、一酸化炭素）、脱水、末梢循環不全、低血糖昏睡、内分泌・代謝系疾患

図2 異常呼吸

異常呼吸		障害部位
中枢性過呼吸		橋上部や中脳下部の障害
クスマウル呼吸 深くて遅い規則的な呼吸		糖尿病性昏睡、尿毒症
チェーン・ストークス呼吸 無呼吸〜深い呼吸〜無呼吸へと移行する		間脳や両側大脳皮質下の障害。尿毒症、心不全、肺炎、死の直前など
ビオー呼吸 無呼吸から突然、多呼吸へと移行する		髄膜炎、脳出血、脳炎などの末期
失調性呼吸		延髄の障害。呼吸停止へ移行する

5 神経症状とその他の随伴症状

- **眼症状**：瞳孔の大きさ・形・左右差、対光反射、眼球の位置・偏位・動き（➡「5 看護ケア」を参照）、眼瞼下垂、角膜反射、脊髄網様体反射、人形の眼現象、カロットテスト
- **運動麻痺**：自動運動の有無、不随意運動の有無、痛覚刺激後の手足の反応、ドロッピングテスト（➡「5 看護ケ

ア」を参照）
- **異常姿勢**：除脳硬直、除皮質硬直（**図3**）
- **髄膜刺激症状**：項部硬直、ケルニッヒ徴候、ブルジンスキー徴候（**図4**）
- **皮膚**：紅潮、鮮紅色、チアノーゼ、蒼白〜青色、黄疸
- 排泄障害、言語障害、嚥下障害、感覚障害など

- 意識障害では、原因疾患により障害されている部位によって、さまざまな神経症状や随伴症状を伴う。神経症状・随伴症状から意識障害の程度、原因・障害部位を明らかにし、治療・ケアに役立てる。
- 特に、運動麻痺や排泄障害、言語障害、嚥下障害などの有無と程度は、日常生活援助の必要性のアセスメントに重要である。意識障害は、なかなか意識レベルが回復せずに遷延する場合もある。食事・排泄・活動・睡眠・清潔などの基本的欲求を満たし、廃用症候群など二次的障害を予防するとともに、さまざまな刺激を感覚器から入力し、意識障害が改善できるような援助を行うことが大切である。

図3 意識障害に伴う異常姿勢

除脳硬直

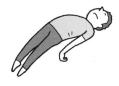

四肢を伸展内旋し、ときに弓そり緊張を示す。中脳、橋上部の両側性障害を意味し、予後不良である。

除皮質硬直

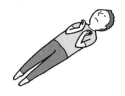

上肢を屈曲し、下肢を伸展させる。大脳半球の広範な障害で発生する。

図4 髄膜刺激症状

ケルニッヒ徴候

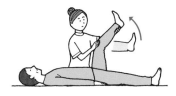

患者を仰臥位にして片方の股関節を直角にして曲げた状態で膝関節を押さえながら下肢を受動的に伸展していくと、抵抗を感じたり下肢の裏面や腰背部に疼痛があって、下肢が十分に伸展しない。

項部硬直（首が固まること）・ブルジンスキー徴候

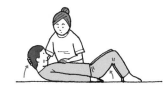

患者を仰臥位にして片方の手を患者の頭の下に、もう一方の手を胸に置き、体幹が挙上しないように頭部をゆっくり前屈させると、伸展していた両下肢が自動的に股関節と膝関節で屈曲し、膝を立てた状態になる。

6 意識障害の悪化の有無

- バイタルサインの変化（❹項を参照）
- 意識レベルの悪化（p.64、65表3〜5で評価）
- **頭蓋内圧亢進の進行**：頭痛、悪心・嘔吐、うっ血乳頭、クッシング現象（血圧の上昇、脈圧の増加、徐脈）の出現
- **脳ヘルニアの徴候**：意識レベルの低下、瞳孔左右差、呼吸異常、対光反射消失、異常姿勢の出現
- 随伴症状の悪化
- 二次的障害の有無
- **脳死の徴候**：❶深昏睡、❷自発呼吸の消失、❸瞳孔固定（両側4mm以上）、❹脳幹反射の消失（角膜反射、咽頭反射、咳反射）、❺平坦脳波、❻時間経過（6時間以上を経て❶〜❺を再確認）

- 意識障害の悪化は、生命の危機的状態を示す恐れがある。意識障害の程度・バイタルサインの変化、随伴症状の変化を経時的に観察し、悪化の有無を見逃さないようにする。
- 頭蓋内圧亢進が進むと、頭痛、悪心・嘔吐、うっ血乳頭などがみられる。さらに進行すると、脳ヘルニア[*1]をきたす恐れがある。圧迫による障害が延髄に及ぶと意識障害や呼吸障害を起こし、障害が急速に進行すると不可逆的状態となり、死亡する恐れがある。
- 意識障害の程度によっては、麻痺などから廃用症候群が生じる。褥瘡、神経麻痺、関節拘縮、筋力低下、呼吸器系・尿路系感染などを併発し、さまざまな障害を残すことがある。そのような二次的障害を予防する援助とともに、そのような徴候の有無を観察する必要がある。

---

*1　脳ヘルニア：頭蓋内圧亢進が生じている腔から隣接する腔へ脳がはみ出すこと

7 意識障害の検査

意識の内容（記銘力、記憶力、注意力、見当識）の変化を見る検査（**表6**）
一般検査
- 血液検査：血清電解質、BUN（血液尿素窒素）、アンモニア、AST（GOT）、ALT（GPT）、血糖、甲状腺ホルモン、コルチゾール、副腎皮質刺激ホルモン（ACTH）、血液ガス、ビタミンB_1、その他血液一般
- 尿検査：尿糖、ケトン体など
- 画像検査：頭部CT・MRI・MRA、脳血管造影、頭部・胸部・腹部X線写真
- 髄液検査、脳波検査、超音波検査、心電図検査、薬物中毒検査

アセスメントの根拠
- 脳そのものに原因がある場合、診断には、頭部CT・MRI・MRAなどが有用である。その他、血液・尿検査や画像検査から、脳以外の臓器の原因の有無（心疾患、呼吸器疾患、内分泌代謝系疾患、薬物中毒）を明らかにする。
- ビタミンB_1欠乏によりウェルニッケ脳症が起こる。中毒性疾患が疑われる場合は、胃洗浄で内容物の確認をする。

8 意識障害の治療内容（図5）

- 気道確保状況、酸素吸入、気管内挿管の有無、人工呼吸器装着の有無
- 静脈確保状況、投与されている薬剤
- 体温調節状況、その他のバイタルサイン管理
- 排泄管理　　　● 栄養・水分管理
- 原因疾患に対する治療　　● 合併症予防

アセスメントの根拠
- 治療の目的・根拠を理解し、治療の効果や副作用の観察を行い、治療がスムーズに行われるように援助することが重要である。

表6 意識内容の検査例

記銘力、記憶力、注意力あるいは集中力などのより高次の意識レベルの変化を調べる

見当識	場所、時間、相手の名前を言う
即時想起	歯ブラシなどを見せ、それらを隠して、見た順に名前を言う
5分間記憶	上記の内容を5分後に言う
計算	100から7を引いていく計算
動物名想起	1分間に挙げられる動物名
集中力	言われた順に、数字を言う

図5 意識障害患者の治療のフローシート

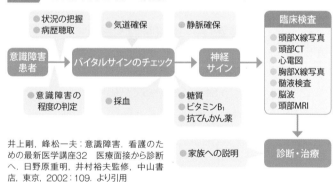

井上剛, 峰松一夫：意識障害. 看護のための最新医学講座32　医療面接から診断へ. 日野原重明, 井村裕夫監修, 中山書店, 東京, 2002：109. より引用

9 患者（家族）の知識・理解度、状態の受容状況

- 検査、治療、病状、予後への理解
- 二次的障害予防への理解
- 現在の状態に対する気持ち、思い
- 家族の精神的、社会的、身体的負担度

アセスメントの根拠
- 意識障害がある場合は、生命の危機的状態を伴うことも多い。意識障害が遷延すると長期化することもあり、家族の不安や負担度は大きい。患者（家族）の受容状況を把握し、その気持ちに沿った援助を行うことが大切である。

4 看護計画の立案

◆期待される結果（看護目標）設定のポイント

● 異常の早期発見ができ、適切な処置によって生命の安全を図ることができる。

● 意識障害の程度を的確に捉えて、危険や合併症を予防することができる。

● 家族が患者の状況を受け入れることができる。

◆看護計画

計画	根拠・留意点
観察計画 O-P ❶ 意識障害の程度 ❷ 意識障害の発症のしかた ❸ 意識障害の原因となる疾患の有無 ❹ バイタルサインの変化 ❺ 神経症状とその他の随伴症状 ❻ 意識障害の悪化の有無 ❼ 意識障害の検査 ❽ 意識障害の治療内容 ❾ 患者（家族）の知識・理解度、状態の受容状況 ➡ O-Pの細かい項目については「3 観察ポイントとアセスメントの根拠」を参照	● 左記の項目を観察することにより、意識障害の種類・程度、原因を明らかにするほか、意識レベルやバイタルサインの変化、随伴症状の悪化など、異常の早期発見に努め、生命の危機的状態を回避する。 ● 共通のスケールを用い、意識状態の推移がわかるようにする。スケール上に現れない軽度の意識障害や変化（ろれつが回らない、流涎の有無、応答が緩慢など）は記録する。 ● 頭蓋内圧亢進が進行すると脳ヘルニアに陥り、呼吸状態や血行動態は不安定で急変や脳死状態に至る可能性がある。徴候を見逃さないようにし、治療効果や患者が期待される結果に近づいているかを判断する情報とする。
ケア計画 C-P ❶ **気道の確保、酸素化** ● 体位（コーマ体位など➡「5 看護ケア」を参照）、エアウェイ挿入、吸引、気管内挿管・人工呼吸器の準備、酸素吸入 ❷ **静脈確保と薬物療法の管理** ● 血圧管理：降圧薬 ● 電解質バランス保持：輸液製剤 ● 頭蓋内圧亢進・脳浮腫軽減：浸透圧性利尿薬、ステロイド薬（p.70**表7**） ● 低血糖時：ブドウ糖 ● その他：脳代謝改善薬、抗てんかん薬	● 意識障害のある患者は、舌根沈下や喀出能力低下による分泌物や吐物の貯留によって気道の閉塞を起こすことがある。低酸素・低血糖は脳代謝障害を起こし、意識障害を悪化させるので、気道を確保し、酸素化と栄養管理を行う。 ● 意識障害の程度によっては不動となり、また、運動麻痺などの身体可動性の障害を伴うこともあるので、褥瘡、神経麻痺、関節拘縮・筋力低下、呼吸器系・尿路系感染などを併発し、さまざまな障害を残すこともある。

意識障害

観察ポイントとアセスメントの根拠／看護計画の立案

計画	根拠・留意点
ケア計画 C-P ❸バイタルサインの管理、体温調節 ❹脳静脈還流促進体位（頭部15〜30度挙上） ❺原因疾患の治療 ❻合併症予防 ●合併症：沈下性肺炎、関節拘縮・筋力低下、褥瘡、感染（ライン・チューブ類、呼吸器系、尿路系）、深部静脈血栓など ●予防 　▶感染予防：全身清拭、陰部洗浄、口腔ケア、点滴ライン・チューブ類の清潔保持、危険防止 　▶廃用症候群予防：体位変換、マッサージ、良肢位、リハビリテーション（他動運動→自動運動）、足関節運動 ❼排泄管理 ●導尿、尿管カテーテル留置、排便コントロール ❽栄養・水分管理（中心静脈栄養：IVH、経管栄養） ❾心理的援助、家族援助 ❿頭蓋内圧を亢進させる因子に注意する ●浣腸：浣腸や排便時の努責は、胸腔内圧を上昇させ、心臓に戻る静脈還流を抑制し、頭蓋内うっ血を招き、頭蓋内圧が亢進する ●腰椎穿刺：髄液を採取すると、穿刺した穴からの漏出も加わり、腰椎クモ膜下腔の圧が急激に下がり、圧の高い頭蓋方面から脊髄方面へ脳ヘルニアを起こす恐れがある ⓫清潔の保持 ●口腔内清潔、身体（陰部、殿部）清潔ケア ⓬リスクマネジメントと環境整備	●意識レベルが回復せずに、意識障害が遷延する場合もある。その場合は、食事・排泄・活動・睡眠・清潔などの基本的欲求を満たし、二次的障害を予防し、さまざまな刺激を感覚器から入力し、意識障害が改善できるような援助を行うことが大切である。 ●意識障害が遷延する場合は、昼夜のリズム、安静度に応じたリハビリテーションのレベルアップを図ったり、さまざまな感覚刺激を入力し大脳を刺激して覚醒を促す。 ●意識の回復に伴って身体機能の喪失や予後・社会復帰への不安、悲嘆、無力感、抑うつ、ボディイメージの障害などを抱く可能性がある。回復が遅延した場合や治療が長期化することによる家族の悲嘆、無力感、不安、家族役割の変化などが予測される。患者・家族の心理的状況をアセスメントし、援助することが重要である。 ●清潔の保持に努め、感染を予防する。 ●起こりうる危険性を予測し、患者の安全・安楽・安心確保のために環境を整備する。特に自ら訴えることができない状態であることを念頭に置く。病状に応じた病室の確保、ベッド周囲・病室整備、必要物品準備・補充、機器点検、チューブ類の固定などを確実に行い、転倒・転落、身体損傷、チューブ類の抜去などの事故防止のための観察と対策を立てる。
教育計画 E-P ❶病状や治療方針の説明や意識の回復状況に応じたADLの自立に向けた指導（患者・家族）を行う ❷社会的資源に対する説明と指導を行う	●家族の心理的・身体的・経済的負担を軽減するために必要である。

表7　脳浮腫軽減に使用される薬剤作用・副作用

薬剤	作用	副作用
浸透圧性利尿薬（D-マンニトール）	●体内では代謝されず、細胞外液にのみ存在する ●糸球体から濾過されたマンニトールは近位尿細管腔内の浸透圧を上昇させ、近位尿細管における水の再吸収を抑制して利尿効果を上げる	●浸透圧作用により細胞内液から細胞外液に水分の移動が起こる ●これに伴って、細胞外液の増加、うっ血性心不全、肺水腫、脳細胞の細胞内液脱水所見としての意識障害、低ナトリウム血症などの副作用がある
ステロイド薬	●副腎皮質機能改善作用だけでなく抗炎症作用、免疫抑制作用、血管収縮作用、気管支拡張作用などがある	●短期投与では安全性はきわめて高い。長期投与で有害反応が起こる ●重篤な有害反応には、感染症の誘発・増悪、高血糖、消化性潰瘍、血栓症、精神症状がある ●軽微な有害反応には、創傷の治癒遅延、満月様顔貌、多毛症、骨粗鬆症、高血圧、浮腫、白内障、緑内障、月経異常がある

5 看護ケア

● 意識障害では、わずかな意識レベルの低下を見逃すと、その後重篤な意識障害に至ることがあり、経時的な観察が重要となる。ここでは、観察技術を中心に取り上げる。

痛み刺激の加えかた

● 意識レベルが低下している患者の意識レベルのチェックに痛み刺激が用いられる。
● 指先などに硬いペンや鍵などを当てて痛み刺激を加え、刺激に対する反応をみる（**図6**）。
● 強く当てすぎて皮膚を損傷しないように注意する。

図6 ▶ 痛み刺激の例

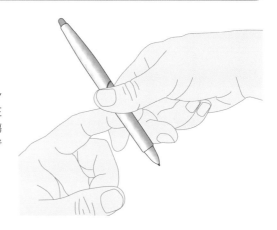

患者の爪床を固いペンや鍵で強く圧迫する。圧迫が強すぎると皮膚損傷を起こすことがあるので強さを加減する。

瞳孔の観察

● 瞳孔計やペンライトを用いて、瞳孔の大きさ・形・左右差、対光反射の有無を観察する（**図7〜9**、p.72**図10**）。

図7 ▶ 瞳孔計による瞳孔の大きさの測定

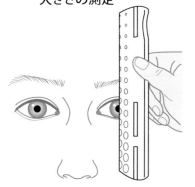

瞳孔計を用いて瞳孔の大きさを測定する。光が直接当たって縮瞳しないようにして測定する。

図8 ▶ 瞳孔左右差の測定

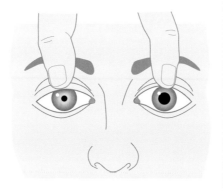

瞳孔の直径は3〜5mmで通常ならば正円で左右差（あっても0.5〜1mm以内）はない。瞳孔に左右差が認められたならば、異常である。左右差があり、対光反射が減弱か消失している場合は、散大した側の動眼神経の圧迫が考えられ、脳ヘルニアの可能性がある。

図9 ▶ 瞳孔の対光反射のみかた

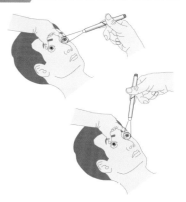

片側の瞳孔に光をあてると、光を当てたほうの眼が縮瞳することを直接反射、光を当てていないほうの眼が縮瞳することを間接反射という。正常では、直接反射・間接反射とも瞬間的に起こる。

図10 眼症状（瞳孔と眼球の位置）

瞳孔	大きさと左右差		障害
正常	直径3〜5mm		
縮瞳	直径3mm未満		● 間脳の障害
散瞳	直径5mmを超える		● 動眼神経の障害
瞳孔不同*	左右差0.5mm以上		● 動眼神経の障害 ● 脳ヘルニア
針先瞳孔	両側の著しい縮瞳		● 橋の障害
眼球の位置			**障害部位**
共同偏位	両眼が一側をにらむように偏位している		● 大脳の障害（病巣側をにらむ） ● 脳幹の障害（病巣と反対側をにらむ）
ocula bobbing （眼球の異常沈下運動）	両眼球がストンと下を向き、ゆっくりと元の位置に戻る。間欠的である		● 橋の障害

＊正常者でも1mm以下の瞳孔不同が約20％に認められる。脳腫瘍・脳血管障害などによる神経系のなんらかの障害を示唆するため、そのような可能性のある場合にアセスメントする。

ドロッピングテスト

- 意識障害がある場合、ドロッピングテストを行い、麻痺の有無をみる（**図11**）。
- 麻痺のある上下肢は重力に抗することなく落ちる。

図11 ドロッピングテスト

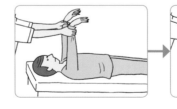

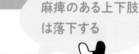

麻痺のある上下肢は落下する

麻痺がある

コーマ体位

- 吐物などを自然に流出させる体位である（**図12**）。
- 麻痺側を上にして、軽い腹臥位をかけた側臥位により、誤嚥、窒息を避けることができる。

図12 コーマ体位

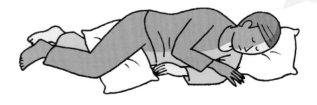

麻痺側を上にした側臥位

発熱

青山和子

どんな症状?

平常より異常に体温が上昇した状態を"高体温"という。

高体温は、"発熱"と"うつ熱"に分類される。

発熱とは、生体防御反応の一部で、体温調節中枢の設定レベルが上昇し、体温が上昇した場合をいう。通常は、37℃以上の体温を指していうことが多い。

発熱の原因には、体温調節中枢が圧迫される"機械的刺激"と、発熱物質が体温調節中枢に作用する"化学的刺激"がある。

うつ熱とは、体温調節中枢が設定レベルを上昇させていなくても体温が平常時より上昇した状態で、外界から受ける熱が大きすぎたり、激しい運動などにより体温の放散が限界以上になり、熱が体内に蓄積された状態をいう。熱中症、脱水時などにみられる。

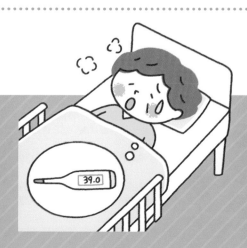

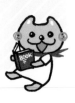

1 症状が起こるメカニズム

体温調節のメカニズム

- 体温とは、身体内部の温度（中核温度）を指し（**図1**）、産生される熱（熱産生）と外界に放出される熱（熱放散）のバランスで成り立っている。
- 体温調節中枢は視床下部にある。皮膚の感覚受容器や血液の温度変化が体温調節中枢に伝達され、その情報に基づき、熱産生や熱放散を促進または抑制し、バランスをとっている（**図2**）[1]。
- 熱産生には、以下の5つが関与する。
  - **❶基礎代謝**：生命を維持するために、常時、熱が産生されている。
  - **❷筋肉運動**：運動を行うと、熱産生は急増する。悪寒・戦慄時の震えは熱の産生を促す行為である。
  - **❸甲状腺ホルモン**：サイロキシン（T_4）、トリヨードサイロニン（T_3）は、基礎代謝量を高める作用があり、熱産生も増進させる。
  - **❹副腎皮質ホルモン**：アドレナリンは、基礎代謝を促進し、熱産生も増進させる。同時に皮膚血管を収縮させ、体熱の放散を抑制させる。
  - **❺温度効果**：体温の上昇により代謝が促進され、結果的に熱産生を増加させる。体温が1℃上昇すると代謝は13%亢進する。
- 熱放散は、輻射や蒸発、伝導などによってなされる。

図1 外気温と身体各部の温度

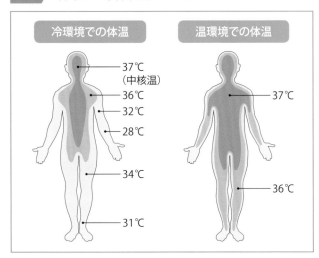

体温の生理的変動（表1）

- 体温は、健康時でも環境や性別などによって変動があり、個人差も大きい。

表1 体温の生理的変動

変動因子	変動内容
日内変動	● 1日に1℃以内の変動がみられる ● 夕方ごろに最も高くなり、深夜から明け方ごろに最も低くなる
季節的変動	● 一般に5月から9月ごろが高く、11月から4月ごろが低いといわれている
年齢差	● 体温は、代謝や神経機能の影響で、年齢とともに変動する ● 小児は体温は高いが、体温調節機能が未発達であるため、環境の影響を受けやすい ● 高齢者は代謝の低下や皮下組織の循環不良などのため、体温はやや低くなる
性差	● 生殖年齢にある女性では、月経周期に伴う変動がある ● 排卵後から月経開始までは高温相となり、体温は0.4℃くらい上昇する

図2 体温調節のメカニズム

放熱 ● 不感蒸泄 ● 発汗・あえぎ				産熱 ● 運動・震え ● 基礎代謝			
	放射	44%	1181kcal		骨格筋	59%	1570kcal
	伝導・対流	31%	833kcal		肝臓	22%	600kcal
	蒸発	20.5%	558kcal		呼吸筋	9%	240kcal
	食物・吸気を温める	2.5%	77kcal		腎臓	4%	120kcal
	その他	2%	51kcal		心臓	4%	110kcal
					その他	2%	60kcal

室温25℃の部屋に座位（2700kcal/日）

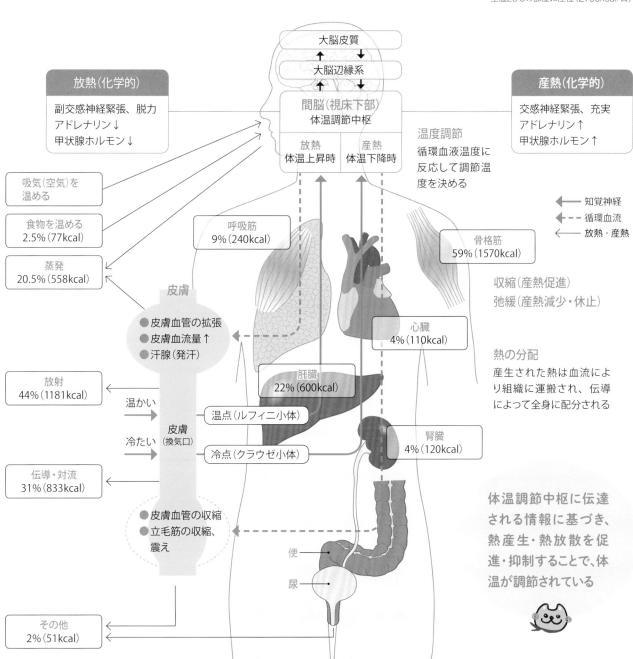

大脳皮質

大脳辺縁系

間脳（視床下部）
体温調節中枢

放熱 体温上昇時 ／ 産熱 体温下降時

放熱（化学的）
副交感神経緊張、脱力
アドレナリン↓
甲状腺ホルモン↓

産熱（化学的）
交感神経緊張、充実
アドレナリン↑
甲状腺ホルモン↑

温度調節
循環血液温度に
反応して調節温
度を決める

吸気（空気）を温める

食物を温める
2.5%（77kcal）

蒸発
20.5%（558kcal）

呼吸筋
9%（240kcal）

骨格筋
59%（1570kcal）

収縮（産熱促進）
弛緩（産熱減少・休止）

皮膚
● 皮膚血管の拡張
● 皮膚血流量↑
● 汗腺（発汗）

心臓
4%（110kcal）

熱の分配
産生された熱は血流によ
り組織に運搬され、伝導
によって全身に配分される

放射
44%（1181kcal）

温かい

皮膚
（換気口）

冷たい

温点（ルフィニ小体）

冷点（クラウゼ小体）

肝臓
22%（600kcal）

腎臓
4%（120kcal）

知覚神経
循環血流
放熱・産熱

伝導・対流
31%（833kcal）

● 皮膚血管の収縮
● 立毛筋の収縮、震え

便

尿

体温調節中枢に伝達
される情報に基づき、
熱産生・熱放散を促
進・抑制することで、体
温が調節されている

その他
2%（51kcal）

小玉香津子，坪井良子，中村ヒサ編：看護必携シリーズ 第1巻 看護の基礎技術I. 学研メディカル秀潤社，東京，1995：316. より一部改変して転載

発熱の分類・原因・メカニズム

①原因

● 発熱の主な原因を**表2**、発熱をきたす疾患を**表3**に示す。

②発熱のメカニズム

● 体温調節中枢では、一定の温度(セットポイント)が設定されている。
● **表2**に示す疾患や原因でセットポイントが急に高く設定されてしまうと、体熱の産生を高め、放散を低めようとする反応が起こり、その結果、体温が上昇する。発熱時の症状として、皮膚毛細血管の収縮(悪寒)・筋肉のふるえ(戦慄)がある。

③発熱の程度

● 一般には、**表2**に示すように平熱～高熱の4段階に分けられるが、個人差が大きく、平常時体温が37℃以上の人もいる(**図3**)[2]。
● 測定値のみで判断せず、その人の平常時の体温と比較し、判断することが大切である。

④熱型

● 疾患によっては典型的な熱型を示すことがある(**図4**)。
● 熱型の観察は、疾患の経過や治療効果の判断にも役立つ。

⑤解熱のメカニズム

● 設定されたポイントまで熱が上昇すると、体温設定は通常レベルまで低下し、それに合わせて体熱の放散を高め、産生を低めようとする反応が起こり、その結果、体温が下降する。

⑥解熱の型

● 急激に平熱まで下降する分利と、数日間で徐々に平熱に戻る渙散の2型がある。
● 解熱時の症状には、皮膚毛細血管の拡張・発汗がある。

表2 発熱・解熱の原因とメカニズム

	発熱の原因	発熱のメカニズム	発熱の程度と熱型	解熱のメカニズム	解熱の型
機械的刺激	● 脳血管障害 ● 脳部外傷 ● 脳腫瘍 ● 低酸素脳症 など	● 出血や腫瘍により直接体温調節中枢が障害される	● 体温調節中枢が損傷されており、セットポイントの移動がないので、発熱ではなく高体温に属する	● 体温調節中枢が損傷しているので、中枢に作用する解熱薬では解熱しない	
化学的刺激	● 感染症(細菌・ウイルス) ● 悪性腫瘍 ● アレルギー疾患 ● 自己免疫疾患 ● 甲状腺ホルモン異常 ● 外傷・手術など創部の炎症反応の結果	● 左記の原因で、内因性発熱物質が産生され、体温調節中枢を刺激する	● 熱の高さによる分類 ▶ 平熱:36～37℃ ▶ 微熱:37～38℃ ▶ 中等熱:38～39℃ ▶ 高熱:39℃以上 ● 発熱期間による分類 ▶ 短期発熱:数日～2週間未満持続する ▶ 長期発熱:2週間以上持続するとき	● 設定されたポイントまで熱が上昇すると、体温設定は通常レベルまで低下し、それに合わせて体熱の放散を高め(発汗・不感蒸泄)、産生を低めようとする反応が起き、その結果、体温が下降する	● 解熱の種類には2つのパターンがある ▶ 分利:急激に平熱まで下降する ▶ 渙散:数日間で徐々に平熱に戻る
精神的刺激	● 解離性(転換性)障害 ● 神経症 など	● 大脳皮質からの影響が刺激となる場合がある(厳密には高体温)	● 熱型による分類 ▶ 稽留熱:日差1℃以内、持続する高熱 ▶ 弛張熱:日差1℃以上、低いときにも平熱にならない ▶ 間欠熱:日差1℃以上、平熱のこともある ▶ 波状熱:有熱と平熱が不規則に繰り返す		
その他	● 脱水(熱中症を含む) など	● 水分が著しく欠乏すると、体液量、循環血液量が減少し、体熱の放散が抑制される(厳密には高体温)			

※機械的刺激によるものは、体温中枢の設定レベル変動がみられず、高体温に属するが、臨床ではよく経験する熱であるため、ここでは発熱として取り上げた。

図3 健康者の腋窩温の分布

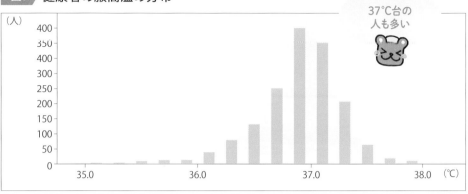

被験者　男1445人　女1649人
$\bar{x}$（標本平均）＝36.89℃
δ（標本標準偏差）＝0.342
（東京大学医学部田坂内科実験成績）

田坂定孝, 吉利和, 滝童内博, 他：健常日本人の腋窩温の統計値について. 日新醫學 1957；44（12）：633. より引用

表3 発熱をきたす疾患

分類		主な疾患例
感染症	全身性感染症	敗血症、感染性心内膜炎、粟粒結核、マラリア、伝染性単核球症、サイトメガロウイルス感染症
	呼吸器感染症	上気道炎、気管支炎、肺炎、胸膜炎、膿胸、オウム病、インフルエンザ
	消化器感染症	腸炎、胆嚢炎、虫垂炎、腹膜炎、肝炎
	中枢神経感染症	脳炎、髄膜炎
	生殖器感染症	骨盤内感染症など
	皮膚、軟部組織、骨の感染症	皮下膿瘍、骨髄炎
悪性腫瘍		がん、白血病、悪性リンパ腫
膠原病・アレルギー		全身性エリテマトーデス、結節性多発動脈炎、関節リウマチ、薬物アレルギー
その他		甲状腺機能亢進症、亜急性甲状腺炎、脳幹部出血

齋藤宣彦：プチナースBOOKS 看護につながる病態生理 よくある症状のしくみがわかる. 照林社, 東京, 2016：23. より引用

図4 主な熱型

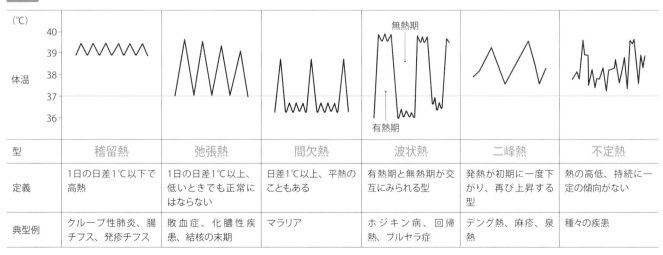

型	稽留熱	弛張熱	間欠熱	波状熱	二峰熱	不定熱
定義	1日の日差1℃以下で高熱	1日の日差1℃以上、低いときでも正常にはならない	日差1℃以上、平熱のこともある	有熱期と無熱期が交互にみられる型	発熱が初期に一度下がり、再び上昇する型	熱の高低、持続に一定の傾向がない
典型例	クループ性肺炎、腸チフス、発疹チフス	敗血症、化膿性疾患、結核の末期	マラリア	ホジキン病、回帰熱、ブルセラ症	デング熱、麻疹、泉熱	種々の疾患

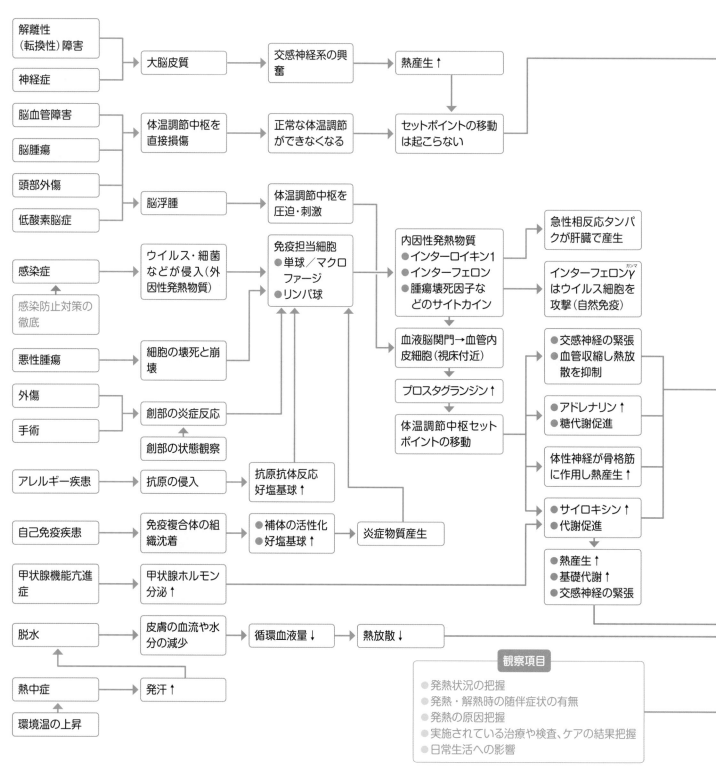

解離性
（転換性）障害 ──┐
             ├→ 大脳皮質 ──→ 交感神経系の興奮 ──→ 熱産生↑
神経症 ──────┘

脳血管障害 ──┐
           ├→ 体温調節中枢を直接損傷 ──→ 正常な体温調節ができなくなる ──→ セットポイントの移動は起こらない
脳腫瘍 ──────┤

頭部外傷 ──┐
          ├→ 脳浮腫 ──→ 体温調節中枢を圧迫・刺激
低酸素脳症 ──┘

感染症 ──→ ウイルス・細菌などが侵入（外因性発熱物質）
感染防止対策の徹底

免疫担当細胞
●単球／マクロファージ
●リンパ球

内因性発熱物質
●インターロイキン1
●インターフェロン
●腫瘍壊死因子などのサイトカイン

急性相反応タンパクが肝臓で産生

インターフェロンγはウイルス細胞を攻撃（自然免疫）

血液脳関門→血管内皮細胞（視床付近）

プロスタグランジン↑

体温調節中枢セットポイントの移動

●交感神経の緊張
●血管収縮し熱放散を抑制

●アドレナリン↑
●糖代謝促進

体性神経が骨格筋に作用し熱産生↑

●サイロキシン↑
●代謝促進

●熱産生↑
●基礎代謝↑
●交感神経の緊張

悪性腫瘍 ──→ 細胞の壊死と崩壊

外傷 ──┐
       ├→ 創部の炎症反応
手術 ──┘
創部の状態観察

アレルギー疾患 ──→ 抗原の侵入 ──→ 抗原抗体反応好塩基球↑

自己免疫疾患 ──→ 免疫複合体の組織沈着 ──→ ●補体の活性化 ●好塩基球↑ ──→ 炎症物質産生

甲状腺機能亢進症 ──→ 甲状腺ホルモン分泌↑

脱水 ──→ 皮膚の血流や水分の減少 ──→ 循環血液量↓ ──→ 熱放散↓

熱中症 ──→ 発汗↑
環境温の上昇

観察項目
●発熱状況の把握
●発熱・解熱時の随伴症状の有無
●発熱の原因把握
●実施されている治療や検査、ケアの結果把握
●日常生活への影響

凡例　　　□ 原因・病態　　 ┊┊ 随伴症状　　 □ 観察項目　　 □ ケア　　 ──▶ 関連(実在)　　 ---▶ 関連(可能性)

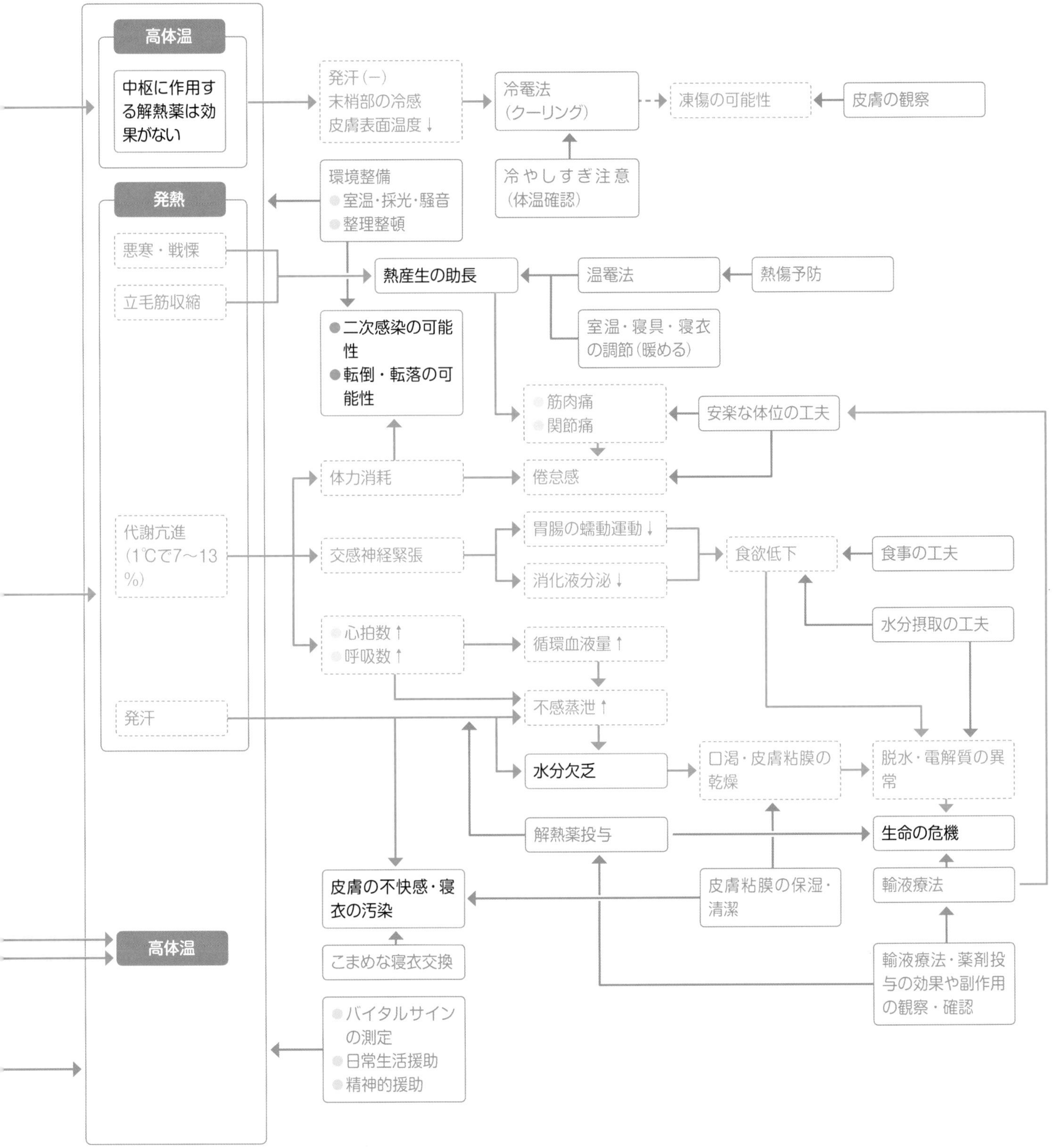

高体温

中枢に作用する解熱薬は効果がない

発汗(−)
末梢部の冷感
皮膚表面温度↓

冷罨法
(クーリング)

凍傷の可能性 ◀── 皮膚の観察

環境整備
● 室温・採光・騒音
● 整理整頓

冷やしすぎ注意
(体温確認)

発熱

悪寒・戦慄

立毛筋収縮

熱産生の助長 ◀── 温罨法 ◀── 熱傷予防

室温・寝具・寝衣の調節(暖める)

● 二次感染の可能性
● 転倒・転落の可能性

● 筋肉痛
● 関節痛

安楽な体位の工夫

体力消耗 ──▶ 倦怠感

代謝亢進
(1℃で7〜13%)

交感神経緊張 ──▶ 胃腸の蠕動運動↓

消化液分泌↓

食欲低下 ◀── 食事の工夫

水分摂取の工夫

心拍数↑
呼吸数↑

循環血液量↑

発汗

不感蒸泄↑

水分欠乏 ──▶ 口渇・皮膚粘膜の乾燥 ──▶ 脱水・電解質の異常

解熱薬投与 ──▶ 生命の危機

皮膚の不快感・寝衣の汚染 ◀── 皮膚粘膜の保湿・清潔

輸液療法

高体温

こまめな寝衣交換

● バイタルサインの測定
● 日常生活援助
● 精神的援助

輸液療法・薬剤投与の効果や副作用の観察・確認

3 観察ポイントとアセスメントの根拠

1 発熱状況の把握

- 平常時の体温と発熱の程度
- 生理的変動因子の有無
- 発熱の時期と持続時間および熱型
- 発熱の前駆症状の有無
- 発熱前の状況など

アセスメントの根拠

- 測定した体温が発熱か否かの判断をすることが第一である。体温は、個人差が大きく、平常時の値が37℃を超える人もいる。また、生理的因子との関係も考慮してアセスメントを行う必要がある。
- 疾患によっては特徴のある熱型を示すことがあったり、感染症による発熱のように、感染症患者との接触の有無や時期、海外渡航歴、ペット飼育の有無など、発熱前の状況や随伴症状などを観察することによって、隔離など、その後の対応が決まる場合もある。特に最近では新型コロナウイルス感染症（COVID-19）やインフルエンザ、感染性胃腸炎などの感染症が蔓延する傾向にある。初期からの感染防止対策の徹底が必要である。
- 正確な体温測定と記録は、医師の診断や治療の経過の判断に役立つ。

2 発熱・解熱時の随伴症状の有無

- **全身症状**：悪寒・戦慄、発汗、倦怠感、けいれんなど
- **循環・呼吸器症状**：心拍数・脈拍数の増加（1℃上昇ごとに7〜8回/分の増加）、心悸亢進、血圧低下、呼吸数の増加、咳嗽、喀痰など
- **代謝**：代謝亢進（基礎代謝は1℃上昇ごとに13％の増加）し、酸素消費量が増加する。その結果、循環・呼吸機能が亢進する。
- **消化器症状**：咽頭痛、口内炎、腹痛、悪心・嘔吐、食欲不振、下痢、消化機能低下など
- **水・電解質のバランス**：尿量低下、皮膚乾燥、脱水、口渇など
- **筋・骨格系症状**：筋肉痛、関節痛
- **神経系症状**：頭痛、意識障害
- **皮膚症状**：発疹、紅斑、黄染、リンパ節の腫脹など

アセスメントの根拠

- 随伴症状を観察することは、発熱の原因を知る重要な手がかりとなることが多い。
- 症状に合った対応を行うためにも観察が必要である。
- 電解質異常や呼吸性アルカローシスなど、重篤な状態に陥る場合もあるので、観察の意義は大きい。

3 発熱の原因把握

- **表2**（p.76）の「発熱の原因」を参照。

アセスメントの根拠

- 発熱の程度や熱型、随伴症状、検査結果などから、原因をある程度予測することができる。関連づけて総合的にアセスメントしていくことが必要である。

4 実施されている治療や検査、ケアの結果把握

- **原疾患の治療**；まずは原因疾患の治療が行われるが、並行して下記の療法が行われることが多い。
- **薬物療法**：解熱薬（**表4**）・抗生物質の投与が行われる。発汗が多く、経口摂取しにくい場合や電解質のアンバランスをきたしている場合は輸液が行われる。
- **安静療法**：代謝が亢進するため、エネルギーの消耗を最小にするように安静を保持する。
- **食事療法**：代謝亢進と消化能低下のため、消化がよく、口当たりのよいもの、高タンパク、高エネルギーとし、ビタミン類の補給を行う。

＜検査＞
一般検査に加え、原因疾患別の検査を行う。

- **一般検査**
  - ▶ 血液検査（RBC、WBC、Ht、Hb、白血球分画、CRP、血清タンパク、A／G比）
  - ▶ 尿・便検査（タンパク、糖、ウロビリノーゲン、沈渣・潜血）
  - ▶ 胸部・腹部X線検査

- **感染症を疑うとき**
  - ▶ 培養（尿・便・喀痰・血液、胆汁、髄液など）
  - ▶ 血清抗体（ASO、ASK、ウイルス抗体価など）
- **悪性疾患を疑うとき**
  - ▶ 画像検査（単純X線、造影、CT、超音波、シンチグラフィなど）
  - ▶ 内視鏡検査
  - ▶ 腫瘍マーカー（AFP、CEA、CA19-9、CA125など）
  - ▶ 病理組織検査
  - ▶ 自己免疫疾患を疑うとき（抗原抗体反応、リウマチ因子など）

アセスメントの根拠

- 原因を把握することにより、または、行われている治療や検査結果などからその効果や成り行きを見極めることにより、看護ケアの指針とすることができる。

5 日常生活への影響

- 食欲の有無や食事量
- 水分摂取量や排泄量
- 睡眠状態
- セルフケア状態

アセスメントの根拠

- 高熱が持続したり、水・電解質のアンバランスなどの随伴症状のため、日常生活の質や自力での行動が低下しがちである。アセスメントし、状況に応じた援助が必要である。

表4 主な解熱・鎮痛薬

分類	一般名	商品名	副作用
アニリン	アセトアミノフェン	カロナール	悪心・嘔吐、下痢、食欲不振、血小板・顆粒球減少、チアノーゼなど
ピラゾロン	スルピリン	スルピリン	過敏症、血小板減少、肝障害、消化器症状など
サリチル酸	アスピリン	アスピリン、バファリン	消化器症状、発汗、頭痛、眩暈、耳鳴、視力障害、過敏症など
アリール酢酸	ジクロフェナクナトリウム	ボルタレン	消化器症状、貧血、白血球減少、出血傾向、肝障害など
プロピオン酸	イブプロフェン	ブルフェン	血液障害、過敏症、視覚異常、肝障害、頭痛、眩暈、胃腸障害など

4 看護計画の立案

◆期待される結果（看護目標）設定のポイント

- 体温が正常範囲内に戻る。
- 発熱に伴う随伴症状が軽減または消失する。
- 発熱に伴う苦痛が軽減または消失する。
- 体力の消耗が最小限になる。

◆看護計画

計画	根拠・留意点
観察計画 O-P ❶ 平常時の体温と体温変動因子 ❷ 発熱の程度 ❸ 発熱の時期と持続時間および熱型 ❹ 前駆症状および発熱前の状況 ❺ 随伴症状の有無と程度 ❻ 発熱の原因 ❼ 実施されている治療と効果・副作用 ❽ 検査結果 ❾ 日常生活への影響 ➡O-Pの細かい項目については「3 観察ポイントとアセスメントの根拠」を参照	● 発熱は感染や炎症、その他種々の疾病によって出現することが多い症状である。発熱前から現在に至るまでの観察や熱型など、原因を特定するための情報ともなりうる。 ● 検査結果や治療の効果についても、予測しながら観察していく必要がある。 ● 体温測定は診断名の特定や治療効果の判断のデータにもなるので、正確な測定および記録が大切である。➡「5 看護ケア」を参照
ケア計画 C-P ❶ **体熱放散の抑制（保温）** ● 悪寒・戦慄がある場合は、電気毛布、電気あんか、湯たんぽなどを使用する。室温はやや高めにする。 ❷ **体温放散の助長（解熱の促進）** ● 室内気候の調整：室温は16〜18℃くらいに調整する。 ● 寝具・寝衣の調整：悪寒がなければ掛け物は薄くする。寝衣は通気性・吸湿性のよい素材のものにし、発汗時は交換する。 ● 冷罨法：動脈の走行部（頸部、腋窩部、鼠径部など）にCMC製品（アイスノンなど）や氷嚢を貼用する。 ➡「5 看護ケア」を参照	● 悪寒・戦慄は設定されたレベルまで体温が上昇していないために、体熱が産生されている過程である。セットポイントの温度に達するまで温める。 ● 窓の開閉、クーラー、扇風機を使用して室温を下げる場合は、直接身体に風が当たらないように気をつける。室温を低めに整えたり、気流を起こすことにより、輻射や対流による体熱の放散が促進される。 ● 発汗が多いときは、そのつど着替え、二次感染や不快感を防止する。手早く、寒気を感じさせないように行う。 ● 機械的刺激による発熱は解熱薬が効かないので、動脈に沿って氷嚢を貼用したり、腹部や背部にも氷枕を貼用し、体熱の放散を促進する。ただし、寒冷刺激は、熱産生の増加（体温上昇）を招く恐れがあるとの報告[3]もあるので、慎重に用いる。 ● 体温が下がりすぎないように、体温を測定しながら、また凍傷や皮膚に損傷を与えないよう観察しながら行う。

計画	根拠・留意点
❸水分と栄養の補給 ◎ 水・電解質の補給 ◎ 高カロリー、高タンパクで消化がよく、水分を多く含む食事、氷片を含んだものや冷たく口あたりのよいものを準備する。 ◎ 家族の協力を得て、好きなものを準備してもらうこともよい。一般的には、粥やうどんなど水分を多く含み、消化吸収のよいもの、ビタミン類を多く含むものを準備する。 ◎ アイスクリームや冷たい果物など、好きなものを少量ずつ時間をかけて食べるとよい。 **❹安静・安楽の保持** ◎ 安楽な体位の工夫：ギャッチベッド、クッション、円坐などを用いて体位を工夫する。 ◎ 環境整備：室内気候、騒音、採光を整える。ベッドまわりを整頓する。 ケア計画 C-P **❺清潔の援助** ◎ 口腔内の清潔：歯みがき、含嗽、意識レベルが低い場合は口腔内清拭を行う。口唇の乾燥予防のため、リップクリームやホウ砂グリセリンを塗布する。 ◎ 皮膚の清潔：部分清拭、発熱が長期間続く場合は陰・殿部清拭や洗浄を行う。 **❻薬物・輸液療法の管理** ◎ 確実な投与 ◎ 効果と副作用発現の早期発見 **❼精神的援助** ◎ 解熱時を見計らって、シャワー浴や娯楽（ＴＶなど）、ベッドサイドでできる趣味、散歩など、体力を消耗しない程度で、患者に合わせて気分転換ができるよう援助する。	◎ 発熱時には、発汗や不感蒸泄が増え、脱水に陥りやすい。経口摂取ができれば、電解質を多く含むスポーツ飲料などを飲ませる。また、凍らせて口中に含ませてもよい。 ◎ 水分摂取をしたがらない場合もあるが、水分バランスや検査データも参考にして援助する。 ◎ 発熱により代謝が亢進し、エネルギーを必要とするが、消化機能・食欲は低下していることが多い。まずは摂取できること（エネルギーの補給）を目標にする。 ◎ 発熱時は代謝が亢進し、エネルギーの消耗が激しく、倦怠感が強い。エネルギーの消耗を防ぎ、悪化を防止するとともに、苦痛を取り除くように安楽な体位を工夫する。 ◎ 安静が保てるように室温、湿度、気流、騒音、部屋の明るさを整える。 ◎ 高熱や体力消耗のため、足下のふらつき、転倒・転落の恐れがある。ベッドまわりの整頓も必要である。 ◎ 発熱時には発汗や口呼吸のため、口腔内が乾燥し、傷つきやすくなる。また、細菌が繁殖しやすく、口内炎、耳下腺炎、呼吸器合併症などを起こしやすい。口腔内不快感の軽減と食欲増進の目的でも必要である。 ◎ 発汗による不快感の除去と皮膚の生理機能（保護、排泄作用など）を正常に保ち、二次感染の予防を行う。特に発熱が長期間に及ぶ場合は、陰・殿部を清潔にし、粘膜からの感染を予防する。 ◎ 薬剤を用いた急激な解熱の場合、血圧の低下やショック状態に陥ることがある。また、副作用の発現もみられることがあるので、全身状態の観察が重要である。 ◎ 輸液の管理では、検査データを確認しながら、水分バランスのアセスメントを行う。 ◎ 発熱が長期間持続する場合は、不安や焦燥感などを抱きやすい。
❶脱水症状についての指導 ◎ 脱水の症状や経過、水分摂取方法について説明する。 教育計画 E-P **❷解熱薬の服用についての指導（在宅時）** ◎ 解熱薬の服用が正しくできるように説明する。	◎ 脱水に陥ると、さらなる体温上昇を招いたり、生命に危機を及ぼしたりすることを理解してもらう。特に、小児や高齢者の場合は重篤な状態に陥りやすいので、水・電解質の摂取方法についても具体的に指導する。 ◎ 発熱は生体防御反応の1つであること、重篤な副作用があることなどを説明し、安易な解熱薬の使用は避け、慎重に行うことを指導する。

5 看護ケア

体温測定

- 体温は個人差や測定条件によって異なるので、正確に測定、判断することが大切である。
- 体温表は、熱型や発熱の傾向を知るうえで正確な記録が求められる。

①腋窩

- 発汗がある場合は、拭き取ってから測定する。
- 腋窩動脈の部位（腋窩中央）に先端部があたるように体温計を挿入する（**図5**）。
- 麻痺がある場合は健側で、側臥位の場合は上になったほうで測定する。
- やせている人や高齢者は腋窩が密着しないことがあるので、反対の手を添えて押さえてもらうなど、患者の協力を得る。できない場合は看護師が行う。

②口腔

- 意識障害のある患者には適用できない。
- 飲食の後や長い会話の後など、開口後は測定を避ける（**図6**）。

③鼓膜

- 簡便であり、意識障害のある患者や腋窩・口腔検温が不可能な場合に用いられる（**図7**）。

④直腸

- 羞恥心を伴うことや使用後の消毒が煩雑などの理由から、一般的に行われなくなりつつある。
- 腋窩・口腔検温が不可能な場合に用いられる。

図5 **腋窩検温の部位とポイント**

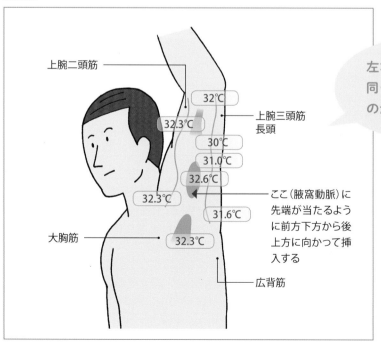

上腕二頭筋

32℃

32.3℃

上腕三頭筋長頭

30℃

31.0℃

32.6℃

32.3℃

31.6℃

大胸筋

32.3℃

ここ（腋窩動脈）に先端が当たるように前方下方から後上方に向かって挿入する

広背筋

左右差があるので、同一側で測定するのが望ましい

図6	口腔検温の部位とポイント

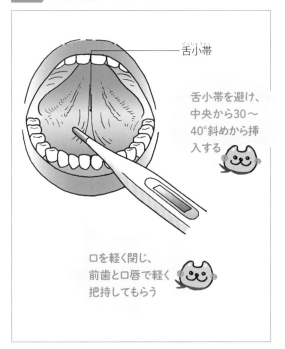

舌小帯

舌小帯を避け、中央から30〜40°斜めから挿入する

口を軽く閉じ、前歯と口唇で軽く把持してもらう

図7	鼓膜検温の部位とポイント

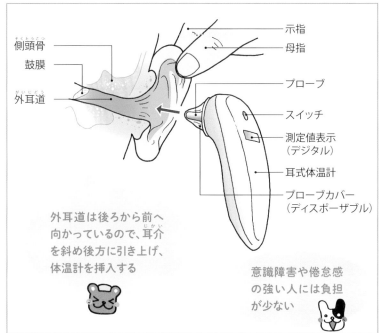

側頭骨
鼓膜
外耳道

示指
母指
プローブ
スイッチ
測定値表示（デジタル）
耳式体温計
プローブカバー（ディスポーザブル）

外耳道は後ろから前へ向かっているので、耳介を斜め後方に引き上げ、体温計を挿入する

意識障害や倦怠感の強い人には負担が少ない

罨法

● 罨法は、体熱の放散の抑制と促進を目的に治療の一環として用いられる場合と、安楽（気持ちよさ、頭痛の緩和）の一技法として用いられる場合とがある。

①温罨法

● 湯たんぽ（電気あんか）を使用する際には、直接皮膚に貼用すると熱傷を起こす危険性があるので、皮膚から10cmほど離して貼用する。

● 貼用直後は温かさを感じないが、時間とともに掛け物内の空気が温められ、温かさが感じられるようになる。

②冷罨法

氷囊（図8）

● 最近では、腋窩や鼠径部などでも固定しやすく貼用しやすいものが市販されている。

● ジェルを冷凍して固めた冷却剤なども市販され、手軽に使用できる。

氷枕

● 一般的には、氷は氷枕の1/2〜2/3入れ、水は200〜400mL入れるが、患者の好みと発熱の程度によっても異なる。

● 熱伝導率を考慮し、空気を抜くと効率がよい。

● 氷枕はクーリングの目的のみならず、安楽のため、患者の希望により、好みの冷たさややわらかさで提供する場合もある。

図8	氷囊貼用部位

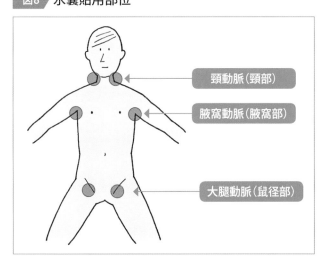

頸動脈（頸部）
腋窩動脈（腋窩部）
大腿動脈（鼠径部）

検査の基準値一覧②：血液検査

検査項目	略語：英語	基準値
血球数測定・血液像		
赤血球数	RBC：red blood cell	男性：430〜570×10⁴/μL 女性：380〜500×10⁴/μL
ヘマトクリット値	Ht：hematocrit	男性：39〜52% 女性：34〜44%
ヘモグロビン量	Hb：hemoglobin	男性：13.5〜17.5g/dL 女性：11.5〜15.0 g/dL
血小板数	PLT：platelet	15〜34×10⁴/μL
白血球数	WBC：white blood cell	成人：4,000〜8,000/μL 小児：5,000〜13,000/μL 幼児：5,000〜18,000/μL 新生児：9,000〜30,000/μL
白血球分画	white blood cell differentiation	好中球（分葉）：40〜60% リンパ球：30〜45% 好酸球：3〜5% 単球：3〜6% 好塩基球：0〜2%
凝固・線溶系		
プロトロンビン時間	PT：prothrombin time	9〜15秒 活性：70〜100%
出血時間	bleeding time	1〜3分（Duke法） 1〜8分（Ivy法）
フィブリノーゲン	Fg：fibrinogen	155〜415mg/dL
フィブリン／フィブリノゲン分解産物	FDP：fibrin/fibrinogen degradation products	5μg/mL未満
プラスミノーゲン	PLG：plasminogen	70〜120%
活性化部分トロンボプラスチン時間	APTT：activated partial thromboplastin time	25〜45秒
ヘパプラスチンテスト	HPT：hepaplastin test	70〜130%
トロンボテスト	TT：thrombo test	70〜130%
赤血球沈降速度	ESR：erythrocyte sedimentation rate	男性：2〜10mm/時 女性：3〜15mm/時

基準値は、西﨑祐史, 渡邊千登世：ケアに生かす検査値ガイド第2版. 照林社, 2018. より引用

口渇・脱水

原田美穂子

口渇は日常的なことばではなく、一般的には「のどが渇いた」「口がカラカラする」「口の中がネバネバする」などと表現される。

口渇は2種類に分けられる。咽喉が渇いて水を飲みたくなる"真の口渇感"と、口の中の乾燥が主となる"口腔内乾燥感"である。

脱水とは、何らかの原因で体内に入る水分とナトリウムが減少したことにより、血漿浸透圧の上昇と体液量の減少をきたした状態である。脱水の症状の1つに、口渇が含まれる。

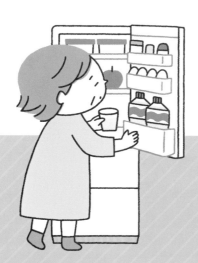

1

症状が起こるメカニズム

口渇・脱水のメカニズム

①体内の体液分布

- ヒトの体重の約60%は水分（体液）である。そのうち細胞内液が40%、細胞外液が20%を占める。細胞外液の20%のうち、15%は間質液であり5%が血漿である（**図1**）。
- 血管内に存在するのは血球成分を除いた血漿である。血球成分とは、赤血球、白血球、血小板などである。つまり血漿成分とは、アルブミンや免疫グロブリンなどである。したがって細胞外液に相当するのは、循環血漿量となる。循環血液量には血球成分が含まれているが、循環血漿量には含まれない。
- 体液量は、年齢（新生児・乳児・成人・高齢者）、性別（男性・女性）、体格（肥満・筋肉質・やせ）などにより変化する。
- 女性は、水分を含む割合が少ない脂肪組織が多いために、体液量が男性より少ないといわれている。また乳幼児は体液量が多く、高齢者では成人よりその比率が低い。

②電解質

- 体液中には、水に溶ける電解質と水に溶けない非電解質がある（**表1**）。
- 電解質のナトリウムイオン（Na^+）は、細胞外液に含まれる主要な陽イオンであり、体液の浸透圧を定めるとともに、種々の調節系を介して、細胞外液量も定めている。カリウムイオン（K^+）は、主に細胞内液に存在する陽イオンで、Na^+やH^+とともに、酸塩基平衡に関与している。
- 塩化物イオン（Cl^-）は、細胞外液の主要な陰イオンで、通常Na^+と並行して変化する。リン酸水素イオン（HPO_4^{2-}）は、細胞内液の主要な陰イオンである。
- これらの電解質濃度は、比較的狭い範囲に維持されており、その大きな変化は生命の危険をもたらす場合がある。

③水分出納（In-Out）

- 健康人における1日の水分出納は、体に取り入れられる水分量（In）として、口から摂取する水分が約1800mL、そして体内で二酸化炭素が燃焼してCO_2と代謝水として産生された水が約300mLである。これらを合計して、おおよそ2,100mLの水分が体に取り入れられている。
- 一方で体から排出される水分量（Out）は、尿が約1,300mL、便に含まれる水分が約100mL、そして不感蒸泄として約700mLである。これらを合計すると、おおよそ2,100mLの水分が体から排出されている（**表2**）。
- 正常な状態では、水や電解質の摂取と排泄はバランスがとれており、体内には常に一定量が存在し、過不足を認めることはない。この調節は腎臓が行っている。

図1 体液の割合

〈体液60%の内訳〉

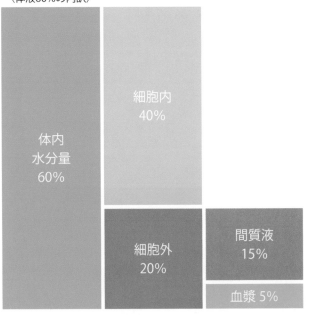

表1 体液中の電解質と非電解質

電解質	ナトリウムイオン（Na$^+$）、カリウムイオン（K$^+$）、塩化物イオン（Cl$^-$）、カルシウムイオン（Ca^{2+}）、リン酸水素イオン（HPO$_4{}^{2-}$）、マグネシウムイオン（Mg^{2+}）
非電解質	グルコース、尿素、クレアチニン、コレステロール

表2 健康人における水の出納

摂取量(mL)		排泄量(mL)	
口から摂取する水分	1,800	尿	1,300
代謝水	300	便	100
		不感蒸泄	700
合計	2,100	合計	2,100

④浸透圧の調節

- 浸透圧とは、半透膜をはさんで液面の高さは同じで濃度の異なる溶液があるとき、低濃度側から高濃度側へ溶媒が移動することであり、濃度を均等にしようとはたらく圧力のことである。
- 浸透圧には、膠質浸透圧と晶質浸透圧（血漿浸透圧）の2種類がある。膠質浸透圧は、主にアルブミンなど、粒子の大きな分子の移動をいい、晶質浸透圧は、ナトリウムやカリウムなどの比較的粒子の小さな分子の移動をいう。
- 健康な人の血漿浸透圧は270～295mOsm/kgH$_2$Oであるが、浸透圧調節機構（**図2**）によって、血漿浸透圧が上昇するような状況では、視床下部にある浸透圧受容体が反応して口渇を自覚し、水を欲する。同時に、下垂体後葉から抗利尿ホルモン（ADH）が分泌され、集合管に作用して水の再吸収が亢進する。その結果、尿は凝縮され、尿量は減少する。このようにして、浸透圧は元の正常域に調節される。

⑤ナトリウムの調節

- 体液調節機構（**図2**）によって、循環血液量の変化を感知する圧（容量）受容器が循環血液量の減少、すなわち血圧の低下を感知すると、RRA（レニン-アンジオテンシン-アルドステロン）系の作動により、体液量の増加と血圧上昇を起こす（p.90**図3**）。

図2 浸透圧調整機構と体液調節機構

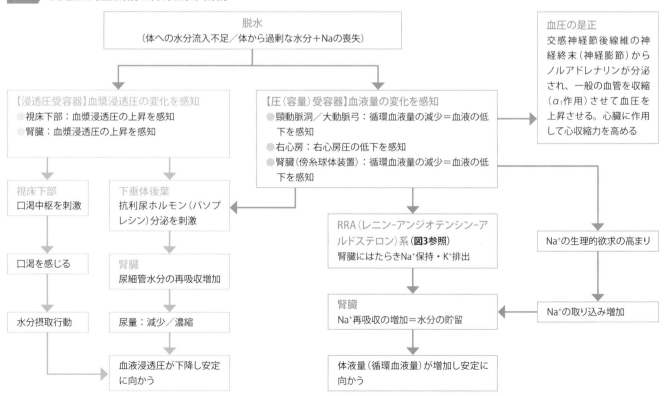

図3 ▶ レニン-アンジオテンシン-アルドステロン系による体液量の調整

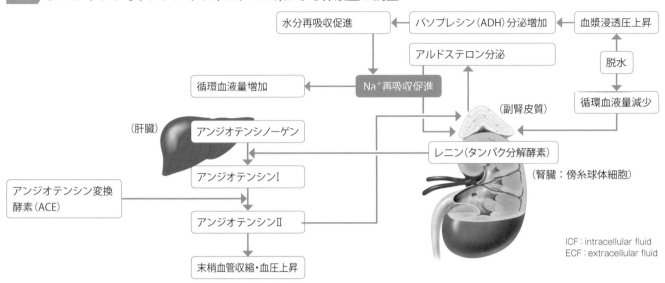

口渇・脱水の分類・原因・病態

- 口渇には、「真の口渇」と「口腔内乾燥」の2種類がある。口渇を訴える場合、口渇中枢を介して生じた真の口渇なのか、口腔内乾燥感としての訴えなのかを判断する必要がある。口渇の原因を**表3**に示す。
- 脱水の病態は、水分とNaの喪失した割合によって、高張性脱水（水分欠乏性脱水）、等張性脱水（混合性脱水）、低張性脱水（Na欠乏性脱水）の3つに分類される（**表4**）。
- 電解質輸液の目的は、電解質の補給や補整である。どこの区画（コンパートメント）にどんな輸液を補充するのかを考えて輸液管理を行うことが大切である（**図4**、**表5**）。

表3 ▶ 口渇の原因

真の口渇感	口腔内乾燥感
❶水分の摂取不足 ●食欲不振 ●嚥下困難 ❷腎以外からの水分や体液の喪失 ●嘔吐 ●下痢 ●発汗 ●出血 ●熱傷 ❸腎からの水分や体液の喪失 ●糖尿病 ●尿崩症 ●慢性腎不全 ●低カリウム血症 ●高カルシウム血症 ●利尿薬 ❹血管外への水分や体液の移行 ●うっ血性心不全 ●肝硬変 ●ネフローゼ症候群 ❺口渇中枢のある視床下部の腫瘍や炎症	❶唾液分泌の低下 ●シェーグレン症候群 ●加齢 ●薬物 ❷口腔内乾燥 ●鼻閉による口呼吸 ❸心理的要因

表4 脱水の分類

分類	高張性脱水（水分欠乏性脱水）	等張性脱水（混合性脱水）	低張性脱水（Na欠乏性脱水）
特徴	●Naよりも水を多く欠乏 ●血液は濃縮する ●血漿浸透圧が上昇し、細胞内の水分が細胞外（細胞間や血液中）へ移動 ●血漿浸透圧が高くなるため、強い口渇がある	●Naと水分は同じだけ欠乏 ●血漿浸透圧の変化はないため、口渇が生じにくい	●水よりもNaを多く欠乏 ●細胞外液の血漿浸透圧が減少 ●細胞外液が細胞内液に引っ張られ、細胞外液量（循環血漿量）が低下する ●口渇はみられない
原因	●水分の摂取不足 ●腎性の水の喪失 ●腎外性の水の喪失	●出血・下痢	●腎性のNa喪失 ●腎外性のNa喪失

図4 細胞内液と細胞外液の区画（コンパートメント）に対応した輸液療法

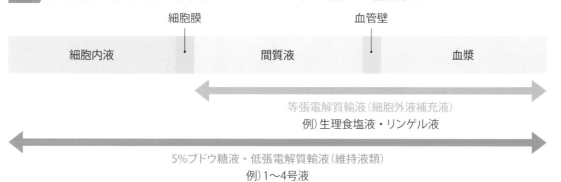

表5 輸液製剤の種類

等張電解質輸液製剤（細胞外液補充液）：
浸透圧が血漿とほぼ等しい

輸液製剤	適応など
●生理食塩液 ●リンゲル液 ●乳酸リンゲル液 ●酢酸リンゲル液 ●重炭酸リンゲル液 など	●低張性脱水、等張性脱水、腎前性急性腎障害、ショックなどに用いる ●Na含有量が多いので浮腫・肺水腫・高血圧・心不全に注意 ●出血による循環血液量を補正するには出血量の約4倍が必要 ●重度肝不全・低酸素血症など乳酸代謝障害があり、乳酸アシドーシスの危険があるときには乳酸を含む輸液製剤は使用不可

低張電解質輸液製剤（維持液類）：
生理的に失われる水分と電解質を補う輸液

	輸液製剤	適応など
1号液 （開始液）	●ソリタT1号輸液 ●デノサリン1輸液 ●KN1号輸液 ●ソルデム1輸液 ●リプラス1号輸液　など	●5%ブドウ糖と乳酸リンゲル液を1:1または1:2に配合 ●Kを含まないため尿の排泄がない場合でも適応となり、病態が不明の脱水の際にまず用いる
2号液 （脱水補給液）	●ソリタT2号輸液 ●KN2号輸液 ●ソルデム2輸液　など	●1号液にKを加えたもので細胞内補充液といわれる ●総電解質濃度は最も高い
3号液 （維持液）	●ソリタT3号輸液、T3号G輸液 ●EL3号輸液 ●ハルトマンG3号輸液 ●フィジオゾール3号輸液、フィジオ35輸液 ●KN3号輸液 ●ソルデム3輸液 ●リプラス3号輸液　など	●5%ブドウ糖と乳酸リンゲル液を2:1または3:1に配合したものでKを含む ●維持液と呼ばれ、約2000～2500mLの投与で成人のNaやKの1日必要量を満たす ●エネルギー源としての糖を増量した製剤もある
4号液 （術後回復液）	●ソリタT4号輸液 ●KN4号輸液 ●ソルデム6輸液　など	●3号液からKを除いたもので電解質濃度が低い ●術後回復液とも呼ばれているが、術後回復期に使用する頻度は低い ●Kを投与したくない場合に使用

浦部晶夫, 島田和幸, 川合眞一, 伊豆津宏二編集：今日の治療薬2021 解説と便覧. 南江堂, 東京, 2021：515. より一部改変して引用

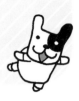

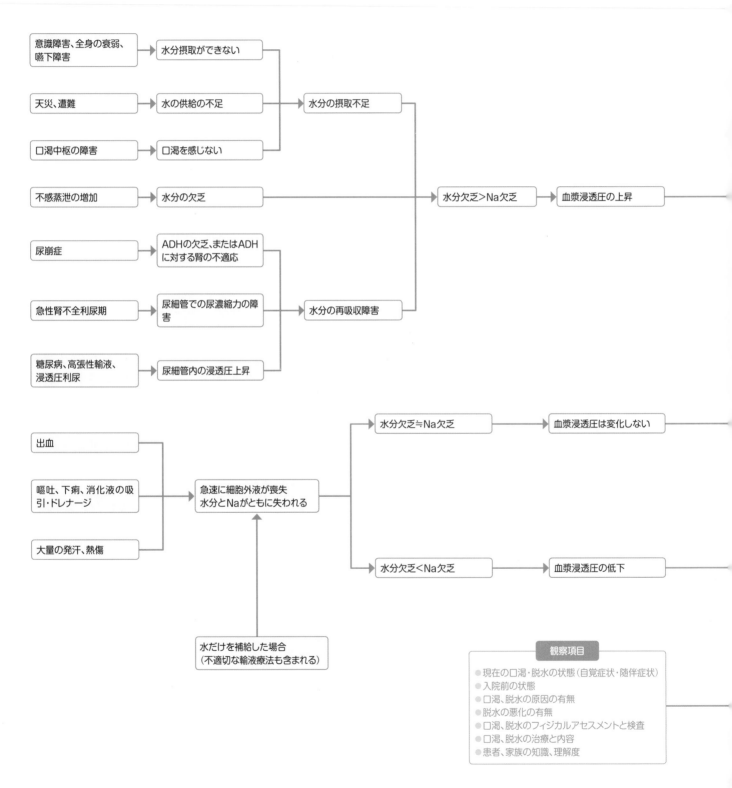

意識障害、全身の衰弱、嚥下障害 → 水分摂取ができない

天災、遭難 → 水の供給の不足 → 水分の摂取不足

口渇中枢の障害 → 口渇を感じない

不感蒸泄の増加 → 水分の欠乏

水分欠乏＞Na欠乏 → 血漿浸透圧の上昇

尿崩症 → ADHの欠乏、またはADHに対する腎の不適応

急性腎不全利尿期 → 尿細管での尿濃縮力の障害 → 水分の再吸収障害

糖尿病、高張性輸液、浸透圧利尿 → 尿細管内の浸透圧上昇

出血

嘔吐、下痢、消化液の吸引・ドレナージ → 急速に細胞外液が喪失 水分とNaがともに失われる

大量の発汗、熱傷

水分欠乏≒Na欠乏 → 血漿浸透圧は変化しない

水分欠乏＜Na欠乏 → 血漿浸透圧の低下

水だけを補給した場合（不適切な輸液療法も含まれる）

観察項目
● 現在の口渇・脱水の状態（自覚症状・随伴症状）
● 入院前の状態
● 口渇、脱水の原因の有無
● 脱水の悪化の有無
● 口渇、脱水のフィジカルアセスメントと検査
● 口渇、脱水の治療と内容
● 患者、家族の知識、理解度

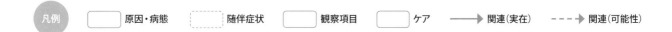

凡例　┌──┐原因・病態　┌┈┈┐随伴症状　┌──┐観察項目　┌──┐ケア　──▶関連（実在）　┈┈▶関連（可能性）

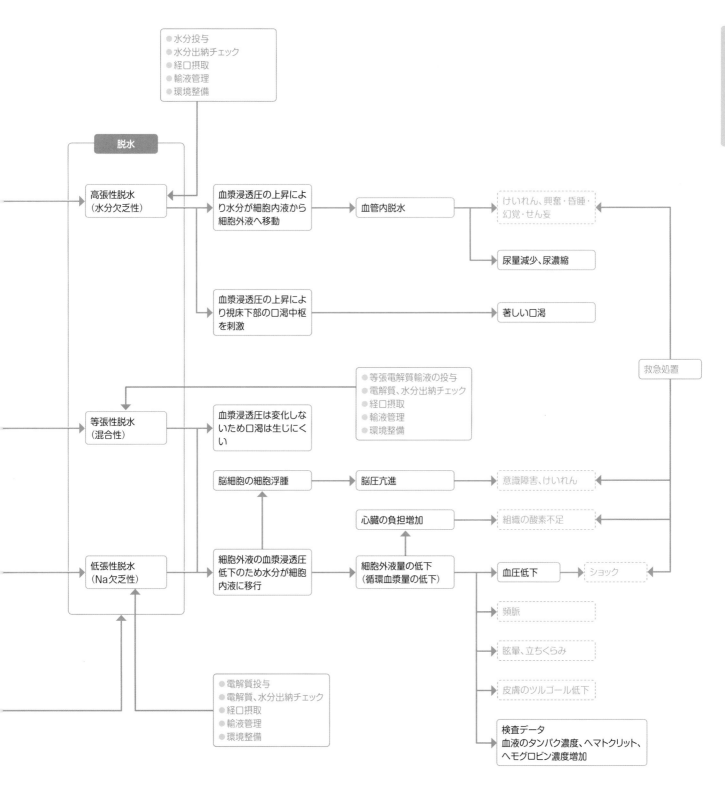

3 観察ポイントとアセスメントの根拠

脱水は自覚症状・他覚症状・水分出納の状態・脱水の原因となる疾患や治療、検査所見などの情報を収集し、その結果により医師が治療方針を決定する。

看護師は口渇・脱水の種類と程度をアセスメントし、安全に治療が行われるよう努めることが求められる。

1 自覚症状の把握

- 自覚症状：口渇・倦怠感・脱力感・眩暈・立ちくらみ・悪心・嘔吐・頭痛・食欲不振など
- 他覚的な所見（フィジカルアセスメント）：バイタルサイン（意識状態・体温・脈拍・血圧・呼吸）、尿量、体重、皮膚の乾燥・皮膚の弾力性（ツルゴール反応）・毛細血管再充満時間（CRT）、頸静脈の虚脱状態、大泉門陥没の有無（乳児の場合）

アセスメントの根拠

- 高度の脱水は、生体に重大な影響を及ぼし、死に至ることもある。
- 高齢者や小児では、症状を自覚することや自分で訴えることが困難な場合があるため、他覚的な所見のアセスメントが重要となる。
- 血圧・脈拍・呼吸・体温は、経過を追って観察することで、ショックなどに対する適切な処置が行える。
- 高張性脱水は、血漿浸透圧が上昇するため口渇が生じ、体温も上昇する（**表6**）。
- 低張性脱水は、循環血漿量の減少を示す眩暈、血圧低下、頻脈が認められる（**表7**）。
- 尿量、皮膚粘膜の性状、血圧、頸静脈の虚脱状態、頻脈、体重変化の観察は、脱水の程度をアセスメントして適切な処置を施すために重要である。

表6 高張性脱水（水分欠乏性脱水）の程度と症状

重症度	水分の喪失量	症状
第1期 （軽度）	体重の約2%程度 （水分欠乏1〜2L）	口渇（飲水行動）、尿量の減少、体重減少
第2期 （中等度）	体重の約6%程度 （水分欠乏2〜4L）	強い口渇、口腔や舌の乾燥（ツルゴール低下）、眼のくぼみ、乏尿（尿比重上昇）
第3期 （高度）	体重の7〜14%程度 （水分欠乏4L以上）	非常に強い口渇、発熱、全身衰弱、精神症状の出現（興奮→昏睡）。死に至ることもある

高張性脱水（水分欠乏性脱水）は、水分の喪失量によって、この3期に分けられる

表7 低張性脱水（Na欠乏性脱水）の程度と症状

重症度	塩分の喪失量	症状
第1期 （軽度）	体重1kgあたり0.5g以下	頭痛、倦怠感、脱力感、食欲不振、立ちくらみ、尿中NaCl減少
第2期 （中等度）	体重1kgあたり0.5〜0.7g	悪心・嘔吐、血圧低下、眩暈、頻脈、皮膚のツルゴール低下、Na低下、ヘマトクリット値上昇
第3期 （高度）	体重1kgあたり0.7g以上	精神神経症状（無欲状態、傾眠、幻覚）、昏睡、収縮期血圧90mmHg以下、腎機能障害、末梢循環不全により死に至ることもある

低張性脱水（Na欠乏性脱水）は、塩分の喪失量によって、この3期に分けられる

2 水分出納の状態

- 水分および栄養の摂取状況（経口・経静脈）
- 尿量の変化
- 体重の変化

アセスメントの根拠

- 高齢者の場合、加齢に伴って体液の恒常性（ホメオスターシス）は徐々に低下する。
  - ▶体液組成は、細胞内液量の減少に伴い、体内の総水分量も減少するという特徴がある。そのため、急激な気温の変化や体調不良時の電解質代謝にかかる予備能力が低下する。
  - ▶身体の加齢現象により、口渇中枢の感受性が低下するため、口渇を感じにくくなる。そのため必要な水分量を摂取できず、脱水を招きやすい。
  - ▶腎血流量の減少、糸球体濾過機能の低下、尿濃縮機能の低下、体温調節機能の低下など、さまざまな機能障害が生じるため、脱水を引き起こしやすい。
- 小児の場合、体重あたりの水分必要量が大きいが、腎臓の調節能力が未熟なため、成人より体液の恒常性が失われやすい。
  - ▶新生児・乳児は、経口摂取不良や嘔吐、下痢、発熱などにより、短時間で容易に脱水を生じやすい。
  - ▶小児は口渇を表現できないことが多いため、特に注意して症状観察を行わなければならない。
  - ▶小児の場合は、体液の管理をするうえで、年齢・体重を考慮する必要がある。

3 口渇・脱水の原因となる疾患・治療

- 心疾患・腎疾患・糖尿病・尿崩症の既往、利尿薬・強心薬・降圧薬の服用の有無
- 発熱・発汗・下痢・嘔吐の有無、高温環境下での作業の有無

アセスメントの根拠

- 口渇が脱水によるものか、糖尿病などの疾患から生じているものか、原因を明らかにすることが大切である。
- 脱水の原因が特定の疾患である場合、まずその疾患のコントロールが重要である。そのためにも、脱水の原因に何らかの疾患が影響していないかどうか、明確にする必要がある。原因疾患を治療することで、脱水の軽減、改善につながる。
- 過剰な利尿薬や緩下薬の服用は、脱水を起こす場合があるため、使用の有無を確認する必要がある。

4 検査データの所見

- 血液一般検査：赤血球、Hb、Ht
- 血液生化学検査：TP、Na、K、Ca、Cl、BUN、Cr、血漿浸透圧
- 血液ガス分析（血液のpHなど酸塩基平衡）
- 尿検査：尿量、尿比重、タンパク、尿糖、Na、K、Cl、尿浸透圧
- 中心静脈圧、循環血漿量
- 腹部エコー：下大静脈径（IVC径）、心電図、胸部X線検査

●生体に必要な輸液量を適切に投与するためには、水分出納（In-Out）を測定することが必要である。
●脱水の症状を観察すると同時に、水分出納を確認することで、体液バランスをアセスメントすることがで

き、随伴症状の改善につながる。
●症状や各検査所見の結果から、脱水のタイプや重症度を判定することができる。

5 患者・家族の知識・理解度

●口渇・脱水の原因、あるいは原因疾患に対する知識・理解度
●口渇・脱水と検査・治療に関する知識・理解度

●検査・治療に関する患者・家族の理解度を把握することで、看護師が行う指導に役立つ。
●原因疾患がある場合は、それに対する治療も行われるため、患者・家族の知識や理解度を知ることで、指導・説明を適切に行うことができる。

6 口渇・脱水の治療と内容

●経口による水分投与
●輸液療法

●今後のケアや指導のために、現在行われている口渇・脱水に対する治療の内容について把握する必要がある。
　▶経口による水分投与：意識低下がみられず清明で、ごく軽度の脱水状態であれば、経口からの補給（市販されているナトリウムやアミノ酸、クエン酸を含む電解質飲料水など）で改善する。
　▶熱中症、下痢、嘔吐、発熱などによる脱水状態の場合は、ナトリウムを多く含む経口補水液（oral rehydration solution）が好ましい。
●輸液療法：輸液製剤と輸液量は、症状や血清Naなどの検査データの所見、血漿浸透圧、腹部エコーによるIVCの所見などの結果から決定される（**表8**）。

表8 輸液療法の輸液製剤と輸液量

輸液製剤	●高張性脱水の場合、細胞外液と細胞内液が失われているため、低張電解質輸液（維持液類）や5%ブドウ糖液が投与される。 ●低張電解質輸液には、Na補給効果のある1号：開始液、2号：脱水補給液や、水分補給効果のある3号：維持液、4号：術後回復液などがある（p.91**表5**）。 ●等張性脱水や低張性脱水の場合、細胞外液を多く失っているため、等張電解質輸液（細胞外液補充薬）が投与される。 ●等張電解質輸液とは、生理食塩液、乳酸リンゲル液、酢酸リンゲル液、重炭酸リンゲル液などである（p.91**表5**）。 ●嘔吐の場合、胃液の成分Clを多く含む生理食塩液が投与される。 ●下痢の場合、アシドーシスを予防する重炭酸リンゲル液が投与される。
輸液量	●水分出納のバランスを確認し、必要水分量と欠乏量、喪失量（これからも喪失が続くと予想される量）を合計した量が総輸液量となる。

4 看護計画の立案

◆ 期待される結果（看護目標）設定のポイント

- 脱水に伴う症状が改善する。
- 水分出納バランスが保持できる。
- 輸液療法から経口摂取に移行できる。

◆ 看護計画

計画	根拠・留意点
観察計画 **O-P** ❶**自覚症状の有無と程度** ・口渇、倦怠感、脱力感、眩暈、立ちくらみ、悪心・嘔吐、頭痛、食欲不振 ❷**他覚症状の有無と程度** ・バイタルサイン：意識状態、体温、脈拍、血圧、呼吸、尿量 ・皮膚の乾燥、皮膚の弾力性（ツルゴール反応）、毛細血管再充満時間（CRT） →「5 看護ケア」を参照 ・頸静脈の虚脱状態 ・乳児の場合：大泉門陥没の有無、表情、顔貌、機嫌、体動、活気、遊びの内容 ・体重 ❸**水分出納の状態** ・In（摂取状態）：水分・食事の摂取量、輸液量、代謝水 ・Out（排出状態）：尿量、便の性状と回数、嘔吐の有無、発汗、ドレーンなどの排液量、不感蒸泄 ❹**脱水の原因となる疾患・治療について** ・心疾患、腎疾患、糖尿病、尿崩症の既往 ・利尿薬、強心薬、降圧薬服用の有無 ❺**検査データ** ・血液一般検査：赤血球、Hb、Ht ・血液生化学検査：TP、Na、K、Ca、Cl、BUN、Cr、血漿浸透圧 ・血液ガス分析（血液のpHなど酸塩基平衡）	・すでに意識障害をきたしている場合には、救急処置を同時に開始する。 ・発熱は、脱水の原因であると同時に、脱水の症状でもある。 ・皮膚の乾燥は、腋窩、舌など普段は湿っている部位を確認する。ツルゴール反応は低下する。 ・循環血漿量が低下している場合は、頻脈、血圧低下、呼吸促迫、尿量減少がみられる。 ・脱水による体重減少は、急激に生じることが多い。成人では、体重1kgの変化は体内の1Lの水分量変化と考える。 ・高張性脱水（水分欠乏性）の特徴的な症状は、著しい口渇である。 ・血圧、脈拍、呼吸、体温、尿量のチェックは、経過を追って観察することで、ショックなどに対して早期に適切な処置が行える。 ・赤血球、Hb、Ht、TPは血液の濃度を示す。水分の割合が減少すると、データは高値を示し、水分の割合が増加すると、低値を示す。ただし、高張性脱水により細胞内脱水が生じている場合は、必ずしも指標にはならない。 ・血清Naと血漿浸透圧は、脱水の鑑別診断を行ううえで重要な指標となる。血漿浸透圧は、氷点降下度を用いて直接測定される。 ・嘔吐の場合、胃液の成分であるClを多く含んでいる。そのためNaだけでなくKやClも低値を示す。

計画	根拠・留意点

観察計画 O-P

- 尿検査：尿量、尿比重、タンパク、尿糖、Na、K、Cl、尿浸透圧
- 中心静脈圧、循環血漿量
- 腹部エコー：下大静脈径（IVC径）
- 心電図
- 胸部X線検査

- 下痢の場合、腸液が多く失われるため、腸液の成分である重炭酸が多く失われる。その結果アシドーシスが高度になる可能性がある。血液ガス分析は酸塩基平衡を知る指標となる。重度の脱水でも血液のpHはアシドーシスに傾くことが多い。
- 細胞外液が慢性的に減少している場合、腎の糸球体濾過の減少によりBUN、Crは上昇する。
- 循環血漿量は、血圧や中心静脈圧、頸静脈の怒張の程度から判断する。いずれも循環血漿量が減少している場合は、低い値となる。➡「5 看護ケア」を参照
- 腹部エコーでIVCの虚脱の有無を確認することができる。
- 心電図では、電解質の異常の診断ができる。

ケア計画 C-P

❶ **経口からの水分の補給**
- 白湯やお茶を好みに応じた温度で定期的に提供する。
- 電解質飲料、経口補水液を定期的に提供する。

❷ **輸液管理**
- 輸液製剤の確認
- 輸液量の確認
- 輸液速度の確認
- 点滴漏れの確認：刺入部の発赤・腫脹・疼痛

❸ **水分出納バランスのチェック**
- 時間ごとに水分出納バランスを計算する。
- 経時的な体重測定は、時間を決め、同じ時刻と条件下で行う。
  ➡「5 看護ケア」を参照

❹ **環境の調整**
- 寝衣・寝具の調節、室温・湿度の調整を行う。
- 部屋の換気を適宜行う。

❺ **皮膚・粘膜の乾燥**
- 口唇を保湿するために、リップクリームを塗布する。
- 適宜、含嗽を促す。
- 清拭後には、ローションを塗布する。

❻ **精神面への対応**
- 患者や家族の訴えることを傾聴する。

- 高齢者は、口渇中枢の感受性低下により口渇を感じにくくなっていることがある。また頻尿を理由に水分摂取を制限する患者もいるため、看護者からの促しが必要となることがある。
- 脱水の種類により、輸液製剤が異なるため注意する。
- 輸液療法が開始された後の患者の状態に注意する。血漿浸透圧および循環血漿量が改善すると尿量が増えてくる。尿量の測定を続けながら輸液量や輸液速度の管理を行う。
- 水分出納バランスの項目は次のとおりである。
  ▶ In（摂取状態）：水分・食事の摂取量、輸液量、代謝水
  ▶ Out（排出状態）：尿量、便の性状と回数、嘔吐の有無、発汗、ドレーンなどの排液量、不感蒸泄
- 不必要な不感蒸泄・発汗を防止するために、環境を整える。
- 皮膚や粘膜の乾燥を予測して、対処する。口唇の乾燥や荒れは、苦痛を伴う場合があるため、早めに対応する。
- 原因となる疾患によっては、精神的なダメージを受けることがあるため、精神面へのケアは重要である。
- 高齢者や小児では、症状を表現することが困難な場合もあるため、訴える内容には脱水の徴候を含んでいることもある。

教育計画 E-P

❶ 患者に適した方法で水分補給が行えるよう、その必要性と方法について指導する。
❷ 脱水時に随伴する症状について説明し、そのような症状があった場合、知らせるように説明する。
❸ 皮膚や粘膜の乾燥を防ぐための方法について説明する。

- 高齢者や小児では、わかりやすい言葉や教育媒体を用いて説明することが望ましい。また、家族の協力が必要となる場合もあるため、キーパーソンとなる家族も含めて説明する。
- 随伴する症状の程度については、治療やケア計画に影響するため、患者が話しやすいような環境・雰囲気をつくるようにする。

5 看護ケア

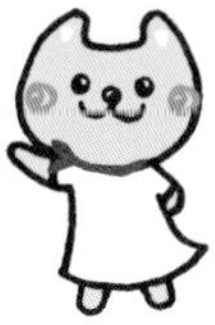

水分出納バランスのチェック（表9）

● 1日の水分出納を把握する。

> 1日の水分出納＝（必要水分量[維持輸液量]＋経口摂取量＋代謝水）−（尿＋便＋不感蒸泄）

● 水分出納バランスをチェックするためにバランスシートを活用する（図5）。

図5 ▶ バランスシート

日付		月　日　時 〜　月　日　時						
出納		IN			OUT			
水・電解質	飲水（食物含む）	輸液	その他	尿	便	発汗・不感蒸泄	その他
水分							
Na							
K							
Ca							
その他							

表9 ▶ 水分出納のアセスメント

❶1日の水分出納の把握	● 便の性状によって含まれる水分量は異なる。 ● 嘔吐がある場合、Clの値を確認する。 ● 軽度の下痢ではナトリウムが低下し、高度の下痢ではカリウムが低下する。
❷体重	● 体重測定値は体液水分量の変化を顕著に表す。
❸尿量と性状	● 血管内容量の指標となる。 ● 血管内容量が多い場合は尿量が多くなり、尿の色は薄くなる。反して血管内容量が少ない場合は、尿量が少なくなり、尿の色は濃くなる。
❹尿比重	● 浸透圧利尿薬、造影剤、尿糖出現などの特殊な場合を除き、1.020以上で水分不足の指標となる。
❺BUN（尿素窒素）/Cr（クレアチニン）比	● 通常BUN/Cr比は10程度だが、循環血漿量の減少により血中BUNが上昇する。そのためBUN/Cr比は20より大きくなる。
❻FENa（ナトリウム排泄分画）比	● FENaは尿細管でのナトリウム再吸収率の指標である。FENa＜1%であれば循環血漿量の低下を示唆する。

皮膚の緊張度・毛細血管再充満時間のみかた

● 皮膚の緊張度（ツルゴール低下の有無）をみる際は、前腕・腹部・大腿部などの皮膚を指先でつまんで持ち上げ、離したときにその弾力性を触知する（**図6**）。

● 毛細血管再充満時間（CRT）を確認する。爪を5秒圧迫し

て離した後、もとの色に戻るまでの時間を測定する。2秒以内ならば正常で、2秒以上であれば脱水やショックの可能性がある（**図7**）。

図6 つまみ試験

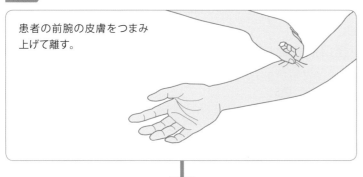

患者の前腕の皮膚をつまみ上げて離す。

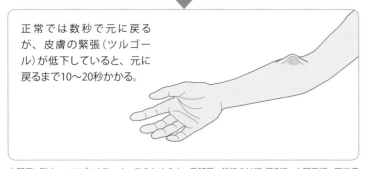

正常では数秒で元に戻るが、皮膚の緊張（ツルゴール）が低下していると、元に戻るまで10〜20秒かかる。

図7 毛細血管再充満時間（CRT）

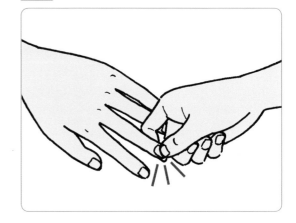

山門實：脱水. JJNブックス　ナースのための水・電解質・輸液の知識 第2版. 山門實編, 医学書院, 東京, 2004：22. より転載

下大静脈径（IVC径）

● 心エコーでは、下大静脈径（IVC径）は中心静脈圧（CVP）に比例している。ICVの最大径が10mm以下で呼吸性の変動がみられる場合は、脱水などによる循環血液量の減少が考えられる（**表10**）。

表10 下大静脈径の基準値

	基準値	循環血液量増加 心拍出量低下 右心系うっ滞	循環血液量の減少 （出血、脱水）
下大静脈径	下大静脈径10〜20mm	21mm以上	● 10mm以下 ● 虚脱して測定できない

浮腫

森田敏子

どんな症状?

浮腫は、俗に「むくみ」という。水腫と同義語である。

浮腫は、組織間液(間質液)が貯留した状態である。

浮腫は、一般的に皮下浮腫を指す。

浮腫には、全身の組織に体液が貯留する"全身性"と、身体の一部の組織に貯留する"局所性"がある。

浮腫が体腔中に貯留したものを腔水症という。腹腔に貯留する腹水と、胸腔に貯留する胸水がある。

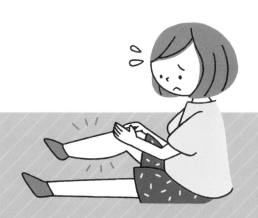

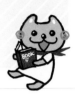

体液の区分と間質液

- 成人の場合、体重の60%を占める体液（水分）は、細胞内液（40%）と細胞外液（20%）に存在している。
- 小児は体重の65%、高齢者は体重の50%が水分である。
- 細胞外液は、血液中の液体成分である血漿（けっしょう）と、間質液、リンパ液などに区分される（**図1・2、表1**）。

- 血漿が、毛細血管を通過して組織間腔（間質腔）に入って組織間液（間質液）となる。
- 血漿は、有機物と無機物、水で構成されている。
- 間質は、実質の隙間を埋めるスペースのことである。

図1 ▶ 体液の区分と血漿

- 血漿は、血液の液体成分である。
- 血漿中に、タンパク質（フィブリノーゲン、アルブミン、グロブリンなど）、グルコース、尿素、クレアチニン、尿酸などの老廃物、抗体、ホルモンなどが含まれ、血液ガス（酸素、二酸化炭素、窒素）が溶けている。

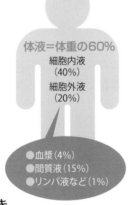

体液＝体重の60%
細胞内液（40%）
細胞外液（20%）

- 血漿（4%）
- 間質液（15%）
- リンパ液など（1%）

表1 ▶ 血漿成分とそのはたらき

血漿	有機物（9.1%）	● タンパク質（アルブミン*、グロブリン、フィブリノーゲンなど） ● 糖質 ● 脂質（コレステロール、中性脂肪、リン脂質） ● 作用物質（ビタミン、ホルモン） ● 老廃物質（尿素窒素、尿酸、クレアチニン、アンモニアなど）	● 浸透圧の調節 ● pHの調節 ● 血液凝固作用 ● 感染予防 など
	無機物（0.9%）	● 電解質（Na^+、K^+、Ca^{2+}、Mg^{2+}、Cl^-、HCO_3^-、など）	● 浸透圧の調節 ● pHの調節 ● 血液凝固 ● 興奮性維持 など
	水（90%）	● H_2O	● 物質の運搬 ● 血圧調節 ● 体液の調節 ● 熱の調節・運搬 など

*アルブミンには、血漿が毛細血管外へ漏れないように引き止めるはたらき（膠質浸透圧の維持）がある。アルブミンが減少すると膠質浸透圧が低下し、血漿の一部が毛細血管外へ漏れ出して間質液が貯留して浮腫となる。

図2 ▶ 毛細血管と細胞、間質液

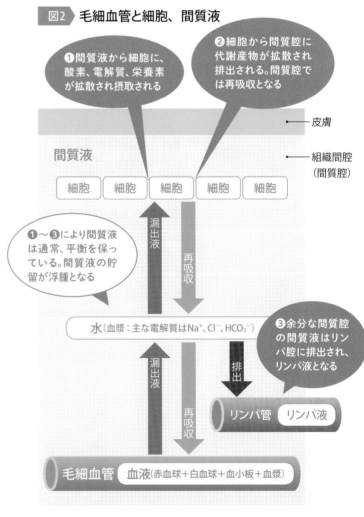

❶間質液から細胞に、酸素、電解質、栄養素が拡散され摂取される

❷細胞から間質腔に代謝産物が拡散され排出される。間質腔では再吸収となる

皮膚
組織間腔（間質腔）

間質液

細胞　細胞　細胞　細胞　細胞

漏出液　再吸収

❶〜❸により間質液は通常、平衡を保っている。間質液の貯留が浮腫となる

水（血漿：主な電解質はNa^+、Cl^-、HCO_3^-）

漏出液　再吸収

排出

❸余分な間質腔の間質液はリンパ腔に排出され、リンパ液となる

リンパ管　リンパ液

毛細血管　血液（赤血球＋白血球＋血小板＋血漿）

- 毛細血管内の血液と間質腔の間質液と組織細胞の間では、水分が絶えず入れ替わり、拡散によって物質交換が行われている。
- 毛細血管での1日あたりの濾過量は240Lである。
- 濾過された85%が毛細血管に再吸収される。

◯ スターリングの原理（Starling's principle）

▶ 血管には、"血管の中から水分を押し出す力＝毛細血管の**静水圧**"と、"血管の中に水分を引き込む力＝**血漿膠質浸透圧（血漿コロイド浸透圧）**"がある。血管には、水分を押し出す力と引き込む力が作用している（**図3**）。

▶ 毛細血管内に水を押し返す力は間質液圧で、間質腔に水を引き込む力は**間質液膠質浸透圧（間質液コロイド浸透圧）**である。

▶ この相反する力のバランスで細胞内外の水分量は一定に保たれている。静水圧と膠質浸透圧の差によって、毛細血管で水分の濾過と**再吸収**が行われている。これを**スターリングの原理**という。

図3　毛細血管と間質腔との間の水の移動

A 毛細血管から間質腔への水の移動圧	=	毛細血管の静水圧 血管から水を押し出す力	+	間質液膠質（コロイド）浸透圧 間質腔に水を引き込む力
B 間質腔から毛細血管への水の移動圧	=	間質液圧 毛細血管に水を押し返す力	+	血漿膠質（コロイド）浸透圧 毛細血管に水を引き込む力

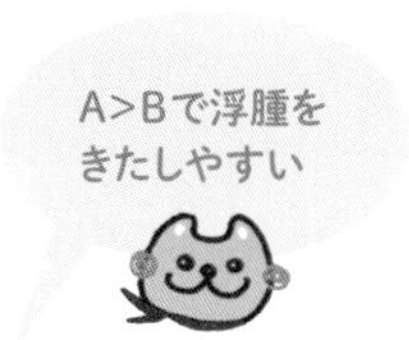

A>Bで浮腫をきたしやすい

静水圧	膠質浸透圧	間質液圧
動脈側で35〜45mmHg 静脈側で12〜15mmHg	25mmHg	2〜5mmHg（間質液圧は、間質液が貯留すると上昇する）

A ＞ B
毛細血管から間質腔へ水が出る

A ＜ B
間質腔から毛細血管へ水が入る

浮腫：間質液貯留が起こる要因

◯ 間質液は、毛細血管からの漏出液と静脈への再吸収、リンパ管への排出によって平衡性を保っている。不均衡が生じると浮腫となる。

◯ **表2**に示す要因によって毛細血管から**間質腔**に水が出て間質液が貯留して**浮腫**になる。

表2　浮腫：間質液貯留の要因

❶ 毛細血管圧の変化	毛細血管圧が上昇すると、細静脈への再吸収力が低下するので間質液が貯留する。間質液の貯留がリンパ管への排出能を上回ると浮腫となる ● 体循環系の静脈圧上昇に伴う**毛細血管圧の上昇** ● 低タンパク血症（特に、低アルブミン血症）に伴う**毛細血管圧の上昇** ● 門脈圧の上昇に伴う肝臓や脾臓の毛細血管のうっ血による腹膜の**毛細血管圧上昇** ● 静脈弁の閉鎖不全による筋肉のポンプ機能低下に伴う静脈の血液停滞による**毛細血管圧上昇**
❷ 膠質浸透圧の変化	膠質浸透圧は、**水分を引き込む力**で、血漿膠質浸透圧の低下および間質液膠質浸透圧の上昇によって、間質液が貯留し、浮腫となる ● タンパク質低下に伴う**血漿膠質浸透圧の低下** ● 間質液のタンパク濃度の上昇に伴う**間質液膠質浸透圧の上昇** ● 毛細血管の透過性亢進に伴う血漿タンパクの間質液への漏出による**間質液膠質浸透圧の上昇**
❸ 毛細血管の水の濾過量の増加	毛細血管の水の濾過量が増加すると、間質液からの再吸収が減少し、間質液が貯留する
❹ がんのリンパ節転移などによるリンパ管圧迫	がんのリンパ節転移などによってリンパ管が圧迫されて閉塞すると、余分な間質液がリンパ管に取り込まれずに、間質液が貯留する

ガス交換および栄養摂取と間質液の関係

① ガス交換と間質液

- 物質には、濃度の濃い（高い）ほうから薄い（低い）ほうに均一になるまで移動するという現象がある。これを拡散という。
- 酸素や二酸化炭素は、濃い（高い）、薄い（低い）を分圧で示す（**図4**）。
- 肺胞と肺毛細血管では、肺胞内のほうが分圧が高いので、酸素は肺胞から肺毛細血管へ拡散する。二酸化炭素は、肺動脈からの血液のほうが分圧が高いので、肺毛細血管から肺胞へ拡散する。拡散する場合、必ず間質腔を通過する。

② 栄養摂取と間質液

- 食物として摂取した栄養物は、小腸で化学構造の小さな分子に分解され、拡散・浸透・濾過作用によって小腸に吸収され、そこに分布している毛細血管に入り、門脈によって肝臓に運ばれ、次いで全身の末梢血管に運ばれ、間質腔を経て細胞に入り、組織に届く。

- 血液の血漿は毛細血管外に漏出して間質液となり、細胞に出入りする。つまり、血液中のガスや栄養物の成分は、毛細血管を通り抜けて組織間（間質腔）に入り、間質液となる（**図2**）。
- 細胞は、毛細血管の血液や間質液を介して呼吸し、栄養を摂取して、二酸化炭素（CO_2）を排泄する。
- 余分な間質液はリンパ管内に入り、リンパ液となる。

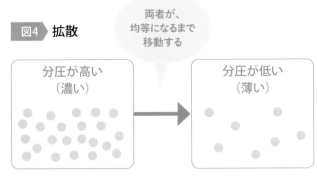

| 図4 | 拡散 |

両者が、均等になるまで移動する

分圧が高い（濃い） → 分圧が低い（薄い）

肺胞と血液のガス交換の場合
分圧の高い肺胞の酸素が、分圧の低い肺毛細血管の血液のなかに取り込まれる。

酸素の分圧はPO_2、二酸化炭素の分圧はPCO_2のように表す。

微小循環系における物質交換と浮腫

- 動脈と静脈の間をつないで、細胞との間で物質を交換する場となるのが毛細血管である。細動脈が毛細血管に分枝して、細静脈にいたるまでの循環を微小循環系という。
- 毛細血管の内皮細胞（ないひさいぼう）には、4〜40nm（ナノメートル）の大きさの孔があり、水溶性低分子はこの孔を通って濃度の高いほうから低いほうに移動する。これを拡散（受動輸送）という。
- 毛細血管は、血液中の水分を間質液側に押し出そうとし、間質液圧は間質液を毛細血管内に押し込もうとしている。電解質は毛細血管の内皮細胞にある孔を自由に通過できるので、その濃度は毛細血管の内外で等しくなっている。
- 血漿タンパクであるアルブミンやグロブリンのような膠質粒子（こうしつりゅうし）は、毛細血管の内皮細胞にある孔をほとんど通過できないので浸透圧が生じる。これを膠質浸透圧

（コロイド浸透圧）という。膠質浸透圧の大部分は、分子量が小さくて数の多いアルブミンに依存している。
- 血清アルブミンが、2.5g/dL以下に低下すると、浮腫をきたす。
- 拡散による物質交換によって栄養物が毛細血管から間質腔に出て間質液となり、間質液が細胞に取り込まれる。代謝産物は細胞から間質腔に出て間質液となり、毛細血管に取り込まれ、毛細血管から静脈血に入り込む。
- 拡散の速度は、拡散面積が大きいほど、拡散距離が短いほど、濃度差（濃度勾配）（のうどこうばい）が大きいほど速く、勢いよく拡散する。細胞内外の濃度差が小さくなると、物質交換ができにくくなるので、間質液を絶えず入れ替えて大きな濃度差を維持している。
- 浮腫があると、毛細血管と組織細胞間の距離が長くなり、間質液が入れ替わりにくくなって、細胞内外の濃

度差が小さくなる。

● 濃度差が小さくなれば拡散が妨げられ、さらに間質液

が入れ替わらないので、呼吸ガスや栄養物質、代謝産物などの拡散が妨げられる。

浮腫の原因・病態

● 浮腫は、**表3**のような基礎疾患の悪化によって発生する。

表3 浮腫の原因となる基礎疾患と病態

急性糸球体腎炎による浮腫	● 糸球体濾過機能の低下（糸球体濾過値：GFR*1の低下）により、尿の生成が阻害され、水とナトリウムの排泄能が低下する ● その結果、間質腔に水、ナトリウムが貯留し、間質液が異常に貯留する。毛細血管も炎症状態となり、毛細血管の透過性が亢進する ● その結果、腎血流量が低下し、尿細管で水、ナトリウムの再吸収が増加し、尿中の水、ナトリウムの排泄が低下し、浮腫が増強する
ネフローゼによる浮腫	● ネフローゼは大量のタンパク尿と低タンパク血症を呈する症候群である ● 腎糸球体の透過性が高まって血漿タンパクが尿中に失われ、低タンパク血症となり、血漿膠質浸透圧が低下して毛細血管の水を引き込む力が弱くなり、毛細血管から水が間質腔に出て間質液が貯留し、浮腫となる ● 血清アルブミンが2.5g/dL以下に低下すると、浮腫が生じる
腎不全による浮腫	● 腎不全は腎臓の機能が低下した状態である ● 腎機能の低下によって尿細管障害が強くなり、再吸収調節ができず尿の排泄が障害され、ナトリウムの貯留をきたすことにより、血液量も増えて毛細血管圧が上昇する ● その結果、毛細血管から水が間質腔に押し出されて、間質液が異常に貯留して浮腫となる
心不全による浮腫	● 心不全は心臓のポンプ機能が低下した状態である ● 左心不全では、右心室は血液を拍出しているのに左心室の血液を大動脈に拍出できなくなるので、肺の血液は左心室に還ることができず、肺の毛細血管がうっ血して毛細血管圧が上昇する ● その結果、肺の毛細血管から水が肺間質腔に押し出されて肺間質液が貯留し、肺間質性浮腫になる ● さらに、肺の毛細血管圧が上昇すると、肺胞内にも水が浸出して肺水腫になる ● 左心不全があって肺静脈圧が上昇し、右心室に過剰な負荷がかかると右心不全を起こす ● 右心不全では、左心室は血液を拍出しているのに、右心室は血液を拍出できなくなるので、静脈血が右心房に還ることができず、静脈系に血液がたまり、体循環系の毛細血管圧が上昇する。その結果、全身の静脈がうっ血し、下腿に浮腫が出現する。さらに体循環系の毛細血管圧が上昇すると、浮腫は増強する
肝硬変による浮腫	● 肝硬変は慢性肝疾患の終末像であり、肝内血管系の変化（門脈・肝動脈と肝静脈との短絡形成）を生じる慢性の肝障害に陥った状態である ● アルブミン産生量が減少して低タンパク血症となり、血漿膠質浸透圧が低下して毛細血管の水を引き込む力が弱くなり、毛細血管から水が間質腔に出て、間質液が貯留し、浮腫となる ● 肝静脈の閉塞による門脈圧の上昇によって、肝臓や脾臓の毛細血管がうっ血し、腹膜の毛細血管圧が上昇して、水が腹腔に押し出され、腹水となる
炎症、毛細血管の損傷による浮腫	● 炎症や毛細血管に損傷があると毛細血管の透過性が亢進し、血漿タンパクが間質腔に漏れ出して、間質液の膠質浸透圧が上昇し、局所的に浮腫となる
リンパ還流障害による浮腫	● リンパ管炎や手術でリンパ節を切除すると、リンパ還流が障害される ● その結果、間質液のタンパクを取り除くことができなくなり、間質液の膠質浸透圧が上昇し、毛細血管から水を引き出す力が強くなって浮腫となる
長時間の臥床、安静、長時間の立位による浮腫	● 静脈弁の閉鎖不全が起こり、それによって筋肉のポンプが動くことができなくなり、静脈の流れが悪くなって右心房に還ることができずに血液が貯留する ● その結果、その上流の毛細血管圧が上昇して、水が間質腔に押し出され、浮腫となる

＊1　GFR：glomerular filtration rate：糸球体濾過値。糸球体を通過する血液量。約100mL/分

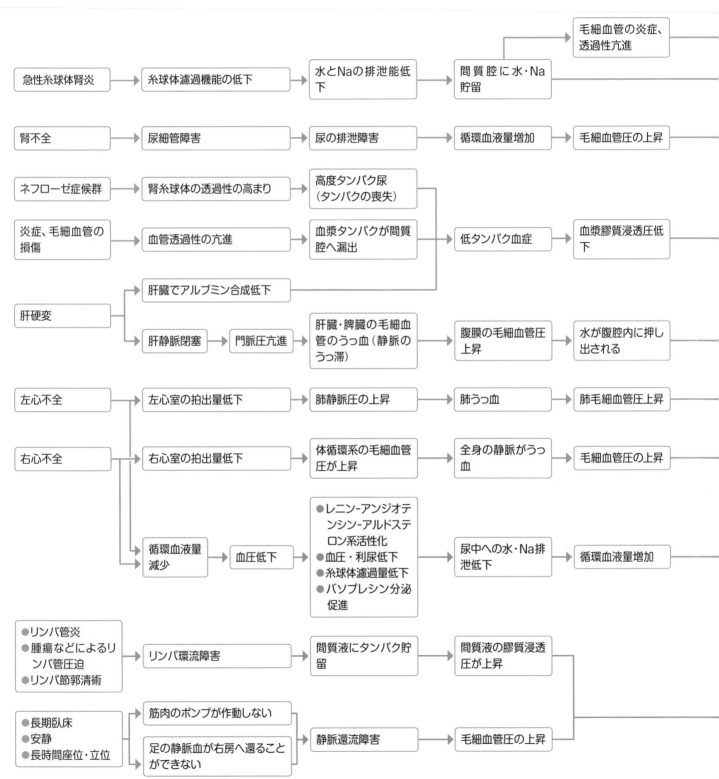

急性糸球体腎炎 → 糸球体濾過機能の低下 → 水とNaの排泄能低下 → 間質腔に水・Na貯留 → 毛細血管の炎症、透過性亢進

腎不全 → 尿細管障害 → 尿の排泄障害 → 循環血液量増加 → 毛細血管圧の上昇

ネフローゼ症候群 → 腎糸球体の透過性の高まり → 高度タンパク尿（タンパクの喪失）

炎症、毛細血管の損傷 → 血管透過性の亢進 → 血漿タンパクが間質腔へ漏出 → 低タンパク血症 → 血漿膠質浸透圧低下

肝硬変 → 肝臓でアルブミン合成低下

肝硬変 → 肝静脈閉塞 → 門脈圧亢進 → 肝臓・脾臓の毛細血管のうっ血（静脈のうっ滞） → 腹膜の毛細血管圧上昇 → 水が腹腔内に押し出される

左心不全 → 左心室の拍出量低下 → 肺静脈圧の上昇 → 肺うっ血 → 肺毛細血管圧上昇

右心不全 → 右心室の拍出量低下 → 体循環系の毛細血管圧が上昇 → 全身の静脈がうっ血 → 毛細血管圧の上昇

循環血液量減少 → 血圧低下 → ●レニン-アンジオテンシン-アルドステロン系活性化 ●血圧・利尿低下 ●糸球体濾過量低下 ●バソプレシン分泌促進 → 尿中への水・Na排泄低下 → 循環血液量増加

●リンパ管炎 ●腫瘍などによるリンパ管圧迫 ●リンパ節郭清術 → リンパ還流障害 → 間質液にタンパク貯留 → 間質液の膠質浸透圧が上昇

●長期臥床 ●安静 ●長時間座位・立位 → 筋肉のポンプが作動しない / 足の静脈血が右房へ還ることができない → 静脈還流障害 → 毛細血管圧の上昇

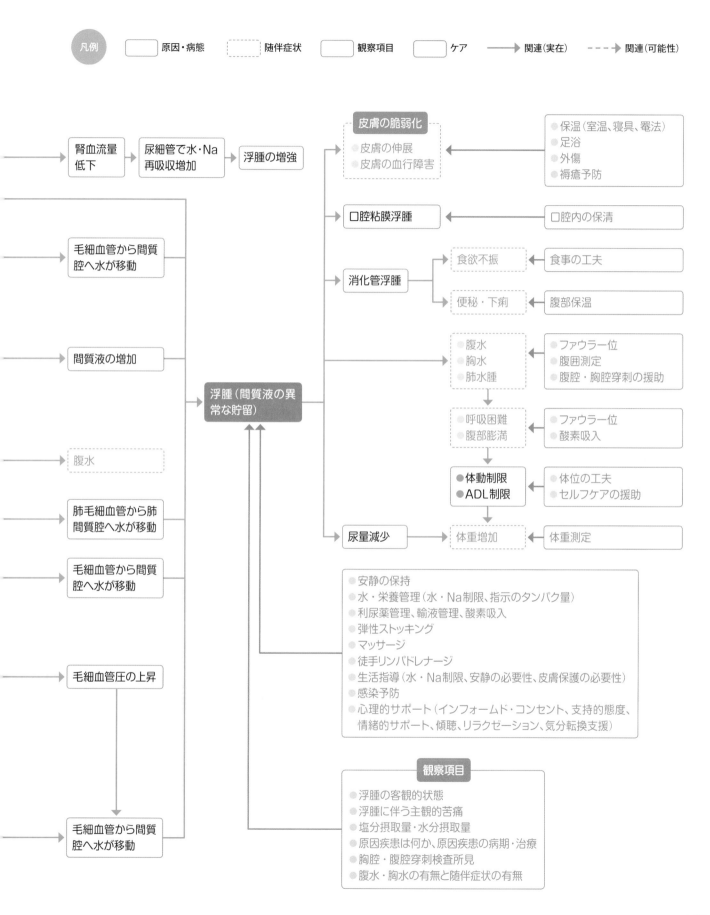

3 観察ポイントとアセスメントの根拠

1 浮腫の客観的状態

- 圧痕（くぼみ）の有無
- 浮腫の出現部位と程度
- 皮膚の弾力性の低下、皮膚粘膜の湿潤度と乾燥、皮膚温度の低下
- 皮膚の緊張度と脆弱性
- 体重増加と尿量減少
- 足背周囲径、下腿周囲径、腹囲周囲径
- 血圧

アセスメントの根拠

- 浮腫は重力の関係で下腿や足背部、眼瞼に出現しやすい。
- 浮腫をきたした皮膚は弾力性を失い、乾燥して皮膚温度も低下する。
- 浮腫をきたした皮膚は、皮下・粘膜下へ水分が漏出し、脆弱な状態になっている。
- 短期間に体重が2〜3kg増加する場合は、浮腫が予測される。
- 浮腫があれば尿量が減少する。尿量が増加すれば、浮腫は軽減される。
- 飲水量と排泄量（水分出納）バランスは浮腫の増減の目安となる。
- 腹水があれば腹囲が増大する。
- 腎性浮腫は全身性の浮腫であるが、特に両眼瞼や顔面の浮腫が強い。
- 心性浮腫は、左心不全では咳嗽、喘鳴、息切れが出現し、呼吸困難となる。
- 右心不全の初期には、夕方に下腿の浮腫が増強する。
- 肝性浮腫は、両下腿の浮腫と腹水が出現する。

2 浮腫に伴う主観的苦痛

- 腫れぼったい感じ
- 倦怠感、脱力感
- 食欲不振、口渇
- 咳嗽、呼吸困難

アセスメントの根拠

- 浮腫があると電解質などが細胞に取り込まれないので、倦怠感や脱力感が出現する。
- 咳嗽や呼吸困難による苦痛が増強すれば、浮腫の悪化が推察される。

3 塩分摂取量、水分摂取量

- 水分出納
- 過剰な塩分（ナトリウム）の生体への取り込み
- 過剰な水分の生体への取り込み

アセスメントの根拠

- 塩分摂取は口渇をまねくため、多量の水分を必要とする。その結果、循環血液量が増加し、心臓に負担をかける。
- 浮腫はナトリウムの排泄を障害し、体内にナトリウムが蓄積する。ナトリウムの蓄積は全身性浮腫をきたす。
- 水分の過剰摂取は浮腫の増強をきたし、心臓、腎臓への負担が増加する。

4 原因疾患の病期・治療

- 腎疾患に起因か
- 心疾患に起因か
- 肝疾患に起因か
- 炎症に起因か
- リンパ還流に起因か
- 毛細血管圧上昇に起因か
- その他の疾患や状態に起因か
- 処方されている薬剤とその作用の効果、副作用（p.110 **表4**）

アセスメントの根拠

- 浮腫は、原因疾患の病態の悪化によって増強する。
- 原因疾患の治療の効果によって軽減する。
- 使用薬剤によっては、作用効果が強すぎて副作用が出現する場合がある。

5 胸腔・腹腔穿刺検査所見（炎症性か非炎症性か）

- 漏出液か滲出液か（鑑別診断に必要である）
  （p.110 **表5**）
- 炎症所見：発熱、倦怠感

アセスメントの根拠

- 漏出液は非炎症性である場合、胸膜毛細血管内圧の上昇（うっ血性心不全の場合）と血漿膠質浸透圧の低下（肝硬変、ネフローゼ症候群の場合）などの原因による。
- 滲出液は炎症性である場合、胸膜毛細血管透過性の亢進（悪性腫瘍、結核、細菌性肺炎などの場合）、肺・胸郭リンパ系の通過障害（リンパ腫、縦隔腫瘍の場合）などの原因による。

6 腹水の随伴症状の有無

- 腹部膨満感
- 呼吸困難
- 食欲不振、悪心・嘔吐、便秘
- 血漿タンパク量

アセスメントの根拠

- 血漿タンパク量が4g/dL、血清アルブミンが2.5g/dL以下の場合に腹水が出現する。
- 腹水は腹腔内に貯留しているので、腹水の増強とともに腹部膨満感が悪化する。
- 心不全による腹水は、呼吸困難をきたす。
- 腹水の増強とともに横隔膜が押し上げられ、呼吸面積を圧迫して呼吸困難が悪化する。

7 胸水の随伴症状の有無

- 胸部圧迫感
- 呼吸困難
- 咳嗽

アセスメントの根拠

- 胸水貯留がわずかな場合、自覚症状はない。
- 胸水が中等量（300〜1,000mL）以上貯留すると、胸部圧迫感や呼吸困難、咳嗽が出現する。

表4　主な利尿薬の種類

分類	薬剤名(一般名)	効果	作用・副作用
サイアザイド系利尿薬	ヒドロクロロチアジド	[内服] ● 最大効果発現時間4時間 ● 効果持続時間12時間	● 尿細管での塩分と水分の再吸収を抑え、尿量を増やす ● 糖尿病や痛風を悪化させる恐れがある
	トリクロルメチアジドインダパミド	[内服] ● 最大効果発現時間4時間 ● 効果持続時間24時間	● 腎臓に作用して尿量を増やす。腎遠位尿細管におけるNa、Clの再吸収を抑制し、水の排泄を増加させる ● 急激に効果が出た場合、脱水症やNa・K不足を起こすことがある
ループ利尿薬	フロセミド	[内服] ● 最大効果発現時間1～2時間 ● 効果持続時間6時間 [注射] ● 最大効果発現時間30分 ● 効果持続時間12時間	● 腎臓の尿細管のループといわれる部分に作用して、尿量を増やす ● 利尿が効きすぎると、K不足、Na不足などの塩分が失われたときの症状を起こすことがある ● 尿酸の排泄を妨害するので、血液中の尿酸が増えて、痛風発作を誘発することがある
	ブメタニド	[内服] ● 最大効果発現時間1～3時間 ● 効果持続時間3～5時間 [注射] ● 最大効果発現時間1時間 ● 効果持続時間1時間30分～3時間	● 腎臓の尿細管での塩分と水分の再吸収を抑え、尿量を増やす ● 薬が効きすぎると、脱水を起こし、血圧が下がりすぎて、ひどい脱力感や眩暈を起こす
カリウム保持性利尿薬	スピロノラクトン	[内服] ● 最大効果発現時間2～3日 ● 効果持続時間2～3日	● 抗アルドステロン性利尿・降圧薬で、血圧を上げるアルドステロンというホルモンのはたらきを抑制する ● Kの排泄が抑えられる ● 悪心、女性型乳房、乳房緊満、副腎皮質機能の低下、抑うつ、頭痛などが出現する恐れがある
	トリアムテレン	[内服] ● 最大効果発現時間2～4時間 ● 効果持続時間8～10時間	● 腎遠位尿細管のNa-K交換を抑制することで、Naおよび水の排泄を促進し、体内のKを保持する ● 発疹や光線過敏症などの過敏症状、食欲不振、悪心などが出現する恐れがある

表5　漏出液と滲出液

指標	色	性状	比重	タンパク濃度	タンパク量	LDH(乳酸脱水素酵素)	細胞成分	細菌	線維素析出凝固	リバルタ反応	おもな疾患
漏出液非炎症性	淡黄色	透明、ときに混濁あり	1.015以下	低い(希薄)	2.5g/dLより低い	300 IU/Lより低い	少ない	無菌	微量、凝固しない	陰性	● 心不全 ● 肝硬変 ● ネフローゼ症候群
滲出液炎症性	淡黄色～黄褐色	透明から混濁、ときに血性	1.018以上	高い(濃厚)	3.0g/dLより高い	400 IU/Lより高い	多い	細菌性の場合、陽性	多量、凝固する	陽性	● 悪性腫瘍 ● 結核 ● 細菌性肺炎 ● 膠原病

4 看護計画の立案

◆期待される結果（看護目標）設定のポイント

- 浮腫が軽減する。
- 水分・栄養管理が必要量の範囲内で行える。
- 皮膚の脆弱化を防ぐための適切な保清が行える。
- 浮腫軽減のための安静、薬物、水分・塩分制限の必要性が理解できる。

◆看護計画

計画	根拠・留意点
観察計画 O-P **❶浮腫の程度と部位** ● 顔面と四肢、特に下腿部 ➡「5 看護ケア」を参照 ● 頸静脈の怒張：仰臥位で顎の下の頸静脈を軽く押さえて息を吸わせると、頸静脈が膨らんで見える。浮腫が減少すれば頸静脈は虚脱する。 **❷浮腫出現状態と生活様式との関係** ● 急激（急性）か徐々に出現（慢性）か。 ● 長時間立位でいたか。 ● 薬を服用していないか。 **❸基礎疾患の状態** ● 腎性浮腫：血圧、尿量 ● 心性浮腫：呼吸困難、労作時息切れ、静脈怒張 ● 肝性浮腫：黄疸、クモ状血管腫、腹壁血管怒張、腹水 **❹体重の増加と腹囲の程度** ● 同じ条件で測定する。 ● 腹囲は臍高位と最大位の2か所測定する。 **❺水分出納バランスと食事摂取量** ● 飲水量 ● 塩分摂取量：1日5g程度（指示による） ● タンパク質の摂取量 ● 尿量 **❻生活への支障の程度** ● 客観的評価：QOL［quality of life：生活（生命）の質］尺度（活動性、身体症状、精神心理状態、社会性など）	● 眼瞼の浮腫は腎疾患で出現する。起床時に上眼瞼を縦につまみ、手を離したときに、その跡が消えにくいかどうかを観察する。 ● 拇指の掌側か、第2・3・4指をそろえて約20秒間静かに圧迫した後、指を離して、圧痕（くぼみ）の有無を観察する（p.114図5）。 ● 浮腫スケール（圧痕のへこみを測定）により観察する。 ● 体位変換で、衣類のしわの跡が消えないなら浮腫がある。 ● 長時間の立位は、静脈血流の心臓への循環が悪くなり、浮腫を引き起こす。 ● 腎疾患の場合は急激に出現、心疾患は徐々に出現する。 ● 薬の副作用で浮腫になる場合がある。 ● 基礎疾患の悪化は、浮腫を増強させる。 ● 体重と腹囲の増加は浮腫増減の目安となる。5%の体重増加は軽度、5〜10%の体重増加は中程度、10%以上の体重増加は重度の浮腫と判断する。 ● 1kgの体重増加は、約1,000mLの浮腫の増加と考える。 ● 水分の摂りすぎは体液の循環量を増して心臓に負担をかけ、塩分の摂りすぎは水分を引き込む。 ● 低タンパクによる浮腫の場合は、毛細血管圧が上昇して、浮腫が増悪する。 ● 尿量、飲水量、体重から水分出納を確認する。 ● 浮腫による日常生活の支障を検討する。主観的には生活の不自由度からつらさや悲しさ、みじめさなどの心理的苦痛を評価する。

計画	根拠・留意点

観察計画 O-P

- ADL評価尺度：移動、整容、食事、書字、排泄、更衣
- 主観的評価：つらい、苦しい、みじめなどの思い
- ❼ **バイタルサイン**
- 血圧、咳嗽、呼吸困難、SpO₂（経皮的酸素飽和度）
- 体温
- ❽ **皮膚の状態**
- 乾燥状態、脆弱状態
- ❾ **随伴症状（頭痛、倦怠感）**
- ❿ **検査データ**
- 血液ガス分析：PaO₂、PaCO₂
- CRT、白血球数（WBC）
- 胸部X線写真（肺うっ血、心胸比）
- 心エコー、CT
- 腎機能検査：BUN、Cr
- 肝機能検査：AST（GOT）、ALT（GPT）

根拠・留意点：
- 心疾患に起因する浮腫では、血圧の上昇が浮腫を増強させ、呼吸困難が出現する。
- 炎症性に起因する浮腫では体温が上昇する。
- 浮腫のある皮膚は、皮下もしくは粘膜下に水分が漏出して脆弱な状態になっており、圧迫や摩擦などの外的刺激で、皮膚、粘膜が損傷しやすい。
- 検査データは、浮腫の増悪や軽減の目安となるだけでなく、原因疾患の改善状況も把握できる。
- 尿量が減少しているにもかかわらず尿比重が高い場合は、浮腫を視野に入れて要観察とする。

ケア計画 C-P

- ❶ **安静の保持➡「5 看護ケア」を参照**
- 床上安静（トイレ歩行のみ許可）
- 浮腫のある部位の挙上
- 皮膚を緊迫しない寝衣

根拠・留意点：
- 安静臥床により、有効腎血漿流量の増加とともに肝血流量が増加し、基礎疾患が改善する。
- 局所性浮腫は、小枕などで挙上すると、血液の循環が促進されて浮腫が軽減される。
- 重力の関係で下側になった部位に浮腫が集中する。体幹や下肢など面積の広い部位は、大きな枕で支え、圧迫や無理な肢位を避ける。

- ❷ **水分・栄養管理**
- 指示された水分量
- 体重の増減
- 塩分制限食
- 指示量のタンパク食
- 食欲低下への対応
  ▶レモン、酢、ダシ、からしなどの香辛料の利用
- ❸ **薬物療法の援助**
- 利尿薬の正確な与薬
- 効果判定：体重、尿量、飲水量、腹囲など経時的に同条件下で測定
- 副作用への対処

根拠・留意点：
- 1日量をペットボトルなどに入れてその範囲内で飲水する。また、飲水量をメモする。
- 塩分は水分を体内に引き込み、水分が摂取されると循環血液量が増して浮腫が増強するので制限する。
- 高度の塩分制限は食欲を低下させるので7g/日程度とするが、重症度に応じて塩分量を決定する。
  ▶軽度：6〜8g/日、中程度：3〜5g/日、重症：0〜3g/日
- 塩分制限によって血漿Na濃度が低下するので、体液の浸透圧が低下して水を体内に保持できなくなり利尿する。
- 利尿薬は効果最大発現時間と持続時間があるため、夜間の排尿を誘発しないように与薬時間に配慮する。夜間の排泄行為は睡眠を妨げ、体力を消耗し、転倒を引き起こす危険がある。
- 急激な利尿は循環血液量の減少、血圧下降、循環不全、脱水などをまねく。副作用を早期発見して対処する。

- ❹ **輸液管理**
- 電解質補給、栄養補給
- ❺ **酸素吸入**
- 指示された酸素流量、カニューラまたはマスク使用

根拠・留意点：
- 電解質のバランスを保持するために電解質補給や栄養補給の目的で点滴が指示される。
- 呼吸困難がある場合は、酸素吸入を行い、体位をセミファウラー位とする。

計画	根拠・留意点

⑥保温 ➡「5 看護ケア」を参照	◯ 浮腫のある皮膚は血行が悪く、冷感を感じやすい。末梢循環の改善は浮腫を緩和する。
◯ 室温・寝具の調整	
◯ 温罨法、足浴	◯ 浮腫のある皮膚は脆弱になっており、温度感覚も鈍くなっているので低温熱傷に留意する。
⑦血液・リンパ液の還流促進、苦痛緩和 ➡「5 看護ケア」を参照	◯ 腹水がある場合は、腹壁の緊張を和らげる体位とするため、セミファウラー位や側臥位とする。
◯ 体位変換：安楽な体位への工夫	
◯ 弾性着衣装着	◯ 徒手リンパドレナージは血液循環を促進し、リンパ液の還流を促進する。特に、リンパへの排水に効果的である。
◯ マッサージ、徒手リンパドレナージ、自動等尺性運動	
⑧セルフケア不足への援助 ➡「5 看護ケア」を参照	◯ 安静の保持や身体的苦痛によってセルフケアできないニードの充足を図る。
◯ 保清：皮膚刺激の少ない石けんを使用	
◯ 粘膜の保護：軟らかい歯ブラシを使用	
◯ ポータブルトイレの使用、トイレ歩行介助	
⑨下痢や便秘への対応	◯ 下痢は電解質バランスをくずし、体力を消耗するので浮腫が悪化する。
◯ 下痢の場合：腹部の保温、消化のよい食事	
◯ 便秘の場合：腹部マッサージ、温罨法、食事の工夫（繊維性の食物）	◯ 便秘は腹部膨満となり、浮腫に伴う苦痛を増強する。便やガスの貯留は横隔膜を挙上し、呼吸困難が増強する。
⑩心理的サポート	◯ 浮腫は身体的苦痛のみならず、病態の悪化を連想させ不安になり、精神的苦痛が増強する。心身の苦しみを看護師と分かち合うことは、患者の情緒的サポートとして有効である。
◯ インフォームド・コンセント	
◯ 支持的な態度：受容と励ましと支援	
◯ 情緒的サポート：肯定的ストローク、承認メッセージ、ともに喜ぶ	
◯ 傾聴：気持ちの受け止めと理解	◯ 病状と治療について説明し、納得のうえで治療が推進されるようにする。
◯ 自己効力感を高めるかかわり：成功体験	
◯ リラクゼーション：呼吸法など	◯ 患者のベッドサイドで時間を共有し、患者の気持ちを受け止め、励まし、できていることを評価し、承認メッセージを伝えることは、患者の自己効力感を高める。
◯ 気分転換：ラジオ視聴、折り紙など	
⑪胸水の場合（胸腔穿刺の援助）➡「5 看護ケア」を参照	
◯ 体位の保持：セミファウラー位	
◯ 穿刺部位：中腋窩線上第5〜7肋間	◯ 胸腔穿刺の吸引圧は、一般的には−10〜15cmH$_2$Oとする。検査後は2〜3時間安静を保つ。滲出液か漏出液か鑑別する。
◯ 感染防止：無菌操作	
⑫腹水の場合（腹腔穿刺の援助）➡「5 看護ケア」を参照	◯ 腹腔穿刺は、腹部の臓器への圧迫を除去する目的で行われる。膝の下に枕を入れて腹部の緊張を軽減する。
◯ 体位の保持：セミファウラー位または座位	
◯ 穿刺部位：臍と腸骨前上線外側1/3	
◯ 感染防止：無菌操作	◯ 腹水を250mL除去すると循環機能が改善する。電解質異常やタンパクの喪失、ショックを予防するため、1回の排水量は1,000mLを原則とする。

左側欄外：ケア計画 C-P

①指導内容	◯ 浮腫軽減の治療（安静療法、薬物療法、水分制限、塩分制限など）の目的とその必要性および方法を説明し、患者が治療に主体的に参画できるようにする。
◯ 水分制限、塩分制限の必要性	
◯ 安静の必要性	
◯ 皮膚・粘膜の保護の必要性	◯ 指導内容は患者の理解状況と心理的準備状況を判断して決定する。

左側欄外：教育計画 E-P

5 看護ケア

浮腫の観察・腹水の観察

- 下腿の脛骨前面または足背部を圧迫し、圧痕が観察されれば、浮腫があると判断できる（**図5**）。
- 腹水の有無を、視診・触診・打診で観察する（**図6**）。

図5 浮腫部の圧痕跡（へこみ）

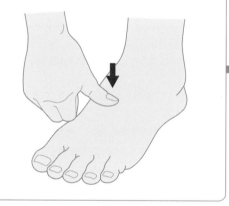

下腿の下1/3の脛骨前面または足背部を第1指か第2・3・4指をそろえて指の腹でやさしく約20秒（10〜30秒）間圧迫する。

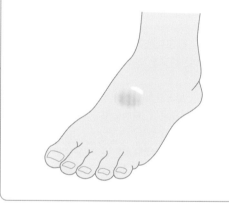

指を離したあとのへこみの程度を観察する。指を離してもそのままくぼんでいる状態が続くなら浮腫があると判定する。

判断基準
- 脛骨前面で圧痕が観察されるなら1〜1.5Lの浮腫があると判断される。
- 足背部、足外踝部に圧痕が観察されるなら3〜4L以上の浮腫があると判断される。

図6 腹水の観察

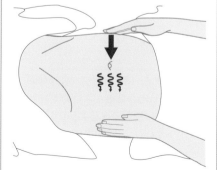

1 腹水が1L以上になると、腹部が全体的に膨隆する

触診で波動が観察される（波動：片方の腹壁を打つと、反対側に波の動きが伝わる）。

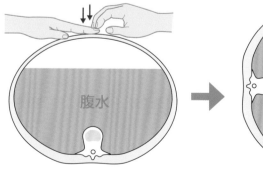

2 腹水は、重力の影響を受けて下方に貯留する

仰臥位で腹部を打診すると、上部は鼓音（太鼓が響くような音）、側腹部は濁音を呈する。

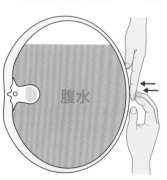

側臥位で腹部を打診すると、腹部で濁音を呈する。

安静の保持：安楽な体位、浮腫のある部位の挙上 (図7)

- 安静の保持と安楽な体位は、むだな体力の消耗を防ぎ、心負荷を軽減する。
- 浮腫のある部位を挙上すると、血液循環が改善され、苦痛がやわらぐ。

図7 **安楽な体位、浮腫部の挙上**

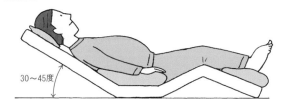

30〜45度

保温と保清、皮膚の保護

- 浮腫のある皮膚は血行が悪く、冷感を感じやすい。末梢循環の改善は浮腫を緩和する。
- 浮腫のある皮膚は、皮下もしくは粘膜下に水分が漏出して脆弱な状態になっている。
- 圧迫や摩擦などの外的刺激で、皮膚、粘膜が損傷しやすい。

- 石けんは、皮膚への刺激が少ないものを用いる。
- 強い摩擦は皮膚を傷つけるので、軽く押さえて拭く程度で清拭する。
- 患者は浮腫による倦怠感や呼吸困難が強い。スキンケア、口腔ケアのときは、患者の消耗を最小にして負担にならないよう配慮する。

徒手リンパマッサージ

p.116**図8**を参照。

胸腔穿刺・腹腔穿刺

① 胸腔穿刺

体位：座位、またはセミファウラー位（胸水が下部に限局し、排液しやすい）(p.116**図9**)。
穿刺部位：一般的に胸部の下部（後腋窩線上で第6・第7肋間）が選ばれる (p.116**図10**)。
感染予防：操作は無菌的に行う。
局所麻酔：塩酸プロカインまたはキシロカイン
呼吸：穿刺時（針刺入時）は、呼吸を一時止めてもらう。
ドレナージ：胸水が多い場合は低圧持続吸引器を使用する。
観察：排液中は、患者のバイタルサインと異常所見を観察する。
心理的サポート：排液中・後の患者を支え励ます。
合併症予防：気胸、ショック、激痛、感染

② 腹腔穿刺

体位：セミファウラー位または仰臥位（腹水が下部に限局し、排液しやすい）(p.116**図11**)。
穿刺部位：一般的に血管損傷が少ない、左前腸骨棘と臍を結ぶ線（モンロー・リヒター線）の外側1/3の点に穿刺する (p.116**図12**)。
感染予防：操作は無菌的に行う。
局所麻酔：塩酸プロカインまたはキシロカイン
呼吸：穿刺時（針刺入時）は、呼吸を一時止めてもらう。
ドレナージ：排液チューブを目盛りつき排液瓶に固定する。ショックを予防するため1回の排水量は1,000mLを原則とする。腹水量が多い場合は、貯留量の1/2〜1/3の腹水を排液するが、排水量は3〜5Lを超えないようにする。
観察：排液中は、患者のバイタルサインと異常所見を観察する。

浮腫

看護ケア

115

- **腹水流出状態不良の場合**：カテーテルを圧迫しないように静かに体位変換する。
- **心理的サポート**：排液中、後の患者を支え、励ます。
- **合併症予防**：気胸、ショック、激痛、感染

- 排液後の腹水の漏出に注意する。
- 腹腔穿刺によって腹水を排液することは、血漿の喪失を意味し、電解質のバランス異常をきたすので、頻回には行えない。腹水を排液するかの判断は慎重に行う。

図8 ▶ 徒手リンパマッサージ（左下肢の場合）

大腿外側に手掌を密着させ、頭側方向に各部位について、皮膚の表面をずらすように軟らかく動かしていく。

大腿内側は、外側に向かって大腿外側と同じ要領でドレナージを行う。

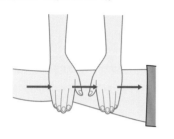
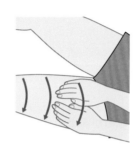

徒手リンパドレナージは、浮腫軽減を目的とし、患肢に貯留したリンパ液や組織液を正常に機能するリンパ節へと誘導する。

図9 ▶ 胸腔穿刺時の体位

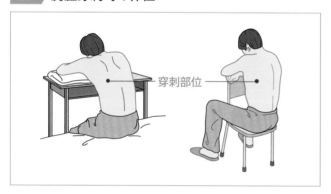

穿刺部位

図10 ▶ 胸腔穿刺、排液の実際

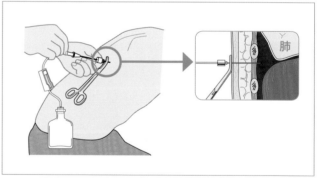

肺

図11 ▶ 腹腔穿刺時の体位

膝の下に枕を入れると安楽体位となる

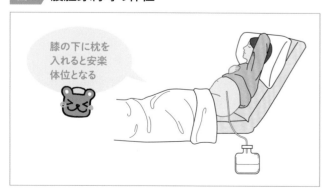

図12 ▶ 腹腔穿刺部位

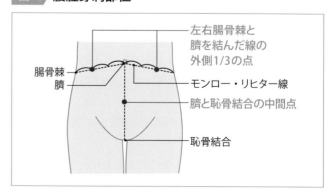

腸骨棘
臍

左右腸骨棘と臍を結んだ線の外側1/3の点
モンロー・リヒター線
臍と恥骨結合の中間点
恥骨結合

運動麻痺

河原田康貴

どんな症状?

人間は高度に発達した神経系のはたらきによって、運動機能が形成されている。

運動麻痺は、運動にかかわる神経経路の過程が障害され、骨格筋の随意的な運動が正常にできなくなる状態である。

日常生活や社会生活に支障をきたすばかりでなく、褥瘡や関節の変形・拘縮など、さまざまな二次的合併症の要因となるため、麻痺の状態を的確にアセスメントし、援助を実施する必要がある。

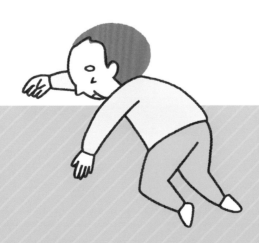

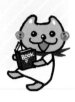

1 症状が起こるメカニズム

運動のメカニズム

● 中枢神経からの運動指令を骨格筋に伝える神経経路を錐体路（すいたいろ）といい、**大脳皮質の運動野**に始まり、内包後脚を通って延髄（えんずい）に下行する。延髄で錐体路の大部分は反対側に交叉し（**錐体交叉**）、脊髄側索（せきずいそくさく）を通ってさらに下行し、**脊髄前角細胞**へ連絡する。脊髄前角細胞からは運動性の末梢神経が出ており、神経終末である**神経筋接合部**からアセチルコリンが放出され、骨格筋に存在する受容体がこれを受け取ることによって、運動指令が骨格筋に伝導される（**図1**）。

● この神経経路のうち、中枢神経系から脊髄前角細胞に至るまでの経路を**上位運動ニューロン**といい、脊髄前角細胞から骨格筋までの経路を**下位運動ニューロン**という（**図1**）。

● なお、錐体路以外の上位運動ニューロンを総称して**錐体外路**といい、錐体路が随意的な運動の実行を命令するのに対して、錐体外路は小脳系とともにその運動が正確かつ滑らかに実行されるための調整を、反射的または不随意的に行う役割を担っている。

図1 運動指令の伝わり方

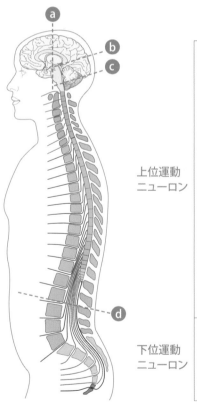

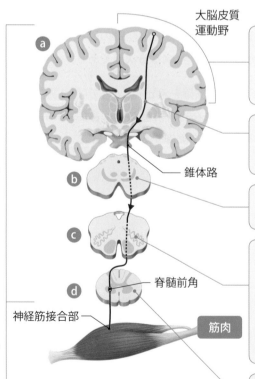

大脳皮質運動野

大脳皮質
● 大脳皮質運動野から身体の各部位に対応した上位運動ニューロンが軸索を出す

内包
● 運動ニューロンの軸索は内包の後脚を通って下行する

錐体路

中脳
● 中脳では錐体路は大脳後脚を通る

延髄
● 橋で小さな束となって下行した軸索は、延髄で再び合流して集束し、錐体を形成して下行する
● 延髄と脊髄の移行部では、繊維束の3/4が正中線を超えて交叉し（錐体交叉）、脊髄に向かう

脊髄前角

神経筋接合部

筋肉

脊髄
● 交叉した繊維束は脊髄側索の背側部を通って下行し、脊髄前角で下位運動ニューロンと接続する

上位運動ニューロン

下位運動ニューロン

運動麻痺の分類・原因・病態

- 運動麻痺とは、前述した運動にかかわる神経経路（上位運動ニューロン→下位運動ニューロン→神経筋接合部→骨格筋）のいずれかの過程が障害され、骨格筋の随意的な収縮、すなわち随意的な運動が正常にできなくなる状態をいう。
- 運動麻痺は、上位運動ニューロンである錐体路が障害されて生じる中枢性麻痺と、下位運動ニューロンや神経筋接合部、また骨格筋が障害されて生じる末梢性麻痺に分類される（**表1**）。
- 麻痺の性質により、痙性麻痺、弛緩性麻痺に分類され（**図2**、**図3**）、麻痺の分布により、単麻痺、片麻痺、対麻痺、四肢麻痺に分類される（**図4**）。
- 麻痺の程度によって、完全麻痺（運動がまったくできない状態）、不完全麻痺（ある程度は運動が可能な状態）に分類される。

図2 痙性麻痺

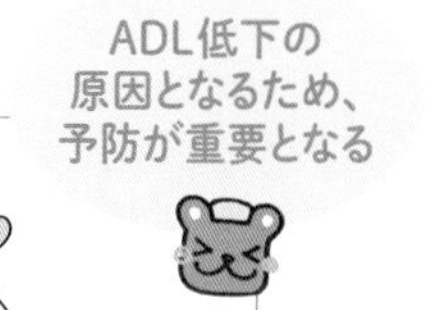

ADL低下の原因となるため、予防が重要となる

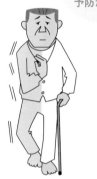

中枢性麻痺では、痙縮（筋緊張の亢進による四肢の突っ張り）を伴う運動麻痺が生じ、これを痙性麻痺という。痙性麻痺が長期間続くと関節可動域の制限（拘縮）を招く。

図3 弛緩性麻痺

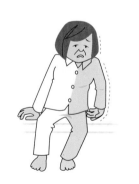

末梢性麻痺では筋緊張が減弱し、筋の弛緩を伴う運動麻痺が生じる。これを弛緩性麻痺という。

表1 障害部位ごとの麻痺の特徴

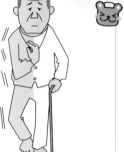

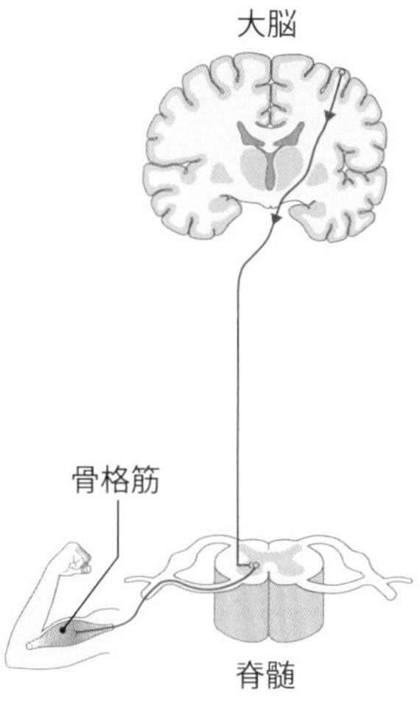

大脳 / 骨格筋 / 脊髄

	障害部位	麻痺の種類	筋萎縮	代表疾患
中枢性	上位運動ニューロン	痙性麻痺[*1]	なし[*2]	● 脳梗塞 ● 脳内出血 ● 脳腫瘍 ● 多発性硬化症（MS）
末梢性	下位運動ニューロン	弛緩性麻痺	あり	● 脊髄性筋萎縮症（SMA） ● 筋萎縮性側索硬化症（ALS）
末梢性	神経筋接合部	弛緩性麻痺	なし	● 重症筋無力症 ● 筋無力症症候群
末梢性	筋	弛緩性麻痺	あり	● 筋ジストロフィー ● 筋硬直性ジストロフィー ● 多発性筋炎・皮膚筋炎

*1 上位運動ニューロン障害の急性期には弛緩性麻痺となることがある。
*2 廃用性萎縮は生じることがある。

図4 麻痺の分布による分類

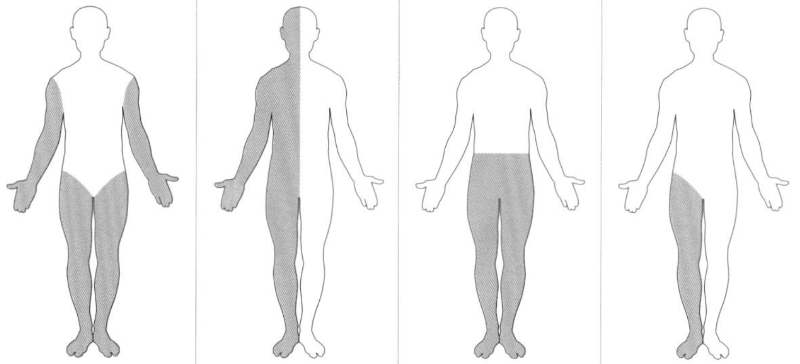

	四肢麻痺	片麻痺	対麻痺	単麻痺
麻痺の分布	四肢すべてが麻痺した状態。	一側の上下肢が麻痺した状態。顔面を含む場合もある。	両側の下肢が麻痺した状態。	一側の上肢や一側の下肢だけが麻痺した状態。
障害部位の例	● 大脳皮質運動野 ● 下位運動ニューロン　など	● 大脳皮質運動野 ● 内包　など	● 胸 ● 腰髄　など	● 橋 ● 頸髄　など

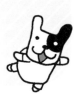

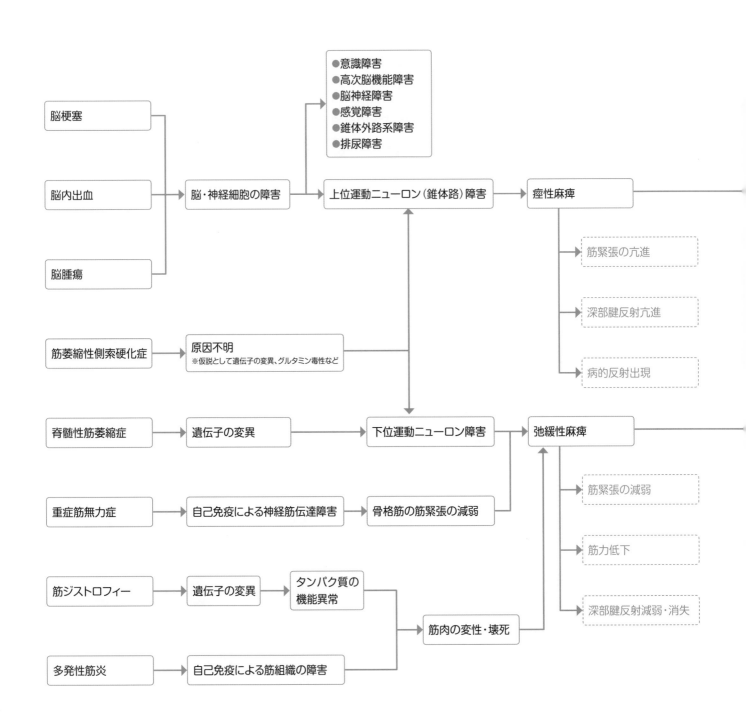

脳梗塞 ─┐
脳内出血 ─┼→ 脳・神経細胞の障害 ─→ 上位運動ニューロン（錐体路）障害 ─→ 痙性麻痺
脳腫瘍 ─┘

上位運動ニューロン（錐体路）障害 →
● 意識障害
● 高次脳機能障害
● 脳神経障害
● 感覚障害
● 錐体外路系障害
● 排尿障害

痙性麻痺 →
筋緊張の亢進
深部腱反射亢進
病的反射出現

筋萎縮性側索硬化症 ─→ 原因不明 ※仮説として遺伝子の変異、グルタミン毒性など

脊髄性筋萎縮症 ─→ 遺伝子の変異 ─→ 下位運動ニューロン障害 ─→ 弛緩性麻痺

重症筋無力症 ─→ 自己免疫による神経筋伝達障害 ─→ 骨格筋の筋緊張の減弱

弛緩性麻痺 →
筋緊張の減弱
筋力低下
深部腱反射減弱・消失

筋ジストロフィー ─→ 遺伝子の変異 ─→ タンパク質の機能異常 ─→ 筋肉の変性・壊死

多発性筋炎 ─→ 自己免疫による筋組織の障害

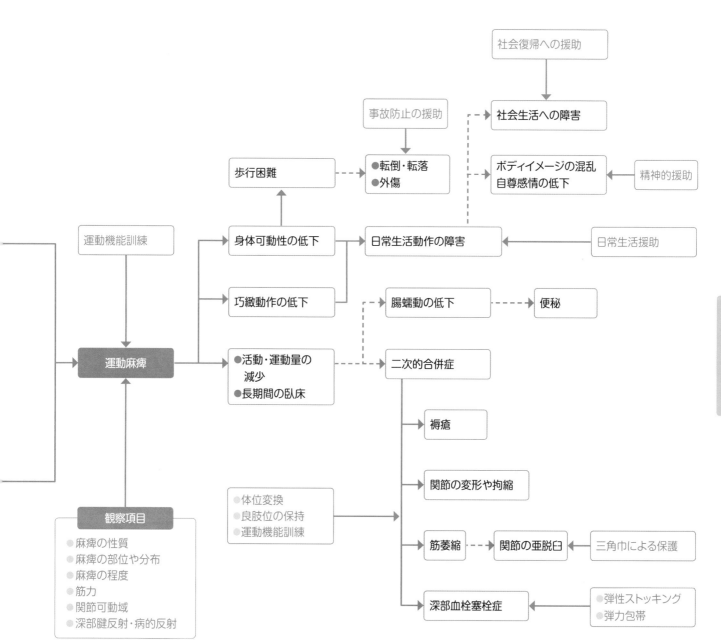

凡例　　☐ 原因・病態　┊☐┊ 随伴症状　☐ 観察項目　☐ ケア　──▶ 関連（実在）　----▶ 関連（可能性）

社会復帰への援助

事故防止の援助

社会生活への障害

歩行困難

●転倒・転落
●外傷

ボディイメージの混乱
自尊感情の低下

精神的援助

運動機能訓練

身体可動性の低下

日常生活動作の障害

日常生活援助

巧緻動作の低下

腸蠕動の低下

便秘

運動麻痺

●活動・運動量の
　減少
●長期間の臥床

二次的合併症

褥瘡

関節の変形や拘縮

●体位変換
●良肢位の保持
●運動機能訓練

筋萎縮

関節の亜脱臼

三角巾による保護

観察項目

●麻痺の性質
●麻痺の部位や分布
●麻痺の程度
●筋力
●関節可動域
●深部腱反射・病的反射

深部血栓塞栓症

●弾性ストッキング
●弾力包帯

運動麻痺

病態・ケア関連図

121

3 観察ポイントとアセスメントの根拠

1 運動麻痺の状態

- 麻痺の性質（痙性、弛緩性）
- 麻痺の部位や分布（単麻痺、片麻痺、対麻痺、四肢麻痺）
- 麻痺の程度（完全、不完全）
- 筋力
- 関節可動域
- 深部腱反射、病的反射

> **アセスメントの根拠**
>
> - 麻痺の性質や部位・分布、程度を確認し、現在の麻痺の状態を把握する。
> - さらに徒手筋力検査（MMT）（**表2**）や関節可動域（ROM）の測定（**図5**）のほか、バレー徴候やミンガッツィーニ徴候の観察（**図6**）、深部腱反射や病的反射の観察（**図7**）などを行い、麻痺の状態を詳細に把握する。

表2 徒手筋力検査（MMT：Manual Muscle Test）

数的スコア	質的スコア	基準
5	Normal	強い抵抗を加えても、抵抗にうちかって関節を正常可動域いっぱいに動かすことができる。
4	Good	かなりの抵抗を加えても、抵抗にうちかって正常な関節可動域いっぱいに動かすことができる。
3	Fair	重力にうちかって正常な関節可動域いっぱいに動かすことができる。しかし抵抗が加わるとまったく動かすことができない。
2	Poor	重力を除けば正常な関節可動域いっぱいに関節を動かすことができる。
1	Trace	筋肉の収縮は認められるが、関節はまったく動かすことができない。
0	Zero	筋肉の収縮がまったく認められない。

＊MMTの評価には患者の協力が不可欠である。意識障害などで患者の協力が得られない場合は、体動や痛み刺激に対する反応などから、筋力を推測する。
＊MMTが2以下の場合は、日常生活に援助や装具・自助具などが必要となる。

図5 関節可動域（ROM：Range Of Motion）の測定

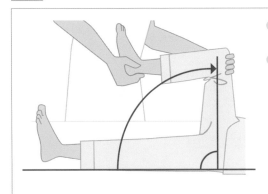

- 関節角度計を用いて、関節の可動範囲を測定する。
- 関節の可動は筋力の影響を受けるため、基本的に他動運動により測定する。

図6 バレー徴候とミンガッツィーニ徴候の観察

バレー徴候の観察	ミンガッツィーニ徴候の観察

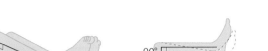

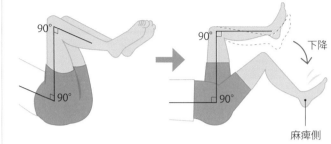

- 両手を前に伸ばし、指をそろえて手掌を上に向けてもらう。
- 両眼を閉じてもらい、20秒ほど観察する。
- 正常な場合は姿勢を維持することができるが、運動麻痺がある場合は、麻痺側に「上肢の下降」「前腕の回内」「肘関節の屈曲」がみられる。

- 股関節と膝関節がどちらも90°に屈曲する姿勢をとってもらい、20秒ほど観察する。
- 正常な場合は姿勢を維持することができるが、運動麻痺がある場合は、麻痺側の下肢が下降する。

図7 深部腱反射や病的反射の観察

深部腱反射の観察		病的反射の観察	
腱反射の亢進	腱反射の減弱・消失	正常	バビンスキー反射

- 上位運動ニューロンの障害では反射が亢進し、下位運動ニューロンの障害では反射が減弱・消失する。

- 足関節を固定し、先が固く尖ったもので、足底の外側を踵側からつま先までゆっくりとこすり上げる。
- 正常な場合は、足底反射によってすべての足趾が底屈する。錐体路障害では、拇趾は甲側に背屈し、その他の四指は扇状に開く（バビンスキー反射）。

運動麻痺

観察ポイントとアセスメントの根拠

2 運動麻痺の原因疾患および病変（障害）部位

● 現病歴
● 病変（障害）部位

● 病変（障害）の部位によって、運動麻痺の状態や、その他の脳・神経機能障害の出現は異なる。運動麻痺の原因となっている疾患の状態や経過、病変（障害）部位を把握し、治療や援助に活かす。

3 運動麻痺による二次的合併症の有無や程度

● 関節の変形や拘縮
● 筋萎縮
● 亜脱臼
● 褥瘡
● 静脈血栓塞栓症（深部静脈血栓症、肺塞栓症）

図8 **静脈血栓塞栓症**

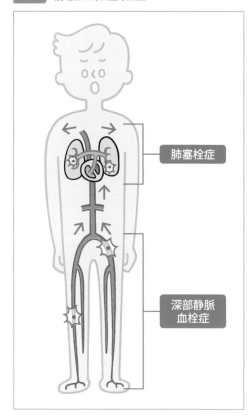

肺塞栓症

深部静脈血栓症

アセスメントの根拠

● 運動麻痺による活動・運動量の減少や長期間の臥床は、関節の拘縮や変形、筋萎縮、褥瘡、深部静脈血栓症など、さまざまな二次的障害を招きやすい。二次的障害の回復は非常に難しく、日常生活をさらに困難にさせるばかりか、心理・社会的にも深刻な影響を与えるため、その有無や程度を把握する必要がある。
● 痙性麻痺では筋緊張が亢進しているため、関節の動きが制限されて、関節の拘縮や変形をきたしやすい。一方、弛緩性麻痺では、筋緊張の減弱によって筋肉は萎縮し、さらに関節周囲筋や関節包の緊張も低下するため、肩関節などの亜脱臼をきたしやすい。
● 運動麻痺によって自力体動が困難な場合は、褥瘡発生のハイリスクとなる。
● 活動・運動量の減少や長期間の臥床では、筋ポンプ作用の低下によって静脈還流が障害され、静脈血栓塞栓症（**図8**）の発症リスクが高くなる。

4 運動麻痺以外の脳・神経機能障害の有無や程度

- 意識障害（意識レベルの低下、認知障害など）
- 高次脳機能障害（記憶障害、注意障害、遂行機能障害、失語・失行・失認など）
- 脳神経障害（顔面神経麻痺、視覚障害、平衡機能障害、構音障害、嚥下障害など）
- 感覚障害
- 錐体外路系障害（不随意運動、運動失調など）
- 排尿障害

アセスメントの根拠

- 運動麻痺のある患者では、運動麻痺のほかに、意識障害から排泄機能障害まで、脳・神経機能障害に伴うさまざまな障害を合併しやすい。またこれらの障害は、日常生活に大きく影響するため、その有無や程度を把握する必要がある。
- 意識レベルの低下や認知障害の悪化は、生命の危機状態を示唆する徴候であり、早急な対応が必要な場合もある。また高次脳機能障害では、病識の欠如や注意力の低下に伴い、日常生活にさまざまな危険が生じる。
- 12対の末梢神経である脳神経は、見る、食べる、聞く、話すなど、日常生活をつくる機能を担っているため、脳神経の障害は日常生活にさまざまな影響を及ぼす。
- 感覚障害は、脳・神経機能障害における重要な症状の1つであり、外傷や褥瘡などのリスクとなるほかに、運動・活動にも大きな影響を及ぼす。
- 排尿は膀胱の機能のほかに、脳・脊髄・末梢神経など神経系の機能によって調整されているため、中枢神経や末梢神経の障害によって排尿障害が生じることがある。

5 日常生活動作（ADL）の状態

- 姿勢保持、起居・移乗・移動動作
- 食事動作
- 排泄動作
- 清潔動作
- 更衣・整容動作

アセスメントの根拠

- 麻痺の状態やその他の脳・神経機能障害とともに、現在の日常生活動作の状態を把握し、セルフケアの維持・拡大に向けた援助や機能回復訓練に活かす。

6 運動麻痺に対する患者・家族の反応や思い、サポート体制

- 疾患や運動麻痺に対する理解や認識
- 疾患や運動麻痺に対する思いや感情、受け止め
- 治療やリハビリテーションに対する患者・家族の期待
- 入院前の生活状況や退院後の生活への思い・希望
- 家族構成
- 家族との関係

アセスメントの根拠

- 運動麻痺のある患者では、身体機能の変化に伴い、ボディイメージの混乱や自尊感情の低下、また予後や将来に対する不安などから、精神的危機状況に陥りやすい。
- 障害の受容や生活の再構築には、患者だけでなく家族を含めた支援が必要なため、それぞれの思いや家族のサポート体制などに注目する必要がある。

運動麻痺

観察ポイントとアセスメントの根拠

4 看護計画の立案

◆期待される結果（看護目標）設定のポイント

● 残存機能を最大限に活用し、日常生活の拡大・自立を図ることができる。

● 運動麻痺に起因する二次的障害や事故（転倒・転落、外傷など）を起こさない。

● 機能障害を受容し、生活の再構築に向けて、前向きに治療やリハビリに取り組むことができる。

◆看護計画

計画	根拠・留意点
観察計画 O-P ❶運動麻痺の状態 ❷運動麻痺による二次的合併症の有無や程度 ❸運動麻痺以外の脳・神経機能障害の有無や程度 ❹日常生活動作（ADL）の状態 ❺バイタルサイン、酸素飽和度 ❻患者・家族の心理的・社会的状況 ➡O-Pの細かい項目については、「3 観察ポイントとアセスメントの根拠」を参照	● 左記の項目を観察することによって、運動麻痺の経過や変化を把握し、期待される結果に近づいているかなど、治療やケアの効果を判断する情報とする。一方、運動麻痺の増悪は、脳・神経機能の増悪が原因の場合もあるため、軽微な変化も見逃さないように注意深く観察し、異常時は速やかな対応に努める必要がある。 ● 脳・神経障害のある患者では、循環器系の障害を合併している場合が多く、活動・運動に伴う疲労や、さまざまな原因によって生じる心理的ストレスは、頻脈や血圧上昇など循環状態の変調につながりやすい。さらに、自律神経系の障害を合併している場合では、起立時の血圧調整がうまくできず、起立性低血圧を起こしやすい。したがって、運動機能訓練や日常生活援助の実施にあたっては、前後でバイタルサインや酸素飽和度を測定、自覚症状の有無を確認し、変化に注意する。 ● 機能障害の受容の程度は、治療やリハビリへの取り組みに大きく影響するため、心理的・社会的状況についても経時的な変化を把握する必要がある。
ケア計画 C-P ❶体位変換 ➡体位変換のポイントについては、「褥瘡」の章を参照 ❷良肢位の保持➡「5 看護ケア」図9・10を参照 ● 肩関節は外転10〜30度、肘関節は屈曲90度とし、手関節がやや背屈するように保持する。 ● 股関節は屈曲10〜30度かつ外転0〜10度、膝関節は屈曲10度、足関節は背屈・底屈0度とし、膝関節の下や足底部にクッションや枕を当てて調整する。	● 長期の安静による二次的障害の予防のために、体位変換は急性期から行う。体位変換は基本的に2時間以内の間隔で実施するが、麻痺側を下にした仰臥位は短時間とし、麻痺側の上肢が体幹によって圧迫されないよう注意する。 ● 体位変換後は良肢位の保持や、筋や関節への負担や局所への圧迫を避けるために、体圧分散式用具やクッション、枕を用いるなど、安楽な姿勢の保持に努める。

計画	根拠・留意点

❸静脈血栓塞栓症の予防
- 患者の状態に応じて、弾性ストッキングまたは弾力包帯を選択する。
- 着用後は、正しく着用されているか、皮膚障害や血行障害、神経障害などが生じていないか、適宜確認する。

- 弾性ストッキングや弾力包帯の着用、また後述する運動機能訓練によって、静脈血栓塞栓症の予防に努める。
- 弾性ストッキングや弾力包帯の着用にあたっては、サイズや着圧に留意し、着用中は皮膚障害や血行障害、神経障害などに十分注意する。

❹運動機能訓練
- 関節可動域訓練 ➡「5 看護ケア」図11参照
- 筋力増強訓練
- 起座訓練
- 座位・起立・立位保持訓練
- 歩行訓練

- 日常生活の拡大・自立、二次的障害の予防のために、早期から運動機能訓練を行う。
- 自動運動ができない場合は他動運動から開始し、関節可動域の拡大、筋力の増強を図りながら、起座→起立→歩行と段階的に進めていく。
- 運動機能訓練は医師の指示のもと、多職種間で連携を図って進めていく。

❺日常生活援助
- 起居・移乗・移動動作の援助
  - ▶ベッド上で起き上がる際は、まず健側が下になる側臥位をとらせ、健側上肢の力を利用しながら援助する。➡「5 看護ケア」図12参照
  - ▶車いすへの移乗では、健側から移乗できるように、健側に車いすを設置する。骨盤を支える、介助者の肩につかまってもらう、複数で介助するなど、安全な移乗を心がける。
  - ▶座位や立位の場合、上肢の重みで肩関節が亜脱臼を起こす可能性があるので、三角巾等で麻痺側の上肢を固定する。
- 食事動作の援助
  - ▶利き手が健側であれば、箸やスプーンなどの使用は可能である。
  - ▶利き手に麻痺がある場合は、ハンドル付きのスプーンや取っ手付きのコップなど、自助具の使用を試みる。➡「5 看護ケア」図13参照
  - ▶食器を持つ・支えることができない場合は、テーブルの高さを高くする、テーブルに固定できる食器や滑り止めのテーブルマットを用いるなど、食事環境を工夫する。
- 排泄動作の援助
  - ▶排泄パターンや失禁の有無、排泄動作の自立度に応じて、援助方法や排泄用具（尿器、ポータブルトイレなど）の使用を検討する。
- 清潔動作の援助
  - ▶患者の状態や治療上の制限（安静指示、ルートやライン類の有無など）、清潔動作の自立度に応じて、入浴や清拭などの援助方法、および自助具の使用を検討する。

- 運動麻痺の状態を把握し、どのような日常生活動作に対して、どのような援助が適切かアセスメントし、患者個々の状態に応じた援助を計画する。
- 援助の計画にあたっては、援助が最小限となるよう、患者の残存機能に着目する。

ケア
計画

C-P

運動麻痺

看護計画の立案

計画	根拠・留意点
▶浴室内は床が濡れて滑りやすいため、手すりの設置や滑り止めバスマットの使用など、環境面にも十分配慮する。 ● 更衣・整容動作の援助 　▶衣類のサイズは多少大きめのものを選択する。 　▶手指の巧緻性に応じて、ボタンやファスナー、マジックテープなど、衣類の種類を選択する。 　▶衣類を着る際は患側から、脱ぐ際は健側から行う（患着健脱）。 ❻**危険を防止するための援助** ● ベッドは適切な高さに調整する。 ● 外傷を予防するために、ベッド柵にタオルを巻くなど工夫する。 ● 使用していない物品はベッド周囲に置かない。	● 身体機能の回復に伴い、転倒・転落や外傷などの事故を起こすリスクも高くなる。転倒・転落には、患者の身体的な問題である内的要因と、ベッド周囲の環境や照明、履物などの外的要因、そして「座りたい」「トイレに行きたい」など患者の意思や欲求である行動要因が関係している。 ● 転倒・転落アセスメントシートなどを活用し、患者個々のリスク要因に応じた対策を計画する必要がある。
❼**精神的な援助** ● 患者・家族が語る気持ちを傾聴し、思いや感情を理解、支持、尊重する態度を心がける。 ● 不安なことや心配なことがあれば、わかりやすい言葉で説明する。場合によっては、医師からの説明を依頼する。 ● 患者自身が回復を実感できるようにはたらきかけ、治療やリハビリに前向きに取り組めるように支援する。 ❽**社会復帰への援助** ● 社会資源の紹介や活用 ● 福祉用具の利用や住環境の整備	● 障害の受容過程は「ショック期」「否認期」「混乱期」「解決への努力期」「受容期」に分類され、この過程を行ったり来たりしながら、少しずつ受容していくと考えられている。 ● 受容には長い時間を必要とするが、患者・家族の思いや感情に寄り添い、障害を受容していく過程を支えていくことが大切である。 ● 運動麻痺のある患者では、何らかの障害を残したまま社会復帰せざるを得ない場合が多い。社会復帰に際しては、家庭状況や経済状況などの社会的側面にも注視して援助を計画する必要がある。 ● 自宅での生活に円滑に移行できるよう、院内の関連部門や市町村の福祉に関する窓口、また居宅介護支援事業所などと連携を図って支援する。
❶運動麻痺や原因となる疾患の病態・治療・リハビリについて、理解できるように説明する。 ❷疾患の治療や療養生活を継続できるように、その必要性について説明する。 ❸日常生活の拡大・自立と、それに伴う危険防止について説明する。	

左端縦書きラベル：ケア計画 C-P ／ 教育計画 E-P

5 看護ケア

良肢位の保持（図9、図10）

- 良肢位の保持によって、日常生活動作に及ぼす負担を最小限にし、関節拘縮や褥瘡などの二次的合併症を予防する。
- 麻痺部位に注意を払い、枕やクッションを用いて安定した姿勢をとらせる。

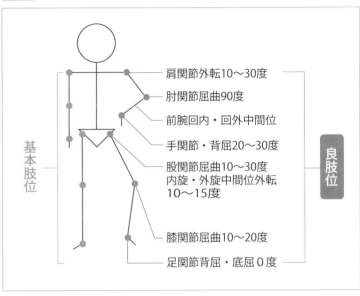

図9 各関節の良肢位（整形外科的良肢位）

基本肢位

肩関節外転10～30度
肘関節屈曲90度
前腕回内・回外中間位
手関節・背屈20～30度
股関節屈曲10～30度
内旋・外旋中間位外転
10～15度
膝関節屈曲10～20度
足関節背屈・底屈0度

良肢位

林静子：基本的活動の援助．系統看護学講座 基礎看護学③ 基礎看護技術Ⅱ第17版，医学書院，東京，2017：96より転載

図10 運動麻痺のある患者の良肢位

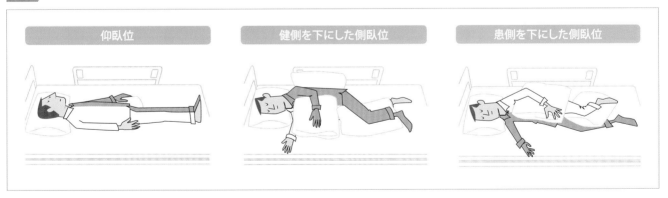

仰臥位　　　健側を下にした側臥位　　　患側を下にした側臥位

運動麻痺

看護計画の立案／看護ケア

関節可動域訓練（図11）

● 患者の関節可動域を把握し、疼痛が生じない範囲で行う。
● 近位の関節（体幹に近い関節）を支持して、ていねいに行う。

図11 関節可動域訓練

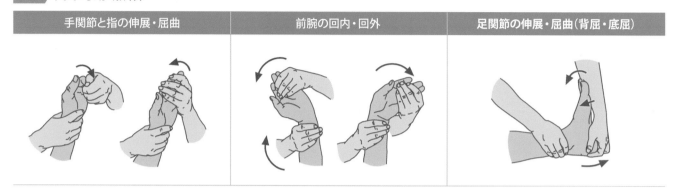

手関節と指の伸展・屈曲	前腕の回内・回外	足関節の伸展・屈曲（背屈・底屈）

運動麻痺がある患者への日常生活援助（図12・13）

● 寝返りを介助する場合は、患側肩関節を保護するために、健側を下にする。
● 自力で行う場合は、寝返る方向に顔を向け、健側の腕で患側を引っ張り、健側の下肢を患側の下に入れて寝返る。

図12 左麻痺患者の寝返りと起き上がり

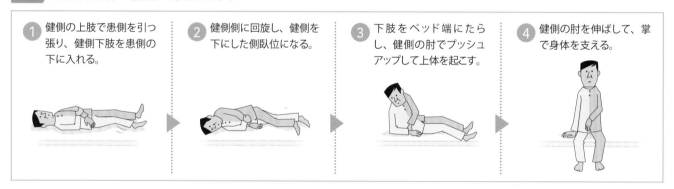

1 健側の上肢で患側を引っ張り、健側下肢を患側の下に入れる。
2 健側側に回旋し、健側を下にした側臥位になる。
3 下肢をベッド端にたらし、健側の肘でプッシュアップして上体を起こす。
4 健側の肘を伸ばして、掌で身体を支える。

図13 食事の自助具

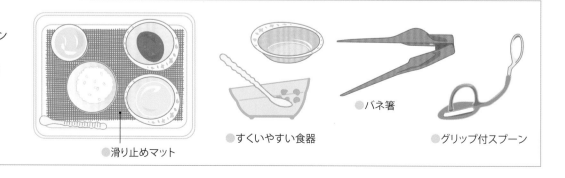

● 小さいスプーン
● グリップ付スプーン
● バネ箸
● すくいやすい食器
● 滑り止めマット
● エプロン

● 滑り止めマット
● すくいやすい食器
● バネ箸
● グリップ付スプーン

嚥下障害

穴井めぐみ

どんな症状?

嚥下障害とは、疾病や老化などの原因により飲食物の咀嚼(そしゃく)や飲み込みが困難となる障害をいう。

〈摂食嚥下のプロセス〉

①食物を認識し、口唇を開けて、食塊を口腔に運ぶ。運ばれた食塊を咀嚼し、舌を使って咽頭へ送られると嚥下反射が起こり、飲み込み(嚥下)が起こる。

②嚥下が起こるときは、軟口蓋(なんこうがい)が挙上し、口腔と鼻腔が遮断される。また、喉頭蓋(こうとうがい)によって気管に蓋がされ、嚥下の瞬間だけ食道が開き、食塊が食道へと送り込まれる。

摂食嚥下の複雑なプロセスにかかわる"神経"や"筋肉"になんらかの障害が生じた場合、摂食嚥下障害が生じる。

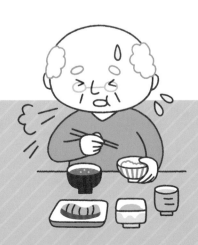

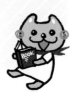

1 症状が起こるメカニズム

嚥下に関する器官とはたらき

● 嚥下に関する器官を**図1**に示した。

● 各器官のはたらき

▶**喉頭蓋谷**（こうとうがいこく）：奥舌と喉頭蓋の間にあるくぼみ。食道入口部の開口が遅れると、喉頭蓋谷に貯留した食物が気道に入る。

▶**喉頭蓋**：嚥下時に気道をふさぎ、食物が喉頭に入るのを防ぐ。

▶**舌骨**（ぜっこつ）：舌の土台を形成し、舌と甲状軟骨（こうじょうなんこつ）をつなぎ、喉頭の挙上にかかわる。

▶**食道入口部**（しょくどうにゅうこうぶ）：食道の入り口で、輪状咽頭筋（りんじょういんとうきん）の作用により、通常は閉鎖している。

▶**声帯**（せいたい）：発声を行う器官であるが、誤嚥防止の機能ももっている。

▶**梨状窩**（りじょうか）：咽頭で気管と食道が交差し、最下部の両脇にある陥凹（かんおう）で食道に連なる。嚥下反射が遅れると、ここに貯留した食物が気道に入る。

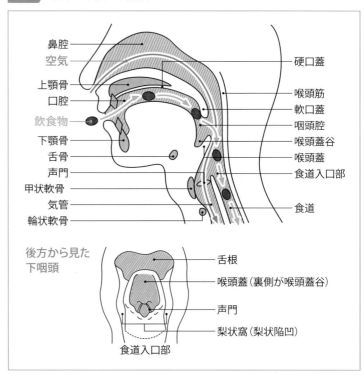

図1 嚥下に関する器官

後方から見た下咽頭
- 舌根
- 喉頭蓋（裏側が喉頭蓋谷）
- 声門
- 梨状窩（梨状陥凹）
- 食道入口部

摂食嚥下のメカニズム

● 摂食嚥下運動は、先行期、準備期、口腔期、咽頭期、食道期の5つの期を経て起こる（**表1**、**図2**、**3**）[1]。

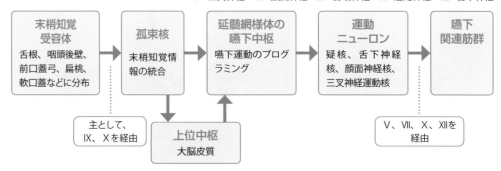

図2 嚥下反射の経路

Ⅴ：三叉神経　Ⅶ：顔面神経　Ⅸ：舌咽神経　Ⅹ：迷走神経　Ⅻ：舌下神経

| 末梢知覚受容体 | → | 孤束核 | → | 延髄網様体の嚥下中枢 | → | 運動ニューロン | → | 嚥下関連筋群 |

末梢知覚受容体：舌根、咽頭後壁、前口蓋弓、扁桃、軟口蓋などに分布

孤束核：末梢知覚情報の統合

延髄網様体の嚥下中枢：嚥下運動のプログラミング

運動ニューロン：疑核、舌下神経核、顔面神経核、三叉神経運動核

上位中枢：大脳皮質

主として、Ⅸ、Ⅹを経由

Ⅴ、Ⅶ、Ⅹ、Ⅻを経由

三富夏彦：咽頭から食道へ. 摂食・嚥下リハビリテーション. 金子芳洋, 千野直一監修, 医歯薬出版, 東京, 1998：25. より引用

表1 摂食嚥下のメカニズム

分類	機能	メカニズム
先行期	食物の認知、高次脳機能	◎ 食べようとする食物を認知・予測することから、摂食嚥下は始まる ◎ 何を、どれだけ、どのように食べるかを決定し行動する段階
準備期	随意運動、捕食、加工処理、咀嚼、食塊形成	◎ 口唇、歯で食物を取り込み（捕獲、捕食）、咀嚼し、食塊（飲み込める状態）を随意的に形成する段階 ◎ 咀嚼を行い食塊を形成するためには、歯牙、舌、頬、下顎の運動が必要である ◎ 口唇閉鎖ができないと、食物をこぼす
口腔期	随意運動、舌による咽頭への送り込み	◎ 口腔から咽頭へ舌を使って（舌尖を挙上して上顎に付ける）、食塊を送る時期で、不随意運動へ移行する段階 ◎ このとき、軟口蓋は上へ上がるのと同時に後方へ膨らんで、口腔と鼻腔を遮断する準備をする
咽頭期	嚥下反射（図2）、咽頭通過、鼻咽喉、咽頭の閉鎖、呼吸の停止	◎ 食塊が口蓋から咽頭粘膜にある"トリガーポイント"に接触することで、反射運動が起こり、食塊が下咽頭から食道入口部を経て食道へ移送される段階 ◎ 咽頭の収縮は下咽頭まで進み、中咽頭は、咽頭壁、舌根および軟口蓋の密着により閉じている ◎ 喉頭蓋が気管の入口をふさぎ、声門も閉じる。嚥下時には呼吸は停止している ◎ 喉頭が上前方へ移動することで、喉頭の後方にある食道入口部（咽頭と食道の接合部）が、輪状咽頭筋の弛緩により開き、そこへ食塊が送り込まれる
食道期	蠕動運動、食道通過	◎ 蠕動運動によって食塊が食道から胃へ移送される段階 ◎ 各器官は元の位置に戻る。咽頭と喉頭の交通が再開通し、呼吸も再開する（嚥下が終了）

図3 摂食嚥下の各プロセスにおける食塊の動き

1 先行期

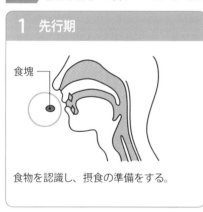

食物を認識し、摂食の準備をする。

2 準備期

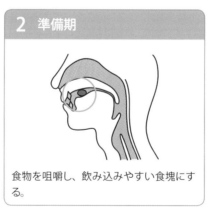

食物を咀嚼し、飲み込みやすい食塊にする。

3 口腔期（嚥下の第1期）

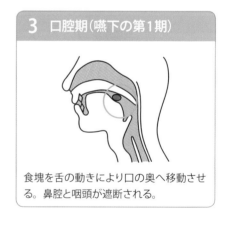

食塊を舌の動きにより口の奥へ移動させる。鼻腔と咽頭が遮断される。

4 咽頭期（嚥下の第2期）

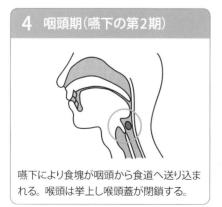

嚥下により食塊が咽頭から食道へ送り込まれる。喉頭は挙上し喉頭蓋が閉鎖する。

5 食道期（嚥下の第3期）

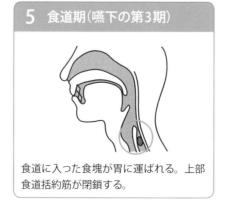

食道に入った食塊が胃に運ばれる。上部食道括約筋が閉鎖する。

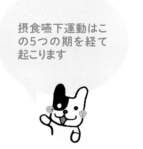

摂食嚥下運動はこの5つの期を経て起こります

摂食嚥下障害の原因・病態 (表2)

- 摂食嚥下障害の原因には、機能的原因、器質的原因、心理的原因、加齢による影響などがある。
- **機能的原因**：脳血管障害や神経・筋疾患によって嚥下機能の異常をきたしている場合で、嚥下反射の障害や嚥下筋群の萎縮・麻痺によるもの
- **器質的原因**：解剖学的な構造の変化によるもので、口腔・咽頭の広範囲切除後や下顎骨・舌の欠損、咽頭筋群の欠損などによるもの
- **心理的原因**：心身症、うつ病、神経性食思不振症などによるもの
- **加齢による影響**：嚥下筋群が衰え、嚥下のタイミングがずれて誤嚥しやすくなる。
- 摂食嚥下障害には、栄養摂取障害と気道防御障害の側面がある。前者により低栄養と脱水のリスクがあり、後者により誤嚥・肺炎と窒息のリスクがある。

表2 摂食嚥下障害の原因と病態

原因		病態
機能的原因	脳幹部病変	● 運動性脳神経核（顔面・迷走・舌下神経核）など、嚥下に関する複数の脳神経核が集合している延髄になんらかの障害があった場合、重度の嚥下障害をきたす ● 舌咽神経核以下の運動性神経核そのものが両側性に侵されて種々の病態をきたしたものを球麻痺という ▶ 口腔期：舌の片側麻痺と萎縮により、咽頭への送り込み障害が起こるが、軽度であることが多い ▶ 咽頭期：嚥下反射の誘発が起こらず、口腔から咽頭への強い障害が起こる。嚥下反射が起こらず、食道の入り口が開かない場合には、まったく嚥下ができないという状態にもなる ▶ 予後が不良な場合もある ▶ 代表的疾患にワレンベルグ症候群がある
	大脳病変	● 口唇や舌、口蓋、咽・喉頭などに関係する運動性脳神経核（顔面・迷走・舌下神経核）を中枢性に支配している大脳皮質運動野、あるいはここから出た皮質延髄路が脳幹の神経核にいたる前で両側性に損傷され、構音障害、嚥下障害、摂食障害などの障害をきたした病態を仮性球麻痺という ● 球麻痺に比べて嚥下障害は軽度であることが多い ● 代表的疾患に多発性脳梗塞がある
	変性疾患／筋または筋接合部障害など	● 嚥下に関する筋群の障害により症状が異なる ● 筋萎縮性側索硬化症（ALS：amyotrophic lateral sclerosis）では、上位運動ニューロンが侵されると仮性球麻痺症状を、下位運動ニューロンでは延髄の運動神経核が侵されることにより球麻痺症状を呈し、嚥下障害をきたす ▶ 口腔期：舌下神経や舌の萎縮と麻痺により咽頭への送り込みが困難となる。軟口蓋の挙上障害で口腔と鼻腔閉鎖障害が起こり、誤嚥しやすくなる ▶ 咽頭期：嚥下反射遅延があるが、いったん誘発されると、その後は正常な嚥下活動が可能な場合が多い ▶ 嚥下障害は進行性で、予後は不良である ● 重症筋無力症は、骨格筋の異常な疲労をきたす自己免疫疾患で、神経と筋肉の接合部における伝達機構の障害によって起こるが、舌、咬筋、咽頭の筋肉、軟口蓋、食道などあらゆる筋肉の運動が障害されて、準備期・口腔期・咽頭期・食道期に影響を与える
	食道アカラシア	● アカラシアは、食道壁のアウエルバッハ神経叢の障害により、蠕動運動が消失し、嚥下障害を引き起こす
器質的原因		● 解剖学的な構造の変化によるもので、口腔・咽頭の広範囲切除後や下顎骨・舌の欠損、咽頭筋群の欠損、食道がんや食道異物などによるものがある ● 準備期・口腔期：舌運動による食塊形成や口唇閉鎖、咽頭への送り込み困難が生じる。口腔・咽頭に炎症があると、疼痛で舌運動が制限されて食塊形成困難や固形物の通過が困難となる ● 食道期：がんや異物による狭窄や疼痛によって通過障害をきたす
加齢		● 準備期・口腔期：食べることに集中できなくなる、歯牙欠損や唾液量減少により咀嚼不十分や食塊形成困難となる ● 咽頭期：嚥下反射の遅延、むせる反射の減弱、嚥下筋群の衰えによる嚥下のタイミングのずれなどにより誤嚥しやすくなる ● 唾液量減少は薬剤による影響も考えられるので、内服薬の有無を確認しておく

資料　摂食嚥下のアセスメントの例 [2,3]

摂食嚥下障害のアセスメントシート

［評価　0：正常、1：軽い障害、2：重い障害］

段階	観察項目	評価	備考
先行期 何をどれくらい食べるか決める	①食事時間に目覚めることができる		
	②食物を認知できる		
	③食べ方がわかる、食べようとする		
準備期 食物を口から取り込み咀嚼運動によって食塊を形成する	①口唇を開けることができる		
	②口唇を閉じて捕食できる		
	③咀嚼運動によって食塊形成される		
	④食物が口唇からこぼれない		
口腔期 食塊を奥舌へ送り込む	①食物を咽頭に送り込むことができる		
	②頬の内側に食物の貯留がない		
	③構音障害がない（言葉がわかる）		
	④口唇から1cm以上舌を出せる		
咽頭期 食塊を食道へ送り込む	①喘鳴や咳き込みがない。食物の咽頭残留がない		
	②声の変化や鼻腔音がない		
	③食物が鼻から逆流しない		
	④カーテン現象がない		
	⑤嚥下反射がある（喉頭が挙上する）		
食道期 食塊を胃へ送り込む	①下部咽頭や梨状窩に食物の残留がない		
	②頸部・体幹が安定している		
	③食物の逆流や嘔吐がない		
	④筋肉のこわばりがない		

田中靖代：摂食・嚥下障害の観察とアセスメント. 田中靖代編, 食べるって楽しい！　看護・介護のための摂食・嚥下リハビリ. 日本看護協会出版会, 東京, 2001：66. より引用　　　　　　　　　　　　　　　　（豊橋市民病院南病棟1F）

嚥下障害

症状が起こるメカニズム

135

2 病態・ケア関連図

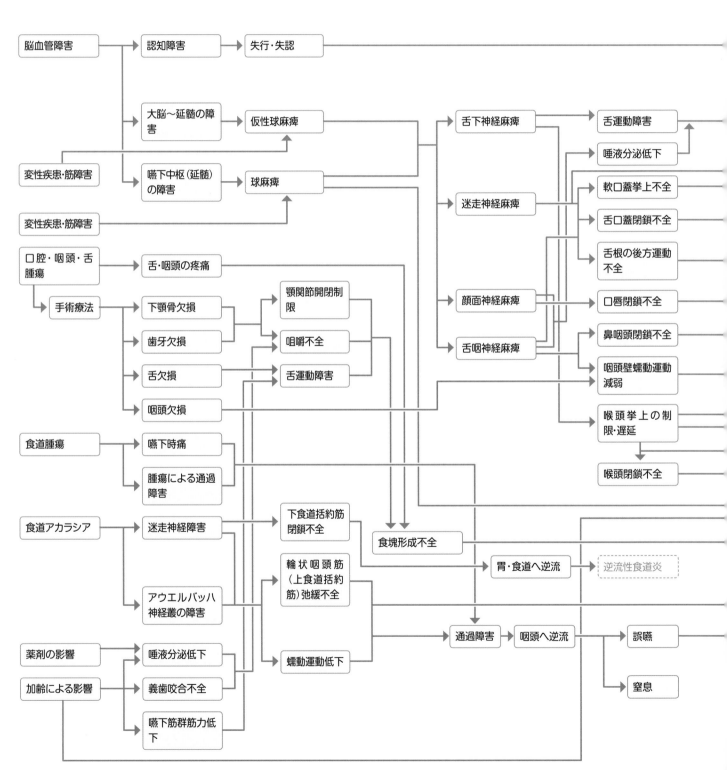

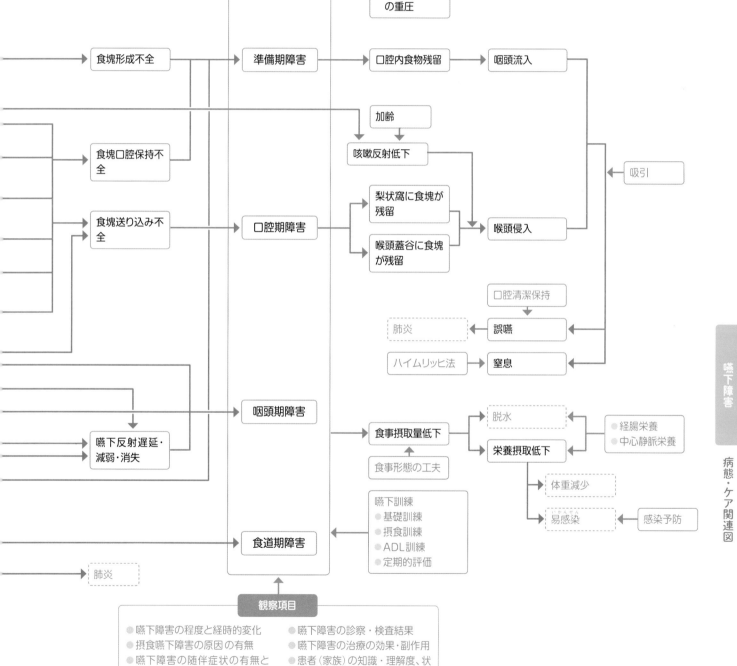

凡例　□ 原因・病態　┆┆ 随伴症状　□ 観察項目　□ ケア　⟶ 関連（実在）　--→ 関連（可能性）

摂食嚥下障害

先行期障害 → ●食べられないつらさ ●食べることへの重圧 ← 心理的援助

食塊形成不全 → 準備期障害 → 口腔内食物残留 → 咽頭流入

加齢 → 咳嗽反射低下

食塊口腔保持不全

食塊送り込み不全 → 口腔期障害 → 梨状窩に食塊が残留／喉頭蓋谷に食塊が残留 → 喉頭侵入 ← 吸引

口腔清潔保持 → 誤嚥 → 肺炎

ハイムリッヒ法 → 窒息

咽頭期障害

嚥下反射遅延・減弱・消失

食事摂取量低下 → 脱水 ← 経腸栄養／中心静脈栄養
栄養摂取低下

食事形態の工夫

体重減少

易感染 ← 感染予防

嚥下訓練
●基礎訓練
●摂食訓練
●ADL訓練
●定期的評価

食道期障害

肺炎

観察項目

●嚥下障害の程度と経時的変化　●嚥下障害の診察・検査結果
●摂食嚥下障害の原因の有無　●嚥下障害の治療の効果・副作用
●嚥下障害の随伴症状の有無と程度　●患者（家族）の知識・理解度、状態の受容状況
●嚥下障害の成り行き

嚥下障害

病態・ケア関連図

137

3 観察ポイントとアセスメントの根拠

1 摂食嚥下障害の原因の有無

- 既往歴・現病歴：舌・口蓋先天性疾患、悪性腫瘍、シェーグレン症候群、中枢性・末梢性神経障害、アカラシア、心因性の障害など
- 意識状態、呼吸状態
- 口腔・咽頭・食道部の疼痛、食物の通過障害の有無
- 歯牙の状況、口腔・咽頭粘膜の状態、唾液の量
- 四肢の動き：運動障害、知覚障害の有無
- 食事形態、自助具の状況、食事量、体重の変化、栄養状態、水分出納量
- 食に対する思い
- 薬物の副作用（意識レベルや注意力低下、唾液分泌低下、運動機能障害、粘膜障害など）の有無

アセスメントの根拠

- 摂食嚥下障害はさまざまな疾患によって起こるので、患者にどのような既往歴、現病歴があるのか把握する。原因疾患が脳血管障害である場合には、障害の部位を把握する。
- 摂食嚥下に影響を与えている因子の存在を明らかにし、対処する。

2 摂食嚥下障害の随伴症状の有無と程度

- 繰り返す肺炎、発熱、やせ、食事の好みの変化、拒食（きょしょく）、食事時間の延長、食事中・後のむせ、食後に声が変わる（がらがら声になる）、食事中・後に喉や胸につかえた感じを訴える、夜間に咳込む、頻回に嘔吐する、などの症状はないか。
- 発声音の観察：口唇音（パ行、マ行）、舌音（タ行、ラ行）、口蓋音（ガ行）などの変化の有無
- 摂食前・摂食時に関する観察項目（p.135**資料**）

アセスメントの根拠

- 嚥下障害が疑われる場合は、スクリーニングテストを実施する。
- アセスメントシート（p.135**資料**）を利用すれば、経時的変化や治療の効果を観察し評価することができる。また、アセスメントシートはスクリーニングとしても使用できる。
- 嚥下のメカニズムと症状を対応させて観察すると、障害されている段階を予測することができる。
- 口唇音（パ行、マ行）の障害は口輪筋（顔面神経支配）障害、舌音（タ行、ラ行）の障害は舌筋（舌下神経支配）障害、口蓋音（ガ行）の障害は軟口蓋や咽頭筋（舌咽神経・迷走神経支配）の障害が考えられる。

3 摂食嚥下障害の成り行き

- 随伴症状の悪化の有無
- 誤嚥性肺炎、窒息の有無
  - ▶気道閉塞：食物などの誤嚥で、突然に気道が閉塞され、窒息や無気肺が起こる。
  - ▶化学性肺炎：胃食道逆流のために胃液や胃内容物（酸性）を誤嚥し、胃酸などで気道が損傷され、胃内の細

菌によって肺炎を起こす。
  - ▶細菌性感染：口腔内・咽頭の細菌を気道に誤嚥し肺炎を起こす（口腔内唾液中の細菌10^8個/1mL、グラム陰性桿菌が多い）。
  - ▶不顕性誤嚥（silent aspiration）：むせがないため、誤嚥しているのに気がつかないまま誤嚥物が深く達し、

重症化することがある。
- 誤嚥の随伴症状の有無
  - 肺炎（発熱）を繰り返す。
  - 脱水症状がある（口の中が乾燥している、尿量が少ない）。
  - 低栄養（徐々に体重が減る）
  - 拒食がある（水分をとりたがらないなど）。

- 誤嚥は唾液や食べ物が気管に入ってしまう現象で、窒息や誤嚥性肺炎を引き起こす可能性がある。誤嚥性肺炎は、口の中の清潔度や誤嚥の量、誤嚥物の酸性度などが関連しているので、口腔内を清潔に保持しておくことが必要である。
- むせがないために起こる誤嚥（不顕性誤嚥）の可能性もあるので、呼吸状態、発熱、痰の変化などに注意する。

- いつも痰がからんだような声である。
- 食事時間が30分以上である。
- 食事中や食後にむせや咳が多い。
- 食後にガラガラ声になる。
- 夜間に咳込む。
- 栄養低下、脱水、体重減少の有無
- 食事摂取への不安感の有無

- 唾液を誤嚥することもある。
- 窒息は生命の危機的状態であり、すぐに救急処置（食物を手で掻き出す、ハイムリッヒ法、吸引など）を行う。また、緊急に対応できるような準備をしておく。
- 栄養の低下は肺炎の発症や治療にも影響する。
- 高齢者の場合は典型的な症状がみられないこともある。いつもと違う様子、元気のない様子などにも注意を払う。

4 摂食嚥下障害の診察・検査結果（表3）

- 問診、口腔内診査
- VF（嚥下造影）
- VE（嚥下内視鏡）
- CT、MRI
- 嚥下障害のスクリーニング
  - ①反復唾液嚥下テスト（RSST）
  - ②水飲みテスト
  - ③改訂水飲みテスト
- テストフード検査（咀嚼・嚥下状態、食物の残留状態）

- 検査結果を把握し、原因解明や治療の効果を確認する。
- 形態的異常、機能的異常、誤嚥、残留などを明らかにしたうえで、食物や体位、摂食方法などを調整することで、安全に嚥下し、誤嚥や咽頭残留を減少させる方法を探す。実際の訓練や摂食場面で用いられる有力な情報を提供する。

表3 摂食嚥下障害の検査

VF（嚥下造影）
バリウムを嚥下させて、そのときの舌、咽頭、食道などの動きをX線検査にて観察する。一般には硫酸バリウム懸濁液を各種の濃度に調整し、模擬食品に添加して使用する。嚥下機能の診断、安全に飲み込める食事形態（ゼリー類、粥など）の決定、安全に飲み込める姿勢の決定、誤嚥を防ぐための嚥下方法の確認、不顕性誤嚥の発見、リハビリテーション手技の適応決定が可能になる

VE（嚥下内視鏡）
内視鏡によって観察する。器質的な変化や声門の動き、梨状窩・喉頭蓋谷などの貯留物の有無などが確認できる。X線装置を必要とせず、被曝がない。ベッドサイドでも施行できる。摂食物の嚥下状況を直視下に観察できるが、嚥下の瞬間は観察できない

CT、MRI
咽頭、喉頭、食道の周囲の病変をみることができる。機能的病変の存在の確認をすることができる

反復唾液嚥下テスト
（RSST：reretitive saliva swallowing test）
示指で舌骨を、中指で甲状軟骨を触知した状態で空嚥下を30秒間に何回できるかを観察する。中指が甲状軟骨を十分に乗り越えた場合のみ1回とする。陽性：3回/30秒以下

水飲みテスト
常温の水30mLを注いだ薬杯を椅子に座った座位の患者の健手に手渡し、"この水をいつものように飲んでください"と言う。水を飲み終わるまでの時間、プロフィール、エピソードを測定・観察する
【プロフィール】
❶1回でむせることなく飲むことができる
❷2回以上に分けるが、むせることなく飲むことができる
❸1回で飲むことができるが、むせることがある
❹2回以上に分けて飲むにもかかわらず、むせることがある
❺むせることがしばしばで、全量飲むことが困難である

改訂水飲みテスト
冷水3mLを口腔底に注ぎ嚥下をする。嚥下後、反復嚥下を2回する。評価基準が4点以上なら最大2回繰り返し、もっとも悪い場合を評点とする
【評価基準】
❶嚥下なし、むせand/or呼吸切迫
❷嚥下あり、呼吸切迫（silent aspiration）
❸嚥下あり、呼吸良好、むせand/or湿性嗄声
❹嚥下あり、呼吸良好、むせない
❺4に加え、反復嚥下が30秒以内に2回可能
※多量の水分嚥下は重症例に用いることができないため、考案された

5 摂食嚥下障害の治療

- 薬物療法
- 手術療法
- 放射線療法
- 嚥下訓練：嚥下訓練には、間接訓練と直接訓練がある(**表4**)[4]
- 栄養管理：経管栄養(いろう)、胃瘻、口腔ネラトン法(間欠的口腔食道経管栄養法)(かんけつてきこうくうしょくどうけい)(かんえいようほう)

アセスメントの根拠

- 治療の目的を知ったうえで、治療による苦痛や思い、副作用などを観察し、効果的な治療が行えるように支援する。
- 適宜、治療の効果の判定を行い、選択された治療が最善なものであるかどうか判断する。

表4 ▶ 障害に応じた訓練方法

段階	間接(基礎)訓練	直接(摂食)訓練
食物認知の障害	● 口周辺マッサージ ● 口腔清拭 ● 冷たいスプーンで唇や舌に触れる	● 訓練としては行わないことが多い
口への取り込み障害	● 唇や頬のマッサージ ● 唇や頬の体操(唇を横に引く・とがらす) ● 寒冷刺激器を用いた口周囲・下顎・耳下腺上のアイスマッサージ ● パ行、マ行の構音訓練	● 下顎の挙上と唇の閉鎖を介助して取り込みを助ける ● 30度仰臥位・頸部前屈で重力を利用する
咀嚼・食塊形成の障害	● 上記のマッサージ ● 舌の運動(突出後退・口の周りをなめる・口の天井を奥になめる) ● スルメなどを噛む ● タ行、ラ行の構音訓練	● 30度仰臥位・頸部前屈 ● 健側に食物を入れる ● 麻痺側の内頬に食物がたまるときは頬を押す ● 麻痺側の頬を噛んでしまうときは紙コップなどを丸く切り抜いて作ったプロテクターを入れる
咽頭への送り込み障害	● 上記の舌の運動 ● 下顎を噛みしめ、舌を口の天井に押しつける運動 ● タ行、ラ行の構音訓練	● 30度仰臥位・頸部前屈 ● 食物を直接、舌の奥に入れる
咽頭通過、 食道送り込み障害	● 喉のアイスマッサージの後に、空嚥下(食物なしでごっくんと飲み込む)をする ● 咳の練習 ● 口すぼめ呼吸 ● 頸部の緊張をとる ● 呼吸訓練 ● 排痰訓練 ● 頸部リラクゼーション ● ブローイング ● プッシュ運動 ● 嚥下反射促通手技 ● メンデルゾーン手技 ● バルーン拡張法	● 30度仰臥位・頸部前屈で、少量からはじめ、しだいに量を増やす ● 一口ごとに咳払いをして空嚥下する ● ごく少量の水と交互嚥下 ● 横向き嚥下(右・左)(反対側の咽頭にたまった食物が嚥下できる) ● うなずき嚥下(頸部を後屈後、前屈して嚥下すると咽頭にたまった食物が嚥下できる) ● 息こらえ嚥下(大きく息を吸う→息をこらえて食物を入れて嚥下→息を吸う) ● 嚥下反射促進手技(嚥下筋群へ知覚入力で嚥下反射を誘発させる。甲状軟骨部から下顎下面にかけて指で上下に摩擦刺激を繰り返す)
食道通過障害	● 空嚥下 ● 食道に管(胃管)などを入れて空気や水を注入する	● 全身リラックス ● 体を起こす ● 粘度の少ない流動食 ● 空嚥下を繰り返す

藤島一郎：口から食べる－嚥下障害Q&A 第4版. 中央法規出版, 東京, 2014：199. より一部改変して転載

4 看護計画の立案

◆期待される結果（看護目標）設定のポイント

- 随伴症状や摂食嚥下障害の程度が改善する（p.135資料「摂食嚥下障害のアセスメントシート」の障害のある項目が、2 ➡ 1 に、1 ➡ 0 になる）。
- 摂食嚥下訓練の項目がレベルアップする（回数・時間・程度の増減を目標とする）。
- 経口的食事摂取量・水分量が増加する。
- 不顕性誤嚥の徴候を早期に発見する。

◆看護計画

計画	根拠・留意点
観察計画 O-P ❶ 摂食嚥下障害の有無、どのプロセスにどのような障害があるか、またその程度（P.135資料の摂食嚥下のアセスメントを参考に観察する）。 ❷ 摂食嚥下障害の原因の有無 ❸ 摂食嚥下障害の成り行き ❹ 摂食嚥下障害の診察・検査結果 ❺ 摂食嚥下障害の治療内容と評価 ❻ 患者・家族の社会的・心理的状況 ➡ O-Pの細かい項目については「3 観察ポイントとアセスメントの根拠」を参照	● 摂食嚥下に影響を与えている因子の存在を明らかにして、その対応を考える。 ● 摂食嚥下のメカニズムと症状を関連づけて観察すると、どの段階に障害があるのかが明確になる。 ● アセスメントシートはスクリーニングや評価としても使用できる。 ● 誤嚥は唾液や食べ物が気管に入ってしまう現象で、窒息や誤嚥性肺炎を引き起こす可能性がある。不顕性誤嚥の可能性もあるので、呼吸状態、発熱、喀痰の変化などに注意する。
ケア計画 C-P ❶ 誤嚥と誤嚥性肺炎の予防 ● 食事中の姿勢は、頸部を軽く前屈するようにして、介助する。 ● 食後はファウラー位を保つ。 ● 一口量と食事量を一定に保つ。 ● 液体にはとろみ剤を利用する。 ● 舌、顔面麻痺がある場合は健側に食塊を入れる。 ● 必要に応じて吸引を行う。 ❷ 感染防止 ● 口腔の清潔、カテーテル・チューブ類の清潔を維持する。	● 誤嚥は窒息や肺炎のリスクを高めるため、防止に努める。 ● 頸部伸展位は喉頭挙上が制限され、誤嚥の危険がある。嚥下障害に応じて体幹姿勢・頸部姿勢を調整し嚥下をしやすくする。➡「5 看護ケア」を参照 ● 食後すぐに臥位になると、食物が逆流して誤嚥する危険性がある。 ● 液体にとろみ剤を混入するとゲル状になり、飲み込みやすくなる。 ● 緊急時に備えて吸引の準備をしておく。

計画	根拠・留意点
ケア計画 C-P ❸ **栄養・水分維持➡「5 看護ケア」を参照** ● 食事形態と量が実際に適切かどうか観察しながら、摂取量の維持に留意する。 ● 便通の調整を行う。 ● 中心静脈栄養法の管理について 　▶輸液量、速度に注意する。 ● 経管栄養法の管理について 　▶注入量、速度、温度を調整する。 　▶チューブは正確に挿入し、抜去防止に努める。 　▶注入中・後の体位はファウラー位を保つ。 　▶経鼻・胃瘻・腸瘻の挿入部の皮膚管理をする。 ❹ **嚥下訓練（間接訓練、直接訓練）の実施**（p.140**表4**）。 ● **アイスマッサージ➡「5 看護ケア」を参照** ● 息こらえ嚥下 　▶嚥下の前に息をこらえる。 　▶適応：咽頭期惹起の遅延で嚥下と呼吸のタイミングのずれる患者、声門上・喉頭前庭などに食物残渣のある患者、声門閉鎖不全がある患者 ● **嚥下体操➡「5 看護ケア」を参照** ❺ **脳血管障害の場合は上肢の関節可動域訓練やADL（日常生活動作）拡大訓練も同時に継続する。** ❻ **患者・家族に訓練や合併症について説明し、心配や不安があれば励まし、支援する。** ● 気分転換活動の支援をする。	● 食物の形態によっては下痢や便秘に傾くことがあるので調整する。 ● 言語聴覚士と協力しながらリハビリテーションを進めていく。定期的に評価を行う。 ● 声門閉鎖が強化されて声門内圧が上昇すると、気道に食塊が入りにくい。 ● 食物が咽頭を通過するときに息を吸い込むことがなくなり、飲み込んだ後に大きく息を吐くので、咽頭に食物が残っている場合でも、呼気によって食物を吹き飛ばし、誤嚥を防ぐことができる。 ● 身体可動性が高まることで意欲、食欲が亢進し、また、姿勢の保持が可能になる。 ● 食べることは、生命の維持のみならず、楽しみでもある。障害により食べることが苦痛となり、リハビリテーションが後退することもある。食べることへの意欲が維持できるよう支援する。
教育計画 E-P ❶ **患者・家族に訓練や食事形態・調理などの指導を行う。** ● 社会資源の活用について情報提供する。	● 患者が、訓練を継続することができるように理解を深め、家族の協力・支援が得られることが望ましい。 ● 食事形態の工夫によって、食事摂取を継続することができる。 ● 症状の悪化につながる誤嚥、窒息、低栄養、脱水を防ぐための方法も指導する。

5 看護ケア

食物形態の工夫

- 誤嚥は窒息や肺炎の原因となる。嚥下しやすく、誤嚥しにくい食物形態を工夫する（**表5**）[5]。
- 水分に増粘剤で「とろみ」をつけると誤嚥しにくくなる。

表5 嚥下しやすい食物・しにくい食物

嚥下しやすく誤嚥しにくい食品の条件	嚥下しにくく誤嚥しやすい食品の条件
● 密度が均一である	● 密度が一定していない（味噌汁、分粥、シチューなど）
● 適当な粘度があってバラバラになりにくい	● 噛み砕きにくい（りんご、ゴボウ、イカ、コンニャクなど）
● 口腔や咽頭を通過するとき変形しやすい	● サラサラしすぎる（水、お茶、果汁、清涼飲料水など）
● 粘膜にべたつかない（ゼリー、ババロア、プリンなど）	● 変形しにくい（寒天など）
	● 粘膜にべたつく（ノリ、ワカメ、葉の野菜、もち）
	● パサパサするもの（食パン、カステラ、ゆで卵、焼きイモなど）
	● バラバラになるもの（ナッツ類、寒天、刻み食、焼き魚など）

鎌倉やよい編：嚥下障害ナーシングフィジカルアセスメントから嚥下訓練へ. 医学書院, 東京, 2000：113. を参考に作成

体位の工夫

食事時には、患者の障害に応じて、誤嚥しにくい体位を工夫する。

30度仰臥位・頸部前屈位（**図4**）：口唇から舌根部、舌根部から咽頭に送り込むのに重力を利用でき、飲み込みやすい。仰臥位だと、気管が上で食道が下にあるため、重力により食物が気管に入りやすく、口からこぼれる量が少ない。適応：口腔期・咽頭期に障害のある患者

患側を上に健側を下にした側臥位：重力で食物は動きのよい健側（下側）に落ちるため、嚥下がスムーズになる。適応：片麻痺患者

頸部後屈位：重力を利用して食塊を口腔から咽頭に移送する。適応：舌による食塊の送り込み障害のある患者

図4 30度仰臥位・頸部前屈位

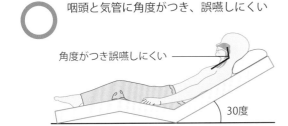

頸部前屈
咽頭と気管に角度がつき、誤嚥しにくい
角度がつき誤嚥しにくい
30度

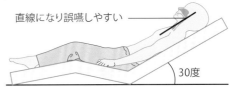

頸部伸展
咽頭と気管が直線になり、誤嚥しやすい
直線になり誤嚥しやすい
30度

スプーンの選択

- 重度嚥下障害患者ではスプーンの選択が重要となる。
- スプーンは深いものより浅いもの、広いものより狭いもののほうが適している（**図5**）。

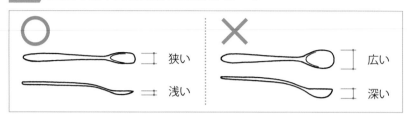

図5 重度の嚥下障害患者に適したスプーン

○ 狭い / 浅い

× 広い / 深い

嚥下訓練

アイスマッサージ

- 嚥下反射誘発部位に寒冷刺激を与えることで、知覚に対する感受性を高め、嚥下反射を誘発しやすくする。
- 適応：嚥下反射惹起（えんげはんしゃじゃっき）が遅延している患者
- 凍った綿棒（カップに入れた氷水にティースプーンの背をつけてもよい）に少量の水をつけて軟口蓋や舌根部を軽く2、3回刺激してすぐに空嚥下する。
- 10回1セットで3〜4回／日する。
- 直接訓練する前の2、3分間を咽頭マッサージ（**図6**）[6]にあてると、直接訓練中の嚥下運動がスムーズに行える。

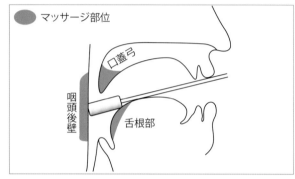

図6 咽頭のアイスマッサージ

マッサージ部位

口蓋弓

咽頭後壁

舌根部

藤島一郎：脳卒中の摂食・嚥下障害. 医歯薬出版, 東京, 1993：88. より引用

嚥下体操[7]（**図7**）

- 食事前の準備体操として、全身や前頸筋群、舌に関与する首をリラックスさせる目的で行う。
- 食事の前に2、3分間行うだけで効果がある。

図7 嚥下体操

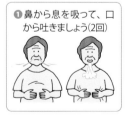
❶鼻から息を吸って、口から吐きましょう(2回)

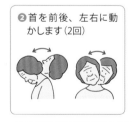
❷首を前後、左右に動かします(2回)

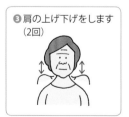
❸肩の上げ下げをします(2回)

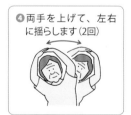
❹両手を上げて、左右に揺らします(2回)

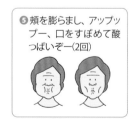
❺頰を膨らまし、アップップー、口をすぼめて酸っぱいぞー(2回)

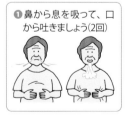
❻舌で頰を右、左(2回)

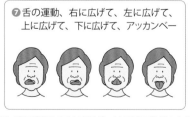
❼舌の運動、右に広げて、左に広げて、上に広げて、下に広げて、アッカンベー

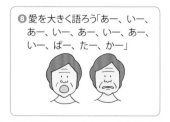
❽愛を大きく語ろう「あー、いー、あー、いー、あー、いー、あー、いー、ぱー、たー、かー」

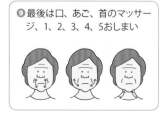
❾最後は口、あご、首のマッサージ、1、2、3、4、5おしまい

穴井めぐみ, 松岡緑, 西田真寿美：摂食・嚥下機能からみた高齢者における嚥下体操の有効性. 老年看護 2001：6(1)：69. を参考に作成

144

言語障害

尹　玉鍾、古川　薫

どんな症状?

言語には、話し言葉(speech)と言語知識(language)があり、「聞く」「話す」「読む」「書く」の4様式に分かれる。

言語障害は、言葉の適切な理解と表現が困難な状態をいう。医学的側面だけでなく社会的側面もあり、日常生活や社会生活へ影響を及ぼす。

言語障害は、話し言葉(構音)の障害、言語知識の障害(失語)に大きく区別される。

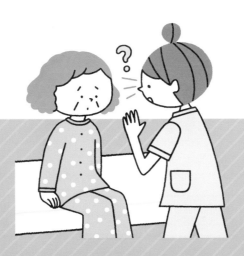

言語障害のメカニズム

①聞こえ（聴覚）のメカニズムと障害

- 聴覚は伝音（外耳、中耳）と、感音（内耳、聴覚中枢路）によって音を処理している。音エネルギーは外耳から中耳、内耳に入り電気的信号に変換され、大脳皮質の一次聴覚野に到達して音として認識され、感覚性言語中枢（ウェルニッケ野）で理解される（**図1**）。
- これら外耳、中耳、内耳に障害があると、聴力の低下（難聴）ないし消失（聾）となる（**図2**）。

②話し言葉（構音）のメカニズムと障害

- 発声・発語は、肺から口唇までの呼吸・嚥下にかかわる

さまざまな器官によって起こり、これらを**発声発語器官**と総称する。下顎、歯、口唇、軟口蓋、舌、咽頭、喉頭、口腔、鼻腔、声帯などは**構音器官**という（**図3**）。
- 発声は喉頭のはたらきでつくり出され、肺からの空気の流れによって声帯が振動し、声の音源（喉頭原音）となる。
- 喉頭原音は口腔や鼻腔を通り、口唇や舌、軟口蓋など構音器官の形や動きに応じて共鳴が変化し、さまざまな言語音に分かれる。
- 話し言葉の障害は、大脳皮質の顔面・咽喉頭・舌の運動領域の損傷による運動障害や構音器官の器質的な障害である。発声発語器官の構造や機能が損なわれて起こ

図1 ▶ 聞こえから話すまで

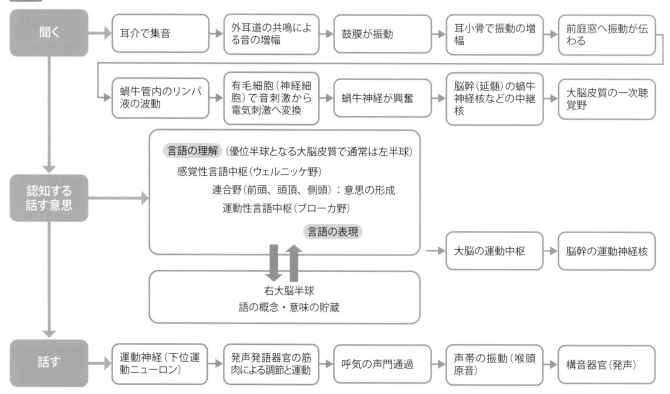

図2 音の聞こえるしくみ

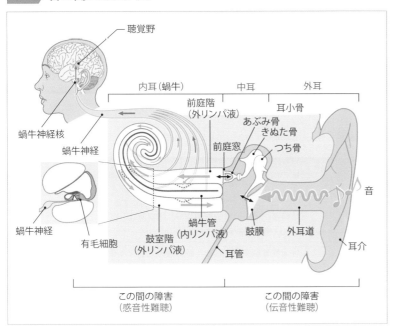

聴覚野

内耳（蝸牛）／中耳／外耳

前庭階（外リンパ液）

あぶみ骨／きぬた骨／つち骨

耳小骨

蝸牛神経核

蝸牛神経

前庭窓

蝸牛神経

有毛細胞

蝸牛管（内リンパ液）／鼓室階（外リンパ液）／耳管

鼓膜／外耳道／耳介

音

この間の障害（感音性難聴）／この間の障害（伝音性難聴）

図3 発声発語のための器官（構音器官）

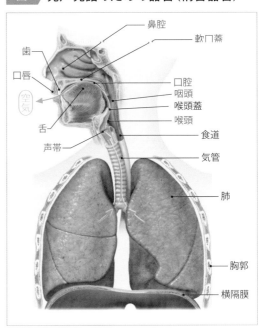

鼻腔／軟口蓋／歯／口唇／口腔／咽頭／喉頭蓋／喉頭／舌／声帯／食道／気管／肺／胸郭／横隔膜／空気

図4 脳の構造

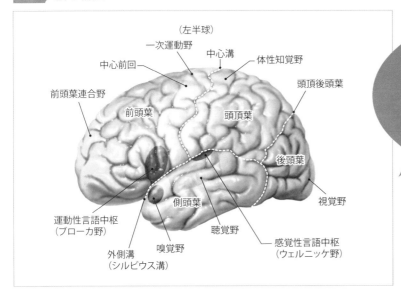

（左半球）一次運動野／中心溝／体性知覚野／中心前回／頭頂後頭葉／前頭葉連合野／前頭葉／頭頂葉／視覚野／後頭葉／側頭葉／運動性言語中枢（ブローカ野）／外側溝（シルビウス溝）／嗅覚野／聴覚野／感覚性言語中枢（ウェルニッケ野）

言語野である大脳が障害されると、「聴く・話す・読む・書く」といった音声・文字などの言語情報にかかわる機能が失われた状態になる

り、声が出なくなる発声障害、発音ができなくなる構音障害の状態となる。

(3)言語知識のメカニズムと障害（失語）

左半球の多くの領域が言語ネットワークに関係している。左シルビウス溝の周辺領域で、言葉としての音が処理され（感覚性言語中枢）、そのまわりの連合野には意味情報が蓄えられている（**図4**）。

言語知識は、大脳皮質に蓄えられ、大脳が損傷されると、聞き取れても意味が理解できなくなり、自分の言おうとしていることを言葉で表現できなくなる。

右半球はプロソディ[*1]の理解や産生にもかかわっている。右半球損傷では、言語の形式的側面は問題ないが、相手におかまいなしに自分の話したいことだけを一方的に話すといった態度になることもある。

*1 プロソディ：発話の速度、抑揚、アクセント、リズムなど発話の音楽的側面をいう。

147

言語障害の分類・原因・病態

①構音障害の分類・原因・病態

● 構音に異常をきたした状態を構音障害という。
● 構音器官の構造や機能・動きに支障が起こる器質的構音障害と器質的な原因が明らかでない機能的構音障害がある（**表1**）。

表1 構音障害の分類

分類			障害部位	原因疾患	病態・症状	その他の症状
器質的構音障害	運動性構音障害（構音にかかわる筋や神経の損傷で筋力低下や運動調節の低下が起こる）	弛緩性（球麻痺[*1]）	脳神経核、脳神経（下位運動ニューロン）	脳血管障害 多発性筋炎 筋ジストロフィー	● 球麻痺で生じる。球麻痺では、筋緊張低下となり筋萎縮が生じ筋力低下が著明で持続する ● 声量の低下、気息性嗄声[*2]、不自然なとぎれ、構音のひずみ	● 筋緊張低下 ● 疲労に伴い言語障害が悪化
		痙性（仮性球麻痺）	錐体路系（上位運動ニューロン）	脳血管障害 脳腫瘍	● 仮性球麻痺で生じる。筋緊張の亢進による筋力低下が生じる ● 努力性嗄声、粗糙性嗄声 ● 発話速度の低下 ● 構音のひずみや省略 ● 開鼻声が目立つ	● 筋緊張亢進 ● 嚥下障害 ● 感情失禁を伴う
		失調性	小脳、小脳系	脳血管障害 脳腫瘍 脊髄小脳変性症	● 筋力低下はないため個々の構音は良好だが運動失調により、呼吸や構音の運動コントロールがうまくいかない ● 発話が途切れる（断綴性発話） ● 声の大きさ、高さ、発話速度の変動 ● リズム・アクセントの乱れ。抑揚が乏しい ● 突然の大声（爆発性発話）	● 手の振戦 ● 身体の揺れ
		運動低下性	錐体外路系	パーキンソン病 パーキンソン症候群など	● 発声発語器官の動きが制限される ● 声量の低下、気息性嗄声、発話開始困難、発話の加速・とぎれ、プロソディーが平板化し、抑揚に乏しい	● 会話中も無表情 ● 筋の固縮により動作の開始が困難となる ● 振戦
		運動過多性	錐体外路系	ハンチントン病 脳性麻痺や向精神薬の有害事象など	● 筋緊張の低下と変動による不随意運動 ● 声の大きさ・高さの変動 ● 発話速度の不規則な変動 ● 努力性嗄声、粗糙性嗄声 ● 発話が突然途切れる	● 会話中も無表情 ● 粗大な不随意運動
		混合性	上記の組み合わせ	ALS（筋萎縮性側索硬化症）脊髄小脳変性症	● 上記のさまざまな症状が出現	
	舌切除後の構音障害			舌がん等で広範囲に切除	● 発話の明瞭度低下	
	口蓋裂に伴う構音障害			口唇口蓋裂	● 鼻咽腔閉鎖機能不全	
	舌小帯短縮症に伴う構音障害			舌小帯短縮症	● 舌小帯が生まれつき短く舌の動きが制限	
	脳性麻痺に伴う構音障害			脳性麻痺	● 運動症状が構音に影響	
機能的構音障害	構音器官には、形態的、機能的に明らかな異常がない。発達過程において構音獲得期の誤った構音法の学習によることもある					

植田恵：コミュニケーション. 北川公子著者代表, 系統看護学講座 専門分野Ⅱ 老年看護学 第8版. 医学書院, 東京, 2014：225. より改変して転載
[*1] 球麻痺・仮性球麻痺：発話や嚥下にかかわる脳神経（下位運動ニューロン）が延髄の病変で障害され、構音や嚥下が障害される。延髄部分が膨らんでいて「球」と呼ばれることから球麻痺という。仮性球麻痺は、下位運動ニューロンの損傷ではないが球麻痺のような症状が生じるため呼ばれる。
[*2] 嗄声：嗄声の種類には、粗糙性嗄声（ガラガラの耳障りな声）、気息性嗄声（かすれたハスキーな声）、無力性嗄声（弱々しくか細い声）、努力性嗄声（声を振り絞って出すような息張った声）がある。

②失語症(言語知識の障害)の分類・原因・病態

● 失語症は、一般的に、話す・聞く・読む・書く、のすべ ての言語モダリティ[*2]が障害され、さまざまな症状を 呈する(**表2**)。加えて計算能力にも問題がみられること がある。

*2 モダリティ(modality):形態・様式。

● 失語症は、言葉を話す能力(発話能力)を失った状態(運 動性失語)と、言葉を理解する能力を失った状態(感覚 性失語)、およびその両方を失った状態(全失語)に大き く分けられる(p.150**表3**)。

● 原因は、脳血管障害(原疾患の約90%)、脳外傷、腫瘍、 感染症などである。いったん獲得された言語知識がこれ らの病変によって後天的に障害された状態である。

表2 **失語症でみられる症状**

	症状	意味と例
話す	発音と韻律の障害	発話が非流暢で構音がぎこちなく、音の置換や歪み、抑揚・アクセントに異常が残る
	復唱の障害	単語、文章などの復唱ができない(隣の/家で/赤ちゃんが/生まれた→となりで生まれた)
	文法障害(統語障害)	単語は思い出せても文法的に正しい文を作ることができない(例:「昨日が東京ドームに野球が見た」のように間違った助詞の使用や助詞が抜けたりする)
	喚語困難	身近な物や人の名前が言いたいのに出てこないなど、考えやイメージを言葉に置き換えることが困難。程度の差こそあれ多くの失語症でみられる
	語性錯語	実際に考えていることと違う言葉を言ってしまう。本人は気づかないことも多い(例:りんご→いちご)
	音韻性錯語	言いたい音と異なる音を言ってしまう。語音の一部が他の音に置き換わったり、隣り合う前後の音が入れ換わったりする(例:ともだち→こもだち、よろしく→ろよしく)
	ジャーゴン(ジャルゴン)	聞き手がまったく理解できない発話がある。まったく意味不明な言葉の羅列や状況には無関係な言葉ばかりで理解できないものがある
	保続	言いたい言葉は別にあるのに、一度口にした言葉が繰り返し現れる(例:どこから?「東京…」、お名前は?「東京…えっと東京で、いや…東京」)
	再帰性発話	重度の失語症で他には何も話すことができない場合でも、決まった音や決まった言葉だけを繰り返し話す。抑揚で自分の意図をある程度伝えられることもある
聞く	語音認知障害	話し声が雑音や外国語のように聞こえて言葉として聞き取りにくい
	語義理解障害	言葉を聞き取れても意味を理解することができない(例:お名前は?と聞かれて、おなまえってなに?と思ってしまう)
読む	読解の障害	書かれた文字や文章を見ても理解できない。上手に音読できない場合や音読できてもその意味が理解できない場合がある
書く	文字想起困難	言葉で言うことができても文字として書くことができない。書きたい文字を思い出すことが困難となる
	錯書	書き誤る。とくに仮名が書きづらい(例:犬→いね、くり→りく、机と書くところを杭)

横山晃子:言語障害(失語症・構音障害). 山田律子, 内ケ島伸也編, 生活機能からみた老年看護過程＋病態・生活機能関連図 第4版. 医学書院, 東京, 2020:408. より改変して転載

表3 失語症の分類

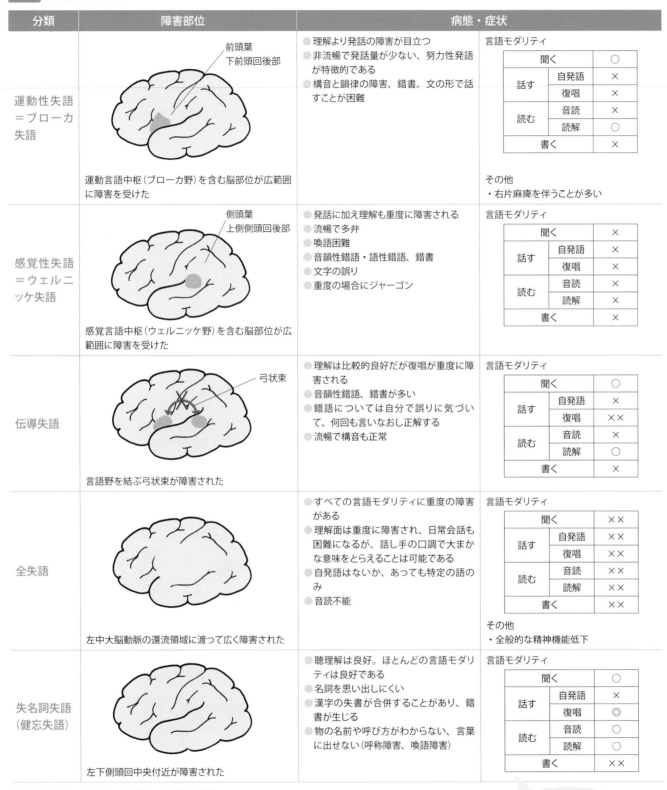

分類	障害部位	病態・症状
運動性失語＝ブローカ失語	前頭葉　下前頭回後部 運動言語中枢（ブローカ野）を含む脳部位が広範囲に障害を受けた	● 理解より発話の障害が目立つ ● 非流暢で発話量が少ない、努力性発語が特徴的である ● 構音と韻律の障害、錯書。文の形で話すことが困難 言語モダリティ 聞く：○／話す（自発語：×、復唱：×）／読む（音読：×、読解：○）／書く：× その他 ・右片麻痺を伴うことが多い
感覚性失語＝ウェルニッケ失語	側頭葉　上側側頭回後部 感覚言語中枢（ウェルニッケ野）を含む脳部位が広範囲に障害を受けた	● 発話に加え理解も重度に障害される ● 流暢で多弁 ● 喚語困難 ● 音韻性錯語・語性錯語、錯書 ● 文字の誤り ● 重度の場合にジャーゴン 言語モダリティ 聞く：×／話す（自発語：×、復唱：×）／読む（音読：×、読解：×）／書く：×
伝導失語	弓状束 言語野を結ぶ弓状束が障害された	● 理解は比較的良好だが復唱が重度に障害される ● 音韻性錯語、錯書が多い ● 錯語については自分で誤りに気づいて、何回も言いなおし正解する ● 流暢で構音も正常 言語モダリティ 聞く：○／話す（自発語：×、復唱：××）／読む（音読：×、読解：○）／書く：×
全失語	左中大脳動脈の還流領域に渡って広く障害された	● すべての言語モダリティに重度の障害がある ● 理解面は重度に障害され、日常会話も困難になるが、話し手の口調で大まかな意味をとらえることは可能である ● 自発語はないか、あっても特定の語のみ ● 音読不能 言語モダリティ 聞く：××／話す（自発語：××、復唱：××）／読む（音読：××、読解：××）／書く：×× その他 ・全般的な精神機能低下
失名詞失語（健忘失語）	左下側頭回中央付近が障害された	● 聴理解は良好。ほとんどの言語モダリティは良好である ● 名詞を思い出しにくい ● 漢字の失書が合併することがあり、錯書が生じる ● 物の名前や呼び方がわからない、言葉に出せない（呼称障害、喚語障害） 言語モダリティ 聞く：○／話す（自発語：×、復唱：◎）／読む（音読：○、読解：○）／書く：××

◎：きわめて良好　○：良好　×：障害　××：著明な障害

毛束真知子：絵でわかる言語障害 第2版. 学研メディカル秀潤社, 東京, 2013：74-75.より一部改変して転載

これらの失語類型に当てはまらない失語症状を呈する場合も多い

聴覚障害の分類・原因・病態

● 聴覚の障害には先天的な聴力損失と後天的な聴力損失がある。聴力の程度により、聴力の低下(難聴)ないし消失(聾)がある。

● 先天的な聴力損失は、程度によっては音声言語を学習することが困難となり、手話が第一言語となる。

● 聴覚障害では、難聴のほか、耳鳴り・耳閉塞感、リクルートメント現象[*3]などの症状が生じる。

● 難聴には、**器質性難聴**(感音性難聴、伝音性難聴、混合性難聴)、**機能性難聴**がある。声の聞きとりの大きさの程度による分類もある。

*3 リクルートメント現象:物理的な音が少し大きくなっただけで、過剰に大きく感じてしまう症状。

難聴の分類・原因・病態

分類		原因・病態	症状・治療
器質性難聴 (障害部位が明確)	感音性難聴	〈内耳およびそれ以降の障害〉 ● 内耳性難聴(内耳炎など) ● 聴覚神経性難聴(聴神経腫瘍) ● 薬剤性(ストレプトマイシン、カナマイシンなど)難聴、騒音性難聴(薬剤や騒音により有毛細胞に変性が起こる) ● 先天性難聴(母体が風疹等に感染した場合の出生時に起こる) ● 突発性難聴(原因不明) ● メニエール病など他の疾患に起因して起こる難聴 ● 老人性難聴	● 純音聴力検査で気導聴力、骨導聴力の閾値が同じように上昇し、air-bone gap*がない ● 老人性難聴では、高音域から徐々に聞こえにくくなる ● 言葉の明瞭度が低下して、聞こうとする会話をはっきり聴くことができない。一側性の聴覚皮質(一次聴覚野とその周辺の聴覚連合野)の損傷では純音聴力検査が良好だが、損傷側と反対の耳の明瞭度が低下する ● 内耳性難聴ではリクルートメント現象がみられ、耳鳴りが起こることがある。また、めまいなどの平衡機能障害が生ずることがある。 ● 補聴器は有効でない場合もある ● 人工内耳(重度難聴)の適応となることもある
	伝音性難聴	〈外耳、中耳の障害〉 ● 耳垢による外耳道の閉塞、耳管狭窄症、外耳炎による滲出液貯留、鼓膜穿孔、中耳炎(滲出性、真珠腫性、慢性)、耳硬化症(耳小骨の固着)、耳小骨の破壊等	● 純音聴力検査でair-bone gapがある ● 音の強さが50～60dBになると骨伝導によって聞こえるため、聴力消失は重度であっても60dBまでである ● 音を大きくすれば聞こえるので補聴器が有効である
	混合性難聴	〈伝音系、感音系が同時に障害〉 ● 老人性難聴のある人が中耳炎を起こした場合等	● 伝音性・感音性の両方の障害が合併した難聴
機能性難聴		● 心理的・精神的要因 ● 心因性難聴、思春期に多い	

*air-bone gap(A-B gap):気骨導差。気道聴力(耳からの聞こえ)と骨導聴力(頭骨の振動を介した聞こえ)の間の開き。

難聴の程度分類

難聴の程度分類	平均聴力レベル	症状
軽度難聴	25dB以上40dB未満	小さな声や騒音下での会話の聞き間違いや聞き取り困難を自覚する。会議などでの聞き取り改善目的では、補聴器の適応となることもある。
中等度難聴	40dB以上70dB未満	普通の大きさの声の会話の聞き間違いや聞き取り困難を自覚する。補聴器の良い適応となる。
高度難聴	70dB以上90dB未満	非常に大きい声か補聴器を用いないと会話が聞こえない。しかし、聞こえても聞き取りには限界がある。
重度難聴	90dB以上	補聴器でも、聞き取れないことが多い。人工内耳の装用が考慮される。

難聴対策委員会報告 - 難聴(聴覚障害)の程度分類について - 2014.7.1　を引用
日本聴覚医学会難聴対策委員会

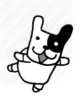

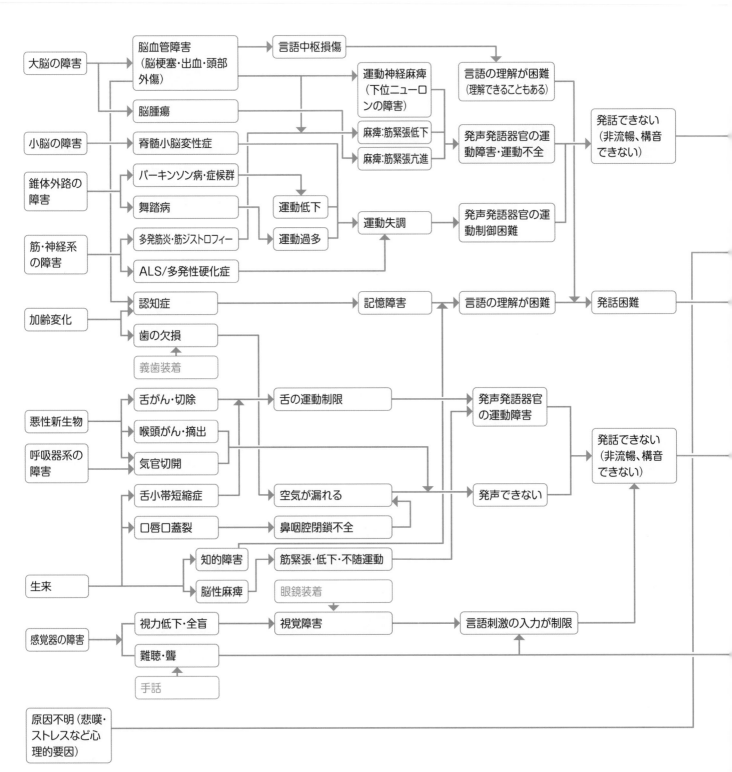

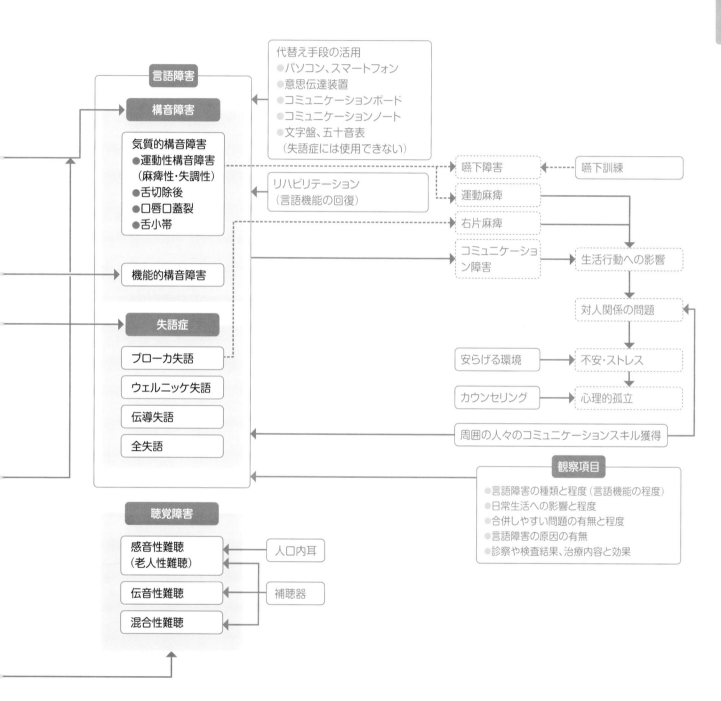

凡例　　□ 原因・病態　　┊┊ 随伴症状　　□ 観察項目　　□ ケア　　──▶ 関連（実在）　　---▶ 関連（可能性）

言語障害

構音障害

気質的構音障害
●運動性構音障害
　（麻痺性・失調性）
●舌切除後
●口唇口蓋裂
●舌小帯

機能的構音障害

失語症

ブローカ失語

ウェルニッケ失語

伝導失語

全失語

聴覚障害

感音性難聴
（老人性難聴）

伝音性難聴

混合性難聴

代替え手段の活用
●パソコン、スマートフォン
●意思伝達装置
●コミュニケーションボード
●コミュニケーションノート
●文字盤、五十音表
　（失語症には使用できない）

リハビリテーション
（言語機能の回復）

嚥下障害　←--- 嚥下訓練

運動麻痺

右片麻痺

コミュニケーション障害

生活行動への影響

対人関係の問題

安らげる環境　→ 不安・ストレス

カウンセリング　→ 心理的孤立

周囲の人々のコミュニケーションスキル獲得

人口内耳

補聴器

観察項目
●言語障害の種類と程度（言語機能の程度）
●日常生活への影響と程度
●合併しやすい問題の有無と程度
●言語障害の原因の有無
●診察や検査結果、治療内容と効果

153

3 観察ポイントとアセスメントの根拠

1 言語障害の種類と程度（言語機能の程度）(p.148〜150参照)

- 構音障害のタイプと症状、程度（発声発話の状況、発話の明瞭度）(**表4**)
- 歯、義歯の状態
- 失語症のタイプと症状、程度
- 音声言語や文字言語の理解と表出の程度（語句、文字、数字、音等の聞きとり、書きとり、音読、自発的な書字はどの程度か）
- 認知機能（記憶障害、理解力、認知障害、注意力低下など）
- 運動機能（上肢の運動機能、利き手の麻痺や拘縮）
- 聴覚障害の有無、補聴器の使用は適切か
- 視力障害の有無、眼鏡の使用は適切か

アセスメントの根拠

- 言語障害のタイプや症状を把握することは、対応が異なってくるため重要である。
- 構音障害の症状は、話し方、発声・発話の明瞭度、声の強さ、語調、プロソディなどに現れる。
- 歯の欠損や義歯の未装着、口内炎などは構音障害を助長する。
- 失語では、話題を急に変えると話についていけなかったり、意味を正確に理解してなくても理解しているようなそぶりを見せたり、錯語などもあるためトラブルを生じやすい。
- 認知機能の障害は、記憶障害や言語理解の困難につながる。言語的、非言語的なコミュニケーションにおける理解度はどうか、現状の認識度、過去の記憶と照らして言語を発することなどへの影響はないか等を確認する。
- 脳血管障害では、右片麻痺があると運動性失語（ブローカ失語）である場合が多い。

表4 発話明瞭度による程度の判断と対応（構音障害の場合）

発話明瞭度 （5段階評価）	判定内容	対応方法
1	よくわかる	
2	ときどきわからない言葉がある	● はっきりと口を開けるよう促す。 ● リズムが乱れる場合には、指折りをしながらゆっくりと言ってもらう。 ● 「よくわかった」「わからない」ということを告げ、自己修正を促す。
3	聞き手が話の内容を知っていればどうにかわかる	● 発話の内容を確認しながら進める。 ● 書字・五十音表・ジェスチャーなどを必要に応じて併用する。
4	ときどきわかる言葉がある	● 聞き取れた内容をフィードバックする。 ● 書字・五十音表・ジェスチャーなどを併用する。
5	まったくわからない	● 携帯型意思伝達装置・五十音表・コミュニケーションノートなどの代替手段を用いる。 ● あいさつなどを斉唱で引き出す。

植田恵：コミュニケーション. 北川公子著者代表, 系統看護学講座 専門分野II 老年看護学 第8版. 医学書院, 東京, 2014：227. より改変して転載

2 日常生活への影響と程度

- 独自の意思伝達方法やサインの有無、現在の言語手段、苦痛の表現方法
- 日常生活動作（ADL）の自立度、生活面での不便
- 休息（睡眠障害の有無、言語障害による疲労感など）
- 食事（食事準備状況、食事への意欲、咀嚼・嚥下機能への影響、栄養状態への影響）
- 排泄（尿意・便意を伝えられるか、サインを出せるか、排泄困難なことはないか）
- 身支度（入浴や口腔ケア、更衣、洗面、整容は保たれているか）
- 活動への意欲
- 疾患や症状の受け止め方
- 今後の生活に対する意向や思い、人とのコミュニケーションに対してどういう思いでいるか。否定的になっていないか
- サポートシステム、サポートしてくれる人

アセスメントの根拠

- 日常生活において、意思が伝わらないことによる不利益を被らないようにサポートする。
- 言語障害が患者の日常生活に及ぼす影響をアセスメントするとともに、患者のコミュニケーション能力と、その力を引き出す要因と阻害する要因を確認し、いかに生活環境を整える必要があるのか検討する。
- 発声発話に関係する随意筋は咀嚼や嚥下にも使われる筋である。嚥下障害を起こしやすい状態になる。
- 話すことがおっくうになったり、がまんしたりすることで、活動への意欲が低下しがちとなる。不便なことや困っていることはないか、病状や治療への思いを察し前向きに取り組めるよう支援する。
- サポートシステムや社会資源を活用し、その人らしい生き方を持続できるように支援する。

3 合併しやすい問題の有無と程度

- 身体的側面（言語障害の原疾患の再発・悪化、ストレスによる不眠、排便障害など）
- 心理・スピリチュアル的側面（抑うつ、絶望感、無力感、イライラや興奮）
- 社会・文化的側面（孤独、社会活動の狭小化、閉じこもり、人との交流におけるストレス症状やストレスが生活を制限していないかなど）

アセスメントの根拠

- 患者は、伝わらないイライラ感から無力感を感じ、気分が落ち込む場合がある。これまで言葉を使って暮らしてきた人が、思うように話すことができなくなることによる心理的苦悩について理解する。
- 伝えることをあきらめ、人との交流を絶つような事態に陥らないよう、心理・スピリチュアル的支援が不可欠となる。

4 言語障害の原因、影響要因

- 現病歴・既往歴
- 原因疾患（脳血管障害、脳外傷、脳腫瘍など）は何か、その発症時期と治療経過
- 発声発語にかかわる器官の障害（気管切開、舌切除など）は何か、その程度、治療経過
- 加齢的な変化

アセスメントの根拠

- 言語障害はさまざまな疾患によって起こるので、原因となる疾患や関連する器官の障害の発症時期、程度、経過を把握する。また、悪化の誘因となるものを取り除くことが必要である。
- 高齢者では、約4分の1の人が難聴をきたしている。また、ほとんどの人が老眼鏡を使用することになる。聴力低下や視力低下は日常生活の不自由さや動作の制限につながる。ひいては、コミュニケーションにも影響を及ぼすこととなる。

5 診察や検査結果、治療内容と効果

①検査

- 問診・視診
- 画像診断（MRI、SPECT、PET）
- 失語症の検査（標準失語症検査、WAB失語症検査、実用コミュニケーション能力検査など）
- 構音器官の検査〔構音検査、プロソディ検査、発話明瞭度検査、最長発声持続時間（**表5**）、口腔構音機能検査（**表6**）など〕
- 視力、聴力検査など

②治療内容

- リハビリテーション内容と回復の程度、コミュニケーション手段の拡大・代替え手段の活用状況
- 周囲の人々のコミュニケーションスキルの獲得
- カウンセリング

アセスメントの根拠

- 検査として何が行われていて、結果はどうなのか、どのような機能がどの程度障害されているのかを確認する。
- 失語症の評価は、検査に加え、病棟などで患者とコミュニケーションをとる、日常場面で患者を観察するなどといったことをあわせて行う。
- どの職種がどのような目的で、どのようにリハビリテーションを進めているかを把握することは、機能回復に向け段階的に支援をするために必要である。
- 治療には、家族をはじめ周囲の人々のスキルアップに向けた支援や、情緒不安定になったり抑うつ状態になったりする患者に対する心理的アプローチも重要となる。

表5 最長発声持続時間

- 最大吸気後にできるだけ長く「あ：/a/」の発声を持続してもらう
- 教示例「大きく息を吸ってから、できるだけ長く『あー』と言ってください」

評価	評価内容
0	3秒未満
1	3秒以上6秒未満
2	6秒以上10秒未満
3	10秒以上

＊ 一般的に成人男性は「30秒程度」、成人女性は「20秒程度」が平均とされているが、個人差がある

表6 口腔構音機能検査

- 測定姿勢：基本的に座位（できない場合にはできるだけ上体を起こす）
- 「ぱ /pa/：口唇音」「た /ta/：舌尖音」「か /ka/：奥舌音」の各音をできるだけ早く反復する
  例）「ぱぱぱぱぱぱ…」「たたたたたた…」「かかかかかか…」
- 測定時間：3〜5秒をかけ、各運動の1秒当たりの反復回数の平均を算出する

評価	評価内容
0	0回/秒
1	2回未満/秒
2	2回以上4回未満/秒
3	4回以上/秒

4 看護計画の立案

◆期待される結果（看護目標）設定のポイント

- 言語機能の回復や新たなコミュニケーション手段を獲得できる。
- ストレスによる不眠、便秘などの身体的症状を起こさない。
- ストレスによる不安や抑うつ、イライラなどの精神的苦痛がない。
- 障害の程度に応じた日常生活を送ることができる。
- これまで築いてきた活動が維持できるとともに、新しい活動を楽しむことができる。

◆看護計画

計画	根拠・留意点
観察計画 **O-P** ❶ 言語障害の種類と程度（言語機能の程度） ❷ 日常生活への影響と程度、対処能力 ❸ 合併しやすい問題の有無と程度 ❹ 言語障害の原因の有無（原疾患の程度、経過） ❺ 診察や検査結果、治療内容と効果（リハビリテーションの目的、進行度、回復状況） ❻ 障害や治療に対する患者や家族の反応、期待感、周囲の人々のコミュニケーションスキル獲得状況 ❼ 原疾患の悪化・再発防止、早期発見のため全身状態の観察	● 言語障害の種類や程度、それに影響を及ぼす身体的な障害の程度により援助計画も異なってくる。細やかな観察とともに本人・家族の意思を確認しながら計画に反映させる。 ➡ O-Pの細かい項目については「3 観察ポイントとアセスメントの根拠」を参照
ケア計画 **C-P** 【急性期：発症から3か月】 ❶ 全身状態の管理 ❷ 生理的ニーズ、意思伝達方法の工夫 ❸ 言語障害に対する周囲の人々の理解を深める。	● 急性期は、症状が変動しやすく、患者の易疲労性も高いため、全身状態や心理状態に注意する。原因疾患によっては悪化・再発防止のための全身管理が重要となる。 ● 言語障害のために生理的ニーズ（便意や尿意、痛みなど）が満たされないというようなことが起こらないよう、意思の伝達方法を患者と確認し、必要時すぐ対応できるようにしておく。 ● 急な事態で発症することもあるため、家族や周囲の人々も心配や不安を抱えることになるが、現状の説明や情報提供を通して言語障害についての理解を深め、今後の生活において協力を得られるようにしておく。

計画	根拠・留意点

<table>
<tr><td rowspan="3">ケア
計画
C-P</td><td>

【回復期：発症3か月後〜1年半】から【慢性期：発症1年半以降】

❶ 生活の中でのリハビリテーション

● 毎日の生活の中に、言語障害の種類や程度に応じた訓練を取り入れる。
   ➡「5 看護ケア」を参照
● 自ら楽しく訓練するための工夫を取り入れる。
  ▶ 同好会に参加したり、シールやスタンプ等の遊びを通して、継続して練習できるようにする。
  ▶ 適度な休息をとり、疲労感や注意力の低下を防ぐ。

</td><td>

● 言語機能の回復が期待できるのは回復期からであるが、精神的な興奮や落ち込みが生じやすいので、身体面とともに精神面にも配慮しながら進める。
● 慢性期には、実用的な意思の疎通や生活行動の維持・拡大に向けて獲得した言語機能を活かせるようにする。
● 意図的に生活のなかに言語訓練を取り入れ、受け入れやすい形でリハビリテーションにつなげるようにする。
● 毎日練習することを習慣化し、生活の一部分とすることが大切である。
● 疲労感がでると、毎日持続することが困難となるので、時間や患者の表情、やる気にも注意しておく。

</td></tr>
<tr><td>

❷ 話しやすい環境づくり

●「話したい」という気持ちを思いやる。
● 会話を促すための環境をつくる。
  ▶ テレビ、ラジオを消し、静かな空間で会話に集中できるようにする。
  ▶ 会話が続けられるよう、話し相手の表情、口もと、ジェスチャーがよく見える位置にいる。また、影にならないようにする。
  ▶ 構音障害の場合は、正しい座位姿勢がとれるよう背もたれのある椅子に座らせる。
● 意思疎通を妨げる要因を除去する。
  ▶ 歯・義歯の調節
  ▶ 正しい視聴覚器具（補聴器、眼鏡）の使用

</td><td>

● 失語症患者は、理解力・注意力が低下していることもあり、周囲が騒々しいと集中できない。
● 話し相手の表情や口唇の動き、身振り・手振りは話を理解する際の手がかりになるため、患者から見える位置に座る。
● 座位がしっかりとれないと姿勢が安定せず、上体や頸部が緊張または屈曲し発声、構音に影響を与える。
● 難聴や視力低下、歯の欠損などが言語障害を助長していることもあるため、事前に調整する。
● 口唇の動きが悪いと「マ行」や「パ・バ行」のような口唇を使う音は発音しにくくなる。歯の欠損では、欠損部から呼気が抜けてしまい、「夕行」「ナ行」など舌を歯牙につけて発音する音が出しにくくなる。
● 補聴器具と耳の間に隙間ができると、ピーという音（ハウリング）が発生するため音量調節や耳に合うよう調整する必要がある。

</td></tr>
<tr><td>

❸ 心理的支援

● 言語障害による苦悩・ストレスに対し、話を聴く時間と場所を用意する。
● 不眠、胃痛、便秘などストレスからくる症状が起こっていないか観察する。
● 看護師自身と家族や周囲の人々の言動に注意を払い患者の自尊心を傷つけないようにする。
● 友の会などへの参加によりピアカウンセリングの機会を持ってもらう。

</td><td>

● 内面にはいろいろな悩みや思いを抱えていても、言葉でうまく表せないためストレスになることが多い。患者がどのような思いでいるのかじっくりと聴く姿勢が大切である。特に、失語症患者は、疎外感や孤独感を抱いたり、うまく伝わらないいらだちやあせりから不安定になりがちである。
● 話し相手が、患者を子ども扱いするような態度をとると自尊心を傷つけてしまう。
● 言語障害をもつ仲間（ピア）であれば、気持ちや苦悩をわかりあえ、具体的な対処方法や改善策を共有できる。

</td></tr>
</table>

計画	根拠・留意点
❹ **意思疎通のための新しい手段獲得への支援** ● 患者の言語障害の状況に合わせて、患者が代替手段を選択・活用できるようにする。 　［例］ 　▶ ジェスチャーや表情を豊かにする。 　▶ YES・NOで答えられる工夫をする。 　▶ 書字、読話、手話、指文字、絵など視覚を活用する。また、視覚的な工夫として、実物を見せたり、関連する場所に実際に行ってみる。 　▶ コミュニケーションノート・コミュニケーションボードを用いる。 　▶ スマートフォン、意思伝達装置の活用 　▶ 五十音表（失語症では使用しない） 　➡「5 看護ケア」を参照	● 言葉だけでは理解できない場合、表情や身振り、手振りは助けとなる。しかし、重症な失語症では、ジェスチャーや描画が役立たないこともあり、全面的に頼れない場合がある。 ● 実物を見ることは、症状の重い失語症患者などには理解しやすく有用である。 ● 地図やカレンダー、時計などを用いて場所や時間の確認をする。 ● 失語症ではひらがなの理解が困難となる。たとえば、「ゆき」とひらがなで書かれると意味が理解できないが、「雪」と漢字で書くと意味がわかることがあり、五十音表が役立たない場合がある。

ケア計画

C-P

❺ **周囲の人々が患者との対話を円滑にするための工夫** ● 患者に話をするときの留意点 　▶ わかりやすい言葉を選ぶ。 　▶ 短く、ゆっくり、はきはきと話す。 　▶ 患者の得意とする話や興味・関心がある話題から始める。 　▶ 伝わりにくいときは、繰り返し話したり、言葉を変えてみたりして、伝える方法を変える。 　▶ 急に話題を変えない。 　▶ 肯定的な反応で答えられるように質問の仕方を工夫する。 　▶ 重要な内容は、正しく理解できているかどうかを確認する。 ● 患者の話を聴くときの留意点 　▶ 雰囲気から患者が言えそうなときは、あせらず言えるまで待つ。 　▶ 言葉が間違ってはいるが、話の流れで意味がわかるときは、訂正せず話を続けてもらう。 　▶ 表情、身振り、指差し、そのときの状況などから、伝えたい意図を読み取る。 　▶ 発音しづらい言葉や早口によって言葉が明瞭でない構音障害の患者では、ゆっくり話してもらうようにする。	● コミュニケーションは相手がいて成立するものであり、相手のかかわり方によっても左右される。看護師自身の言動もそうであるが、患者を取り巻く周囲の人々への支援も同時に行う必要がある。 ● 患者に話すときは、聴覚障害でない限り、必要以上に大声で話す必要はない。 ● 患者が話しやすい話題をもってくると会話が続きやすい。 ● 失語症では言葉の理解が困難となるため、急に話題を変えたりすると混乱する。 ● 重度の失語症では、質問を理解でき否定したい場合でもうっかり肯定してしまうことがある。YES-NO質問する場合は、なるべく肯定的な反応で答えられるようにする。 ● 相手への遠慮や疲れから、わからなくてもうなずいていることがある。大事な話は、患者に理解できたことを言ってもらうなど理解度を確認する。 ● 患者が言いたい言葉が出てこないとき、聞き手側が先々に言ってしまうと、患者がせかされた感じや、自分で発することができなかったという失望感を持ってしまう。 ● 患者がやっと言えた言葉を訂正することは、自信喪失、自尊心を傷つけることにもなる。 ● 聞き手側も想像力をはたらかせて、患者の伝えたいことをくみ取る努力が必要である。その場合、錯語に惑わされず、そのときの状況や今までの流れから患者の言いたいことを推測する。

計画	根拠・留意点
ケア計画 C-P ●統一したかかわり ▶家族やかかわりの深い人と情報交換し、患者にとってよりよい意思疎通の手段を得る。 ▶得た情報から患者の得意とする伝達方法、苦手なことを連絡帳などに記載しておき、看護職、家族、周囲の人々へも周知し、対応にばらつきがないようにする。 ❻**日常生活への復帰と発展への援助** ●障害前の活動状況を把握し、今後の活動に対する意思を確認する。 ●今までの活動、趣味を継続し、心楽しく過ごす時間をつくる。 ●慣れた活動から始め、自信を取り戻せるようにする。 ●好きなテレビ・ラジオ、新聞・雑誌を読むことにより活動の機会を増やす。 ●患者の変化やできていることを褒め、喜びや自信につなげる。 ●活動と休息のバランスを考慮し、易疲労感にも留意した活動スケジュールをつくる。	●失語症では、理解面の障害があるため、対応方法が人によって異なることでも混乱が生じる。 ●患者が新しい意思疎通の手段を取り入れ、これまで築き上げてきた生活に復帰・発展できるよう、またやりたい活動があってもあきらめることがないよう、これまでの活動歴や希望をもとに支援する。 ●障害前の活動は、身体が覚えていて自然に受け入れられ楽しむことができる。 ●新聞・雑誌は、文字に頼らずとも漢字や写真、絵などから内容をつかみやすいので、言葉に触れる機会をつくることができる。 ●頑張っていることやできていることに目を向け、一緒に喜んだり、褒めたりすることで自信に結びつくようにすることが大切である。
教育計画 E-P ❶身体的ニーズ、苦痛は必ず伝え遠慮しないように説明する。 ❷疲労時は、無理しないように遠慮せず伝えるようにしてもらう。 ❸麻痺性の運動性構音障害では、病気になる前のスピードで話そうとして、発音がはっきりしなくなるので、短くゆっくり話をするように伝える。 ❹患者のこれまでの活動からコミュニケーションによいと思うことを提案してもらう。 ❺人工音声について説明する。 ❻意思伝達装置について説明をする。 ❼家族やまわりの人の協力による生活の工夫や社会資源を活用するための情報を提供する。 ❽自立や自己実現をめざすことへの重要性を説明する。	●相手への遠慮や疲れから、大事なことを伝えずにがまんするようなことがないよう、またわからなくてもそのままにしてうやむやにするようなことがないよう説明しておく。 ●コミュニケーション手段の工夫と発展に向けて、患者のこれまでの活動からよいと思うことを提案してもらい、ともに話し合い検討することでよりよい方法を見出せることを説明する。

5 看護ケア

言語障害の種類に応じた訓練

- 日常生活のなかに意図的かつ自然な形で取り入れる（**表7**）。
- あせりや過剰な負担にならないようにする。

表7 ▶ 言語障害の訓練

①構音障害	②失語症
● 呼吸訓練 ● 発声練習 ● 構音器官の運動訓練（頬、口唇、下顎、舌の運動） ● 文章を読む訓練 ● 麻痺のある場合の頬のマッサージ	● 音韻訓練 ● 聞きとり ● 計算訓練 ● 文字練習

構音障害患者への接し方のポイント

- 構音機能や身体機能の障害の症状に応じ、YES-NO質問（**図5**）、指文字（**図6**）、書字、文字盤・五十音表（p.162**図7**）、コミュニケーションノート（p.162**図8**）、コミュニケーションボード（p.162**図9**）、意思伝達装置（p.163**図10**）、スマートフォンなどを利用する。喉頭摘出患者などで、声帯振動できない場合は電動式人工喉頭（p.163**図11**）を用いたり、食道発声、シャント発声の方法もある。
- 構音障害の患者は姿勢が安定していないと話しづらい場合もあるので姿勢が崩れない椅子などを用いる。

図5 ▶ YES-NO質問

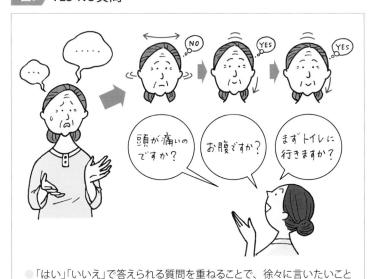

- 「はい」「いいえ」で答えられる質問を重ねることで、徐々に言いたいことを絞り込んでいくことができる。

図6 ▶ 指文字

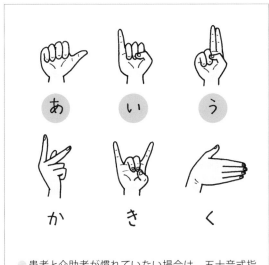

- 患者と介助者が慣れていない場合は、五十音式指文字表を見ながら会話することもできる。

図7 **文字盤（五十音表）**

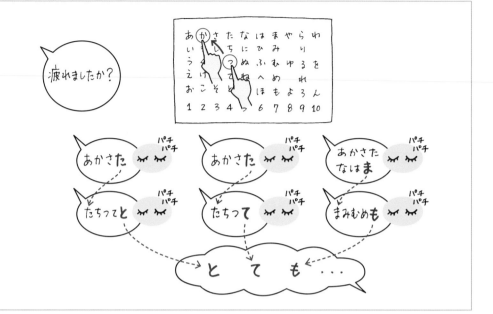

● 文字盤（五十音表）を指差して尋ねる。
● 麻痺などで指差しが困難な場合、まず行を読み上げ、次に列の文字を読み上げて特定していく。
● 例えば、介助者が行を読み上げていき、特定の文字のときに患者にまばたき2回で合図してもらう。その後、列も同様に行っていく。

図8 **コミュニケーションノート**

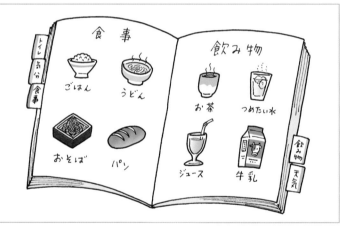

● 日常的に必要な語彙を絵や文字、写真などで「食事」「飲み物」「排泄」「気分」などの項目別に整理して表示してある。
● 地域の地図などの内容も入れ、「楽しい会話」ができるようにするのもよい。

図9 **コミュニケーションボード**

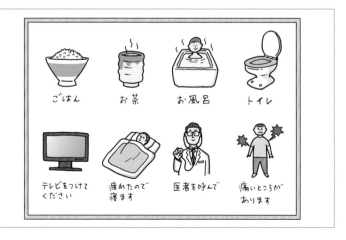

● 認知機能がさらに低下すると、ノートよりボードのほうが使いやすい。
● 日常的によく使用する単語やメッセージを書いておき、指差しで伝えてもらう。

図10 ▶ 意思伝達装置のしくみ

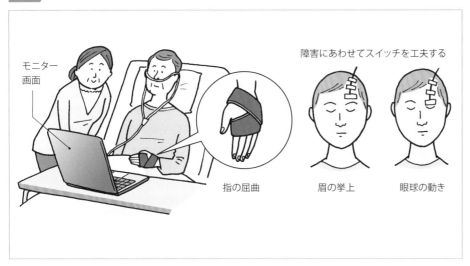

モニター画面

指の屈曲

障害にあわせてスイッチを工夫する

眉の挙上

眼球の動き

毛束真知子：絵でわかる言語障害 第2版. 学研メディカル秀潤社, 東京, 2013：45.を参考に作成

意思伝達装置の例

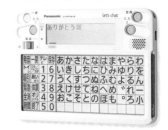

レッツ・チャット
入力スイッチを押すと文字板の文字が順番に光る。入力したい文字が光ったときにもう一度入力スイッチを押すと、その文字が液晶画面に表示される。これを繰り返して文章を作成する。

（写真提供：パナソニック エイジフリーライフテック株式会社）

図11 ▶ 電動式人工喉頭のしくみ

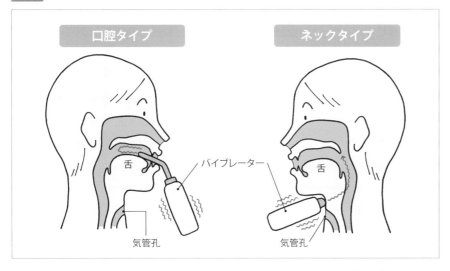

口腔タイプ

ネックタイプ

舌

バイブレーター

気管孔

舌

気管孔

電動式人工喉頭の例

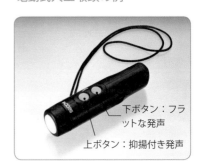

下ボタン：フラットな発声

上ボタン：抑揚付き発声

セコム マイボイス
抑揚付き発声とフラットな発声の使い分けができる。

（写真提供：セコム株式会社）

ほかに食道発声、シャント発声などの方法がある

失語症患者への接し方のポイント

- やさしく、あせらないように、また、自尊心を損なわないような接し方が重要である。
- 失語症のほとんどの場合、仮名の読み書きが苦手になり五十音表は苦痛となるため、身近な漢字で表記し、視覚を活用する。
- 介助者と患者とのコミュニケーションを助けるために、YES-NO質問や、用意された答えの中から選んでもらう、質問は広いところから絞り込んでいくなど、会話の仕方を工夫する（p.161「構音障害患者への接し方のポイント」参照）。
- コミュニケーションボードや患者の障害の程度に合わせたコミュニケーションノートをつくる（p.162**図7・8**）。ノートには自己紹介、体調管理（痛みや気分など）とその反応を表すシート（数値評価スケール、フェイススケール：p.274**図3**）や時計盤・時間項目シート（起床、就寝、薬、病院、食事）などを取り入れるとよい。使用する文字はできるだけ漢字を用いると、見ただけで意味が想起されやすい。要点を漢字単語で記したメモのようなものも適している。

資料　聴覚障害患者への接し方のポイント

- 聴覚障害の患者には補聴器などにより音を増幅して聞きとりをしてもらう。使用する場合、適切に装着する。
- 補聴器を使用する場合、雑音も増幅するのでなるべく静かなところで聴力のよい側から話しかける。
- 手がかりを示しながら表情を豊かに話す。

他に、耳鳴り治療機能付きの補聴器もある

補聴器の種類と長所・短所

型式（写真は商品の一例）	使用法	長所	短所
耳かけ型	眼鏡のように耳にかけて使用	● 軽度から高度難聴まで使用可。 ● マイクが前向きに耳の上に位置し、指向性がある。 ● 種類が豊富、価格も比較的安価。	● 共鳴を起こし、声がゆがむ場合がある。 ● 汗や水に強いものもあるが、故障が起こりやすい。 ● うつむくと落ちやすい。
ポケット型	本体は、ポケットの中に入れて使用	● 大きな出力が得られ、軽度から高度難聴まで適用。 ● スイッチ操作がしやすく、高齢者にも扱いやすい。 ● 価格が安い。	● 本体が大きく、コードが邪魔になる。 ● 低音は聞こえるが高音はあまりよく聞こえない。 ● 目立つ。
耳孔型	耳孔に挿入して使用	● 音質がよい。 ● 前からの音がよく聞こえ、騒音の影響を受けにくい。 ● マイクが耳の中にあるため、自然に聞こえる。 ● 耳型に合わせて作成するため、外れにくく、目立たない。	● 耳型を取るため補聴器作成までに時間がかかる。 ● 装着、取り外しがやりづらい。 ● スイッチ操作がやりづらい。 ● 電池が小さい。 ● 耳つまり感がある。 ● 価格が高い。

（写真提供：シーメンス・ヒヤリング・インスルメンツ株式会社）

食欲不振

井手裕子

どんな症状?

食欲不振とは、食物を食べたいという意欲が、何らかの原因によって減退もしくは欠如していることをいう。

食欲は、食物摂取に対する生理的欲求であり、精神的要素を含んでいる。したがって、食欲不振も、きわめて主観的な感覚である。

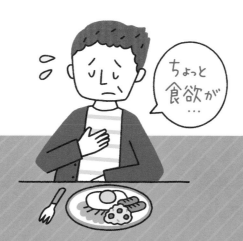

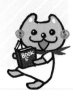

食欲調節のメカニズム

● 食欲は、主として、間脳の視床下部の食欲中枢である"満腹中枢"と"摂食中枢"の相互作用によって調節されている（**図1**）[1]。

図1 食欲調節の部位

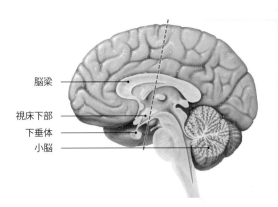

脳梁
視床下部
下垂体
小脳

左図の点線の部分で切った断面図

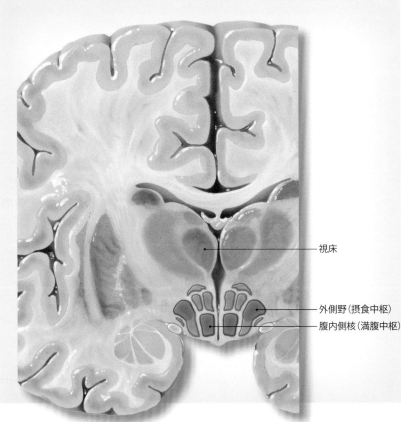

視床

外側野（摂食中枢）
腹内側核（満腹中枢）

満腹中枢
満腹を感知する中枢で、視床下部腹内側核にあり、摂食を抑制する機能をもつ。満腹感を感じると、食物を食べたくないと思う

摂食中枢
空腹を感知する中枢で、視床下部外側野にあり、摂食を促進する機能をもつ。空腹感を感じると、食物を食べたいと思う

齋藤宣彦：プチナースBOOKS 看護につなげる病態生理 よくある症状のしくみがわかる. 照林社, 東京, 2016：40. より引用

食欲調節への影響因子

視床下部における食欲中枢の調節に影響を与える因子には以下のようなものがある（**表1**）。

表1 食欲中枢調節の影響因子

影響因子	調節のメカニズム
● 血糖値 ● 血中遊離脂肪酸、ホルモン	● ブドウ糖、遊離脂肪酸、ホルモン（インスリン、グルカゴン、ノルアドレナリンなど）などの血中濃度の変化は、食欲中枢を刺激する
● 胃壁の収縮・伸展	● 胃の中に食物が入ると胃壁が伸展し、反対に食物がなくなると胃壁が収縮する。この胃壁の収縮・伸展の情報が迷走神経を介して食欲中枢に伝えられる
● 体温・環境温	● 体温・環境温の変化は、体温調節中枢を介して、食欲中枢を刺激する
● 感覚 ● 情動 ● 過去の経験	● 食物に関する視覚、嗅覚、味覚、触覚などの感覚器の情報や、悩みごと、心配ごと、あるいは、過去に食べておいしくなかった経験などの情報が、大脳皮質を介して、視床下部の食欲中枢に伝えられる

食欲不振の分類・原因・病態

食欲不振とは、満腹中枢が促進され、摂食中枢が抑制されている状態といえる。その原因には**表2**のようなものがある。これらの原因は、単独ではなく複雑に関連している。

表2 食欲不振の原因・分類

分類・原因		病態
中枢性食欲不振	大脳の器質的、機能的な疾患によるもの	脳の腫瘍や炎症・外傷などにより、頭蓋内圧亢進が生じ、その器質的変化が、食欲中枢へ機械的な刺激を与える
	環境温や体温の上昇によるもの	体温の上昇を防ごうとする体温調節中枢の刺激が、満腹中枢のはたらきを促進し、摂食中枢を抑制する
内臓性食欲不振	消化管疾患によるもの	疾患により胃壁の緊張低下、胃酸の低下、胃粘膜の浮腫などが起こり、それらの変化が迷走神経を介して食欲中枢に伝達され、摂食中枢を抑制する
	胆・肝・脾疾患によるもの	代謝障害、解毒機能低下による中毒物質の増量が、視床下部へ直接刺激をもたらしたり、胃粘膜に直接作用したりする
中毒性食欲不振	薬物や毒物によるもの	薬物や毒物の視床下部への直接刺激や胃粘膜への直接作用による。また発熱性の感染症においては、感染により産生された細菌の毒素などが血流によって食欲中枢を刺激する
欠乏性食欲不振	ビタミン欠乏症によるもの	ビタミンB群の欠乏は消化機能の低下をまねき、舌炎、口内炎、貧血、代謝障害を起こし、二次的に食欲中枢を刺激する
	内分泌疾患によるホルモン不足など	甲状腺機能低下、副腎皮質機能低下（アジソン病）などの内分泌疾患は、それらのホルモン不足が直接または間接的に食欲中枢を刺激する
身体的因子（活動量によるもの）		運動不足ではエネルギーが消費されず、血糖値が下がらないために遊離脂肪酸が減少する。それらの変化は満腹中枢を刺激するため、摂食中枢が抑制される
心理的ストレス		不快な感情、心配ごと、悩み、怒り、悲しみなど心理的な問題や情動の変化などがあると、大脳皮質を介して食欲中枢を刺激する

2

病態・ケア関連図

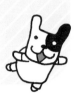

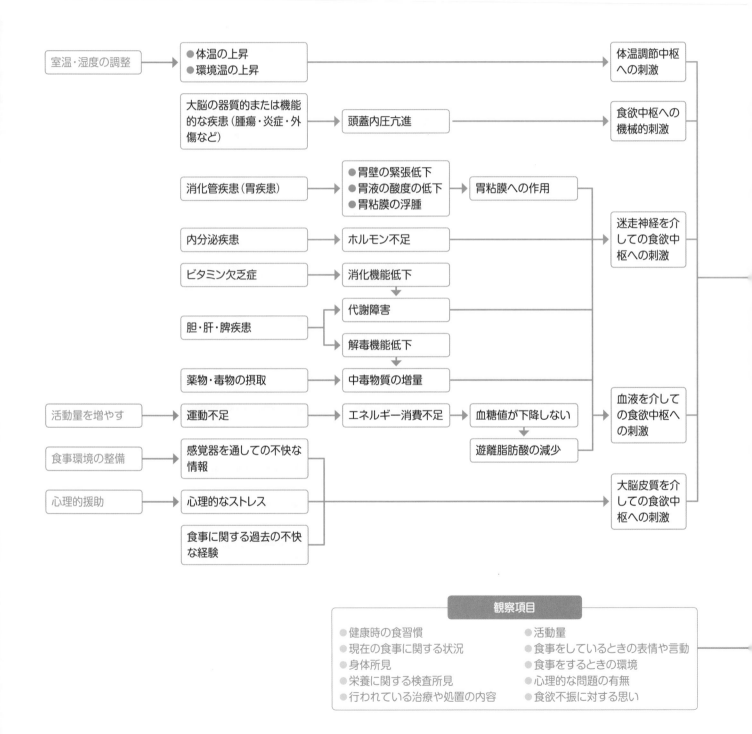

室温・湿度の調整 →	●体温の上昇 ●環境温の上昇		→ 体温調節中枢への刺激
	大脳の器質的または機能的な疾患（腫瘍・炎症・外傷など） →	頭蓋内圧亢進 →	→ 食欲中枢への機械的刺激
	消化管疾患（胃疾患） →	●胃壁の緊張低下 ●胃液の酸度の低下 ●胃粘膜の浮腫 → 胃粘膜への作用	→ 迷走神経を介しての食欲中枢への刺激
	内分泌疾患 →	ホルモン不足 →	
	ビタミン欠乏症 →	消化機能低下	
	胆・肝・脾疾患 →	代謝障害	
		解毒機能低下	
	薬物・毒物の摂取 →	中毒物質の増量 →	
活動量を増やす →	運動不足 →	エネルギー消費不足 → 血糖値が下降しない → 遊離脂肪酸の減少	→ 血液を介しての食欲中枢への刺激
食事環境の整備 →	感覚器を通しての不快な情報		→ 大脳皮質を介しての食欲中枢への刺激
心理的援助 →	心理的なストレス →		
	食事に関する過去の不快な経験		

観察項目

- 健康時の食習慣
- 現在の食事に関する状況
- 身体所見
- 栄養に関する検査所見
- 行われている治療や処置の内容
- 活動量
- 食事をしているときの表情や言動
- 食事をするときの環境
- 心理的な問題の有無
- 食欲不振に対する思い

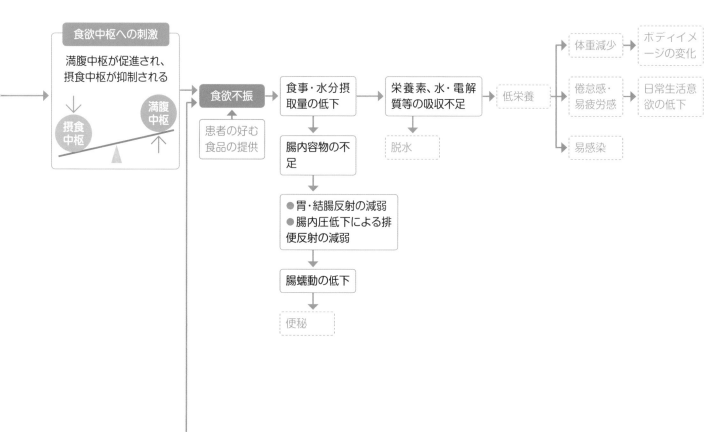

凡例　□ 原因・病態　┊┊ 随伴症状　□ 観察項目　□ ケア　──▶ 関連（実在）　----▶ 関連（可能性）

食欲中枢への刺激

満腹中枢が促進され、摂食中枢が抑制される
↓
摂食中枢　満腹中枢
↑

食欲不振

患者の好む食品の提供

食事・水分摂取量の低下

栄養素、水・電解質等の吸収不足

低栄養

脱水

腸内容物の不足

● 胃・結腸反射の減弱
● 腸内圧低下による排便反射の減弱

腸蠕動の低下

便秘

体重減少

ボディイメージの変化

倦怠感・易疲労感

日常生活意欲の低下

易感染

3 観察ポイントとアセスメントの根拠

1 健康時(入院以前)の食習慣

● 食事時間、摂取量、味付け、調理方法、嗜好品、偏食の有無、間食の有無

アセスメントの根拠

● 健康時(疾患に罹患する以前)の食習慣との比較は現在の食欲不振の原因を探るために、重要な観察項目である。また、援助を行う際に、患者の好む食事提供の参考にするためにも把握する必要がある。

2 現在の食事に関する状況

● 食事摂取量(主食・副食の摂取割合、カロリー、栄養・水分のバランス)
● 食事時間、食事と食事の間隔
● 摂取可能な食品(食欲不振ながらも口にしている食品、食べられそうと思う食品)
● 食欲の有無やその傾向
● 食事摂取動作(上肢の障害の有無や食事摂取時の体位など)

アセスメントの根拠

● 現在の食事に関する状況を把握し、食欲不振の原因を探るために、重要な観察項目である。また、援助を行う際に、患者の好む食事提供の参考になる。上記❶項と比較してアセスメントする。

3 身体所見

● バイタルサイン
● 随伴症状：発熱、嘔気・嘔吐、下痢、便秘、腹痛、腹部膨満感、味覚障害、口腔内の炎症、皮膚の状態
● 原疾患の症状の発現、その他の痛み、嚥下障害
● 水分出納、排泄回数

アセスメントの根拠

● 疾患の症状や食欲不振の随伴症状がある場合は、その症状を軽減・緩和することにより食欲増進を図る必要がある。そのため、食欲不振以外の症状をあわせて観察・アセスメントする。

4 栄養に関する検査所見

- 身長、体重（最近の増減）
- 血液検査データ（Hb、Ht、TP、Alb、T-chol、TG、HDL-C、電解質など）
- 尿、便検査（尿糖、尿タンパク、便潜血、便培養など）
- 消化管機能に関する検査（胃X線撮影、胃・大腸内視鏡検査、腹部エコーなど）

アセスメントの根拠

- 食欲不振の原因疾患を究明したり、食欲不振による栄養状態の変化を評価するために重要な観察項目である。低栄養状態をまねいている場合は、点滴や経管栄養による栄養補給が必要となる。

5 原疾患の治療に伴う検査や処置の内容

- 身体的苦痛をもたらす検査や処置の有無（例：カテーテルの留置など）
- 食欲不振をまねく恐れのある薬剤の投与の有無

アセスメントの根拠

- 原疾患がある場合は、まずはその治療が優先される。しかし、その治療に伴う検査や処置による身体的苦痛のために一時的に食欲不振が生じている場合もあり、行われている治療・検査について知る必要がある。その場合は、再度食欲が回復するめどが明らかになりやすい。

6 活動量

- 1日の過ごし方、病院内での運動や散歩の有無など
- 日常生活動作の状況

アセスメントの根拠

- 活動量が減少していると、エネルギー消費がはかれず空腹感もわかないため、食欲不振をまねく。活動量について把握する必要がある。

7 食事摂取時の表情や言動

- 食事の好みに関する発言
- 特定の食品を見たときに不快な表情をしていないか

アセスメントの根拠

- 提供される食事に関して、不快な気持ちを抱きながらもがまんしている可能性がある。食事時の表情や言動についても観察・アセスメントが必要である。

8 食事摂取時の環境

- 室内に、排泄物など臭気を発生させるものがないか
- 室内の温度や湿度
- 食事に使用するテーブルなどは清潔が保持されているか
- 多床室の場合、孤立して食事をしていないか（カーテンなどを閉め切っていないか）
- 家族などの面会時間

アセスメントの根拠

- 食事内容に限らず、食事をする環境自体も食欲に大きな影響を与える。嗅覚、視覚などの感覚器からの不快な情報や室温の上昇、1人でのさみしい食事環境などは、食欲中枢に影響をもたらすため、それらの有無を観察する。

9 心理的な問題の有無

- 心理的ストレス（何らかの悩みごとや心配ごとを抱えていないか）

アセスメントの根拠

- 心理的なストレスがある場合は、それらが影響して食欲不振をまねいている恐れがある。その場合は、患者の訴えをよく聞き、可能な範囲で対処する必要がある。

10 食欲不振に対する患者の思い

- 食欲がわかないこと、食べられないことに対する患者の思い（言動、表情など）

アセスメントの根拠

- 食べられないこと自体が、さらに心理面に影響を与えている可能性があるため、食欲不振に対する患者の思いについて聞き、影響をアセスメントする。

4 看護計画の立案

◆期待される結果（看護目標）設定のポイント

- 患者が食べたいという意欲を示す。
- 随伴症状が軽減または緩和される。
- 食事摂取量が増す（具体的な量を示すほうが望ましい）。

◆看護計画

	計画	根拠・留意点
観察 計画 O-P	❶健康時（入院以前）の食習慣 ❷現在の食事に関する状況 ❸身体所見 ❹栄養に関する検査所見 ❺行われている治療・処置の内容 ❻活動量 ❼食事をしているときの表情や言動 ❽食事をするときの環境 ❾心理的な問題の有無（何らかの悩みごとや心配ごとを抱えていないか） ❿食欲不振に対する患者の思い ➡O-Pの細かい項目については「3 観察ポイントとアセスメントの根拠」を参照	● 食欲不振をもたらしている原因および援助への糸口を探るために、左記の項目について観察・アセスメントする。
ケア 計画 C-P	❶可能な限り、患者の好む食品を提供する（栄養士や調理師との調整なども行う）。 ● 食事時間の調整 ● 配膳の工夫 ● 調理法、盛り付けの工夫 ● 温かいものは温かく、冷たいものは冷たい状態での提供➡「5 看護ケア」を参照 ❷食事環境の整備 ● 排泄物など臭気を発生させるもの（ポータブルトイレ、ゴミ箱など）の除去 ● 室温・湿度の調整 ● ベッド、テーブルなどの清掃 ● 孤独な環境下での食事の回避（他の患者との交流や、デイルームでの食事の誘導）➡「5 看護ケア」を参照	● できるだけ患者の好む食品を提供することが望ましい。そのためには、看護職だけでなく、栄養士や調理師との綿密な連絡や調整が必要である。 ● 病院での食事時間は間隔が短い場合があるので（特に朝食と昼食の間隔）、できるだけ空腹感を感じてから摂取できるように配慮することが望ましい。 ● 食事内容に限らず、食事をする環境自体も食欲に大きな影響を与える。嗅覚、視覚などの感覚器からの不快な情報や室温の上昇、1人でのさみしい食事環境などは、食欲中枢へ影響をもたらす。

	計画	根拠・留意点
ケア計画 C-P	❸ 食前の口腔ケア ❹ 随伴症状の緩和 ➡ 随伴症状については「3 観察ポイントとアセスメントの根拠」を参照 ❺ 活動量を増やす ● 散歩、床上での運動など ❻ 心理的援助 ● 精神的な問題がある場合は訴えをよく聞く ● 摂取量が増加したときには、喜びを共感する ● 摂取量が増加しない場合であってもそれを指摘せずに見守る ❼ 家族へのはたらきかけ ● 治療上また衛生上、問題がなければ、患者の好む食品を持ってきてもらう ● 食事時間に面会に来てもらう	● 口腔内の汚染は、食欲減退の要因になりやすい。 ● 散歩などは、できれば同行し、会話などにより、楽しい雰囲気づくりに努める。 ● 疾患や治療に関しての不安などに加えて、「食べられない」現状は患者の不安をさらに増強させる。心理的援助により患者が看護者と信頼関係を築くことも大切である。 ● 実際のところ、病院での食事においては、個人の希望に添えないことも多いので家族の協力も必要になってくる。また、家族とともに食事を摂ることにより、和やかな食事環境づくりも期待できる。
教育計画 E-P	❶ 食べられそうな食品から摂取するように勧める ❷ 食べられない場合は無理をしない。食べられる時間に摂取してよいことを伝える ❸ 食べやすい食品を紹介する	● 食欲不振であることに加えて、食事すること自体が悪影響をもたらすことのないようにする。

資料

検査の基準値一覧③：生化学検査1

	検査項目	略語：英語	基準値
電解質・金属	血清ナトリウム	Na：serum sodium	137〜145mEq/L
	血清カリウム	K：serum potassium	3.5〜5.0mEq/L
	血清クロール	Cl：serum chloride	98〜108mEq/L
	血清カルシウム	Ca：serum calcium	8.4〜10.4mg/dL
	血清鉄	Fe：serum iron	男性：50〜200μg/dL 女性：40〜180μg/dL
	血清マグネシウム	Mg：serum magnesium	1.7〜2.6mg/dL
タンパク関連・含窒素成分	総タンパク	TP：total protein	6.7〜8.3g/dL
	血清アルブミン	Alb：albumin	3.8〜5.3g/dL
	血清尿素窒素	BUN：blood urea nitrogen UN：urea nitrogen	8〜20mg/dL
	血清尿酸	UA：uric acid	男性：3.8〜7.0mg/dL 女性：2.5〜7.0mg/dL
	血清クレアチニン	Cr：creatinine	男性：0.61〜1.04mg/dL 女性：0.47〜0.79mg/dL
	血清ビリルビン	BIL：bilirubin	総ビリルビン：0.2〜1.0mg/dL 直接ビリルビン：0.0〜0.3mg/dL 間接ビリルビン：0.1〜0.8mg/dL
糖質	血糖	BS：blood sugar GLU：glucose	70〜109mg/dL
	糖化ヘモグロビン	HbA1c：hemoglobin A1c	6.5%（NGSP値）

基準値は、西﨑祐史，渡邊千登世：ケアに生かす検査値ガイド 第2版. 照林社，2018. より引用

5 看護ケア

食事の工夫

● 治療（がん化学療法：抗がん薬）の副作用によって食欲不振が起こっている場合、**表3**のような食事の工夫がある[2]。

表3 がん化学療法の副作用（食欲不振）に対応するための食事

考え方	1	少量で高カロリー、高タンパクの食事を頻回（1日6回）にとる
	2	食前にワイン、ビールなどを少量飲む
	3	空腹のときには時間に関係なくとる
	4	食欲の一番ある時間帯に高タンパク、高カロリー食をとる
具体的な献立と内容	1	もち、おはぎ、カロリーメイトなどを使用する。粥は水分が多くカロリーが少ないので避ける
	2	食パンにマーガリンやバター、ジャムなどをたっぷり塗って食べる
	3	水分をとるときは茶・水はなるべく避け、ジュース、牛乳など高カロリーの飲み物にする
	4	ゴマやナッツ、豆、卵、豆腐、脱脂粉乳、チーズ、バター、肉エキスを料理に混ぜる
	5	バナナ、リンゴなどに生クリームをのせてフルーツデザートをとる
	6	サラダドレッシングのかわりにマヨネーズを使う
	7	アイスクリーム、プリンなどにも生クリームのようなカロリーの高いものをのせる
	8	さっぱりしたすし飯に、うす焼き卵、貝や魚などをたっぷり入れる
	9	しそ、しょうが、みょうが、ミント、レモンによる味付けや風味を利用する
	10	間食にはクッキーやせんべい、ポテトチップ、ヨーグルトなどをとる

神田清子：食欲不振. 焦点 がん化学療法の最新ケア 不快症状の緩和とセルフマネジメント支援. 看護技術 2001；47（11）：32. より改変して転載

食事環境の工夫

● 食事環境は、食欲に大きく影響する。**図2**のような工夫で食事環境を整える。

図2 食事環境の工夫（よい例・悪い例）

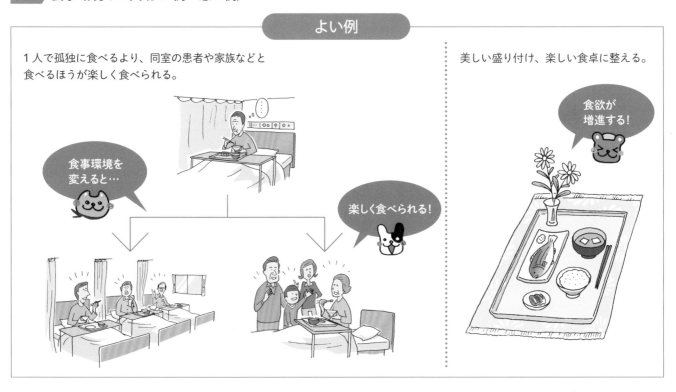

よい例

1人で孤独に食べるより、同室の患者や家族などと食べるほうが楽しく食べられる。

美しい盛り付け、楽しい食卓に整える。

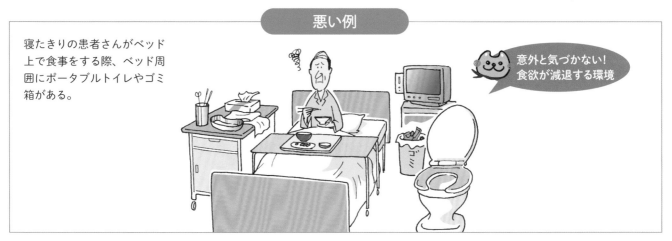

悪い例

寝たきりの患者さんがベッド上で食事をする際、ベッド周囲にポータブルトイレやゴミ箱がある。

悪心・嘔吐

藤田紋佳、濱田裕子

どんな症状?

悪心とは、むかつき、胸がむかむかする症状であり、心窩部から前胸部、咽頭にかけて感じる漠然とした不快感をいう。多くは嘔吐に先行して現れるが、嘔吐を伴わない場合もある。

嘔吐とは、幽門が閉鎖し、噴門、食道は弛緩して、横隔膜や腹筋などの急激な収縮で腹腔内圧が上昇し、胃の内容物が口や鼻から外へ排出される現象をいう。

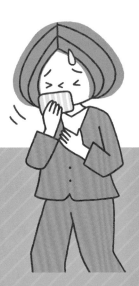

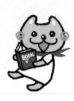

1 症状が起こるメカニズム

悪心・嘔吐のメカニズム

● 悪心・嘔吐は、延髄の網様体に存在する嘔吐中枢が刺激されることによって起こる[1]。

● 嘔吐中枢を刺激する経路には、神経伝達物質の受容体が4種類（アセチルコリン受容体、ドパミン受容体、ヒスタミン受容体、セロトニン受容体）ある（**図1**）。

● 嘔吐中枢を刺激する経路は以下の5つがある（**図1**）[1, 2]。
  ❶ **第1経路**：消化管、肝など、腹腔内臓神経末端からの刺激（迷走神経と交感神経の求心路を経る）
  ❷ **第2経路**：口腔・咽頭粘膜刺激（舌咽神経と三叉神経の求心路を経る）

❸ **第3経路**：前庭器官刺激（前庭神経の求心路を経る）

❹ **第4経路**：脳圧亢進、血流障害、催吐物質などによる第4脳室最後野の化学受容体誘発帯（CTZ：chemoreceptor trigger zone）の直接刺激

❺ **第5経路**：大脳皮質からの情動的・精神的因子の刺激

● 第1〜3経路は末梢性（反射性）嘔吐、第4〜5経路は中枢性嘔吐に分類される[1]。

● 嘔吐中枢に到達した刺激は統合され、刺激がある閾値を超えると、嘔吐運動の刺激を嘔吐反射の遠心路（横隔神経、脊髄神経、迷走神経の腹膜線維など）に伝達され

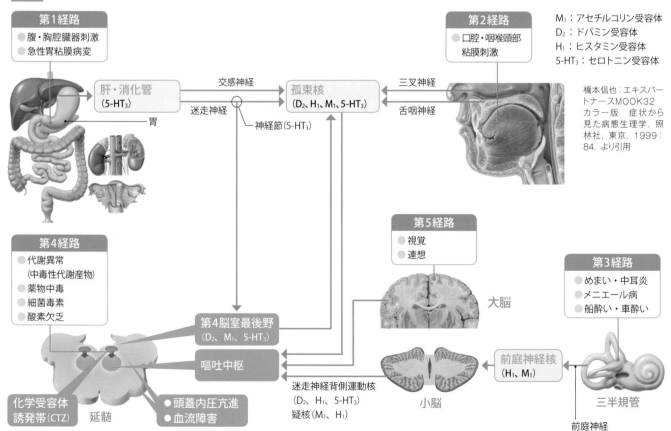

図1 ▶ 悪心・嘔吐のメカニズム（嘔吐の求心路）

M₁：アセチルコリン受容体
D₂：ドパミン受容体
H₁：ヒスタミン受容体
5-HT₃：セロトニン受容体

橋本信也：エキスパートナースMOOK32 カラー版 症状から見た病態生理学. 照林社, 東京, 1999：84. より引用

第1経路
● 腹・胸腔臓器刺激
● 急性胃粘膜病変

肝・消化管（5-HT₃）
交感神経
迷走神経
神経節（5-HT₃）
胃

孤束核（D₂, H₁, M₁, 5-HT₃）

三叉神経
舌咽神経

第2経路
● 口腔・咽喉頭部粘膜刺激

第4経路
● 代謝異常（中毒性代謝産物）
● 薬物中毒
● 細菌毒素
● 酸素欠乏

第4脳室最後野（D₂, M₁, 5-HT₃）

嘔吐中枢

化学受容体誘発帯（CTZ）　延髄
● 頭蓋内圧亢進
● 血流障害

第5経路
● 視覚
● 連想

大脳

迷走神経背側運動核（D₂, H₁, 5-HT₃）
疑核（M₁, H₁）

小脳

第3経路
● めまい・中耳炎
● メニエール病
● 船酔い・車酔い

前庭神経核（H₁、M₁）

三半規管

前庭神経

る。その結果、嘔吐運動*[1]が起こる[3]。

● 嘔吐運動は、まず悪心が現れ、同時に小腸の逆蠕動、胃の緊張低下、深い吸気運動、噴門括約筋の弛緩、声門の閉鎖、軟口蓋による後鼻孔の閉鎖、肋間筋・横隔膜・腹筋の収縮による腹圧上昇、胃の逆蠕動の順で、胃の内容物が食道、口腔を通って体外へ排出される（**図2**）[2]。

● 悪心・嘔吐が起こる際には、嘔吐中枢の近くにある呼吸中枢・唾液分泌中枢・血管運動中枢が、嘔吐中枢への刺激に加えこれらの中枢も刺激するため、随伴症状として、呼吸促迫、唾液分泌亢進、冷汗、血圧変動、徐脈、頻脈、顔面蒼白、脱力感、食欲不振などが多くみられる[4]。

● 患者の訴え・症状としては、「むかむかする」「気持ちが悪い」「吐きそう」「吐いた」などがある[5]。

図2　嘔吐運動

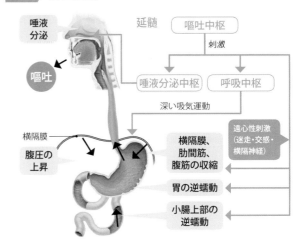

鈴木伸明：悪心・嘔吐. 金井弘一編. 臨牀看護セレクション1 病態生理I 症候編. へるす出版. 東京, 1996：1. を参考にして作成

悪心・嘔吐の分類・原因・病態

● 嘔吐は、中枢性嘔吐と末梢性嘔吐に分類される（**表1**）。

● 悪心・嘔吐をきたす疾患は、器質的な疾患から機能的、精神的原因に至るまで多岐にわたる。実際には、胃炎や胃・十二指腸潰瘍など、消化器疾患によるものが最も多い[1]。

● 小児の場合、年齢によって、以下のような特徴がある[6]。
　▶ 新生児期では、噴門括約筋や中枢神経機能の発達が十

分ではないため嘔吐しやすい。

　▶ 乳児期も噴門括約筋が緩く、胃の形態が筒状であるため、ミルクの飲みすぎや啼泣、体位などによって容易に嘔吐しやすい。

　▶ 幼児期以降では、感染による嘔吐や不安や緊張による心因性嘔吐がみられる。また、乗り物酔いなどの前庭器官の刺激による嘔吐もみられる。

表1　悪心・嘔吐の主要原因

中枢性嘔吐	末梢性（反射性）嘔吐
❶ 嘔吐中枢への直接刺激（脳圧亢進、脳循環障害） ● 髄膜炎、脳炎、脳出血、クモ膜下出血、脳水腫、脳腫瘍、脳梗塞、脳血栓、片頭痛、緑内障	**❶ 腹腔・胸腔内臓器からの刺激**（第1経路） ● 消化器疾患：急性・慢性胃炎、胃がん、急性腸炎、胃・十二指腸潰瘍、虫垂炎、急性肝炎、急性膵炎、胆嚢炎、胆石症 ● 腹膜疾患：急性腹膜炎 ● 心疾患：狭心症、心筋梗塞 ● 腎・泌尿器疾患：腎尿路結石、腎盂炎 ● 肺疾患：胸膜炎 ● 婦人科疾患：子宮付属器炎、卵巣嚢腫茎捻転
❷ CTZを介する刺激（第4経路） ● 薬物：モルヒネ、ジギタリス、覚醒剤、アドレナリン、ニコチン、睡眠薬、抗がん薬、抗生物質など ● 代謝異常産物：尿毒症、肝不全、糖尿病性昏睡、妊娠悪阻、甲状腺機能亢進症、アジソン病、バセドウ病 ● 中毒：重金属、有機物など ● 感染症（細菌毒素） ● 酸素欠乏：高山病、貧血など	**❷ 口腔・咽喉頭部粘膜刺激**（第2経路） ● 舌根・咽頭を手指などで刺激したとき **❸ 前庭神経（迷路）刺激**（第3経路） ● メニエール病、乗り物酔い
❸ 大脳皮質を介する刺激（第5経路） ● 情動的・精神的刺激：激しい感情の変化（怒り、不安、悲嘆など）、不快なにおい・味・光景、恐怖、解離性（転換性）障害、神経性食欲不振症など	

橋本信也：エキスパートナースMOOK32 カラー版 症状から見た病態生理学. 照林社. 東京, 1999：86. より引用

---

*1　嘔吐運動：上部消化管、気道・呼吸筋、横隔膜、腹筋など多くの平滑筋、横紋筋を含めた筋群が同時にはたらく。

2 病態・ケア関連図

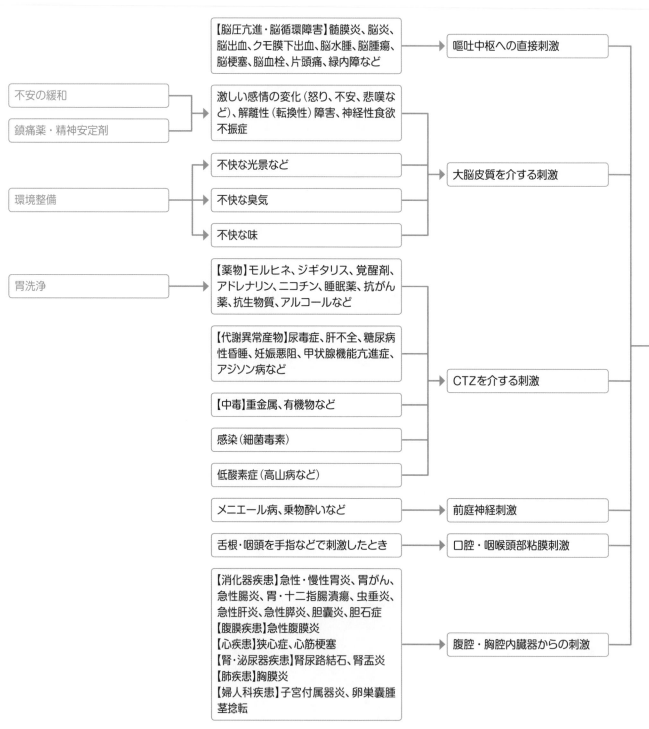

【脳圧亢進・脳循環障害】髄膜炎、脳炎、脳出血、クモ膜下出血、脳水腫、脳腫瘍、脳梗塞、脳血栓、片頭痛、緑内障など → 嘔吐中枢への直接刺激

不安の緩和
鎮痛薬・精神安定剤
→ 激しい感情の変化（怒り、不安、悲嘆など）、解離性（転換性）障害、神経性食欲不振症

不快な光景など
環境整備 → 不快な臭気
不快な味
→ 大脳皮質を介する刺激

胃洗浄 → 【薬物】モルヒネ、ジギタリス、覚醒剤、アドレナリン、ニコチン、睡眠薬、抗がん薬、抗生物質、アルコールなど

【代謝異常産物】尿毒症、肝不全、糖尿病性昏睡、妊娠悪阻、甲状腺機能亢進症、アジソン病など

【中毒】重金属、有機物など

感染（細菌毒素）

低酸素症（高山病など）
→ CTZを介する刺激

メニエール病、乗物酔いなど → 前庭神経刺激

舌根・咽頭を手指などで刺激したとき → 口腔・咽喉頭部粘膜刺激

【消化器疾患】急性・慢性胃炎、胃がん、急性腸炎、胃・十二指腸潰瘍、虫垂炎、急性肝炎、急性膵炎、胆嚢炎、胆石症
【腹膜疾患】急性腹膜炎
【心疾患】狭心症、心筋梗塞
【腎・泌尿器疾患】腎尿路結石、腎盂炎
【肺疾患】胸膜炎
【婦人科疾患】子宮付属器炎、卵巣嚢腫茎捻転
→ 腹腔・胸腔内臓器からの刺激

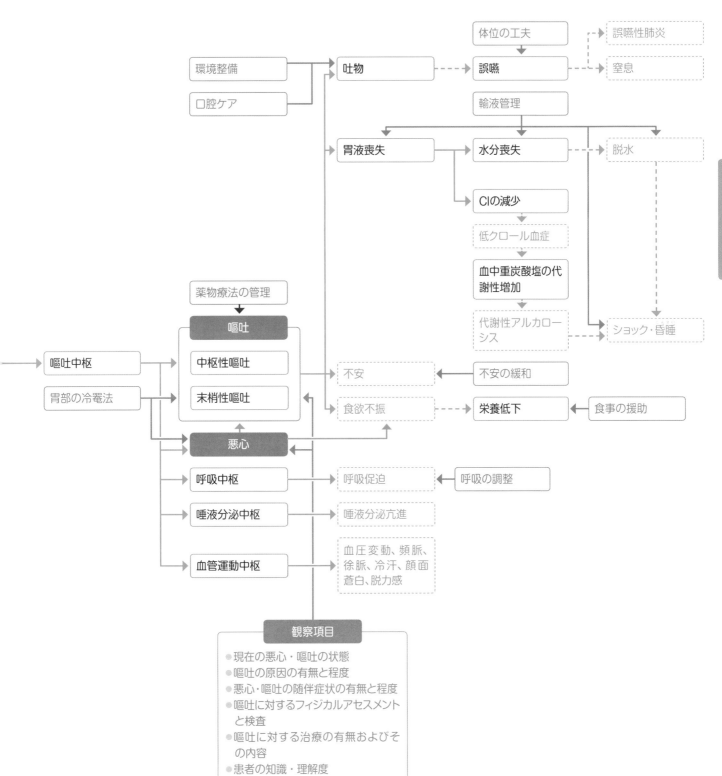

凡例　　原因・病態　　随伴症状　　観察項目　　ケア　──▶ 関連（実在）　----▶ 関連（可能性）

体位の工夫

環境整備　　吐物　----▶　誤嚥　----▶　誤嚥性肺炎
　　　　　　　　　　　　　　　----▶　窒息

口腔ケア

輸液管理

胃液喪失　──▶　水分喪失　----▶　脱水

CIの減少

低クロール血症

血中重炭酸塩の代謝性増加

代謝性アルカローシス　----▶　ショック・昏睡

薬物療法の管理

嘔吐

中枢性嘔吐　　不安　◀──　不安の緩和

末梢性嘔吐

嘔吐中枢

胃部の冷罨法　　食欲不振　----▶　栄養低下　◀──　食事の援助

悪心

呼吸中枢　──▶　呼吸促迫　◀──　呼吸の調整

唾液分泌中枢　──▶　唾液分泌亢進

血管運動中枢　──▶　血圧変動、頻脈、徐脈、冷汗、顔面蒼白、脱力感

観察項目
●現在の悪心・嘔吐の状態
●嘔吐の原因の有無と程度
●悪心・嘔吐の随伴症状の有無と程度
●嘔吐に対するフィジカルアセスメントと検査
●嘔吐に対する治療の有無およびその内容
●患者の知識・理解度

悪心・嘔吐

病態・ケア関連図

3 観察ポイントとアセスメントの根拠

1 現在の悪心・嘔吐の状態

- 悪心の有無、時間、回数、間隔、吐き方
  - ▶小児の場合は、年齢（月齢）、発育歴など。特に新生児の場合は、生後何時間後の発症か、突然の発症かなど[6]
  - ▶発症は急激か、徐々か
- 吐物の量や性状（量、食物残渣、粘液、色調、血液・胆汁混入の有無、においなど）[4]
- 摂食時間と嘔吐との関係
  - ▶新生児・乳児の場合は、授乳との関連、排気の有無についてなど[6]

表2 悪心・嘔吐のある患者に確認すべきこと

1 症状の起こり方
- いつからか
- 発症は急激か、徐々か
- 前駆症状はあるか（悪心を伴うときは中枢性以外に原因のあることが多い。突然の嘔吐は中枢性）
- 体重の変化はどうか
- 食事との関係はどうか

2 きっかけ
- 食品や飲酒との関係、内服薬との関係、化学物質との接触

3 随伴症状
- 特に発熱、悪寒、頭痛、めまい、視力障害、腹部症状など

4 既往歴と生活歴
- 過去に同様の症状、腹部手術、その他の悪心・嘔吐の原因となりうる病態の既往
- ストレスなどの心理的なバックグラウンド

5 嗜好品、薬物など
- 飲酒、常用薬、化学物質を取り扱う職業

6 その他
- 妊娠の可能性、いわゆるダイエットについての誤った知識

齋藤宣彦：プチナースBOOKS 看護につなげる病態生理 よくある症状のしくみがわかる. 照林社, 東京, 2016:32. を参考に作成

アセスメントの根拠

- 悪心・嘔吐の発症時期や経過、現在の悪心・嘔吐の状態を観察し、❷項と合わせて悪心・嘔吐の原因を探る。原因によって対処の仕方や緊急性が異なる[7]。
- 悪心・嘔吐のある患者には、まず**表2**を確認する[5]。
- 吐物の性状を観察することで、障害の性質をある程度推測することができる[7]。
  - ▶血液の混入：色調によって出血部位を推測。コーヒー残渣様（胃液の混入）：胃、鮮紅色：食道
  - ▶胆汁の混入：ファーター乳頭下部の閉塞や長時間の嘔吐
  - ▶膿（のう）の混入：化膿性胃炎、胃周囲膿瘍
  - ▶吐物に糞臭：腸閉塞、腹膜炎
  - ▶吐物に尿臭：尿毒症
- 嘔吐と摂食時間に何らかの関係がないか確認する。特に消化器疾患が疑われる場合、摂食時間との関係をアセスメントすることで、原因疾患をある程度推測できる（**表3**）[7]。

表3 摂食時間と嘔吐との関係

早朝空腹時	アルコール性胃炎、二日酔い、妊娠など
食直後	胃の機能的障害（胃炎・食道炎など）
食後数時間後	消化器潰瘍、がん、幽門狭窄、毒素型食中毒など
夜間空腹時	十二指腸潰瘍など

五十嵐歩：悪心・嘔吐. 阿部俊子 監修, エビデンスに基づく症状別看護ケア関連図 改訂版. 中央法規出版, 東京, 2013:62. より引用

2 嘔吐の原因の有無と程度[4]

- 原因の有無（p.179**表1**を参照）
- 既往症の有無
- 治療中の疾患の有無
- 生活像（職業、アルコール、常用薬など）

アセスメントの根拠

- 原疾患に対する薬物療法において、副作用として悪心・嘔吐を伴う薬剤があるため、使用中の薬剤についても把握しておく必要がある。

3 悪心・嘔吐の随伴症状の有無と程度[4]

- 唾液分泌亢進
- 冷汗
- 血圧変動
- 徐脈、頻脈
- 顔面蒼白
- 脱力感
- 食欲不振
- 呼吸促迫

アセスメントの根拠

- 左記の症状の有無および程度を観察するとともに、随伴症状と考えられる疾患の有無を把握する必要がある（**表4**）[8]。

表4 悪心・嘔吐の随伴症状と考えられる疾患

随伴症状	考えられる疾患	随伴症状	考えられる疾患
頭痛、意識障害、四肢麻痺	頭蓋内圧亢進症	腹部膨満（ガスの貯留）	腸閉塞
項部硬直、ケルニッヒ徴候	髄膜炎 脳炎	発熱と下痢	急性胃腸炎
眩暈（めまい）	メニエール病 乗物酔い	嘔吐により改善する腹痛	消化性潰瘍
		悪心が主で、嘔吐が少ない	腹腔内臓器や骨盤内臓器の捻転
眼痛	眼精疲労 緑内障	黄疸	肝炎 胆道系の閉塞 妊娠悪阻
甲状腺腫	甲状腺機能異常		
心窩部痛、上腹部不快感	虚血性心疾患 胃炎	体重減少のない長期の嘔吐	精神的嘔吐
起座呼吸	うっ血性心不全	背部痛、腰部痛（叩打痛）	腎結石 尿路結石
食後膨満感	胃排出能異常	月経の遅れ	妊娠

箭野育子：[シリーズ／知っておきたい最新看護技術]　症状・苦痛のアセスメントと看護《上》．中央法規出版，東京，2002：205．より改変し引用

4 嘔吐に対するフィジカルアセスメントと検査[1]

- 悪心・嘔吐の状態（「❶現在の悪心・嘔吐の状態」を参照）
- バイタルサイン
  - ▶ 発熱の有無、血圧変動、脈拍、呼吸促迫、頭痛・腹痛の有無、顔面蒼白、脱力感など
  - ▶ 小児の場合、機嫌のよさ、大泉門や頭囲、けいれんの有無、意識障害などについても観察が必要である[9]
  - ▶ 問診・観察からみた悪心・嘔吐の鑑別についてp.184**図3**に示す[1]
- 排便状態

アセスメントの根拠

- 随伴症状の悪化の有無、吐物の誤嚥による窒息や嚥下性肺炎の有無、脱水、電解質異常の有無、栄養低下、原疾患など、検査結果について把握する必要がある。
- 嘔吐を伴う乳児の場合は、吐物の誤嚥による呼吸困難や窒息をきたす危険があ

- 水分出納バランス
- 心理状態
- 検査
  - ▶血液検査：ナトリウム（Na）、クロール（Cl）、重炭酸水素濃度（HCO_3^-）、水素イオン濃度（pH）など
  - ▶尿の生化学的検査
  - ▶吐物の検査：潜血反応、細菌学的検査など
  - ▶その他：胸部X線検査、CT（コンピューター断層撮影）、超音波検査、MRI（磁気共鳴画像診断）、薬物の血中濃度、内視鏡検査など

る。また、嘔吐を繰り返す小児は、胃液を体外に喪失する一方で、それを補うための水分摂取は進まないので脱水に陥りやすい[9]。

- 激しい感情の変化（極度の緊張、怒り、悲しみなど）は、嘔吐中枢を刺激し、嘔吐を引き起こすため、心理状態のアセスメントも必要である[8]。

5 嘔吐に対する治療の有無およびその内容[4,7]

- 原因に対する治療
- 制吐薬
- 輸液療法
- 食事療法
- 精神・心理的療法
- 口腔ケア
- 胃部の安静（冷罨法など）
- 胃内容吸引
- 環境整備

アセスメントの根拠

- 今後のケア・指導のために、現在行われている嘔吐に対する治療の有無と内容を把握しておく必要がある。

6 患者の知識・理解度[4]

- 嘔吐と検査・治療に関する知識・理解度
- 嘔吐により悪化する恐れのある疾患・状態がある場合、疾患の知識と嘔吐に対しての理解度

アセスメントの根拠

- 検査や治療に関する患者の理解度を把握し、看護に役立てる。

図3 問診・観察からみた悪心・嘔吐の鑑別

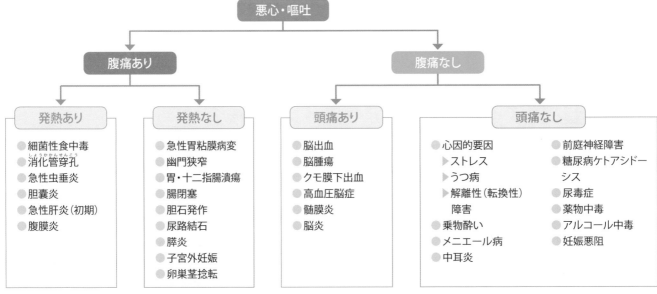

橋本信也：エキスパートナースMOOK32 カラー版 症状から見た病態生理学. 照林社, 東京, 1999：83. より引用

4 看護計画の立案

◆期待される結果(看護目標)設定のポイント

● 治療やケアによって悪心・嘔吐に伴う不快症状が軽減する。

● 悪心・嘔吐の回数、吐物量が減少する。

● 随伴症状が軽減する。

● 嘔吐および器質的疾患が悪化しない。

◆看護計画

	計画	根拠・留意点
観察計画 O-P	❶ 現在の悪心・嘔吐の状態 ❷ 嘔吐の原因の有無と程度 ❸ 悪心・嘔吐の随伴症状の有無と程度 ❹ 嘔吐に対するフィジカルアセスメントと検査結果 ❺ 嘔吐に対する治療の有無とその内容、治療効果 ❻ 嘔吐と検査・治療に対する患者・家族の反応 ➡ O-Pの細かい項目については「3 観察ポイントとアセスメントの根拠」を参照	● 発症時期や経過、現在の悪心・嘔吐の状態を観察し、悪心・嘔吐の原因を明らかにする。原因によって対処の仕方や緊急性が異なるため、悪心・嘔吐やそれ以外の随伴症状の観察を行い、さまざまな側面から原因を探る必要がある。 ● 抗がん薬による悪心・嘔吐のように、原因が明らかになっている場合は、制吐薬の投与や補液が行われるため、あわせて観察を行う必要がある[5]。
ケア計画 C-P	❶ 嘔吐時の援助 ● 救命救急処置への対応 ● 体位を工夫する。 ▶ 側臥位の場合はひざを深く曲げる。 ▶ 仰臥位の場合は顔を横に向ける。 ▶ 腹臥位の場合は胃部にやわらかい枕を当てる。 ▶ 患者の希望を取り入れ、安楽な体位をとる。 ▶ 嘔吐を促進させる必要がある場合は左側臥位とする。 ▶ 意識障害のある患者は、あらかじめ顔を横に向けておく。 ➡ 「5 看護ケア」を参照 ● 呼吸の調整を図る。 ▶ 深呼吸を意識的に行わせる。	● 激しい嘔吐が続いているときやショック症状、頭蓋内圧亢進症状がある場合は、全身状態のアセスメントと救命救急処置(気道確保や輸液、循環管理等)を優先する。 ● 乳児や高齢者、意識障害のある患者の場合は、吐物を誤嚥し、誤嚥性肺炎や窒息を引き起こす危険性が高いため、体位には十分注意する(誤嚥予防)。 ● 大量の薬物や毒物などを摂取した場合は、嘔吐を促進することが必要である。左側臥位は、摂取物の十二指腸への流入を遅らせる。ただし、嘔吐促進禁忌の場合(昏睡、けいれん、ショック時など)もあるので注意する。 ● 悪心があると声門が閉じ、胃内に空気が入りやすくなるため、空気による胃の刺激を軽減する。 ● 吐物の臭気や味により口腔内が不快であるばかりでなく、不快感が嘔吐を誘発する。さらに細菌の温床となるので、口腔ケアが必要である。

計画	根拠・留意点

ケア計画 C-P

❷口腔内の清潔保持
- 含嗽や、ブラシなどを用いて口腔ケアを行う。
- ➡「5 看護ケア」を参照

❸必要時、食事の援助（禁食・節食など）

❹胃部の冷罨法
- 氷囊やアイスノンをカバーやタオルで覆い、貼用する。➡「5 看護ケア」を参照

❺環境整備
- 吐物をすみやかに除去する。
- 汚染された衣類やシーツ類を交換する。
- 照明を落とす。
- 嘔吐の刺激になるような因子（音・におい等）を除去する。

❻薬物療法時の管理

❼輸液療法時の管理

❽胃洗浄・胃内容物吸引の処置への援助

❾不安の緩和
- 声かけを行う
- 原因・誘因などの説明を行う
- 家族の付き添い

- 消化管粘膜が敏感になっているため、状態に合わせ、禁食あるいは刺激の少ない消化のよい食べ物を与える（消化管の安静）。

- 胃部に寒冷刺激を与えることで、蠕動運動を抑制させ、また胃粘膜に分布する末梢神経への刺激を緩和させる（胃の安静をはかる）。ただし、長時間の使用は、循環障害などを引き起こす可能性があるため、観察を密に行う。
- 環境要因による嘔吐を誘発させない。特定の食物のにおいや、同室者の食事のにおいによって、悪心・嘔吐を誘発することがあるので、食事時の配慮も必要となる。

- 胃液の喪失による低クロール血症や代謝性アルカローシスの出現を予防するために、輸液により水分と電解質を補給する。食物の摂取が不可能な場合には、輸液からの栄養の補給も重要となる（水分・電解質補給）。
- 医師の指示による、薬物・輸液量を確実に施行する。
- 激しい悪心・嘔吐の場合は、胃管を挿入し、胃内容物を除去することで胃の内圧を下げ、悪心・嘔吐を軽減させる[10]。
- 薬物などによる中毒の場合には、胃洗浄を行う[10]。
- 嘔吐は精神・心理的刺激によって生じることがあるため、それらによる嘔吐の増強を防ぐ。

教育計画 E-P

❶悪心・嘔吐がある場合は、発現状態、自覚的な随伴症状の有無について伝えてもらうよう説明する。

❷必要時、以下の項目を説明する。
- 体位のとり方
- 深呼吸の方法
- 禁食・節食の必要性と食事のすすめ方
- わからないこと、心配なことがあればいつでも質問してよいことを伝える。
- 必要時、家族にも患者の状況を説明する家族の不安軽減に努める。

- 嘔吐の予防や吐物の誤嚥などの危険防止、安楽の確保などのために、患者・家族に説明する。
- 経口摂取が開始されたら、許可された水分や食物を少量から摂取するよう伝える。問題がなければ、徐々に種類や量を増やす。一度に大量に摂取すると嘔吐を誘発することがある。
- 家族の不安軽減に努める。

5 看護ケア

体位の工夫

● 悪心・嘔吐時の安楽な体位を**図4**にまとめた[5,11]。
● 意思疎通の図れる患者の場合、患者の希望を取り入れ、安楽な体位をとる。

図4 悪心・嘔吐時の安楽な体位

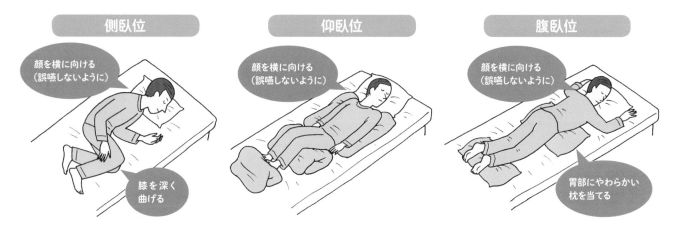

側臥位
顔を横に向ける（誤嚥しないように）
膝を深く曲げる

仰臥位
顔を横に向ける（誤嚥しないように）

腹臥位
顔を横に向ける（誤嚥しないように）
胃部にやわらかい枕を当てる

胃部の冷罨法[12]

● 胃部に氷嚢やアイスノンを貼用する（**図5**）。

図5 氷嚢の貼用のしかた

必要物品

● 氷嚢（またはアイスノン）
● 氷嚢カバー（またはガーゼ）
● 氷嚢留め
● 氷
● 水
● ピッチャー
● 氷すくい
● ボール
● タオル

手順

❶ 氷嚢に氷（1/2～2/3）と少量の水を入れる（氷嚢は使用前に空気または少量の水を入れて破損がないか確認する）。
❷ 空気を抜き、留めゴムをしっかり締め、水が漏れないことを確認する。
❸ 氷嚢の外側の水滴をしっかり拭き取り、カバーをかける。
❹ 患者に貼用する。

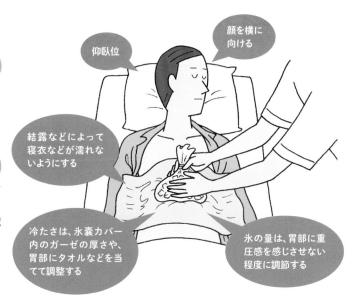

仰臥位
顔を横に向ける
結露などによって寝衣などが濡れないようにする
冷たさは、氷嚢カバー内のガーゼの厚さや、胃部にタオルなどを当てて調整する
氷の量は、胃部に重圧感を感じさせない程度に調節する

悪心・嘔吐

看護計画の立案／看護ケア

口腔ケア[12]（図6）

- 口腔内に残っている吐物による不快感があるだけではなく、口臭によって大脳皮質が刺激される。それらによる嘔吐の誘発を防ぐ。
- 口腔ケアにより爽快感を得ることができる。

図6 含嗽・口腔清拭のしかた

必要物品

- 含嗽水*
- コップまたは吸い飲み
- ガーグルベースンまたは膿盆
- 処置用シーツ
- タオル
- 綿棒やスポンジブラシまたはガーゼ（舌ブラシなどのブラシ類を使用してもよい）

*含嗽水は患者の状態や、好みに合ったものを用いる。水だけでなく、口臭予防として消臭作用のあるハッカ油、清涼感を得る目的でペパーミント、メントール、レモン水などが使用される。また、食物残渣や血液凝固など、有機物が付着している場合は、その除去のために粘液溶解作用のある2%重曹水や3%過酸化水素水（オキシドール）などが使用される。含嗽水の温度は温かいより、冷たいほうが悪心・嘔吐を誘発しにくいといわれている。

手順

含嗽の場合

1. 患者の状態に合わせて体位を工夫する。臥床している患者の場合は、側臥位またはファウラー位（顔を横に向ける）にして、顎の下に処置用シーツとタオルを敷く。顔の横にガーグルベースンまたは膿盆を置く（義歯を装着している場合は、取り外してから行う）。
2. コップまたは吸い飲みに入れた含嗽水を口に含んですすいでもらい、ガーグルベースンまたは膿盆に吐き出してもらう。口腔内がきれいになるまで繰り返してもらう。
3. 口腔内を観察し、吐物などが残っていないか確認する。また、排液の性状を観察する。
4. 患者の体位を整え、使用物品を片づける。

- 吐物はすみやかに片づけ、においが残らないようにする。

口腔清拭の場合

1. 含嗽と同様。
2. 患者に口をあけてもらい、スポンジブラシまたはガーゼに含嗽水を含ませ、清拭する。

- 頬部粘膜と歯肉の間は、拭き忘れがないようにする。
- スポンジブラシまたはガーゼで清拭するときは、悪心・嘔吐を誘発しないように舌、咽頭、口蓋などを刺激しないように注意する。

3. 4. 含嗽と同様。

含嗽のしかた

ポイント
- 患者の顔を横に向ける。
- 可能であれば上体を起こす（ファウラー位）。

①含嗽水を含んでもらう

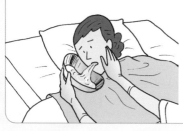

②含嗽水を吐き出してもらう

- 汚水の飛散を防ぐために、口角から頬に伝わるようにガーグルベースンまたは膿盆に吐き出してもらう。
- やせている患者の場合は、ガーグルベースンや膿盆の凸部を患者の口角より少し下方に密着すると汚水が漏れない。

口腔清拭のしかた

ポイント
- 患者の顔を横に向ける。
- 可能であれば上体を起こす（ファウラー位）。

ガーゼを用いる場合

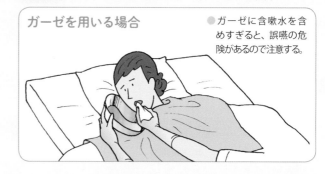

- ガーゼに含嗽水を含めすぎると、誤嚥の危険があるので注意する。

スポンジブラシを用いる場合

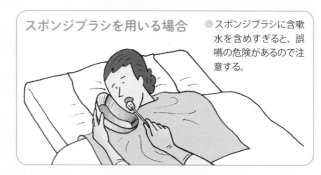

- スポンジブラシに含嗽水を含めすぎると、誤嚥の危険があるので注意する。

吐血・下血

姫野深雪

どんな症状?

吐血・下血は、消化管出血の症状を意味する。上部消化管からの出血が、口より嘔吐されるものが吐血である。すべての消化管からの出血で、肛門より排泄されるものが下血と一般に定義される。

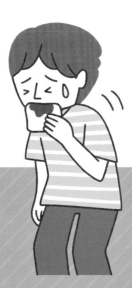

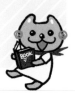

1 症状が起こるメカニズム

吐血・下血の原因

- 吐血は、トライツ靭帯より口側の上部消化管の臓器（食道、胃、十二指腸）からの出血が主な原因となり、新鮮血や血液が一定時間胃酸と混合してみられる黒褐色（コーヒー残渣様）の血液を嘔吐する特徴がある。

- 下血は、すべての消化管出血によって起こり、タール便（melena）と血便（hematochezia またはbloody stool）とに分けられる。鮮血便とタール便を区別するために、鮮血便を血便とよび、タール便のみを下血とよぶ傾向がある。

- 上部消化管出血は、血液が消化液により変化し、タール状の黒色便となる。また、下部消化管出血は、消化液の作用を受ける前に便とともに排出されるため血便となる。血便は、一般的に下部消化管からの出血を示唆するが、出血量が多い場合には、中部あるいは上部消化管からの出血のこともある。

- 出血部位と血便の特徴を**図1**に示した。

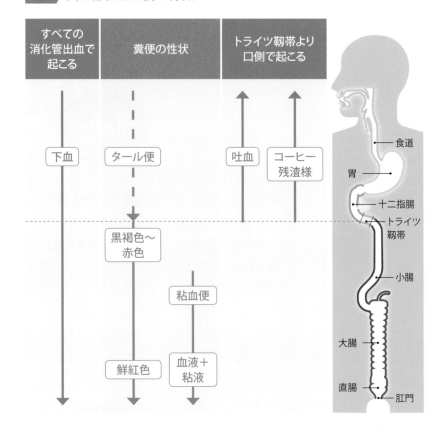

図1　出血部位と血便の特徴

吐血のメカニズム

- 吐血の性状と発生機序を**図2**に示した。

- 吐血は、血液中のヘモグロビンと胃液の塩酸により塩化ヘマチンに変化するため、一般に暗赤色から黒褐色の吐物（コーヒー残渣様）である。

- コーヒー残渣様の吐血は、胃がんを伴うことが多い傾向がある。

- 胃・食道静脈瘤破裂や胃潰瘍の露出血管からの出血は、出血量も多いため吐物は鮮紅色となる。

- 吐血は、鼻出血や咳嗽などの呼吸器症状を伴う泡沫が混じった鮮血である喀血と鑑別を行う必要がある（**表1、図3**）。

表1 吐血と喀血の鑑別

	吐血	喀血
前駆症状	胃部不快感・悪心・嘔吐	咳嗽反射、熱感
出現状態	嘔吐を伴う	咳嗽時に排出
症状	上腹部違和感、心窩部痛、悪心、腹痛	胸部症状、呼吸困難、喘鳴、咽頭不快感
色調	暗赤色〜コーヒー残渣様	鮮紅色
性状	食物残渣が混入して凝固している	痰が混入して泡沫状で凝固していない
PH	酸性、多量のときはアルカリ性	アルカリ〜中性
胸部所見	正常	副雑音の聴取
持続時間	反復性	持続性
原因疾患	食道・胃・十二指腸疾患・肝硬変	肺疾患・心疾患

図2 吐血の性状と発生機序

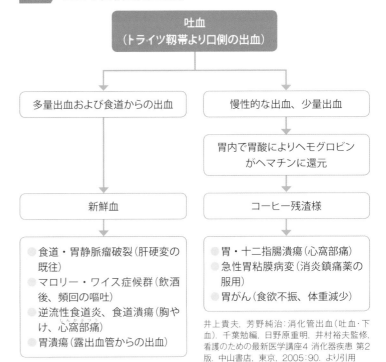

井上貴夫, 芳野純治:消化管出血(吐血・下血). 千葉勉編, 日野原重明, 井村裕夫監修, 看護のための最新医学講座4 消化器疾患 第2版. 中山書店, 東京, 2005:90. より引用

図3 吐血の診断の進め方

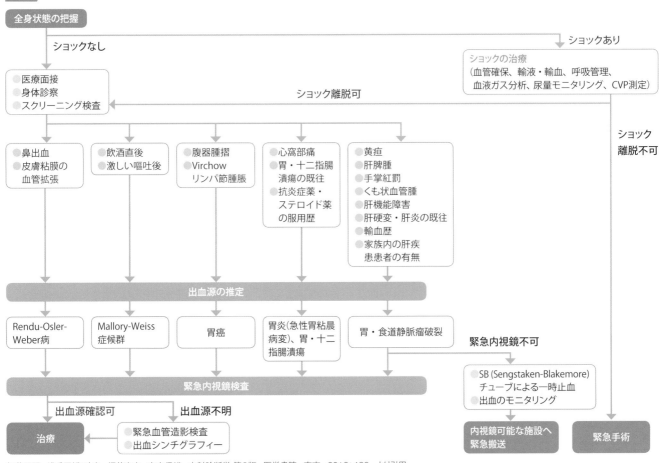

加藤元嗣, 浅香正博:吐血. 福井次夫, 奈良信雄. 内科診断学 第3版. 医学書院, 東京, 2016:430. より引用

下血のメカニズム

- 下血の性状と発生機序を**図4**に示した。
- 上部消化管出血はタール便、下部消化管出血は血液の混入がある血便となり、出血部位、出血量、腸帯停滞時間により色調が変化をする(p.190**図1**)。
- 下血はタール便の排出をいい、一般的に60〜100mL以上の出血をきたすと便が黒色になる。
- 鮮血の血便は、直腸やS状結腸など肛門付近の出血が多い。
- 赤褐色の血便は、右側大腸や回腸からの出血であることが多い。
- 鉄剤内服時は黒色便となることが多く、鑑別が必要である(**図5**)。

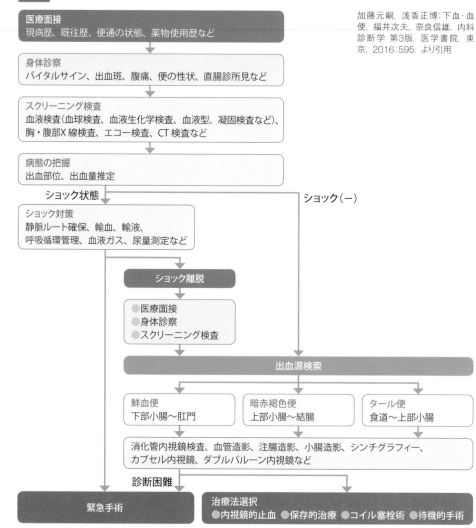

図5 下血・血便の診断の進め方

加藤元嗣, 浅香正博:下血・血便. 福井次夫, 奈良信雄. 内科診断学 第3版. 医学書院, 東京, 2016:595. より引用

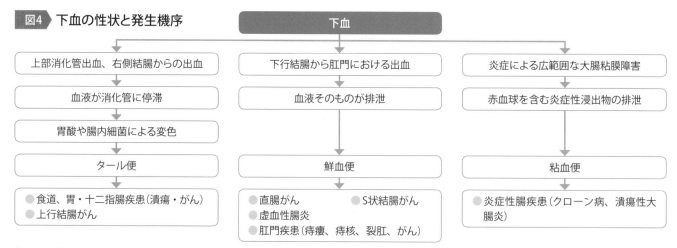

図4 下血の性状と発生機序

下血

上部消化管出血、右側結腸からの出血	下行結腸から肛門における出血	炎症による広範囲な大腸粘膜障害
血液が消化管に停滞	血液そのものが排泄	赤血球を含む炎症性浸出物の排泄
胃酸や腸内細菌による変色		
タール便	鮮血便	粘血便
●食道、胃・十二指腸疾患(潰瘍・がん) ●上行結腸がん	●直腸がん　●S状結腸がん ●虚血性腸炎 ●肛門疾患(痔瘻、痔核、裂肛、がん)	●炎症性腸疾患(クローン病、潰瘍性大腸炎)

井上貴夫, 芳野純治:消化管出血(吐血・下血). 千葉勉編, 日野原重明, 井村裕夫監修, 看護のための最新医学講座 4 消化器疾患 第2版. 中山書店, 東京, 2005:91. より引用

表2 吐血・下血の原因疾患・特徴

	主な疾患	特徴
口腔・鼻腔	鼻出血、歯肉出血などの口腔内出血	● 鼻・口腔内出血を嚥下した血液が原因である
食道	食道静脈瘤破裂、食道潰瘍、食道がん、良性腫瘍、異物、胸部大動脈瘤破裂	● 胸やけ、嚥下困難の症状がある ● 食道静脈瘤破裂は、門脈圧亢進に伴う食道内圧の亢進と外的刺激により破裂し、大量出血から出血性ショックにつながる
胃・十二指腸	消化性潰瘍、胃炎、胃がん、良性腫瘍、マロリー・ワイス症候群、異物乳頭部がん	● 心窩部痛、食欲不振、悪心、嘔吐などの消化器症状を伴う ● 消化管粘膜の潰瘍や炎症などにより出血性病変をきたして起こる ● 上部消化管出血は消化管出血の約55〜60％の割合で起こり、その中でも胃潰瘍が約40〜50％の割合で多い ● 吐物は、胃内の塩酸によりヘモグロビンがヘマチンに変化するため黒褐色のコーヒー残渣様であるが、食道胃接合部より口側からの出血や大量の胃十二指腸出血では鮮血としてみられる ● 胃・十二指腸潰瘍、急性胃粘膜病変（AGML）が吐血の原因として多い ● 胃潰瘍では吐血、十二指腸潰瘍では下血を起こしやすい ● 胃・十二指腸潰瘍でも、消化管粘膜が欠損している状態であり、露出血管付近の潰瘍形成は大出血の原因となる ● マロリー・ワイス症候群は、激しい嘔吐・悪心の反復により、食道胃接合部付近の粘膜裂傷が原因である
小腸	メッケル憩室炎、腸ベーチェット病、クローン病、腸重積	● 小腸粘膜の潰瘍や炎症などにより出血性病変をきたして起こる ● 腸ベーチェット病およびクローン病、メッケル憩室炎ともに回盲部が好発部位である ● 小腸出血の頻度は少ないが、メッケル憩室炎の場合、大出血の原因になることもある
大腸	大腸がん、良性腫瘍、潰瘍性大腸炎、感染性腸炎、大腸ポリープ、大腸憩室炎、虚血性大腸炎	● 腸粘膜の炎症、潰瘍、腫瘍やポリープなどが原因で出血性病変をきたして起こる ● 下部消化管出血のほとんどが、大腸からの出血である ● 下部消化管出血は、上部消化管出血と比較して出血性ショックを起こしにくい ● 潰瘍性大腸炎は、大腸粘膜にびらんや潰瘍を形成する原因不明のびまん性非特異性炎症性疾患であり、腹痛、下痢と粘血便が主な症状である
直腸	直腸がん、直腸ポリープ、直腸炎	● 直腸がんの初期は、血便が主症状であるが、進行すると便通異常やテネスムス（しぶり腹、裏急後重）などの症状がある
肛門	痔核、裂肛	● 排便時に鮮血の出血がある
全身性疾患	白血病、血友病、播種性血管内凝固症候群（DIC）、特発性血小板減少性紫斑病、悪性リンパ腫、ベーチェット病、尿毒症	● 全身性疾患である血液・血管疾患を原因とした、消化器粘膜の器質的変化により症状としてみられる ● 播種性血管内凝固症候群（DIC）は、さまざまな基礎疾患から血液凝固機能の活性化の影響を受け、出血傾向となり、下血などが症状としてみられる ● 白血病は、白血病細胞中にある凝固第Ⅷ因子をはじめとする凝固系が活性化することが原因とされる ● 尿毒症は、血液凝固機能の異常と血小板機能の異常により凝固系が活性化することが原因とされる
薬物	アスピリン・サリチル酸薬長期服用、抗凝固薬・抗血小板薬、副腎皮質ステロイド薬内服、NSAIDs	● 薬物が原因となり、潰瘍形成、出血傾向により消化管出血を起こす ● NSAIDsは、胃粘膜保護にかかわるプロスタグランジンの合成する酵素の阻害や直接粘膜傷害を及ぼし潰瘍を形成し出血を起こす
その他	大動脈瘤の消化管内破裂、膵臓がんの十二指腸浸潤、精神的ストレス	● 二次的な潰瘍・静動脈瘤形成、臓器の自己消化作用などにより出血し、状態に応じて大出血から出血性ショックを起こすこともある ● 喫煙、仕事や人間関係などの過労、不規則な生活やアルコールの影響により潰瘍を形成し、出血することがある

吐血・下血

症状が起こるメカニズム

2

病態・ケア関連図

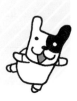

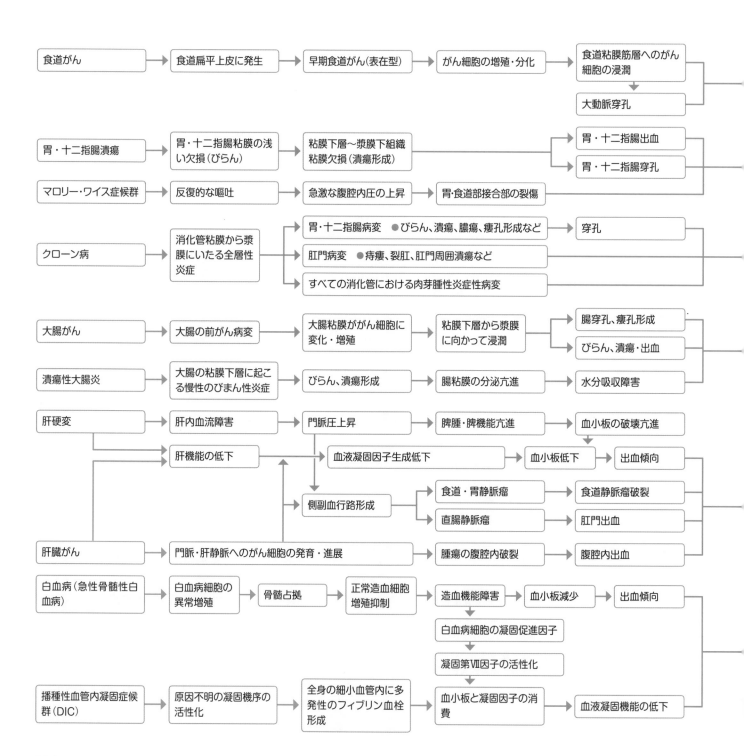

食道がん	→ 食道扁平上皮に発生	→ 早期食道がん（表在型）	→ がん細胞の増殖・分化	→ 食道粘膜筋層へのがん細胞の浸潤
				大動脈穿孔

胃・十二指腸潰瘍	→ 胃・十二指腸粘膜の浅い欠損（びらん）	→ 粘膜下層～漿膜下組織粘膜欠損（潰瘍形成）	→ 胃・十二指腸出血
			胃・十二指腸穿孔

マロリー・ワイス症候群 → 反復的な嘔吐 → 急激な腹腔内圧の上昇 → 胃・食道部接合部の裂傷

クローン病 → 消化管粘膜から漿膜にいたる全層性炎症
- 胃・十二指腸病変　●びらん、潰瘍、膿瘍、瘻孔形成など → 穿孔
- 肛門病変　●痔瘻、裂肛、肛門周囲潰瘍など
- すべての消化管における肉芽腫性炎症性病変

大腸がん → 大腸の前がん病変 → 大腸粘膜ががん細胞に変化・増殖 → 粘膜下層から漿膜に向かって浸潤
- 腸穿孔、瘻孔形成
- びらん、潰瘍・出血

潰瘍性大腸炎 → 大腸の粘膜下層に起こる慢性のびまん性炎症 → びらん、潰瘍形成 → 腸粘膜の分泌亢進 → 水分吸収障害

肝硬変 → 肝内血流障害 → 門脈圧上昇 → 脾腫・脾機能亢進 → 血小板の破壊亢進

肝機能の低下 → 血液凝固因子生成低下 → 血小板低下 → 出血傾向

側副血行路形成
- 食道・胃静脈瘤 → 食道静脈瘤破裂
- 直腸静脈瘤 → 肛門出血

肝臓がん → 門脈・肝静脈へのがん細胞の発育・進展 → 腫瘍の腹腔内破裂 → 腹腔内出血

白血病（急性骨髄性白血病） → 白血病細胞の異常増殖 → 骨髄占拠 → 正常造血細胞増殖抑制 → 造血機能障害 → 血小板減少 → 出血傾向

白血病細胞の凝固促進因子 → 凝固第Ⅶ因子の活性化 → 血小板と凝固因子の消費

播種性血管内凝固症候群（DIC） → 原因不明の凝固機序の活性化 → 全身の細小血管内に多発性のフィブリン血栓形成 → 血小板と凝固因子の消費 → 血液凝固機能の低下

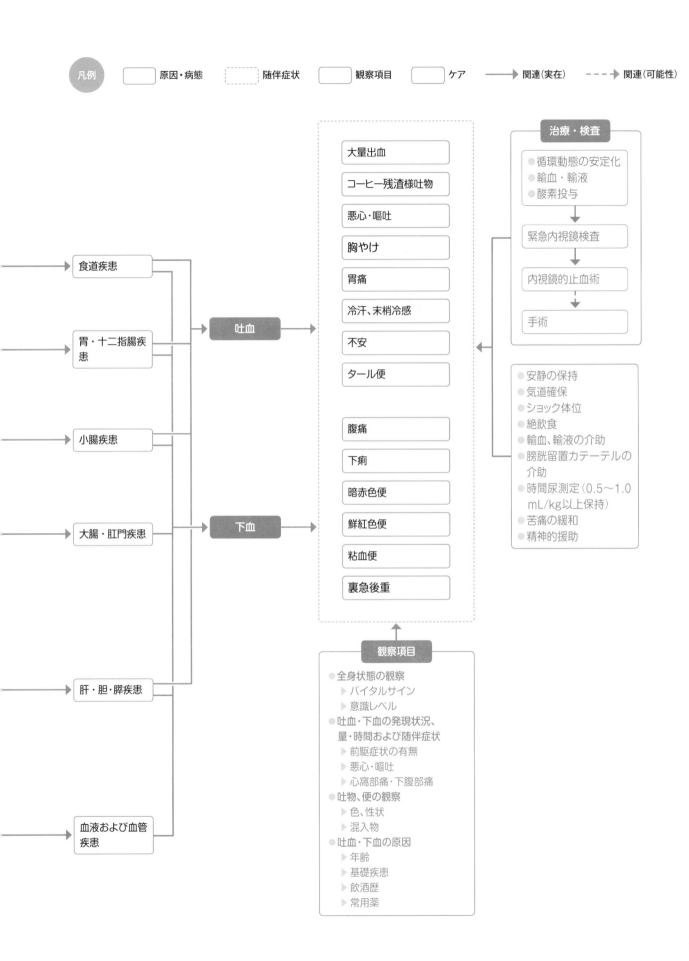

凡例　　□ 原因・病態　　┆┄┄┆ 随伴症状　　□ 観察項目　　□ ケア　　──▶ 関連（実在）　　┄┄▶ 関連（可能性）

大量出血

コーヒー残渣様吐物

悪心・嘔吐

胸やけ

胃痛

冷汗、末梢冷感

不安

タール便

腹痛

下痢

暗赤色便

鮮紅色便

粘血便

裏急後重

食道疾患

胃・十二指腸疾患

小腸疾患

大腸・肛門疾患

肝・胆・膵疾患

血液および血管疾患

吐血

下血

治療・検査

● 循環動態の安定化
● 輸血・輸液
● 酸素投与

緊急内視鏡検査

内視鏡的止血術

手術

● 安静の保持
● 気道確保
● ショック体位
● 絶飲食
● 輸血、輸液の介助
● 膀胱留置カテーテルの介助
● 時間尿測定（0.5〜1.0 mL/kg以上保持）
● 苦痛の緩和
● 精神的援助

観察項目

● 全身状態の観察
　▶ バイタルサイン
　▶ 意識レベル
● 吐血・下血の発現状況、量・時間および随伴症状
　▶ 前駆症状の有無
　▶ 悪心・嘔吐
　▶ 心窩部痛・下腹部痛
● 吐物、便の観察
　▶ 色、性状
　▶ 混入物
● 吐血・下血の原因
　▶ 年齢
　▶ 基礎疾患
　▶ 飲酒歴
　▶ 常用薬

吐血・下血

病態・ケア関連図

3 観察ポイントとアセスメントの根拠

1 全身状態の観察・把握

- バイタルサイン(脈拍、血圧、呼吸数、体温、SpO₂)のチェック
  - 意識レベル(JCS)
  - 顔色(特に口唇色)、チアノーゼの有無と程度
- 四肢冷感、冷汗の有無と程度
- 出血性ショックの有無と程度(**表3~4**)
- 呼吸音
- 前駆症状
  - ▶吐血:胸やけ、悪心、胃部不快感や違和感、心窩部痛
  - ▶下血:腹痛、裏急後重、腹部膨満感、ガス貯留感、便意
- 尿量の低下
- 臍から放射性の静脈怒張、腹水や黄疸の有無

アセスメントの根拠

- 吐血・下血は、生命危機に陥りやすいため、迅速な全身状態の観察と判断、今後の治療につながる情報収集が必要である。
- バイタルサインの変化や全身状態から総合的に出血量を判断する必要がある。特に、循環状態を示す脈拍、血圧の変化には注意する(**表5**)。
- 15分以内に500mLを超えない出血では無症状のことが多く、1,000mL以内の出血は末梢血管抵抗性が高まり循環血液量の減少を抑制するようにホメオスターシスがはたらくため、バイタルサインに反映しにくく、15・30分ごとの密な観察が必要となる。
- 全血液量の約20%(約1,000mL)の出血があると血圧低下が認められ、尿量が低下し始める。
- 呼吸音の変化から、誤嚥などの呼吸器合併症の併発を考える。
- 腹部膨満や腹部の静脈怒張は、門脈圧亢進による食道静脈瘤破裂の可能性を考える。
- 腹水や黄疸がある場合、肝機能障害による出血傾向が考えられる。

表3 ショックの5P

❶ 末梢血管の収縮による蒼白:Pallor
❷ 脳血流の低下による虚脱:Prostration
❸ 交感神経の緊張による冷汗:Perspiration
❹ 心拍出量の低下による脈拍微弱:Pulselessness
❺ 組織の低酸素による呼吸不全:Pulmonary deficiency

表4 Shock Index

Shock Index	推定される出血量	
0.5	健常者	
1.0(軽症)	約1,000mL	有効循環血液量の23%
1.5(中等度重症)	約1,500mL	有効循環血液量の33%
2.0(最重症)	約2,000mL	有効循環血液量の43%

※Shock Index =脈拍÷収縮期血圧

2 吐血・下血の性状と発現状態の把握

- 量と回数
- 発現状態:持続的、断続的、徐々、突然
- 持続時間:短時間、長時間
- 吐物の性状:泡沫性、コーヒー残渣様
- 下血の性状:タール便、血便
- 色調、血液の粘稠性、混入物の有無
- 食事時間との関係
- 咳嗽の有無、呼吸状態

アセスメントの根拠

- 吐血・下血の量と回数は出血量を表すため、生命危機に陥るリスクの予測と対応を判断する必要不可欠な情報である。
- 吐物、下血の性状、色調、混入物や発現時間から出血部位の予測ができ、早期発見および対処につながる。
- 吐血・下血は多量、回数は持続、血液の粘稠性が流動性、色調が鮮紅色の場合は悪化を示す。
- 泡沫性の吐物や咳嗽などの呼吸状態を伴う場合、喀血の可能性もある。

3 吐血・下血の原因

- 主な既往歴
- 嗜好品（アルコール、カフェイン、喫煙）の有無と程度
- 食習慣について
- 薬物の使用の有無と使用状況（ステロイド、NSAIDs、抗血小板薬、抗凝固薬、鉄剤など）
- 精神的ストレス
- ショック
- 体重減少や腹痛の有無など症状を含む今までの経過

アセスメントの根拠

- 消化性潰瘍、消化器がん、血液腫瘍、肝硬変、腎不全など吐血・下血を症状とする既往歴を中心に問診を行い、吐血・下血の原因となる疾患を明らかにする。特に肝硬変では食道静脈瘤の破裂の可能性が高い。
- 若年者は消化性潰瘍、潰瘍性大腸炎などが多く、中高年者で体重減少を伴う場合、悪性腫瘍の可能性が高い。
- 過度のアルコール摂取は、肝硬変、食道静脈瘤のリスクが高い。
- 飲酒後の反復する嘔吐は、マロリー・ワイス症候群の可能性もある。
- 魚肉類、緑色野菜などの大量摂取は、便の色調を下血と間違えやすい。
- ステロイドやNSAIDsの内服は潰瘍を形成しやすい。
- 鉄剤の内服は、黒色便を排出するため下血との鑑別が必要となる。
- 抗血小板薬は出血リスクが高い。
- ストレスは、自律神経のはたらきにより胃液分泌を亢進させ、胃粘膜防御機能の破綻をきたしやすいため、潰瘍を形成しやすい。
- 腹痛を伴わない大量の血便は、憩室出血の可能性が高い。
- 発熱を伴う下血は、感染性腸炎の可能性が高い。

4 検査所見

- 血液検査：RBC、WBC、Hb、Ht、Plt、血液型、生化学検査、PT、APTT、血液ガス
- 心電図検査（ECG）
- 緊急上部内視鏡検査
- 緊急下部内視鏡検査
- カプセル内視鏡
- バルーン小腸内視鏡
- 肛門鏡、直腸鏡
- 胸腹部X線
- 腹部超音波検査
- 血管造影、出血シンチグラフィー

アセスメントの根拠

- 出血量の推定と血小板減少から肝疾患や血液凝固能の異常を推定でき、血液型は輸血に備えて必須である。
- 生化学検査では、UN（尿素窒素）、Cr（クレアチニン）の増加が出血量や腎障害の指標となり、ChE（コリンエステラーゼ）低下は肝疾患の予測ができる。
- 止血困難な場合、緊急手術の可能性もあるため、術前検査の内容をふまえて備えることもある。
- 内視鏡検査には、出血部位を確認し診断や治療方針を決めるだけでなく、止血治療の目的もあり、特に上部消化器に対する診断能は90%以上のため必要である。
- 小腸出血が疑われる場合は、カプセル内視鏡、バルーン内視鏡の適応となる。
- 出血部位の確定困難や止血できない場合に、血管造影や出血シンチグラフィー検査が行われる。

表5 出血性ショックの重症度

ショックの重症度	出血量	血圧(mmHg)	脈拍（／分）	Ht	中心静脈圧	尿所見	症状
無症状 (pre shock)	15%まで (750mL)	正常	正常ないし促進 110以下	42	正常	正常またはやや減少	症状はないか、あっても精神的不安、立ちくらみ、めまい、皮膚冷感程度
軽症ショック (mild shock)	15～25% (1,250mL)	90～100／60～70	多少促進 100～120の頻脈	38	低下	乏尿傾向	四肢冷感、手足は冷たい、冷汗、全身倦怠感、蒼白、口渇、めまいから失神
中等度ショック (moderate shock)	25～35% (1,750mL)	60～90／40～60 脈圧減少	120以上の著明な頻脈 弱い	34	著明に低下	乏尿 (5mL/時)	不穏、蒼白、口唇・爪退色、毛細血管退色再充血試験(capillary blanching test)が明らかに陽性となる
重症ショック (severe shock)	35～45% (2,250mL)	40～60／20～40	触れにくい 120以上	30以下	0に近い	無尿	意識混濁、極度の蒼白、チアノーゼ、末梢冷却、反射低下、虚脱状態、呼吸浅迫
危篤ショック (profound shock)	45%以上 (2,300mL以上)	40～0mmHg	触れない	10～20台	≒0	無尿	昏睡様、虚脱、斑点状チアノーゼ、下顎呼吸、不可逆性ショックへ移行する危篤状態

加藤元嗣、浅香正博：吐血. 福井次夫、奈良信雄. 内科診断学 第3版. 医学書院、東京、2016：429. より引用

4 看護計画の立案

◆期待される結果（看護目標）設定のポイント

- 再出血を起こすことがなく、治療を受けることができる。
- 吐血・下血について、異常を早期発見でき、医療者に相談することができる。
- 吐血・下血を起こさないように日常生活の中で注意しながら過ごすことができる。
- 吐血・下血のある状態では、再出血を起こさない視点で期待される結果を考える。
- 吐血・下血のリスクのある場合は、患者が早期発見や日常生活での留意事項を守れるようにセルフケアの視点で考える。

◆看護計画

計画	根拠・留意点
観察計画 O-P ❶バイタルサイン（脈拍、血圧、呼吸数、体温、SpO_2のチェック ❷意識レベル（JCS） ❸顔色（特に口唇色）、チアノーゼの有無と程度 ❹四肢冷感、冷汗の有無と程度 ❺吐血・下血の量、回数、性状 ❻消化器症状の有無と程度 　●吐血：胸やけ、心窩部痛、上腹部痛、悪心、嘔吐 　●下血：腹痛、裏急後重、腹部膨満感、ガス貯留感、頻回な便意 ❼呼吸音と呼吸状態 ❽腹壁の静脈瘤の有無と程度 ❾黄疸、腹水の有無と程度 ❿尿量・水分出納バランス	●吐血、下血がある場合、「出血している」ことを意味する。よって、出血による循環血液量の減少により全身状態の変化が起こるため、ときには出血性ショックに陥り、生命の危機的状態に転化することをふまえた観察、状態の判断が必要である。 ●循環動態を把握するため、脈拍、血圧の値は優先度が高い情報であり、再出血の可能性も高いため、状態に応じた頻度の観察が大切である。 ●全身症状の観察は、ショックの5P（p.196**表3**）をふまえて行うと判断しやすい。 ●消化器症状は、出血部位の推定を可能にし、止血などの治療方針の確定には必須の情報のため、全身状態の観察と並行して行う。 ●情報収集は、いつ（時間）、どれくらいの（量）、どのような（性状）、どの程度（症状）かをできるだけ早期かつ正確に把握する必要がある。 ●肝硬変や食道静脈瘤の既往のある患者には必須の観察項目であり、過去の内視鏡検査所見は、出血部位および出血の性状の推定をより正確な確定につながる。 ●全身の循環状態を表すため、尿量だけでなく吐血・下血の量や輸液量を含めた水分出納バランスから把握する。

計画	根拠・留意点
観察計画 O-P ⑪検査データ（血液検査、生化学検査、血液凝固能検査、電解質、血液型） ⑫内視鏡検査所見 ⑬既往歴（消化器疾患、血液腫瘍、腎不全の有無など） ⑭常用薬物の有無とその薬剤の内容 ⑮飲食、飲水の状況 ⑯DIVの流量、点滴の漏出の有無、処方通りの治療が行われているか、副作用の有無 ⑰不安言動の有無 ⑱安静制限に応じた活動制限 ➡O-Pの細かい項目については「3 観察ポイントとアセスメントの根拠」を参照 ⑲出血性ショックに陥った場合 ◉バイタルサイン24時間モニター装着 ◉心電図波形の変化 ◉中心静脈圧（CVP）の変化 ◉血液ガス分析 ◉酵素療法、薬物療法など確実に行えているか ◉不穏行動の有無	◉出血によるRBC、Hbの減少による貧血や全身状態の把握だけでなく、既往歴をふまえてアセスメントすることで、患者の出血の原因と止血機能を推測でき、的確な状態の把握や看護につながる。 ◉上部消化管出血の場合、血清タンパクの消化物質が上部小腸で吸収されるため、BUNが30～40mg/dLと高値を示す傾向がある。 ◉治療上、消化管の安静保持のため絶飲食が行われる。長期的な絶飲食は輸液にて栄養管理されるが、終末期患者や重症患者において低栄養による問題も生じるため、TP、Albなどのデータの変化に注意する。 ◉治療上、絶飲食などの飲食の制限と再出血予防による活動制限が行われ、循環動態の安定と栄養状態の維持のため輸液管理が必要となる。また、出血による易疲労により日常生活動作の低下もあるため、指示された治療を受けることができ、安全かつ安楽に治療や療法を支援することが必要である。特に、再出血の対応を予測して18～20G血管内留置針を用いて静脈路を確保するため、輸液管理は重要である。 ◉患者は、治療による制限の多さから、精神的ストレスを抱えやすい状態にあり、消化管は自律神経に支配されているため、緊張や不安などストレスが症状に悪影響を及ぼす。また、患者・家族は、突然の発症に驚き、不安や死への恐怖に陥っていることが多く、精神的な支援を要する。 ◉出血性ショックをきたした場合、救命救急処置の対応となる。気道確保と酸素療法、輸血・輸液療法という治療が行われ、循環動態の安定を最優先として、生命の危機的状態を救済していく。 ◉出血性ショックでは、base excess(BE)の低下、乳酸値の上昇が起こると、組織の酸素化障害があることを示す。 ◉出血性ショックをきたした場合、患者・家族はよりいっそう生命の危機的状態を感じ取り、死の恐怖を実感することで、精神的な動揺が大きい。よって、看護師が冷静に患者・家族を保護し、精神的安心感を与えるようにかかわることが大切である。
ケア計画 C-P ❶**安静の保持** ◉衣服は身体を締め付けずにゆったりとしたものを身につける。 ◉悪心、腹痛や腹部膨満感などにより睡眠や休息が阻害される場合、医師と症状緩和について薬剤の利用などの相談をする。 ◉休息などに配慮した1日の治療スケジュールを患者に提案し、患者と相談しながら日常生活を支援する。 ◉本来患者の持つ活動性を低下させないように、活動範囲を守りつつ、状態を判断しながら日常生活の自立を支援する。	◉体動は、消化管を機械的に刺激し蠕動運動を亢進させ、血管の拡張による再出血のリスクを高めるため、出血や止血の状況に応じて活動制限の指示が必要である。よって、治療による活動制限の状況に応じた日常生活援助の支援が必要となる。一方、患者の吐血・下血の治療後の生活を考えると、安静の保持とともに本来もっている患者の自立した活動性を維持しなければ、早期回復やスムーズな社会復帰は望めない。そのため、治療上の制限をふまえつつ、日常生活動作の支援を通じて、状態を判断しながら患者のもつ活動性を維持する必要がある。

計画	根拠・留意点

❷体位の工夫

● 吐血の際は、側臥位とし仰臥位の場合は顔を横に向け、誤嚥、窒息を予防する

● 吐血の際は、再嘔吐予防のためすべて吐き出すように説明し、背中をさするなどの援助を行う

● 下血の際は、血圧の変動を最小にするため仰臥位が好ましいが、患者の希望する体位でもよい

● 血圧低下時は水平仰臥位とし下肢挙上する

● ショックの際は、トレンデレンブルグ体位をとるが、他の症状を合わせて医師に確認してから行う

❸輸液管理

● 点滴漏れや血管内留置針が抜けないように、血圧測定は点滴刺入をしている上肢は避ける

● 輸液ルートが患者の体動により絡まったり、抜けたりしないように、刺入部のテープ固定やルートの整理を行う

● 輸血を行う際は、安全に輸血療法を受けることができるように、血液型などダブルチェックを行い、投与中の観察を密に行う

❹吐物や排泄物を速やかに片づける

● 観察後は吐物や排泄物を速やかに処理し、必ず換気を行う

● 吐物で顔面が汚れた場合、速やかに顔を拭き衣服を整える

❺口腔内、肛門周囲の清潔を保つ

● 嘔吐後や口渇を感じたら、頻回に冷水で含嗽する

● 絶飲食でも1日3回の歯磨きによるマウスケアを行う

● 下血や排泄後は、拭き取りだけでなく温水洗浄便座などを使用して肛門周囲の洗浄を行う

● 下血や排泄後の拭き取りは、押さえ拭きとし、過剰な刺激を与えない

● 肛門周囲の粘膜傷害が生じた場合、医師に皮膚粘膜保護薬などの使用を相談する

● 輸血の際は、観察を密に行い、異常の早期発見と対応をしていく

❻環境整備

● 活動制限に応じた環境整備を行う

● 点滴スタンドは安全な位置に配置する

● 活動制限が拡大したら、状態に応じて環境を整え、移動時のふらつきによる転倒を予防する

● ナースコールなどは、患者が押しやすい位置に配置する

● 臭気、騒音などの環境を整え、十分な休息や睡眠が確保できるように安楽な環境を整える

❼心窩部の冷罨法

● 吐血後、心窩部に冷罨法を行う場合、アイスパックをタオルで包むなど、貼用部分の皮膚の保護を行う

● 吐血の際の体位は、誤嚥および窒息と再嘔吐予防のため側臥位とし、下血の場合はスムーズな排泄を考慮して仰臥位とする。ショック体位として、トレンデレンブルグ体位（骨盤高位）は、心臓への静脈還流を助けることで、心拍出量の増加が期待できる一方、横隔膜障害による呼吸抑制や腹水貯留などの症状がある場合、体位をとることでのデメリットもある。医師とともに話し合い、最善の対応が必要である。➡「5 看護ケア」を参照

● 治療として循環血液量の増加、消化器の安静だけでなく出血性ショックに備えて輸液は不可欠な治療法である。薬剤の6R（正しい患者、正しい薬物、正しい目的、正しい用量、正しい方法、正しい時間）をふまえて、適切な治療が安全かつ安楽に受けられるように援助する。

● 大量出血、出血性ショックやHb8g/dL以下の場合、輸血の適応となる。輸血の際は、ダブルチェックの徹底と投与による溶血性副作用の観察など輸血時の看護が必要となる。

● 吐物や排泄物を目にしたり、臭気を感じることで、よりいっそう不安を募らせストレスの影響を受けることになる。また、感染予防の観点からも、吐物、排泄物は性状・量を観察したら速やかに処理する。

● 口腔内は吐物による汚染だけでなく、絶飲食による唾液分泌低下から、口腔内の感染リスクが高まる。また、口渇の増強や口臭の発生は嘔吐の誘発原因となるため、冷水などによる頻回な咳嗽だけでなく、マウスケアを継続して口腔内の清潔を保持する必要がある。また、下血では、陰部の清潔が維持できず、尿路感染症の発症などの感染リスクを高めるだけでなく、下血の際に生じる肛門周囲への刺激や排泄物の拭き取りにより生じる頻回な機械刺激により粘膜損傷を起こす可能性がある。

● 臭気や騒音などにより十分な身心の安静が維持できないとストレスによる影響が考えられる。また、活動制限によりベッド上で過ごすことが治療として必要なため、患者のセルフケアが不足しないように環境を整える。しかし、回復に向かうにつれ活動が拡大していくと、貧血による立位時のふらつきや転倒という自己損傷につながるリスクが高くなるため、安全に過ごせる環境をつくることも必要である。

● 心窩部の冷罨法は、出血部位の血管収縮や蠕動運動を抑制させることにより、止血効果があることと気持ちよさによる鎮静効果が期待できる。

ケア計画
C-P

計画	根拠・留意点
❽身体の保温 ◉ 出血、胃洗浄後や精神的ショックにより四肢冷感を感じる場合、掛け物の調整や罨法による保温を行う **❾食事療法の援助** ◉ 症状がないか観察しながら、食事摂取させる **❿薬物療法の管理** ◉ 処方された薬剤を適切に与薬する ◉ 輸血の際は、観察を密に行い、異常の早期発見と対応をしていく **⓫内視鏡検査や緊急止血への援助** ◉ 内視鏡検査などの諸検査を受ける場合、絶飲食の指示や前処置の苦痛を最小限になるように援助する ◉ 内視鏡検査後の腹部症状やバイタルサインの観察を行い、偶発症発生時の早期発見および対応をしていく ➡「5 看護ケア」を参照 **⓬不安の緩和** ◉ 検査・処置などに対する説明を行い、不安の緩和に努める ◉ できるだけベッドサイドに行き、患者の治療が効果的であることや励ましの言葉を掛ける ◉ 患者・家族に対して声掛けを十分に行い、必要時には医師を含め、他職種とともに精神的支援を行う	◉ 胃洗浄終了後や出血による末梢循環障害により四肢冷感や寒気を感じることが多い。 ◉ 消化器の運動機能・分泌機能を抑制する目的で絶飲食となるが、絶飲食によるストレスから機能亢進や、エネルギー不足になることもある。止血と持続性出血がないことを確認できたら、水分摂取から流動食へと食事のレベルを上げて、本来の生活に戻れるように治療が進むため、再出血や症状の増悪なく食事ができるように支援する。 ◉ 絶飲食により内服ができなくなり、輸液による栄養管理が必要となる。また、抗潰瘍薬などの治療薬の投与など、確実に治療を受けられるように管理する必要がある。 ◉ 内視鏡検査は、上部消化管出血において、診断と治療目的で早期（24時間以内）の緊急内視鏡が推奨されており、多用される検査であるとともに止血治療も行える。下部消化管内視鏡検査は、前処置の下剤の内服などは再出血の可能性もあるため、医師の指示を確認するなど注意する必要がある。また、内視鏡検査では、出血や穿孔などの偶発症を起こすこともあり、早期発見および対応が必要である。 ◉ 患者・家族は不安や死への恐怖に陥っていることが多く、よりていねいな説明やかかわりが必要で、心理的ケアは、再出血を予防する意味もある。また、患者や家族の状況に応じて、医療チームで支援し、患者・家族と医療者との信頼関係を築くことができるようにかかわることが重要である。
❶心身の安静の必要性について説明する **❷医師から病状、治療や検査について説明してもらい、わからない点は遠慮なく質問するように説明する** **❸医師からの説明でわかりにくい点等をわかりやすく説明し、患者・家族の意向を医療者で共有する** **❹吐血・下血の前駆症状を自覚したら、速やかに医療者に伝えてもらうように説明する** **❺吐物や排泄物は必ず看護師に伝え、患者とともに観察するように指導する** **❻口腔内と肛門部周囲を中心に、身体の清潔を保つ意味とその方法を指導する** **❼食事摂取の注意事項について、栄養指導などは栄養管理士とともに内容を分担して指導する** **❽内服薬の自己管理について、薬剤師とともに内容を分担して指導する**	◉ 再出血の予防と消化管の運動機能の安静のため絶飲食や活動制限が治療として行われるため、患者・家族に説明し、安静を確保できるように努める。また、面会が患者の心身の安静を妨げる場合、患者と家族に相談して対応する。 ◉ 突然の発症等により患者、家族の精神的動揺が激しい場合、医師からのインフォームド・コンセントが十分に理解できないことも多い。看護師が同席し、その後患者・家族の理解ができるように支援する必要がある。 ◉ 吐血・下血は、早期発見による対応を求められる。患者自身が前駆症状に気づくことができれば、よりいっそう早期発見や予防ができ、さらに吐物などを観察する習慣が身につけば、セルフマネジメントができると考えられる。 ◉ 日常生活行動のなかの清潔や食事などの留意点がわかれば、再出血することなく日々の生活を過ごすことができる。その指導に関して、食品や食事形態の工夫や薬物療法の副作用などについて他職種と連携して患者・家族に教育的支援を行うことで、よりよい生活を送ることができる。

ケア
計画

C-P

教育
計画

E-P

5 看護ケア（図6参照）

緊急止血処置の準備と介助

①胃からの出血

● 胃管カテーテルを挿入し、胃内容物の吸引を行う。
● 冷水による洗浄の準備を行う。場合によっては、エピネフリン加生理食塩水を用いて行うこともある。

● カテーテルが詰まらないようにミルキングを行い、経時的な変化を観察し、医師に報告し対応する。
● 洗浄量および排液量と排液の性状とバランスを記録し、腹部症状と併せて観察する。

図6 吐血・下血のケアチャート

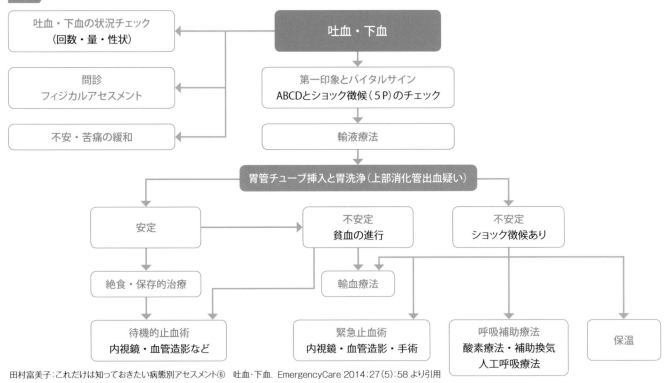

田村富美子：これだけは知っておきたい病態別アセスメント⑥　吐血・下血. EmergencyCare 2014；27（5）：58 より引用

②緊急内視鏡の介助（表8参照）

● 内視鏡的静脈瘤結紮術（EVL：endoscopic variceal ligation）は、食道静脈瘤による出血時の緊急処置として行われ、内視鏡的硬化療法（EIS：endoscopic injection sclerotherapy）は、胃静脈瘤で行われることが多く、破裂する危険性が高い食道静脈瘤に対する待機的治療として行われる。EISは元々の肝機能不良の場合、禁忌とされる（図7・8）。

● 検査によって生じる偶発症は、検査で安静が保てない場合に鎮静が行われるため、血液や吐物による誤嚥や窒息に注意が必要である。EVLおよびEISは、処置終了後に再出血が考えられるため、バイタルサイン、嘔吐・吐血の有無や腹部症状の観察が大切になる。特に、EVLでは、Oリングが脱落した際に、結紮部の潰瘍形成や出血することがあるため、注意が必要である。

表8	内視鏡的止血法の種類

	主な止血法	主な疾患
吐血	高周波止血鉗子で責任血管を把持する熱凝固法	● 出血性胃潰瘍 ● 十二指腸潰瘍 ● ESD(内視鏡的粘膜下層剥離術)後出血
	クリップで責任血管を絞扼する機械的止血法	● 出血性胃潰瘍 ● 十二指腸潰瘍 ● マロリー・ワイス症候群 ● ESD後出血 ● 外科手術後出血
	純エタノールあるいはHSE(高張 ナトリウム・エピネフリン)で血管を収縮、血栓を形成させて止血する局注	● 出血性胃潰瘍 ● 十二指腸潰瘍
	アルゴンガスを放出し高周波電流を流して止血するアルゴンプラズマ凝固法 (APC：Argon plasmacoagulation)	● 胃・十二指腸潰瘍 ● 毛細血管拡張症
	ゴムリング(Oリング)などを用いて、静脈瘤を機械的に結紮する内視鏡的静脈瘤結紮術 (EVL)	● 食道静脈瘤
	静脈瘤内に硬化剤を注入し静脈瘤を血栓化、閉塞させる内視鏡的硬化療法 (EIS)	● 食道静脈瘤
下血	クリップによる内視鏡的止血術	● 内視鏡切除術・ポリペクトミー後の出血 ● 術後吻合部出血 ● 直腸潰瘍(デュラフォイ潰瘍) ● 小腸出血
	クリップまたはEVLによる内視鏡的止血術	● 大腸憩室出血
	内視鏡検査で状態を確認し経過観察(まれにAPCを行う)	● 放射性直腸炎

図7	内視鏡的食道静脈瘤結紮術(EVL)

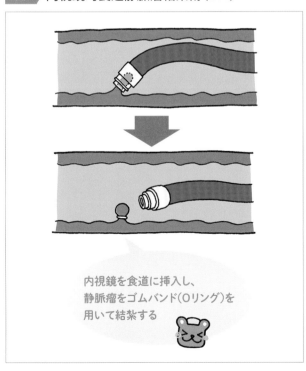

内視鏡を食道に挿入し、
静脈瘤をゴムバンド(Oリング)を
用いて結紮する

図8	内視鏡的食道静脈瘤硬化療法(EIS)

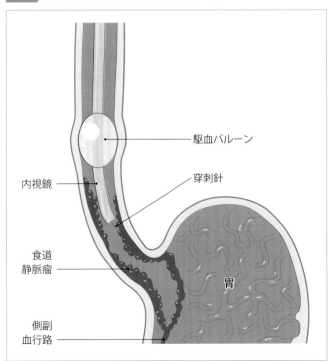

駆血バルーン

穿刺針

内視鏡

食道
静脈瘤

胃

側副
血行路

吐血・下血

看護ケア

203

③検査前の看護

● 嘔吐や誤嚥リスクを低下させるためだけでなく、出血部位の検査が行いやすくなるように禁食が指示される。最終の経口摂取の時間を把握する。

● 吐血・下血の患者の場合、絶飲食のことも多く、検査前に輸液を行う際は、輸液の管理を行う。

● 高周波凝固法で止血術を行う可能性を考えて、身の回りから金属類を外しておき、検査衣に着替える。

● 検査に必要な検査同意書と患者の既往歴、内視鏡検査歴と主な経過、現在行っている点滴の血管確保の情報、検査前のバイタルサインなど検査室の看護師に申し送る問診票などを準備する。

● 検査室に移動する際は、状態変化の可能性が高い場合、パルスオキシメータなどを活用して移動中も変化がないか観察を続けながら移動する。

● 検査室の看護師へ申し送りを行う。主な申し送りの内容は、❶現病歴（今回の吐血・下血の経過）、❷既往歴、❸内服歴、❹バイタルサイン、❺血管確保の状況（穿刺針の大きさ、穿刺部位）、❻現在の薬剤の投与量、❼最終飲食の時間と量、❽検査同意書、❾問診票である。

④検査後の看護

● 出血状況や止血の状態に応じて、安静度や飲水などに関して治療上の指示があるため確認する。

● 検査直後は、内視鏡による誤嚥、穿孔や出血といった偶発症がないか、胸腹部のフィジカルイグザミネーションを活用して観察する。

● 再出血のリスクも高いため、循環状態、悪心、腹痛などの消化器症状に注意する。

● 検査当日は、食事の制限もあるため、輸液の管理を行う。

● セデーション（鎮静薬）を併用した場合、呼吸抑制をきたすこともあるため、検査中から検査後も呼吸状態を含めたバイタルサインの継続的観察を行う。

● 安静制限に応じたセルフケアの支援を行う。

● 患者・家族へ医師からの検査結果や治療などのインフォームド・コンセントが行われるため、同席して理解しやすいようにかかわり、精神的支援を行う。

ショック体位

● ショック状態のときは、下半身を心臓よりも高く保つショック体位により、心臓への静脈還流を助けることで、心拍出量および血圧の維持が期待できる（**図9**）。

● 一方で、吐物による窒息や横隔膜障害による呼吸抑制や腹水貯留などの症状がある場合、この体位をとることでのデメリットもある。医師とともに話し合い、最善の対応が必要である。

● ショック状態は患者の病態が不安定で、処置を迅速に行う必要があり、かつ、患者の危険を回避しなければならないので、看護師1人で対処せず、必ず他の看護師や医師に連絡する。

図9 ショック体位（トレンデレンブルグ体位）

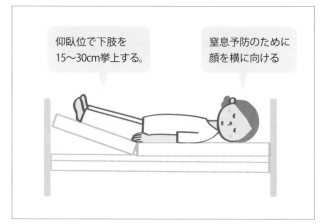

仰臥位で下肢を15〜30cm挙上する。

窒息予防のために顔を横に向ける

便秘

小田正枝

どんな症状?

便秘とは、便が腸内腔の狭窄や腸運動機能の低下により大腸、直腸内に停滞し、排便が困難な状態をいう。

排便回数・便量の著しい減少、硬い便、排便困難による怒責と苦痛、排便後の残便感などがみられるが、個人差があり、"毎日排便があっても残便感、不快感がある"ようであれば便秘といえる。

便秘には、急性便秘と慢性便秘があり、臨床的には、3日以上排便がない、または便量が35g/日以下を便秘と定義している。

「便秘症」は排便回数減少によるものと便排出困難による症状が現れ、検査や治療を要する状態である。

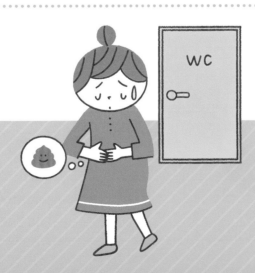

排便のメカニズム

- 胃で消化された食物は、おかゆのような状態で腸に届く。約6mの小腸と約1.5mの大腸があり、うごめくような収縮運動（蠕動）をしながら、消化と水分の吸収が行われる。

- 大腸は、口側から、盲腸、上行結腸、横行結腸、下行結腸、S状結腸、直腸と続き、肛門へ至る（**図1**）[1]。

- 大腸は、小腸で消化・吸収されなかった食物残渣から水分やナトリウムを吸収し、便を形成する（**図1**）。

- 大腸の運動は、副交感神経系（迷走神経・骨盤神経など）によって促進され、交感神経系（腰内臓神経、腰結腸神経、下腹神経など）によって抑制される。

- 食物が胃に入ってくると、胃-結腸反射が起こり、大腸運動が盛んになり、腸内容物がS状結腸から直腸へ下りていく。

- 直腸に便が下りてくると、直腸壁が伸展し、直腸内圧が高まる。

- 直腸壁の伸展や直腸内圧の上昇が、
  ①求心路である骨盤神経を介して大脳に伝わり、便意が起こる。
  ②求心路である骨盤神経を介して脊髄にある下位排便中枢に伝わり、遠心路である骨盤神経や陰部神経を介して肛門括約筋が弛緩し、便が排出される（排便反射）（**図2**）。

> 成人では、1日平均2,000mLの水分を含んだ食物残渣が大腸に流れ込む
>
> ↓ 90〜95%が吸収
>
> 100〜200mL程度の水分しか含まない便が排泄される

図1 大腸の各部位の名称と食物到達時間

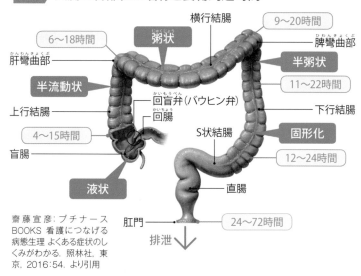

横行結腸 ― 9〜20時間
粥状
6〜18時間
脾彎曲部
肝彎曲部
半粥状
半流動状
11〜22時間
上行結腸
回盲弁（バウヒン弁）
回腸
下行結腸
4〜15時間
S状結腸
固形化
盲腸
12〜24時間
液状
直腸
肛門
24〜72時間
排泄

齋藤宣彦：プチナースBOOKS 看護につなげる病態生理 よくある症状のしくみがわかる. 照林社, 東京, 2016：54. より引用

図2 排便のしくみ（排便反射）

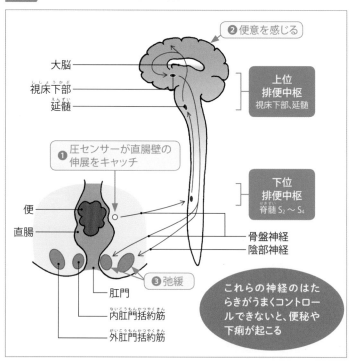

❷便意を感じる
大脳
視床下部
延髄
上位排便中枢
視床下部、延髄
❶圧センサーが直腸壁の伸展をキャッチ
下位排便中枢
脊髄 S_2〜S_4
便
直腸
骨盤神経
陰部神経
❸弛緩
肛門
内肛門括約筋
外肛門括約筋

これらの神経のはたらきがうまくコントロールできないと、便秘や下痢が起こる

便秘の分類・原因・病態

- 便秘は、原因によって、**機能性便秘、器質性便秘、症候性便秘、薬剤性便秘**に分けられる（**表1、図3**）[2]。
- 機能性便秘は、腸管の機能異常が持続する常習性便秘が多く、**弛緩性便秘、けいれん性便秘、直腸性便秘**に分けられる。
- 器質性便秘は、腸管や他の腹部臓器の疾患に基づく腸内容物の通過障害によるものをいう。
- 国際的には、排便回数減少を特徴とする大腸通過遅延型便秘と排便困難を主症状とする便排出障害という分類がある。この病態による分類を行うには専門的検査（大腸通過時間検査や排便造影検査など）が必要である[15]。

表1　便秘の分類・原因・病態

分類		原因	病態
機能性便秘	弛緩性便秘	● 食事量・食物繊維の摂取不足	腸内容物が少ないと、胃-結腸反射や排便反射が弱まる
		● 運動不足	血液の循環や大腸の運動が低下する
		● 加齢・経産婦・臥床者	腹筋が弱まり、いきみが低下する
	けいれん性便秘	● 精神的ストレス ● 過敏性大腸症候群	緊張などのストレスによって自律神経が失調し、下部大腸がけいれん性に収縮し、直腸への便の輸送が妨げられる
	直腸性便秘	● 下剤・浣腸の乱用 ● 便意の抑制：多忙、環境の変化、プライバシーの欠如、疼痛、不規則な生活	排便反射が弱まり、直腸内に便がたまっても便意を感じなくなる
器質性便秘		● 大腸がん・直腸がん・子宮筋腫などの腫瘍 ● クローン病・潰瘍性大腸炎などの炎症疾患 ● 開腹術後の腸管癒着	腫瘍、瘢痕、癒着などにより、腸管が狭窄し、通過障害が起こる
		● ヒルシュスプルング病（先天性巨大結腸症）	先天性の神経叢の欠損により排便反射が弱まり、腸の蠕動運動が低下すると、欠損部の上部に便やガスがたまり、巨大結腸となる
		● S状結腸過長症	S状結腸が長すぎて腸内容物が通過するまでに時間がかかり、硬い便となる
		● 代謝性障害（脱水・全身衰弱）	腸管の血流不足、腸の蠕動運動低下、排便力低下により通過障害が起こる
症候性便秘		● 脊髄損傷 ● 脊髄腫瘍 ● 脳血管疾患	排便反射に関する神経が障害される
		● 甲状腺機能低下症	代謝が低下し、大腸の運動の低下、腸粘膜の萎縮が起こる
		● 糖尿病	糖尿病性神経障害により副交感神経が抑制され、大腸の運動が低下する
		● 強皮症	筋の線維化により、大腸の運動が低下する
薬剤性便秘		● 抗コリン薬 ● 抗うつ薬 ● 抗パーキンソン病薬 ● 抗けいれん薬 ● 制酸薬 ● カルシウム製剤	副交感神経を抑制し、大腸の運動が低下する
		● 麻酔薬	胃腸管の筋弛緩作用により、腸管運動が麻痺する
		● モルヒネ	筋緊張を亢進させ、腸の蠕動運動が低下する

図3　便秘の分類

弛緩性便秘
- 硬い便
- 大腸の運動と緊張の低下による便輸送の遅延や、大腸内の水分過吸収が原因。

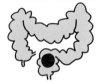

けいれん性便秘
- 兎糞状の硬い便
- 副交感神経の過緊張による直腸のけいれん性収縮（狭窄）が原因。

直腸性便秘
- 太くて硬い便
- 便意があっても排便のがまんを繰り返すことが原因。

器質性便秘
- 鉛筆状の細い便
- 大腸の壁がむくむ「むくみ腸」。
- 大腸がんや大腸の癒着などによる大腸の狭窄・閉塞が原因。

便秘

症状が起こるメカニズム

2 病態・ケア関連図

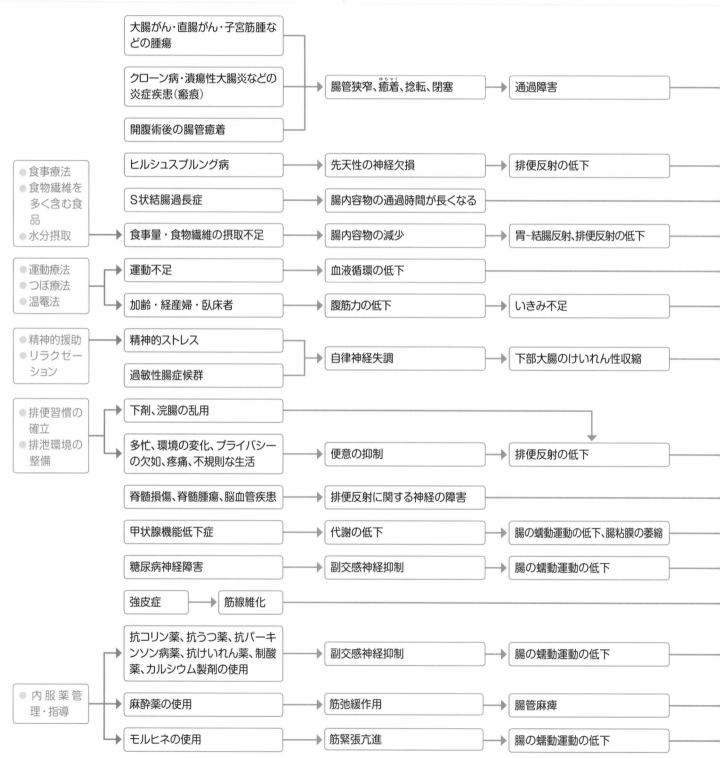

大腸がん・直腸がん・子宮筋腫などの腫瘍
クローン病・潰瘍性大腸炎などの炎症疾患（瘢痕）
開腹術後の腸管癒着
→ 腸管狭窄、癒着、捻転、閉塞 → 通過障害

● 食事療法
● 食物繊維を多く含む食品
● 水分摂取

ヒルシュスプルング病 → 先天性の神経欠損 → 排便反射の低下
S状結腸過長症 → 腸内容物の通過時間が長くなる
食事量・食物繊維の摂取不足 → 腸内容物の減少 → 胃–結腸反射、排便反射の低下

● 運動療法
● つぼ療法
● 温罨法

運動不足 → 血液循環の低下
加齢・経産婦・臥床者 → 腹筋力の低下 → いきみ不足

● 精神的援助
● リラクゼーション

精神的ストレス
過敏性腸症候群
→ 自律神経失調 → 下部大腸のけいれん性収縮

● 排便習慣の確立
● 排泄環境の整備

下剤、浣腸の乱用
多忙、環境の変化、プライバシーの欠如、疼痛、不規則な生活 → 便意の抑制 → 排便反射の低下

脊髄損傷、脊髄腫瘍、脳血管疾患 → 排便反射に関する神経の障害
甲状腺機能低下症 → 代謝の低下 → 腸の蠕動運動の低下、腸粘膜の萎縮
糖尿病神経障害 → 副交感神経抑制 → 腸の蠕動運動の低下
強皮症 → 筋線維化

● 内服薬管理・指導

抗コリン薬、抗うつ薬、抗パーキンソン病薬、抗けいれん薬、制酸薬、カルシウム製剤の使用 → 副交感神経抑制 → 腸の蠕動運動の低下
麻酔薬の使用 → 筋弛緩作用 → 腸管麻痺
モルヒネの使用 → 筋緊張亢進 → 腸の蠕動運動の低下

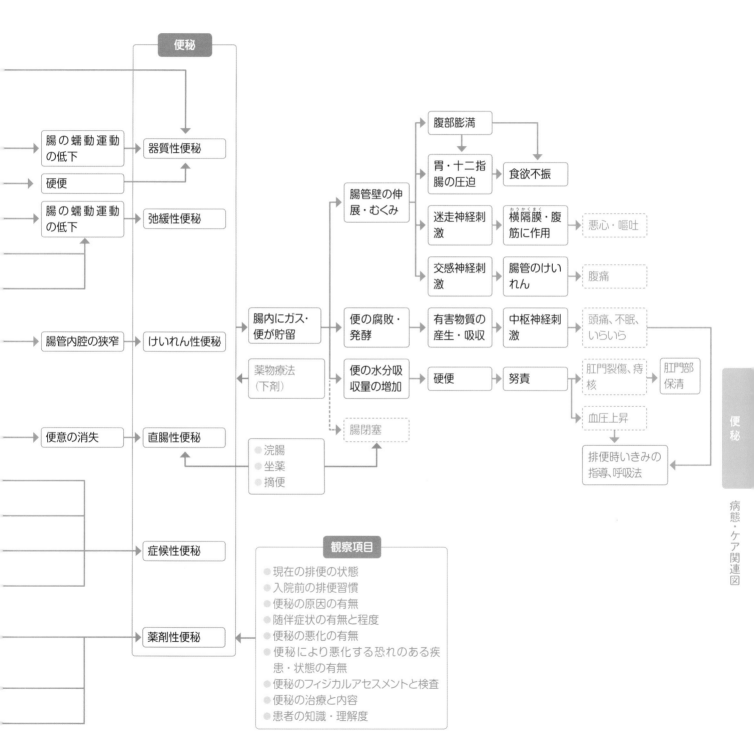

凡例　□ 原因・病態　▢ 随伴症状　□ 観察項目　□ ケア　──▶ 関連（実在）　- - -▶ 関連（可能性）

便秘

腸の蠕動運動の低下 → 器質性便秘
硬便
腸の蠕動運動の低下 → 弛緩性便秘

腸管内腔の狭窄 → けいれん性便秘

便意の消失 → 直腸性便秘

症候性便秘

薬剤性便秘

腸内にガス・便が貯留

薬物療法（下剤）

● 浣腸
● 坐薬
● 摘便

腹部膨満
胃・十二指腸の圧迫 → 食欲不振
腸管壁の伸展・むくみ
迷走神経刺激 → 横隔膜・腹筋に作用 → 悪心・嘔吐
交感神経刺激 → 腸管のけいれん → 腹痛

便の腐敗・発酵 → 有害物質の産生・吸収 → 中枢神経刺激 → 頭痛、不眠、いらいら

便の水分吸収量の増加 → 硬便 → 努責 → 肛門裂傷、痔核 → 肛門部保清
血圧上昇

腸閉塞

排便時いきみの指導、呼吸法

観察項目
● 現在の排便の状態
● 入院前の排便習慣
● 便秘の原因の有無
● 随伴症状の有無と程度
● 便秘の悪化の有無
● 便秘により悪化する恐れのある疾患・状態の有無
● 便秘のフィジカルアセスメントと検査
● 便秘の治療と内容
● 患者の知識・理解度

便秘

病態・ケア関連図

3 観察ポイントとアセスメントの根拠

1 現在の排便の状態

- 排便の回数、間隔、時刻、所要時間
- 便の量・混入物・硬さ・太さ・色・におい
- 排便動作
- 腸蠕動音の有無および程度
- 努責、残便感の有無
- 最終排便

アセスメントの根拠

- 便秘の発症時期や経過、現在の排便の状態を観察し、便秘の種類や程度を明らかにする。以下に参考値を示す。
  - ▶ 回数・時刻・量：標準では、1日1〜2回、朝食後に多く、約150g/日。
  - ▶ 硬さ・太さ：正常時は、やわらかく形のある塊である。硬い便の場合→弛緩性便秘、兎糞状の場合→けいれん性便秘、太くて硬い便の場合→直腸性便秘、細い便の場合→器質性便秘、が考えられる。
  - ▶ 色・性状：正常時は、ウロビリノーゲンにより黄褐色を呈し、粘液・血液・膿などの混入物はない。
- 腸閉塞など、緊急手術を要する疾患が原因の場合もあり、急性発症か否かを明らかにする。
- 大量の下剤でも十分な排便が得られない高度な大腸通過遅延型便秘であれば、結腸無力症の診断で、結腸全摘に加え回腸直腸吻合術などの外科的治療が検討される。

2 入院前の排便習慣

- 排便の回数、間隔、時刻、所要時間
- 便の量・硬さ・太さ・色
- 努責、残便感の有無

アセスメントの根拠

- 排便に関しては、個人差が大きく、毎日排便があっても残便感・不快感があれば便秘といえる。入院前の排便習慣を明らかにし、その患者の日常値と比較することで、現在の便秘の状態をアセスメントする。

3 便秘の原因の有無

- 食事内容と摂取量
- 水分摂取量
- 歯の状態
- 運動量
- ストレスの有無
- 生活リズム
- 排泄環境
- 年齢
- 服用している薬剤
- 手術の侵襲、妊娠・分娩の有無
- 便秘をきたす疾患の有無
  ➡ p.207表1を参照

アセスメントの根拠

- 便秘は、食事や運動、環境の変化、ストレスなどのほか、使用している薬剤などが原因となって起こる。長期間の絶食・高カロリー輸液により消化機能が低下すると便秘が起こりやすい。また、疾患により器質性便秘をきたしている恐れもあり、便秘の原因を明らかにし、個別の治療・ケア・指導に活かすことが重要である。

4 随伴症状の有無と程度

- 腹部膨満感、腹部不快感
- 悪心・嘔吐
- 食欲不振
- 腹痛
- 放屁、鼓腸
- いらいら、不眠、頭痛、集中力の低下
- 肛門裂傷、痔核、血圧上昇

- 便秘は、以下のような経過でさまざまな随伴症状をまねく。随伴症状の有無を把握し、対症療法を行っていく必要がある。
  - ▶ 便秘によって、腸内に便やガスが貯留し腸管壁が伸展されると、腹部膨満感や、胃・十二指腸の圧迫による食欲不振が起こる。また、腸管壁が伸展される刺激により、迷走神経が刺激され横隔膜・腹筋に作用することで悪心・嘔吐、交感神経が刺激され腸管がけいれんすることで腹痛が起こる。
  - ▶ 貯留した便の腐敗や発酵により有毒物質が含まれるガスが蓄積し、血液中に吸収されると、中枢神経系が刺激され、不眠や頭痛が起こる。
  - ▶ 貯留した便は水分が吸収されて硬い便になる。そのため、排便時の努責によって、肛門裂傷や痔核、血圧上昇の恐れがある。

5 便秘の悪化の有無

- 随伴症状（❹項）の悪化の有無
- 腸閉塞をきたしていないか
- 下痢の有無

- 便秘が悪化すると、食事摂取量が減少したり不眠になったりと、随伴症状が悪化する。また、便の貯留により腸閉塞に至ることがある。疾患の治療に影響を及ぼしたり、重篤な状態に陥る恐れもあるので、悪化の有無を評価する必要がある。

6 便秘により悪化する恐れのある疾患・状態の有無

- 高血圧
- 虚血性心疾患
- 静脈瘤
- 脳血管疾患
- 肝がん、肝硬変
- 脱肛、痔核
- ヘルニア

- 下記のように便秘によって悪化する恐れがある疾患がある場合、早期に対処し、便秘の解消、悪化の予防を行う必要がある。
  - ▶ 便秘によって排泄時に努責すると血圧が上昇するため、循環器系疾患や脳血管疾患など、血圧コントロールを要する疾患は悪化するおそれがある。また、努責によって、脱肛や痔核、ヘルニアなどの疾患も悪化する。
  - ▶ 肝障害がある場合、便秘によって腸管内で発生した有毒物質（アンモニアなど）の解毒ができず、肝性脳症をきたす恐れがある。

7 便秘のフィジカルアセスメントと検査[1]（図4）

- 視診→聴診→打診→触診の順に行う。
  - ▶ 視診：腹部の膨隆の有無
  - ▶ 聴診：腸の変化（聴音、グル音）、腸雑音の亢進、減弱の有無
  - ▶ 打診：鼓音、濁音の部位
  - ▶ 触診：S状結腸に便が触れるか、腹部腫瘤の触知、腹部圧痛
- 便検査、直腸診、腹部単純X線検査、注腸造影、内視鏡検査など

アセスメントの根拠

- フィジカルアセスメントにより、便秘の状態をアセスメントする。腸閉塞の早期発見、排便コントロールにおいても重要な観察項目である。参考値を下記に示す。
  - ▶ 聴診：正常では、1回の持続時間が1〜2秒の腸雑音が5〜10回/分。腸雑音の亢進→炎症、腸雑音の減弱・なし→腸閉塞
  - ▶ 打診：鼓音→ガスの貯留、濁音→便または腹部臓器
  - ▶ 触診：便秘の場合、S状結腸の便の増大、圧痛の有無
- 一般検査のほか、疑われる疾患がある場合、直腸診や画像検査が行われるため、検査結果を把握する必要がある。

図4 腹部のフィジカルアセスメント

聴診

打・触診により腸の蠕動運動が促進されてしまうので、聴診から行う（聴診器をあてている部位と●が、聴診部位）。

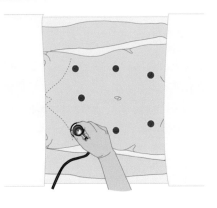

打診

利き手でないほうの手を軽く腹壁にあて、利き手の中指を曲げて、腹壁にあてた手の中指の先から約3cmのところをポンポンと軽く叩く。

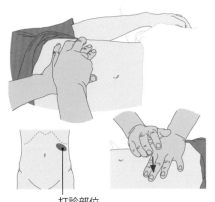

打診部位

触診

利き手を腹壁にあて、人差し指、中指、薬指の3本で探る。利き手でないほうの手は、触診する指が左腸骨部の深いところまで達するように押す。

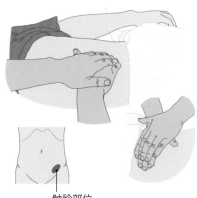

触診部位

直腸指診時の体位

殿部を検者の方向に突き出すような側臥位になってもらう。他の部分はタオルケットなどで覆い、不必要な露出を避ける。

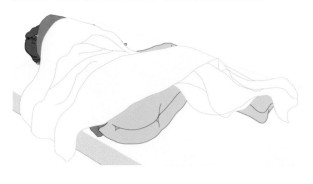

齋藤宣彦：プチナースBOOKS　看護につながる病態生理 よくある症状のしくみがわかる. 照林社, 東京. 2016：59-60. より引用

8 便秘の治療と内容

- 排便習慣の指導の実施の有無と内容
- 食事療法と運動療法の実施の有無と内容
- 下剤（便秘薬）の使用の有無と内容（**表2**）
- 浣腸、摘便の実施の有無と内容
- 外科的治療の有無と内容
- マッサージ、温罨法の実施の有無と内容
- 随伴症状に対する治療の有無

アセスメントの根拠

- 今後のケア・指導のために、現在、行われている便秘に対する治療の有無と内容を把握しておく必要がある。

表2 下剤（便秘薬）の種類

分類		薬剤名（商品名）	特徴
機械的下剤	塩類下剤	● 硫酸マグネシウム ● 乾燥硫酸ナトリウム ● 人工カルルス塩	● 習慣性が少なく、長期間の投与可能 ● 腎障害患者では電解質の吸収に留意
	膨張性下剤	● カルメロースナトリウム（バルコーゼ） ● カンテン	● 習慣性はなく、緩徐な作用 ● 弛緩性便秘、高齢者、痔疾患患者に適する ● 妊婦、狭窄のある腸疾患は禁忌
	浸潤性下剤（軟化剤）	● ジオクチルソジウムスルホサクシネート（ビーマス）	● 効果が弱いため刺激性下剤と併用することが多い
	糖類下剤	● D-ソルビトール	● X線造影剤による便秘の予防
大腸刺激性下剤* 痔疾患、骨盤内臓器の炎症、月経、妊婦・授乳婦は禁忌	アントラキノン系誘導体	● センナ・センナジツ（アジャストA、ヨーデルS、アローゼン） ● センノシド（プルゼニド、センノサイド） ● ダイオウ ● セチロ ● アロエ	● 長期連用による効果の減弱
	ジフェノール誘導体	● ピコスルファートナトリウム（ラキソベロン、スナイリン）	● 習慣性なし ● 高齢者・小児にも使用しやすい
	その他	● ビサコジル（テレミンソフト）	● 直腸性便秘に使用
自律神経作用薬		副交感神経刺激薬、副交感神経遮断薬、抗不安薬、抗うつ薬、自律神経調整薬、プロスタグランジン$F_2\alpha$製剤など	

＊小腸刺激性下剤はほとんど使用されないため省略。　【禁忌】一般に、急性腹症、器質性便秘、腸狭窄・閉塞

9 患者の知識・理解度

- 便秘と検査・治療に関する知識・理解度
- 前項「⑥便秘により悪化する恐れのある疾患・状態」（p.211）がある場合、疾患の知識と便秘予防の必要性の理解度

アセスメントの根拠

- 検査や治療に関する患者の理解度を把握し、指導に役立てる。また、便秘により悪化する恐れのある重要な疾患をもっている場合、便秘予防の必要性をどの程度理解しているかを把握し、あわせて指導する必要がある。

4 看護計画の立案

◆期待される結果（看護目標）設定のポイント

- 日常の排便状態に戻る。
- 便秘の随伴症状が軽減する。
- 便秘について理解し、予防方法・排便習慣を習得する。
- 下剤（便秘薬）の使用回数、量が減少する。
- 便秘および器質的疾患がある場合は、悪化しない。

◆看護計画

	計画	根拠・留意点
観察計画 O-P	❶現在の排便の状態 ❷入院前の排便習慣 ❸便秘の原因の有無 ❹随伴症状の有無と程度 ❺便秘の悪化の有無 ❻便秘により悪化する恐れのある疾患・状態の有無 ❼便秘のフィジカルアセスメントと検査 ❽便秘の治療と内容 ❾患者の知識・理解度 ➡O-Pの細かい項目については「3 観察ポイントとアセスメントの根拠」を参照	●左記の項目を観察することにより、便秘の種類や程度、原因を明らかにするほか、治療効果や、患者が期待する結果に近づいているかを判断する情報となる。
ケア計画 C-P	❶食事療法の援助 ●水分を多く摂取する。 ●食物繊維を多く含む野菜、果物、豆類、海藻類などを摂取する。➡「5 看護ケア」を参照	●水分不足は便を硬化させ、排便を困難にする。水分を多めに摂取することで、便がやわらかくなるとともに、早朝空腹時の冷水や牛乳の摂取は腸管に物理的・化学的刺激を与え、腸の蠕動運動を亢進させるはたらきがあり、排便に有効である。 ●食物繊維は消化されないため、腸内容物を増加させ、腸粘膜に機械的刺激を与え、腸の蠕動運動を亢進させるので、便秘に有効である。ただし、けいれん性便秘、器質性便秘の場合、食物残渣の少ない食物を摂取することにより、腸の運動を抑えたり通過障害を防いだりする必要があるので注意する。

計画	根拠・留意点
● 適度に脂肪を含む食品を摂取する。	● 脂肪は、潤滑の作用を果たすとともに胆汁の分泌を促し、緩下の作用も果たすことから、便秘に有効である。
● 規則的な食事時間にする。	● 不規則な食事時間により、胃-結腸反射が低下するため、一定の時間に食事を摂取する。
❷ 運動療法の援助 ● 腹部マッサージを行う。➡「5 看護ケア」を参照 ● 体操や散歩など、患者の安静度に合った全身運動を行う。	● 腸内容物の輸送方向と同じ方向にマッサージを行うと、腸管を刺激するとともに、腸の蠕動運動を亢進させることができる。ただし、開腹術後の患者や腸の炎症・閉塞を起こしている患者には禁忌なので注意。 ● 適度な運動は、循環をよくしたり、腸に刺激を与えたり、マッサージと同様の効果があるとともに、心身に爽快感を与えるため、ストレスによる便秘にも有効である。
❸ つぼ療法 ● 背部・腰部にある便秘に効くつぼを指圧する。 ➡「5 看護ケア」を参照	● 適度につぼを刺激することで、内臓の機能を高める作用がある。
❹ 温罨法 ● 腹部・腰背部を中心に温罨法を行う。温度は皮膚に触れる部分が43～45℃になるように調節し、熱くないか、必ず患者に確認しながら10分程度行う。終了後、皮膚に異常がないか確認する。 ➡「5 看護ケア」を参照	● 温熱刺激によって排便反射に関する神経を刺激するほか、循環をよくするなど、腸の蠕動運動を亢進させる効果がある。ただし、消化管に穿孔・閉塞・炎症がある場合は禁忌なので注意。
❺ 排便習慣の確立の援助 ● 毎日、一定の時間に排便を試みる。胃-結腸反射は朝食後30～40分が活発なので、その時間に排便を促す。 ● カーテンを閉める、音が気にならないように音楽をかける、においがこもらないように換気するなど、排便環境を調整する。	● 毎日同じ時間に排便を試みることで、条件反射による排便習慣を確立することができる。 ● 便意を抑制すると、便意を感じる閾値が上昇し、生理的刺激で反応しにくくなるため、遠慮やがまんをせずにすぐに排泄できる環境の調整が大切である。
❻ 薬物療法の援助 ● 処方されている下剤の内服管理を行う。	● 下剤を乱用すると、習慣化してしまい、排便反射が弱まり、自然な排便ができなくなってしまうため、十分な管理が必要である。
❼ 浣腸・坐薬、摘便 ● 下行結腸以下に便が停滞している場合は、浣腸（➡「5 看護ケア」を参照）・坐薬の挿入を行う。 ● 肛門部に便の停滞がみられる場合は、摘便を行う。	● 浣腸・坐薬、摘便の適応は、硬便による排便困難で肛門裂傷や痔核を生じる場合、血圧上昇によって危険な状態に陥る可能性がある場合、腸閉塞の場合などである。ただし浣腸は、激しい悪心・嘔吐、腹痛がみられる際、また腸管の穿孔や出血がある際は禁忌なので注意。
❽ 精神的援助 ● 看護者がどんな小さなことでも相談にのることを伝える。患者の話を傾聴し、ストレスの原因を明らかにする。ストレスに対し、患者自身で対処できるようになるよう、患者とともに対処法を考える。	● 緊張や不安などの精神的ストレスにより交感神経が優位にはたらき、腸の蠕動運動を低下させ、けいれん性便秘の原因となるため、ストレスの解消は便秘に有効である。

ケア
計画

C-P

便秘

看護計画の立案

計画	根拠・留意点

<table>
<tr><td rowspan="2">教育計画
E-P</td><td>

❶排便習慣の指導
●排便のメカニズムをわかりやすく説明し、毎日排便を試みて習慣づけるように指導する。
❷食事指導
●けいれん性便秘の場合は、原則として刺激が少なく消化のよい食事を、弛緩性便秘の場合は食物繊維の多い野菜や果物を摂取するように指導を行う。
❸マッサージ指導
●腹部マッサージの方法を患者に指導する。
❹下剤（便秘薬）の内服指導
●下剤（便秘薬）を乱用すると、排便反射が低下してしまうことを説明する。
❺寝たきりの場合の対応の指導
●便意があるときは、遠慮せずに看護師を呼ぶように指導する。

</td><td>

●便秘改善・予防のため、C-P❶❷❺❻について指導する必要がある。

</td></tr>
<tr><td>

●患者が1人でトイレに行けない状態の場合、便意があっても遠慮から看護師を呼ぶのを躊躇してしまい、さらに便秘が悪化するという悪循環が生じる。便意があるときに排便を試みることの重要性を患者に理解してもらう必要がある。

</td></tr>
</table>

資料　検査の基準値一覧④：生化学検査2

検査項目	略語：英語	基準値
脂質		
総コレステロール	TC：total cholesterol	120〜219mg/dL
HDL-コレステロール	HDL-C：high density lipoprotein-cholesterol	40〜65mg/dL
LDL-コレステロール	LDL-C：low density lipoprotein-cholesterol	65〜139mg/dL
リポタンパク	lipoprotein	HDL：男性：29〜50% 　　　女性：34〜53% VLDL：男性：8〜29% 　　　女性：3〜23% LDL：男性：30〜55% 　　　女性：33〜53%
トリグリセリド（中性脂肪）	TG：triglyceride	30〜149mg/dL
酵素		
乳酸脱水素酵素	LDH：lactate dehydrogenase	LDH：120〜245U/L
アルカリホスファターゼ ALPアイソザイム	ALP：alkaline phosphatase ALP isozyme	80〜260U/L
γ-GT（γ-グルタミルトランスペプチダーゼ）	γ-GT：γ-glutamyl transpeptidase	男性：10〜50U/L 女性：9〜32U/L

検査項目		略語：英語	基準値
コリンエステラーゼ		ChE：cholinesterase	214〜466IU/L
トリプシン		trypsin	100〜550ng/mL
その他			
ビタミン		vitamin	ビタミンA：30〜80μg/dL ビタミンB₁：20〜50ng/dL ビタミンB₂：66〜111ng/dL ビタミンB₆：4〜17ng/dL ビタミンB₁₂：260〜1050pg/dL 葉酸：4.4〜13.7ng/mL
血液ガス／酸塩基平衡	水素イオン指数（pH）	pondus hydrogenii	7.36〜7.44
	動脈血二酸化炭素分圧（PaCO₂）	partial pressure of carbon dioxide	35〜45mmHg(Torr)
	動脈血酸素分圧（PaO₂）	partial pressure of oxygen	80〜100mmHg(Torr)
	動脈血酸素飽和度（SaO₂）	arterial oxygen saturation	93〜98%
	炭酸水素イオン、重炭酸イオン(HCO₃⁻)	bicarbonate ion	22〜26mEq/L

基準値は、西﨑祐史, 渡邊千登世：ケアに生かす検査値ガイド第2版. 照林社, 2018.より引用

食物繊維の摂取

食物繊維は、腸内容物を増加させ、腸粘膜に機械的刺激を与え、腸の蠕動運動を亢進させる。

成人では、食物繊維の摂取量は男性21g/日以上、女性18g/日以上、野菜の摂取量は350g/日が推奨されている（**表3**）。

寒天は、水分を吸収して膨張する反面、吸収されにくいため、便量を増やすことができる。

表3 食物繊維を多く含む食品

種類	品名						
野菜類	ピーマン	アスパラ	カブ	シュンギク	カボチャ	カンピョウ	ミョウガ
	トマト	ナス	ダイコン	タマネギ	レンコン	タケノコ	
	ゴボウ	サヤインゲン	ハクサイ	ニンジン	エンドウ	切り干しダイコン	
	セロリ	キャベツ	ネギ	ホウレンソウ	フキ	モヤシ	
果物類	バナナ	ナシ	グレープフルーツ	モモ	メロン	（干し）カキ	（干し）イチジク
	リンゴ	イチゴ	（干し）ブドウ	パインナップル	スイカ	ミカン	
海藻類	ヒジキ	コンブ	寒天	ところてん	青ノリ	ワカメ	
穀類	玄米	ソバ	コーンフレーク	オートミール	食パン		
豆類	ダイズ	アズキ	納豆	ミソ	ピーナツ		
キノコ類	（干し）シイタケ	ナメコ	シメジ	エノキダケ	マッシュルーム		
イモ類	サツマイモ	ヤマイモ	サトイモ				

腹部マッサージ

便やガスの排出を促すため、マッサージを行う（**図5**）。

患者の呼吸に合わせて行い、呼気時に圧迫し、吸気時に力をゆるめる。

図5 "の"の字マッサージ

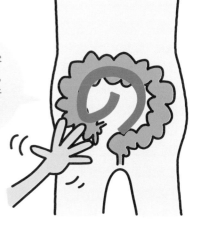

臍を中心に腹部を"の"の字を書くようにマッサージする。上行結腸→横行結腸→下行結腸の順に行う

つぼ療法

- 適度につぼを刺激することで、内臓の機能を高める作用がある(**図6**)。
- 腹部マッサージや温罨法などとあわせて行うとよい。

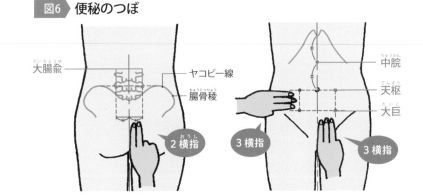

図6　便秘のつぼ

大腸兪　ヤコビー線　腸骨稜　2横指　中脘　天枢　大巨　3横指　3横指

温罨法

- 腹部・腰背部を中心に温罨法を行い、排便反射に関する神経を刺激し、循環をよくするなど、腸の蠕動運動を亢進させる(**図7**)。

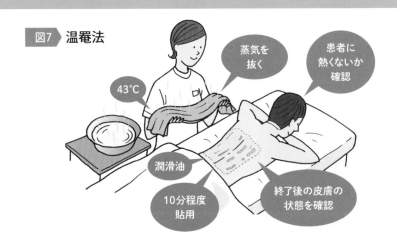

図7　温罨法

43℃　蒸気を抜く　患者に熱くないか確認　潤滑油　10分程度貼用　終了後の皮膚の状態を確認

グリセリン浣腸 (図8)

- 便秘の解消を目的に行われるが、消化管検査・手術の前にも行われる。
- 必要物品：ディスポーザブルのグリセリン浣腸液(50%)、ディスポーザブル手袋、潤滑油、膿盆、ティッシュペーパー、処置用シーツ、綿毛布、(必要時)便器
- 体位は、左側臥位とし、5cm挿入する。挿入が短いと肛門内に浣腸液を注入してしまい、長すぎるとS状結腸移行部の損傷、直腸穿孔をきたす。
- 注入後は、便の軟化、腸の蠕動運動の促進のため、3〜5分がまんした後排便する(必要時、便器の準備)。

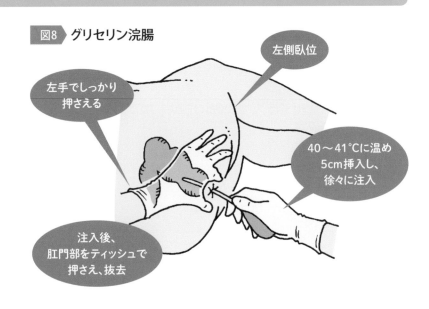

図8　グリセリン浣腸

左側臥位　左手でしっかり押さえる　40〜41℃に温め5cm挿入し、徐々に注入　注入後、肛門部をティッシュで押さえ、抜去

下痢

藤田稔子

どんな症状？

下痢とは、大便中の水分が増加し、泥状あるいは液状に近い便を排泄する状態をいう(下痢便の水分含有量：約60〜90%、1日の便中水分量：200mL以上)。

下痢は、排便回数の増加、腹痛、残便感を伴うことが多い。

下痢は、急性の経過をとる"急性下痢"と、2〜3週間以上続く"慢性下痢"とに大別される。

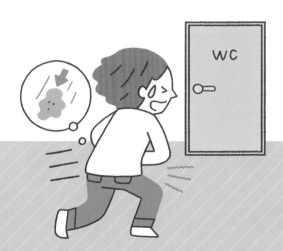

1 症状が起こるメカニズム

排便のメカニズム

- 大腸は消化管の最後の部分である。盲腸、上行結腸、横行結腸、下行結腸、S状結腸、直腸と続き、肛門に終わり、全長約160cmである。
- 大腸の運動は、内容物を混ぜ合わせる混合運動（分節運動）と、直腸方向へと移送する蠕動運動がある（**図1**）[1]。
- 便形成と水・電解質の吸収
  - ▶栄養分はほとんどが小腸で吸収され、消化できなかった食物残渣と水・電解質が大腸に到達する。
  - ▶大腸では、水・電解質の吸収は行われるが、栄養分の吸収は行われない。
  - ▶大腸は通常1〜2Lの水の吸収を行うため、泥状だった内容物は固形化していき、固形状の便となる（**図2**）[1]。
- 大腸で形成された便は、以下のメカニズムで排泄される。

❶ **便の直腸への輸送**：食事摂取の刺激で横行結腸からS状結腸に胃-結腸反射と呼ばれる強い蠕動が起こり、腸の内容物は大蠕動や便自体の重さにより直腸へ移動する。

❷ **便意の出現**：直腸内圧が40〜50mmHg以上になると骨盤神経が刺激され、その興奮が第3仙髄、第4仙髄にある排便中枢に伝達される。さらに視床下部を経て、大脳皮質の知覚領に入り、便意を感じる。

❸ **排便反射**：直腸内圧亢進の刺激により、直腸内反射で便を輸送し、脊髄反射により直腸筋の収縮と内肛門括約筋の弛緩を起こす。

❹ **排便動作**：肛門挙筋の収縮、外肛門括約筋の弛緩、吸息位での声門の閉鎖、いきみによる腹腔内圧と直腸内圧の上昇、直腸筋の収縮などが協働して便が排泄される。

図1 大腸の運動

大腸の運動には、内容物を混ぜ合わせる分節運動と、直腸方向へと移送する蠕動運動がある。

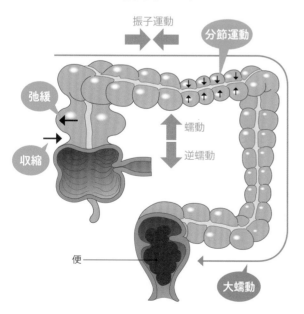

堺章：新訂 目でみるからだのメカニズム. 医学書院, 東京. 2000：77. より転載

図2 水分の吸収と便の形成

大腸で約1〜2Lの水分が吸収され、腸内容物は固形状の便となる。

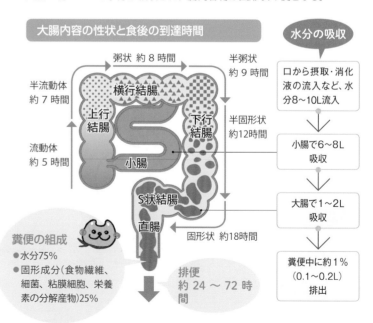

堺章：新訂 目でみるからだのメカニズム. 医学書院, 東京. 2000：76. より転載

下痢の分類・原因・病態

● 下痢は発生要因によって大きく、**浸透圧性下痢・粘膜障害性下痢（滲出性下痢）・分泌性下痢・腸管運動性下痢**の4つに分類される（**表1**）。

● 下痢をさらに原因により分類すると、細菌やウイルスなどの感染によって起こる**感染性下痢**と、物理的刺激や疾患によって起こる**非感染性下痢**に大別される（**表2**）[2]。

表1 発生機序による下痢の分類とメカニズム

分類	メカニズム	要因
浸透圧性下痢	● 腸管内に浸透圧の高い物質が存在すると、水分が腸管壁から腸管内に移行して腸管の水分が増加し下痢が生じる	● 乳糖不耐症 ● 胃・小腸の切除時 ● ラクツロース・塩類下剤・D-ソルビトールなどの薬剤の服用など
粘膜障害性下痢（滲出性下痢）	● 腸管の粘膜が障害されると、吸収能力が低下するとともに炎症が起こる。その結果、腸管壁の透過性が亢進し、滲出液や血液が排出されて下痢になる	● 潰瘍性大腸炎　　　　● クローン病 ● 赤痢　　　　　　　　● サルモネラ菌感染症 ● カンピロバクター感染症　● MRSA（メチシリン耐性黄色ブドウ球菌）腸炎 ● 腸結核など
分泌性下痢	● 腸管内に分泌される水分や消化液の量が異常に増えるために下痢が起こる	● コレラ ● ゾリンジャー・エリソン症候群 ● WDHA（水様便低カリウム無酸）症候群 ● ヒマシ油・センナ・フェノールフタレインなどの使用
腸管運動性下痢	● 腸の蠕動運動が速いと、水分などが十分吸収されないまま下痢となって排泄される ● 反対に腸の蠕動運動の障害や通過障害があると、増殖した腸内細菌の刺激により下痢が起こる	● 蠕動亢進：過敏性腸症候群、甲状腺機能亢進症など ● 停滞：がんや炎症で起こる腸管内の狭窄、消化管の外科的切除（ダンピング症候群）、糖尿病神経障害など

表2 下痢の種類と原因

種類		原因
感染性下痢	❶細菌感染症	● サルモネラ菌、大腸菌ビブリオ、MRSAなどによる腸粘膜の刺激
	❷毒性を伴うもの	● 腸管出血性大腸菌、ブドウ球菌、偽膜性腸炎などによる毒素
	❸菌交代現象によるもの	● MRSAが大腸内で増殖して起こる急性腸炎
	❹原虫・寄生虫	● アメーバ赤痢、クリプトスポリジウムなどによる腸粘膜の刺激
	❺ウイルス感染	● ロタウイルス、RSウイルス、アデノウイルスなどによる腸粘膜の刺激
非感染性下痢	❶食事	● 不消化物や冷たい飲食物の大量摂取などによる機械的刺激
	❷精神的・心理的影響	● 不安や恐怖、過度なストレスが自律神経を失調させることにより起こる腸の蠕動運動や分泌の亢進
	❸薬物	● 自律神経に作用する薬物による腸の蠕動運動や粘液分泌の亢進 ● 抗腫瘍薬が胃腸粘膜を痛めることにより起こる吸収障害や分泌亢進 ● 抗菌薬が正常な腸管内常在細菌叢を破綻させ、耐性菌が異常増殖することにより起こる刺激
	❹食物アレルギー	● 抗原抗体反応の際に産出されるアセチルコリンが副交感神経を刺激することにより起こる腸管運動の亢進
	❺中毒	● 工業毒（鉛、水銀、バリウムなど）による、腸管の異常運動やけいれん性の収縮
	❻内分泌疾患	● 甲状腺機能の亢進による腸の蠕動運動の亢進
	❼代謝性疾患	● 糖尿病による自律神経障害から起こる腸の蠕動運動や粘液分泌の亢進
	❽浮腫をきたす疾患（うっ血性心不全、肝硬変、ネフローゼなど）	● 腸管の浮腫や腸管への血流不足から起こる腸の蠕動運動の低下や吸収障害
	❾胃の摘出	● 胃内での食物の消化吸収が困難であるために起こる、空腸内での細菌繁殖や吸収障害
	❿膵臓の疾患	● 消化酵素やホルモンの分泌障害による不消化、水分過剰による吸収障害
	⓫胆嚢・胆道の疾患	● 十二指腸への胆汁分泌の障害による、非水溶性脂肪の消化不十分
	⓬腸管の器質的疾患	● 腸液の分泌亢進、タンパクや血液の漏出、水や電解質の吸収障害
	⓭骨盤内疾患（膀胱炎など）	● 腸管の吸収障害や分泌亢進

＊新型コロナウイルス感染症（COVID-19）の症状の1つとして「下痢」が挙げられている。

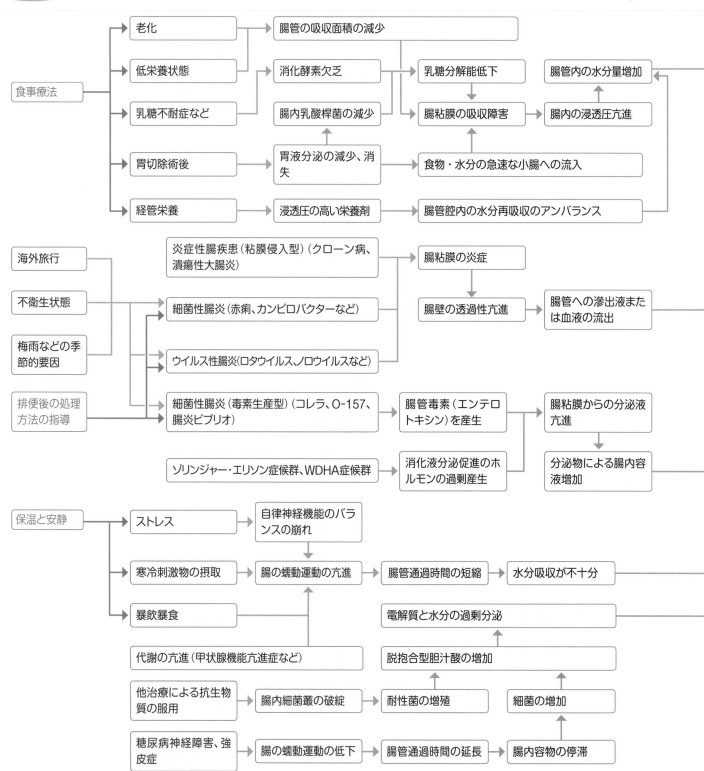

食事療法
- 老化 → 腸管の吸収面積の減少
- 低栄養状態 → 消化酵素欠乏 → 乳糖分解能低下 → 腸管内の水分量増加
- 乳糖不耐症など → 腸内乳酸桿菌の減少 → 腸粘膜の吸収障害 → 腸内の浸透圧亢進
- 胃切除術後 → 胃液分泌の減少、消失 → 食物・水分の急速な小腸への流入
- 経管栄養 → 浸透圧の高い栄養剤 → 腸管腔内の水分再吸収のアンバランス

- 海外旅行
- 不衛生状態
- 梅雨などの季節的要因
- 炎症性腸疾患（粘膜侵入型）（クローン病、潰瘍性大腸炎） → 腸粘膜の炎症 → 腸壁の透過性亢進 → 腸管への滲出液または血液の流出
- 細菌性腸炎（赤痢、カンピロバクターなど）
- ウイルス性腸炎（ロタウイルス、ノロウイルスなど）

排便後の処理方法の指導
- 細菌性腸炎（毒素生産型）（コレラ、O-157、腸炎ビブリオ） → 腸管毒素（エンテロトキシン）を産生 → 腸粘膜からの分泌液亢進 → 分泌物による腸内容液増加
- ゾリンジャー・エリソン症候群、WDHA症候群 → 消化液分泌促進のホルモンの過剰産生

保温と安静
- ストレス → 自律神経機能のバランスの崩れ
- 寒冷刺激物の摂取 → 腸の蠕動運動の亢進 → 腸管通過時間の短縮 → 水分吸収が不十分
- 暴飲暴食
- 電解質と水分の過剰分泌
- 代謝の亢進（甲状腺機能亢進症など）
- 脱抱合型胆汁酸の増加
- 他治療による抗生物質の服用 → 腸内細菌叢の破綻 → 耐性菌の増殖 → 細菌の増加
- 糖尿病神経障害、強皮症 → 腸の蠕動運動の低下 → 腸管通過時間の延長 → 腸内容物の停滞

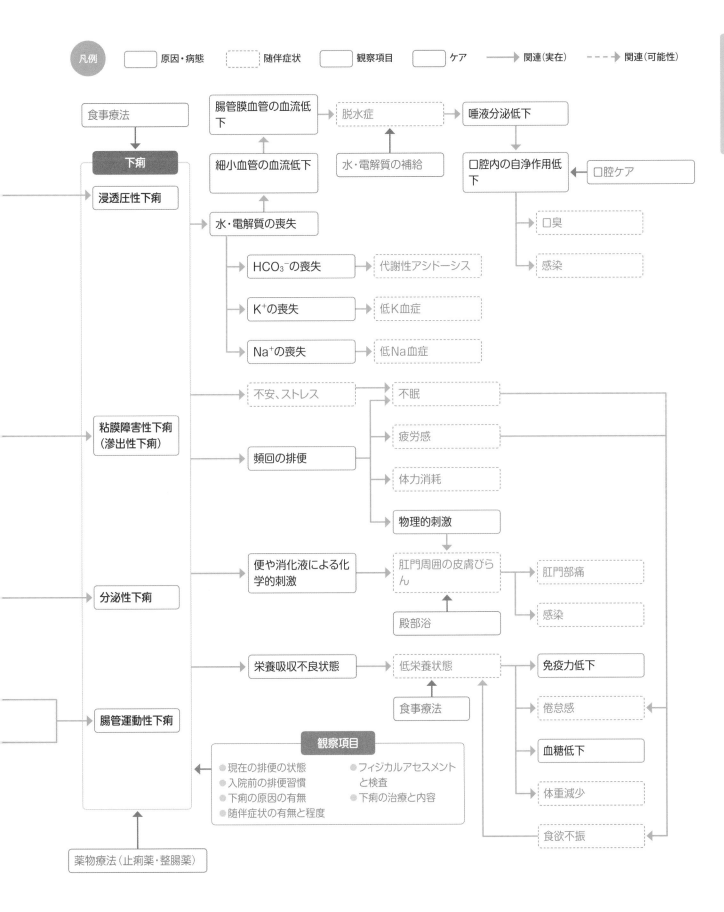

凡例　　□ 原因・病態　　┊┊ 随伴症状　　□ 観察項目　　□ ケア　　——▶ 関連（実在）　　----▶ 関連（可能性）

食事療法

下痢

浸透圧性下痢

腸管膜血管の血流低下 → 脱水症 → 唾液分泌低下

細小血管の血流低下　　水・電解質の補給　　口腔内の自浄作用低下 ← 口腔ケア

水・電解質の喪失

HCO₃⁻の喪失 → 代謝性アシドーシス

K⁺の喪失 → 低K血症

Na⁺の喪失 → 低Na血症

口臭

感染

粘膜障害性下痢（滲出性下痢）

不安、ストレス → 不眠

頻回の排便 → 疲労感

体力消耗

物理的刺激

分泌性下痢

便や消化液による化学的刺激 → 肛門周囲の皮膚びらん → 肛門部痛

殿部浴　　感染

栄養吸収不良状態 → 低栄養状態 → 免疫力低下

食事療法　　倦怠感

腸管運動性下痢

血糖低下

体重減少

観察項目
● 現在の排便の状態　　● フィジカルアセスメントと検査
● 入院前の排便習慣
● 下痢の原因の有無　　● 下痢の治療と内容
● 随伴症状の有無と程度

食欲不振

薬物療法（止痢薬・整腸薬）

3 観察ポイントとアセスメントの根拠

1 現在の排便の状態

- 排便回数/日・間隔・排便時刻
- 便の色・におい・硬さ・量
- 混入物(血液、粘液、顆粒など)
- 排便前・中・後の腹痛の有無と程度

アセスメントの根拠

- 現在の排便の状態を把握することで、下痢の程度(便の性状・持続期間など)を知る。この情報は、下痢の種類を特定し、それに対しての対処方法を導く手助けとなる。また、脱水などの随伴症状の出現の予測にも活用する。
- 便の色によって原因疾患が推測できる。例えば、緑色の水様粘液便は病原性大腸菌によるものが多く、淡黄白色の水様便はロタウイルスによるもの、イチゴゼリー状の血便は赤痢によるものなどが考えられる。

2 入院前の排便習慣

- 排便回数/日・間隔・排便時間
- 便の性状

アセスメントの根拠

- 排便は、個人差が大きい。そのため、個々の健康時の排便習慣を知ることで、現在の排便状況をアセスメントすることができる。

3 下痢の原因の有無

- 年齢・性と性周期・性格
- 下痢をきたす疾患の有無
- 細菌・真菌・ウイルス・原虫・寄生虫などの感染の有無
- 家族または周囲の人に同様の下痢をしている人がいるか
- 摂取食物の内容・量
- 水分摂取量
- 薬物の使用の有無*
- ストレスの有無
- 生活環境(海外旅行の有無も含む)
- アレルギーの有無
- 経管栄養の有無

アセスメントの根拠

- 下痢の原因として、食中毒などでどのように細菌やウイルスなどに感染したのかを知る必要がある。原因菌によっては、隔離、手洗いなど対処方法や必要性、緊急度が異なる。
- 排便は、ストレスなど心的な影響も強く受ける。
- 経管栄養による下痢のチェック項目
  - ▶ 投与量は多すぎないか
  - ▶ 投与速度は速くないか
  - ▶ 栄養剤の温度は低くないか
  - ▶ 栄養剤に乳糖は入っていないか
  - ▶ 栄養剤の脂肪は多すぎないか
  - ▶ 細菌汚染はないか

* 薬剤(起因)性腸炎:薬剤による消化管の粘膜傷害が起こり、下痢や腹痛を引き起こす。原因薬剤として、抗菌薬、非ステロイド抗炎症剤(NSAIDs)、プロトンポンプ阻害薬、抗がん薬、漢方薬の一部が挙げられる。

4 随伴症状（特に脱水）の有無と程度

- 消化器症状：腹痛、腹鳴、口渇、食欲不振、悪心・嘔吐など
- 全身症状：皮膚の緊張度（ツルゴール）、全身倦怠感、意欲の低下、不眠、めまい、体重減少、発熱、肛門部痛、肛門周囲の皮膚びらんなど

アセスメントの根拠

- 下痢による脱水は、循環障害や電解質異常などを引き起こし、生命の危機をまねく恐れがある。特に小児や高齢者は脱水に陥りやすく、急変しやすいため、注意深い観察が必要である。
- 抵抗力が低下すると、症状改善が遅れるだけでなく、さらなる感染症にかかる危険性がある。
- 皮膚の損傷により2次感染の危険性が生じてくる。
- 腹痛の問診には、痛みの部位や継続時間、増強の程度、排便で改善するか否か、を含める。

5 フィジカルアセスメントと検査

- 問診
- 体重測定
- 腹部の触診・聴診
- 便検査：便培養、便潜血
- 尿検査：尿比重、尿培養、尿潜血、尿ケトン体
- 血液検査：TP、Alb、BUN、Cr、尿酸、血清電解質、CRP、CBC
- 画像検査、内視鏡検査

アセスメントの根拠

- フィジカルアセスメントにより、腸の状態をアセスメントする。
  - ▶聴診：下痢では高音で頻回の腸蠕動音（腸の蠕動運動の亢進）。正常の腸蠕動音は、1分間で1～2秒の蠕動音が5～10回
  - ▶触診：腹部膨満や腹部の皮膚の状態、圧痛や痛みの部位など
- 検査は、下痢の原因や脱水などの随伴症状の評価に必要である。

6 下痢の治療と内容

- 安静療法と保温
- 食事療法
- 輸液療法
- 止痢薬・整腸薬使用の有無（p.226**表3**）
- 外科的治療の必要性の有無

アセスメントの根拠

- 今後のケア・指導のために、現在行われている下痢に対する治療の有無と内容を把握しておく必要がある。

表3 下痢のときによく使用される薬剤

基本的に下痢は、腸内から毒素や刺激物を体内に排出する生理的防御機能であり、無理に下痢を止めることはよくない。しかし、下痢によるけいれんや脱水、栄養障害などがある場合は、なんらかの方法を用いて止める必要がある。下痢に対して用いられる代表的な薬剤を紹介する。薬剤は、急性と慢性、細菌性と非細菌性などの下痢の鑑別を行い、選択される。

	分類	作用機序	主な薬品名(商品名)	主な副作用	使用注意事項
止痢薬	収斂薬	腸粘膜タンパクに結合し、粘膜面を覆って分泌と刺激を抑える	次硝酸ビスマス	精神神経(間代性けいれん、昏迷、錯乱)、運動障害(不安、記憶力減退、頭痛、無気力)など	細菌性下痢、タンニン酸アルブミンは牛乳アレルギーのある人は禁忌
			タンニン酸アルブミン(タンナルビン)	ショック、アナフィラキシーなど	
	吸着薬	細菌性毒素を吸着し、腸を保護する	天然ケイ酸アルミニウム(アドソルビン)	消化器症状(嘔吐、胃部膨満)など	細菌性下痢、腸閉塞、透析中の患者、出血性大腸炎は禁忌
	腸運動抑制薬	さまざまな受容体を介し、腸の蠕動運動と分泌を抑える	ロペラミド塩酸塩(ロペミン)	腸閉塞、巨大結腸、アナフィラキシー、皮膚粘膜眼症候群など	細菌性下痢、偽膜性大腸炎は禁忌
整腸薬	殺菌整腸薬	腸内の細菌を殺菌して内容物の腐敗や発酵を止め、蠕動運動を抑制する	ベルベリン塩化物水和物(キョウベリン)	消化器(便秘)	細菌性下痢は禁忌
	乳酸菌製薬	タンパク分解菌、病原性大腸菌の発育を抑え、腸内細菌叢のバランスを改善させる	ビフィズス菌(ビオスミン、ラックビー)、酪酸菌(ミヤBM、ビオスリー)、耐性乳酸菌(レベニン、ビオフェルミンR)	アナフィラキシー様症状	
その他	過敏性腸症候群治療薬	腸管運動を調整する	メペンゾラート臭化物(トランコロン)	視調節障害、精神神経(頭痛、眩暈)、消化器(口渇、便秘、嘔吐、食欲不振)、排尿障害など	緑内障、前立腺肥大による排尿障害、麻痺性腸閉塞(イレウス)は禁忌
			ポリカルボフィルカルシウム(コロネル)	発疹、瘙痒感、消化器(嘔吐、口渇、腹部膨満感)など	急性腹部疾患、術後イレウスは禁忌

【備考】乳幼児の急性下痢症などによる脱水に対する療法に、経口補液製剤ORS(oral rehydration solution)を用いた経口補液療法ORT(oral rehydration therapy)が注目を集めている。ORTは、軽度〜中等度の脱水で、嘔気・嘔吐がみられない場合に、用いることができる。ORSを用いる利点は、簡単、痛みを伴わない、安価な点である。ORSの代表的なものには、ソリタ-T顆粒2号、ソリタ-T顆粒3号、経口補水液(OS-1、アクアサポート、アクアライトORS)などがある。経口補水液は、嚥下困難者のためにゼリー状の製品も販売されている。

7 患者や家族の知識・理解度

- 下痢と検査・治療・ケアに関する知識・理解度
- 食中毒予防の知識
- 感染源や感染予防の理解度

アセスメントの根拠

- 症状の改善や感染拡大の予防のために、患者・家族の知識・理解度を把握し、不十分な場合には指導を行う必要がある。

4 看護計画の立案

◆期待される結果（看護目標）設定のポイント

- 下痢の回数が減少し、健康時の排便状態に戻る。
- 脱水症状がみられない。
- 肛門周囲の皮膚損傷を起こさない。
- 食事療法の必要性が理解できる。
- 排便の処理が確実に行え、他者への感染を起こさない。

◆看護計画

	計画	根拠・留意点
観察 計画 O-P	❶ 現在の排便の状態 ❷ 入院前の排便習慣 ❸ 下痢の原因の有無 ❹ 随伴症状の有無と程度 ❺ 下痢のフィジカルアセスメントと検査 ❻ 下痢の治療と内容 ➡ O-Pの細かい項目については「3 観察ポイントとアセスメントの根拠」を参照	● 左記の項目を観察することにより、下痢の種類や程度などを明らかにする。ケアの優先順位や、隔離などの対処方法の緊急性を判断する。 ● 治療やケアの効果、および患者が期待する結果に近づいているかを判断する情報とする。
ケア 計画 C-P	❶ 安静と保温 ● 掛け物や衣類を調整し、腹部を保温する（ただし、出血を伴う場合は保温を避ける）。 ● 腹部のマッサージや圧迫を避ける。 ● プライバシーの保護に努め、静かな環境を確保する。また、すぐに排便ができるように配慮する。 ❷ 食事療法の援助 ● できるだけ避けたいもの 　▶ 食物繊維を多く含む食品 　▶ 脂肪の多い食品 　▶ 糖質を多く含む食品 　▶ 香辛料、酸味の強いもの、炭酸飲料	● 腹部への冷刺激は、腸の蠕動運動を刺激する。保温は、腹部内臓器への循環血液量を増加させることで消化・吸収を促進できるほか、鎮静・リラックス効果もある。 ● 局部の機械的刺激は副交感神経を刺激し、腸の蠕動運動を亢進させる。 ● ストレスや不安は自律神経のバランスを崩すため、腸の蠕動運動を亢進させ、下痢を悪化させてしまう。 ● 頻回な排便行動はストレスに発展しやすく、また、トイレが遠いことにより便失禁の可能性も出てくる。 ● 食物繊維は大腸にとって機械的刺激となり、腸の蠕動運動を亢進させる。 ● 脂肪や多量の糖質などは消化吸収を妨げる。

計画	根拠・留意点

ケア計画 C-P

計画	根拠・留意点
● 摂取可能なもの 　▶ 果物（柑橘系など、消化の悪いもの以外） 　▶ 良質のタンパク質 ● 食事の工夫 　▶ 絶食→流動食→粥食→軟食→常食 　▶ イモ類、葉菜類は裏ごしする。 　▶ 野菜はゆで、細かく刻む。➡「5 看護ケア」を参照 ❸ 水・電解質補給の援助 ● 温かいものをゆっくりと摂取する。 　▶ スポーツドリンク、お茶、味噌汁、野菜スープなど ➡「5 看護ケア」を参照 ❹ 肛門部の清潔保持 ● 肛門部の清拭、洗浄、座浴、殿部浴など ● 皮膚びらん部への軟膏塗布 ❺ 口腔ケア ● 微温湯（びおんとう）でたびたび含嗽する。 ● 歯みがき剤を用い、歯ブラシでみがく。 ❻ 排便後の処理方法 ● 排便後は手洗いを徹底させる。 ● 便器などの使用は専用にする。 ● おむつを使用している場合には、排便後ビニール袋に入れ、専用の汚物入れなどを使用し、すみやかに処理する。➡「5 看護ケア」を参照	● 腸に負担が少なく、脱水や症状の回復に対して有効な低脂肪、高タンパク、高ビタミンのものを摂取する。 ● 腐敗性で悪臭のある下痢時はタンパク質を制限する。 ● 激しい下痢のときは腸の安静を第一とする。 ● 通常便内には、Na：5mEq/L、K：10mEq/L、Cl：2mEq/L、重炭酸塩：3mEq/Lの電解質が排泄されるが、下痢によって排泄量が激増する。 ● 肛門皮膚に便や消化液が付着することで皮膚表面がアルカリ性に傾き、皮膚を脆弱化（ぜいじゃくか）させる。また、頻回の下痢によって常に肛門部周辺が湿潤している状態になっている。 ● 脱水や食事制限、活動力の低下などから唾液の分泌が低下すると、口腔内の自浄作用が低下し、感染しやすくなる。 ● 便培養から細菌など感染性のものが検出された場合は、他者への感染が懸念されるため、感染防止に努めなければならない。また、感染源が不明な場合もスタンダードプリコーション*の考え方に沿った取り扱いをする。

教育計画 E-P

計画	根拠・留意点
❶ 薬物療法の管理と指導 ● 適切に薬物を投与できているか。 ● 安易に止痢薬を使用しない。 ❷ 排便後の処理方法の指導 ● 実際に理解し、行動に移すことができているか評価する。 ● 方法はC-P❻を参照。	● 下痢は腸管内有毒物質を排除しようとする生体防御反応であるため、止痢薬は原因がわかってから使用する。

＊　スタンダードプリコーション（標準予防策）：微生物の確認の有無にかかわらず、血液、汗以外の体液、便、尿、粘膜や傷のある皮膚などの湿性生体物質はすべて感染の可能性があるとして取り扱うという考え方

5 看護ケア

食事療法

- 下痢が激しいときは、絶食し、水分のみ摂取する。
- 下痢の程度に応じて、絶食➡流動食➡粥食➡軟食➡常食と、食事摂取形態を考えていく（めやすは、便のかたさと同様の食事の固さ）。
- 消化のよい食品から少しずつ摂取する（**表4**）。
- 1回の食事量は普段の半分から始め、食事回数を増やす。

- 乳児にミルクを与える場合は、普段より薄め、1回量を2/3程度にする。
- 乳児に離乳食を与える場合は、普段より1段階落として食事を開始する（例えば、普段は離乳後期3回食である場合、2回食にし、形態も舌でつぶせるかたさのものにする）。

表4 消化の程度に分類した主な食品

種類	最も消化のよい食品	非常に消化のよい食品	消化のよい食品	消化が普通の食品	消化の悪い食品
米	おもゆ	五分粥	全粥	米飯	赤飯、すし
麺			鍋焼きうどん	うどん、マカロニ	そば、ラーメン
パン		パン粥	オートミール	トースト	甘い菓子パン
汁物	味噌汁の上澄み	クリームスープ、味噌汁（具なし）	味噌汁		
野菜	野菜スープ	裏ごし野菜	ダイコン、ニンジン、ホウレンソウ、ジャガイモなどを煮たもの	生野菜	ゴボウ、レンコン、サツマイモ、セリ、セロリ、ニラ、ミョウガ
果物	しぼった果汁	裏ごし果実	バナナ、すりおろしリンゴ	リンゴ	ミカン、ナシ、イチゴ、カキ
卵		半熟卵	ゆで卵	生卵	すじこ
乳製品		牛乳	クリーム	チーズ	ラード、バター
豆		豆乳	煮豆	納豆、豆腐	あずき
肉		鶏スープ	ひき肉	ヒレ肉、鶏肉	豚肉、ベーコン、ソーセージ
魚	白身魚のスープ	白身魚のつみれ	白身魚、練り物	カレイ、タイ、アジ、スズキ	サバ、イワシ、マグロ、サンマ
おやつ	葛湯		プリン、ゼリー、カステラ	パンケーキ	ドーナツ、ケーキ

消化のよい食品から少しずつ摂取していくようにする

ウイルスを含む汚染物の処理

- 院内外での「ノロウイルス感染症」の感染拡大が問題になっている。
- ノロウイルスは、非常に微量（10〜100個）のウイルス粒子でも感染力がある。

- ウイルス粒子の感染性を奪うには、次亜塩素酸ナトリウムで消毒するか、85〜90℃で少なくとも90秒以上加熱する必要がある。

図3 ウイルスを含む汚染物処理の手順

1 手袋、ガウン、サージカルマスクを着用する。

2 0.1％次亜塩素酸ナトリウムを浸したペーパータオルで便器などから飛び散った下痢や吐しゃ物を集め、ビニール袋へ入れて処理する。

※排便後のおむつは、便を拭きとったペーパー、おしり拭きも一緒にビニール袋へ処理する。

3 2で拭きとった部分を 0.1％次亜塩素酸ナトリウムで浸したペーパータオルで5分程度覆いその後水拭きする。

4 汚染したリネン類はビニール袋に入れ、「便または吐物　汚染」と記入し、赤テープを貼る。

5 処理後、手袋、ガウン、サージカルマスクの順に防護用具をはずし、流水と石けんで手洗いした後、アルコール手指消毒薬で手指衛生を実施する。

＊ 2、4のビニール袋には、廃棄したものが十分に浸る量の次亜塩素酸ナトリウム（0.1％）を入れる。

表5 次亜塩素酸ナトリウムの希釈液の作り方

代表的な商品		希釈の方法	
		0.01％希釈液（100ppm）	0.1％希釈液（1000ppm）
1〜1.1％	●ミルトン ●ピュリファン ●ヤクラックスD	水1Lに10mL	水1Lに100mL
5〜6％	●ハイター ●ブリーチ ●ピューラックス ●アサヒラック ●テキサント	水1Lに2mL	水1Lに20mL
10％	●ピューラックス10 ●ハイポライト10 ●アサヒラック ●アルボースキレーネ	水1Lに1mL	水1Lに10mL

ポイント

- 次亜塩素酸ナトリウムは、商品によって元々の濃度が異なる。そのため、使用する商品の濃度を確かめ、希釈する。
- 次亜塩素酸ナトリウムには、酸を混ぜてはいけない。

$$NaCl + 2HCl \rightarrow NaCl + H_2O + Cl_2$$

ガスが発生するため危険

- 次亜塩素酸ナトリウムで消毒後、水拭きすることが望ましい

$$NaCl + タンパク \rightarrow NaCl + O_2$$

低残渣性

注意

- 「次亜塩素酸ナトリウム」と「次亜塩素酸水」は名前は似ているが、まったく異なるものである。「次亜塩素酸ナトリウム」は、アルカリ性で酸化作用を保ちつつ長期保存可能である。「次亜塩素酸水」は、酸性で、短期間で酸化させることができるが、不安定で保存状態によっては時間とともに急速に効果がなくなる。
- 「次亜塩素酸ナトリウム」は、吸い込んだりしないように注意が必要である。そのため、希釈液を霧吹き等に入れて噴霧する方法をしてはならない。

排尿障害

三橋睦子

どんな症状?

排尿障害とは、生理的な排尿過程の形態および機能の異常により、排尿が円滑に行われなくなった状態をいう。

排尿障害は、膀胱での貯留が適切に行えない蓄尿障害と、貯留した尿をスムーズに排出することができない排出障害の2つに大きく分けられる。

排尿障害は、蓄尿や排尿をつかさどる大脳にある神経支配の障害、反射・知覚機能の障害、末梢神経の障害、膀胱実質の障害、排尿筋の障害、排泄行動の障害などにより起こる。

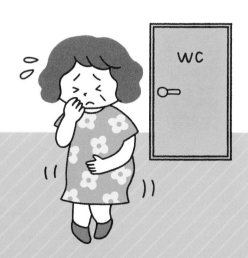

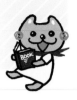

排尿のメカニズム

● 腎臓で濾過されて生成された尿は、腎盂（腎盤）、尿管を通って膀胱へ送られ、ここで一時的に貯留される。その後、尿道を通って排尿に至る（**図1**）。腎盤と尿管を合わせて上部尿路、膀胱と尿道を合わせて下部尿路という。

● 排尿は、「蓄尿」と「排出」によって営まれる。交感神経が膀胱壁を弛緩させ、内尿道口周辺を収縮させて尿が蓄尿される。副交感神経が膀胱壁を収縮させ、内尿道口周辺を弛緩させることにより尿が排出される。

● 腎臓で濾過・生成され腎盂に集まった尿は、尿管の蠕動運動により断続的に膀胱に排泄される。膀胱にたまった尿は、尿管移行部の逆流防止機能により尿管へは逆流しない。

● 排尿反射（**図2**）
▶ 膀胱は伸縮性をもつ袋で、通常500mLくらいまでの尿を貯留することができる。

▶ 膀胱に尿が約200mLたまると膀胱内圧が約15cmH$_2$Oに達し、骨盤内臓神経に含まれる求心性ニューロンによって排尿中枢（仙髄：S$_2$〜S$_4$）へと伝わり、尿意を感じる。

▶ 排尿中枢からの司令は、骨盤内臓神経（副交感神経）の遠心性ニューロンにより膀胱に送られ、排尿筋を収縮させて膀胱を縮めて排尿圧をかけるとともに、内尿道口が開口するようにはたらく。排尿筋の収縮と同時に、陰部神経を介して、外尿道括約筋と尿道周囲の横紋筋が弛緩することで、排尿が開始される（排尿反射）。

▶ 膀胱内圧上昇の情報は大脳へも伝達され尿意を生じる。

▶ 尿意を感じても排尿の条件が整っていない状況では、大脳皮質から意識的な抑制指令が送られ、排尿中枢からの遠心性ニューロンを抑制し、排尿調節が行われる。排尿調節の完成は、生後2〜3年後である。

図1 排尿にかかわる部位の名称と構造（男性膀胱の前頭断面）

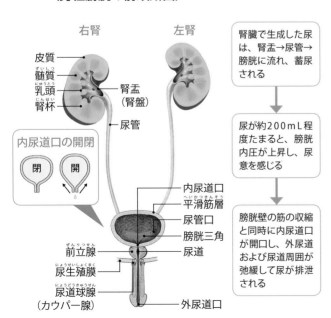

腎臓で生成した尿は、腎盂→尿管→膀胱に流れ、蓄尿される

尿が約200mL程度たまると、膀胱内圧が上昇し、尿意を感じる

膀胱壁の筋の収縮と同時に内尿道口が開口し、外尿道および尿道周囲が弛緩して尿が排泄される

図2 排尿のしくみ（排尿反射）

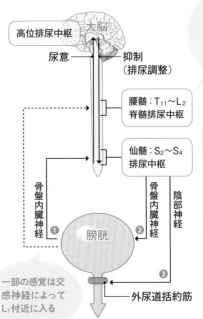

排尿調節
排尿の条件が整っていない場合、排尿中枢からのはたらきで、排尿筋の収縮が抑制される

排尿反射
❶ 膀胱に尿が充満すると、骨盤内臓神経を介して、その情報（内圧上昇）が排尿中枢に伝えられる
❷ 排尿中枢から、骨盤内臓神経を介して、膀胱に排尿筋収縮の指令が伝えられる
❸ ❷と同時に、排尿中枢から、陰部神経を介して、外尿道括約筋に弛緩指令が伝えられる

排尿障害の分類・原因・病態 （表1、図3）

- 排尿のメカニズムには「蓄尿」と「排出」があり、排尿障害も大きくは「蓄尿障害」と「排出障害」に分類される。また、腎臓での尿生成に障害がある場合、尿量の異常が生じる。
- 蓄尿障害は、頻尿と尿失禁に分けられる。
- 排出障害は、排尿困難と尿閉に分けられる。

表1 排尿障害の分類・原因・病態

分類			原因	病態
蓄尿障害	切迫性尿失禁	運動性切迫尿失禁	多発性脳梗塞、脳出血、パーキンソン病などの中枢神経疾患、過活動膀胱、加齢変化	・大脳皮質の排尿中枢の障害により排尿の抑制が不能になる ・尿意が突然起こり、反射が強く、こらえきれない
		感覚性切迫尿失禁	前立腺肥大症、膀胱炎、膀胱内の結石や腫瘍	・大脳皮質の排尿中枢は正常に機能。強い尿意による刺激が排尿中枢からの抑制に勝り、排尿中枢が惹起される ・排尿に間に合わず漏れてしまう
	反射性尿失禁		中枢神経疾患、脊髄損傷	・脊髄の障害による排尿の抑制不能 ・尿意がなく、ある程度膀胱に尿がたまると反射的に尿が漏れる
	腹圧性尿失禁		骨盤底筋群の弛緩、括約筋の機能減弱、骨盤内臓器の下垂	・中年以後の女性で、骨盤底筋力の低下によって起こることが多く、咳、くしゃみ、笑う、立ち上がる、ジャンプするなど、急激に腹圧が加わることで尿が漏れる
	溢流性尿失禁		子宮がん、直腸がん、椎間板ヘルニア手術後の神経障害など、神経因性膀胱、前立腺肥大症	・尿道の閉塞と膀胱の収縮力低下により、尿道が閉鎖している状態で、膀胱が充満しているのに尿が流入し、腹圧が加わることによって少量ずつあふれ出て尿が漏れる ・排尿後でも多量の残尿がある
	機能性尿失禁		認知症、運動障害、高齢者	・排尿機構は保たれているが、体動が不自由であり、尿意を感じてからトイレにたどりつくまでに漏らしてしまう
	真性尿失禁		膀胱外反症、尿道上裂、尿管異所性開口などの先天奇形、尿道括約筋の外傷、前立腺手術の合併症（外括約筋の損傷）	・膀胱括約筋そのものの欠如ないしは機能異常により、常に尿が漏れ続ける
	頻尿（尿回数の異常）		尿崩症、糖尿病	・腎臓の濃縮機能が悪く、多量の尿を腎臓が生成するため、排尿回数が増加する
			膀胱炎などの炎症疾患	・炎症により、膀胱刺激が亢進し、排尿回数が増加する
			妊娠や腫瘍による圧迫	・膀胱容量の減少により、膀胱の萎縮が起こり、排尿回数が増加する
排出障害	排尿困難	遷延性排尿	前立腺肥大症	・尿道抵抗の増大により、排尿開始までに時間がかかる
		苒延性排尿	前立腺肥大症、尿道狭窄	・尿道狭窄により尿線が細くなることで、排尿に時間がかかる
	尿閉	急性尿閉	前立腺肥大症患者の飲酒後、感冒薬の服用後などにみられる	・急性に下部尿路閉塞が生じ、膀胱に尿が充満する
		慢性尿閉	前立腺肥大症、前立腺がん	・下部尿路閉塞に伴い残尿が増加し、膀胱に尿が充満する
尿量の異常	乏尿・無尿		脱水時、急性腎不全、ネフローゼ症候群、心不全による浮腫出現時、急性腎不全	・腎臓で尿が生成されない状態 ・1日の尿量が400mL以下のときを乏尿、100mL以下のときを無尿という ・尿量が400mL以下に減少すると、体内に代謝産物が蓄積する
	多尿		糖尿病、慢性腎不全、尿崩症、心因性多飲症	・尿量が2,500mL以上の場合を多尿という

図3 尿失禁の分類

切迫性尿失禁
- 突然の尿意
- 反射が強くこらえきれない
- 大脳の排尿中枢障害が原因

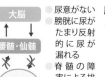
反射性尿失禁
- 尿意がない
- 膀胱に尿がたまり反射的に尿が漏れる
- 脊髄の障害による排尿抑制の不能が原因

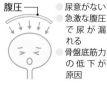
腹圧性尿失禁
- 尿意がない
- 急激な腹圧で尿が漏れる
- 骨盤底筋力の低下が原因

溢流性尿失禁
- 少量ずつ尿があふれて漏れる
- 尿道の閉塞と膀胱の収縮能の低下が原因
- 残尿がある

機能性尿失禁
- 排尿機構は保たれている
- 尿意があるが、トイレにたどり着くまでに漏れる
- 運動障害や認知症が原因

真性尿失禁
- 常に尿が漏れ続ける
- 膀胱括約筋
- 尿道括約筋などの欠如ないし機能の異常が原因

排尿障害

症状が起こるメカニズム

233

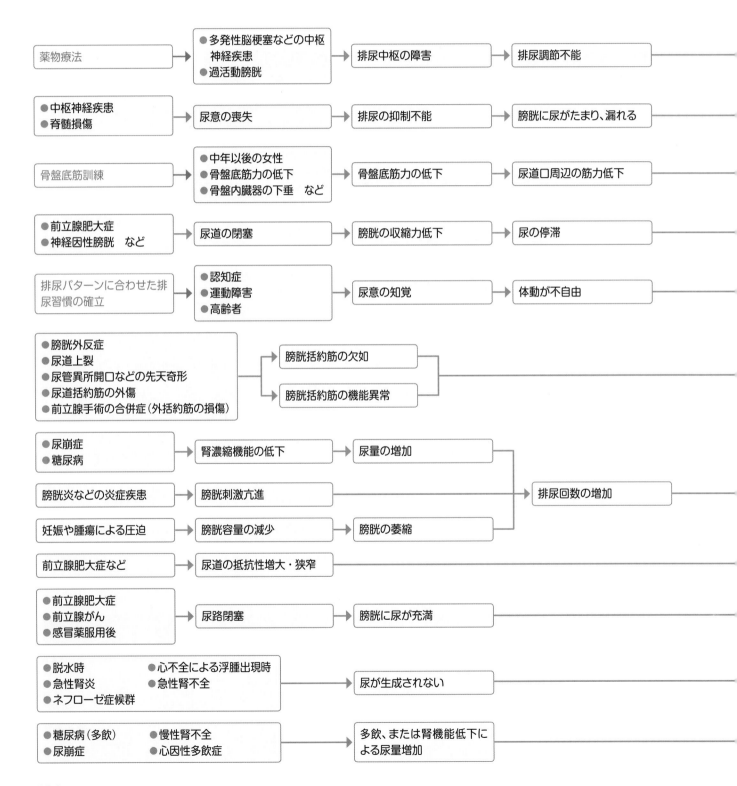

薬物療法 → ●多発性脳梗塞などの中枢神経疾患 ●過活動膀胱 → 排尿中枢の障害 → 排尿調節不能

●中枢神経疾患 ●脊髄損傷 → 尿意の喪失 → 排尿の抑制不能 → 膀胱に尿がたまり、漏れる

骨盤底筋訓練 → ●中年以後の女性 ●骨盤底筋力の低下 ●骨盤内臓器の下垂　など → 骨盤底筋力の低下 → 尿道口周辺の筋力低下

●前立腺肥大症 ●神経因性膀胱　など → 尿道の閉塞 → 膀胱の収縮力低下 → 尿の停滞

排尿パターンに合わせた排尿習慣の確立 → ●認知症 ●運動障害 ●高齢者 → 尿意の知覚 → 体動が不自由

●膀胱外反症 ●尿道上裂 ●尿管異所開口などの先天奇形 ●尿道括約筋の外傷 ●前立腺手術の合併症（外括約筋の損傷） → 膀胱括約筋の欠如 / 膀胱括約筋の機能異常

●尿崩症 ●糖尿病 → 腎濃縮機能の低下 → 尿量の増加

膀胱炎などの炎症疾患 → 膀胱刺激亢進 → 排尿回数の増加

妊娠や腫瘍による圧迫 → 膀胱容量の減少 → 膀胱の萎縮

前立腺肥大症など → 尿道の抵抗性増大・狭窄

●前立腺肥大症 ●前立腺がん ●感冒薬服用後 → 尿路閉塞 → 膀胱に尿が充満

●脱水時　●心不全による浮腫出現時 ●急性腎炎　●急性腎不全 ●ネフローゼ症候群 → 尿が生成されない

●糖尿病（多飲）　●慢性腎不全 ●尿崩症　●心因性多飲症 → 多飲、または腎機能低下による尿量増加

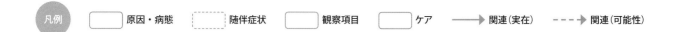

凡例　　□ 原因・病態　　┆┄┆ 随伴症状　　□ 観察項目　　□ ケア　　───▶ 関連(実在)　　╌╌▶ 関連(可能性)

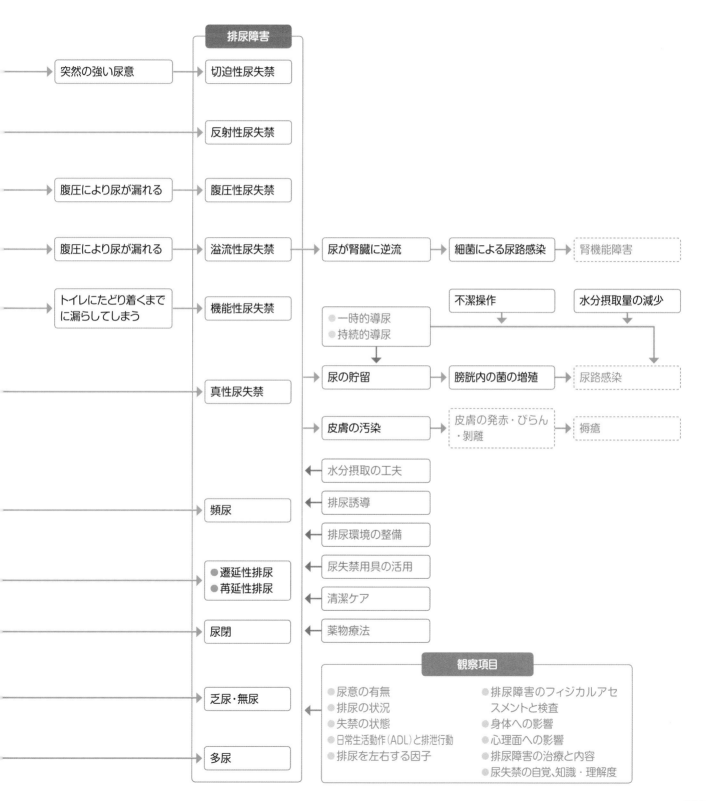

3 観察ポイントとアセスメントの根拠

排泄の援助が必要かどうかを判断する。
また、尿失禁のタイプや排尿状況により援助方法が異な

ってくるため、どのような状況で、いつ尿が漏れるのか、
などのアセスメントを行うことが重要である。

1 尿意の有無

- 尿意の知覚の有無
- 尿意を表出できないような場合は、排尿したい様子の有無
- 膀胱の緊満感についての知覚の程度
- 尿意を明確に感じなくても、下腹部の圧迫感や重たい感じとして感じる場合もある。

アセスメントの根拠

- 膀胱内容量が200mL以上になると尿意を感じる。
- 膀胱内容量が400mLに達すると膀胱充満感を感じる。
- 膀胱に500mL以上多量に蓄尿されると、下腹部に膨隆を触れるようになる。排尿時の膀胱収縮時に尿が尿管に逆流しないのは、左右の尿管が膀胱の後方下部に斜めに入って膀胱壁が収縮することにより、尿管開口部が弁のはたらきをするためである。しかし、尿意を感じてもがまんして下腹部が膨隆した状態では、弁のはたらきをしなくなる。
- 膀胱壁が伸展しすぎたときに一度に排尿すると、しばらく膀胱の伸縮性が失われ、たれ流しのような状態になり、膀胱壁の機能が低下する。

2 排尿の状況

- 排尿回数
- 排尿の時刻
- 排尿量
- 排尿の勢い
- 尿線の太さ
- 排尿時痛や不快感の有無
- 尿の色、浮遊物、におい
- 尿が出にくい感じの有無
- 残尿感の有無
- 残尿量

アセスメントの根拠

- 正常な1日の排尿回数は、4～6回で、10回以上は頻尿とされる。
- 尿量が少なく濃い色調の場合、脱水傾向が考えられる。必要に応じて尿比重を測定する。
  - ▶健常人の尿比重は1.002～1.030である。尿量が多いと比重が下がり、尿量が減少すると比重は上がる。
  - ▶成人の尿量は、1日約1,500mLである。
  - ▶24時間尿量が400mL以下の場合を乏尿、2,500mL以上を多尿とする。
  - ▶正常尿の色は淡黄色で、放置すると濃黄色に変化する。
  - ▶尿のpHは5～7の弱酸性である。
- 浮遊物が多く尿が濁っている場合、尿路感染の可能性がある。
- 尿線とは尿の出る太さのこと。通常の男性で約0.5cmである。尿線細小とは、尿の出る太さが異常に細い場合で、尿道狭窄や前立腺肥大症などで認められる。
- 尿の臭気の正常は、無臭あるいはアンモニア臭である。糖代謝異常があると、アセトン臭を認め、特有の甘酸っぱいにおいがする。
- 排尿パターンを知り、それに合わせてトイレに誘導することで、排尿習慣を強化することができる。

3 失禁の状態

- 失禁の有無、程度
- 失禁量
- どのような状況で、どのようなときに尿が漏れるのか。
  - 咳やくしゃみ、体を動かして腹圧をかけたときなどに、思わず尿が漏れてしまうことがある。
  - 尿が常に少しずつ漏れて、下着が濡れている。
  - 突然、尿意が出現して、トイレまで間に合わずに漏れることがある。

アセスメントの根拠

- 残尿が多くなると、膀胱炎を生じやすい。
- 尿失禁のタイプや排尿状況により援助方法が異なってくるため、アセスメントから失禁のタイプを特定することが重要である。
- 残尿量が多い場合には導尿が適応となる。残尿量が50mL以下になれば導尿は中止できる。

4 日常生活動作（ADL）と排泄行動

- 排泄行動にかかわる運動機能
  - 排泄時の体位：寝返り、起立などの有無
  - 移動動作：歩行の有無
  - 排泄時の体位保持ができるか。
  - 着脱・清潔動作など
- 排泄行為の自立度
  - 自然排泄の有無
  - おむつ装着の有無
  - 人工肛門などの有無
  - ポータブル便器の使用の有無

アセスメントの根拠

- 今後の排泄ケアや指導のために、現在の排泄行動や排泄の状況を把握する必要がある。
- おむつや衣類は、運動機能や活動レベル、排泄行動、1回の尿量に合わせて選択する。
- 腹圧のかけやすい体位保持が可能であれば、体位の工夫により、自然排泄ができるようになる。

5 排尿を左右する因子

- 発熱・脱水症状の有無
- 水分摂取量
- 年齢・性別
- ストレスの有無
- 排泄習慣と排泄を抑制する環境状況
- 排尿にかかわる神経の障害を起こす基礎疾患の既往
- 失禁を起こすような薬剤の内服の有無

アセスメントの根拠

- 1日の代謝産物の排泄には、最低400mLの水が必要である。激しい運動や、水分摂取量の低下は、脱水症状や結石の誘因となる。
- 水分摂取量、水分出納バランスを観察する。
- 小児および高齢者は、尿回数が増加する。
- 排尿障害に関する疾患を以下に記述する。
  - 夜間頻尿の激しい疾患：前立腺肥大症、腎不全
  - 混濁尿と排尿痛を伴う疾患：膀胱炎、膀胱腫瘍
  - 排尿痛、混濁尿、尿量促進を伴う疾患：前立腺肥大症、尿道炎
  - 尿量が増加する疾患：糖尿病、尿崩症、萎縮腎

6 排尿障害のフィジカルアセスメントと検査

- 体重測定
- 血圧測定とその他のバイタルサインの観察
- 視診→触診の順に行う。
  ▶ 視診：下腹部（**図4**）の膨隆・緊満の有無、陰茎・陰嚢・外陰部の発赤や結節、腫瘤の有無
  ▶ 触診：腎臓（**図5**）、陰茎・陰嚢・外陰部の圧痛
- 下腹部の膨満感・緊満感の有無
- 背部痛の有無
- 尿検査、X線検査、腎機能検査、腎盂造影、超音波検査、ラジオアイソトープ、腎シンチグラフィ、MRI（磁気共鳴画像診断）、CT（コンピュータ断層撮影）など

アセスメントの根拠

- 排尿障害により腎機能が低下した場合、水やナトリウムの排泄が低下し、摂取水分に応じた尿量が排泄されず、体内に貯留し、体重増加となって現れる。
- 腎機能障害や蓄尿障害によりナトリウム・水貯留が主因となって血圧が上昇する。また、尿路感染などにより発熱を認めるため、バイタルサインを正確に観察する必要がある。
- フィジカルアセスメントにより、排尿の状態をアセスメントする。下腹部の膨隆や緊満により残尿の有無がアセスメントでき、他疾患や膀胱の機能低下の早期発見につながり、排泄ケアにおいて重要な観察項目となる。
- 尿検査では、一般検査から目的に応じて、蓄尿からの一部尿や、カテーテルでの採尿、中間尿などが必要になるため、検査の種類に応じた採取が必要であり、患者への説明が求められる。
- 検査のデータを判断し進行を予防することが重要である。患者にも、どのように判断したらよいかを理解してもらうことは、生活指導やケアを進めるうえで効果的である。

7 身体への影響

- 身体的疲労
- ADLの低下
- 陰部の汚染：皮膚・粘膜の発赤・びらん・潰瘍形成
- 水分制限：脱水
- 臭気の有無

アセスメントの根拠

- 迷惑をかけたくないという思いから飲水量を制限し、それにより脱水症状をきたすことがある。
- 尿失禁による汚染で、陰部に発赤やびらん・潰瘍形成などの皮膚トラブルが発症する。さらに感染症をきたす。

8 心理面への影響

- 自信の喪失の有無
- ストレスの有無
- 集中力の低下の有無
- 孤独感の有無
- うつ状態の有無
- 行動範囲の制約

アセスメントの根拠

- 排尿は、健康な人にとっては日常的な行為である。しかし、それだけに排尿障害をもつ人は、困惑や孤独感、羞恥心といった感情をいだきやすい。
- 自然排尿がうまくできないことへのあせりや不安は、さらに緊張感を高め、交感神経を優位にさせて排尿障害を助長し、悪循環を生じさせる。
- 心理面への影響が、行動範囲を狭くし、そのことがさらにストレスとなり悪循環を生じさせる。
- 病状を含めて、排尿以外でも気がかりなことの有無を確認しておく必要がある。

9 排尿障害の治療と内容

- 排尿訓練の実施の有無と内容
- 間欠的・持続的導尿の実施の有無と内容
- 利尿薬・降圧薬・尿酸生成抑制薬の使用の有無と内容（**表2**）
- 外科的治療の有無と内容
- 温・冷罨法の実施の有無と内容
- 随伴症状に対する治療の有無

> **アセスメントの根拠**
>
> - 今後の排泄ケア・指導のために、現在行われている排尿障害に対する治療の有無と内容を把握しておく必要がある。

10 尿失禁の自覚、知識・理解度

- 失禁に対する思い
- 失禁による心理状態
- 失禁による日常生活への影響
- 排尿の自己コントロールへの意欲や意思
- 排尿障害に対する検査・治療に関する知識・理解度

> **アセスメントの根拠**
>
> - 失禁の自覚や受け止め方は、自己コントロールへの意欲につながり、今後の排泄ケア・指導の大きな鍵となる。
> - 検査や治療に関する患者の理解度を把握し、指導に役立てる。

図4 腹部の区分（9分法）

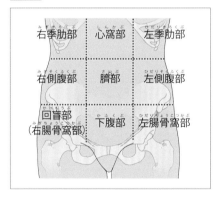

右季肋部	心窩部	左季肋部
右側腹部	臍部	左側腹部
回盲部（右腸骨窩部）	下腹部	左腸骨窩部

図5 腎臓の触診

❶ 患者には仰臥位になってもらい、腹部の緊張を解くために軽く膝を曲げてもらう。
❷ 背部肋骨下縁と腸骨棘の間に手をおく。
❸ もう一方の手を同じ高さの腹部（季肋部）におく。
❹ 患者に息を吐いてもらうと同時に、下の手を押し上げ、両手ではさむように圧迫する。
❺ 反対側も同様に行う。

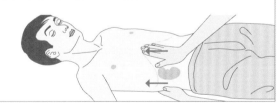

表2 薬の種類・特徴

種類	商品名			特徴
前立腺肥大症治療薬	● ハルナール ● ユリーフ ● アボルブ	● フリバス ● ザルティア ● エビプロスタット	● セルニルトン ● プロスタール	● 前立腺肥大症に伴う排尿困難、残尿および残尿感に効果がある
排尿異常治療薬	● ポラキス ● ベタニス ● ステーブラ	● ベシケア ● トビエース ● ブラダロン	● バップフォー	● 頻尿、尿意切迫感、尿失禁の症状を改善する ● 麻痺性腸閉塞（イレウス）や著しい便秘、腹部膨満などに注意する
尿管結石治療薬	● ウロカルン			● 結石が大きくなるのを抑えたり、結石を溶解する作用、抗炎症作用や利尿作用がある。通常、腎結石・尿管結石の排出促進に用いられる
利尿薬	● アルダクトンA ● ソルダクトン			● ソルダクトンは1日2回までの使用量で、夜間の尿量が増加しないよう、朝1回、あるいは朝・昼に処方される

4 看護計画の立案

◆期待される結果（看護目標）設定のポイント

- 尿意が回復し、自然排尿ができる。
- 自分で排尿をコントロールできる。
- 排尿障害の随伴症状が軽減する。
- 排尿障害について理解し、予防方法・排尿習慣を習得する。

◆看護計画

計画	根拠・留意点
観察計画 O-P ❶ 尿意の有無 ❷ 排尿の状況 ❸ 失禁の状態 ❹ ADLと排泄行動 ❺ 排尿を左右する因子 ❻ 排尿障害のフィジカルアセスメントと検査 ❼ 身体への影響 ❽ 心理面への影響 ❾ 排尿障害の治療と内容 ❿ 尿失禁の自覚、知識・理解度 ➡O-Pの細かい項目については「3 観察ポイントとアセスメントの根拠」を参照	● 左記の項目を観察することにより、排尿障害の原因を明らかにし、種類や程度を判断する。あるいは、治療や排泄ケアの効果が期待される結果に近づいているかを判断するための情報とする。
ケア計画 C-P 1. 自然排尿に対する援助 ❶ 環境の調整により自然排尿を促す。 ● ベッド上で排泄する必要性を説明し、同意を得る。 ● 尿器や便器をなるべく本人の生活習慣に合わせる。 ● 防音、防臭などの物理的環境を整える。 ● カーテンやスクリーンを用いて周囲から遮蔽し、プライバシーに配慮する。 ● 床上においても、少しでも腹圧がかけられる体位がとれるようなベッド環境をつくる。 ● リラックスして排尿できる環境を整える。 ❷ 排尿誘導により自然排尿を促す。 ● 定期的に自然排尿を試みるように誘導する。	● 排泄時の音やにおい、同室者や援助する人への気兼ねなどによって、尿器をあててもどうしても排尿できない場合がある。排泄援助を受ける患者の気持ちを理解し、不必要な露出を避けて、消臭スプレーやラジオ・テレビをつけることが望ましい。 ● 排尿以外のことで気がかりなことがあると、排泄に影響することもあるため、落ち着いて排尿できるように環境づくりをすることは効果がある。 ● 定期的なはたらきかけにより、習慣化が強化される。

計画	根拠・留意点
◉ 便器に水を流して音を聞かせたり、水道が近くにある場合は水道水を流して、流水音を聞かせる。 ◉ 患者ができるだけ自分で行うよう指導する。 ◉ 自然排尿がうまくできたときの尿意感覚や、きっかけとなった出来事などを手がかりに、コツをつかんだり、工夫できるように支援する。 ◉ 便器や尿器は温めてからあてる。 ❸ **感覚刺激を与えて自然排尿を促す。**➡「5 看護ケア」を参照 ◉ 会陰部に微温湯をかける。 ◉ 仙骨部の皮膚S_1〜S_4の支配領域を、すぼめた指先で軽く叩く。 ◉ 第1〜2腰椎が支配領域の皮膚をブラシでこする。 ◉ 下腹部(T_{12}〜S_1)の温罨法を行う。 ❹ **体位を工夫する。** ◉ 臥床患者は頭部を挙上し、半座位にするか、側臥位・腹臥位とする。 ◉ 洋式・和式便座のときは、男性は立位より座位で排尿を試みる。 ◉ 女性は、洋式の場合はやや前かがみにし、排尿がない場合は和式で試みる。	◉ 水による音の刺激は、これまでの排泄行動を想起させ、尿意を感じたり排泄を促したりするのに効果がある。 ◉ 自分でできることを行うことで、リラックスしたり、自信につながり、自分で排泄をコントロールしようという意欲になる。 ◉ 排尿中枢と仙骨部の皮膚S_1〜S_4の支配領域を、軽く叩いたり刺激することにより、排泄を促す効果がある。 ◉ 下腹部に温罨法を施すことにより膀胱括約筋を刺激し、尿意を誘発する効果がある。また仙骨部を温めることで、副交感神経が優位となり、尿意を促進する効果がある。 ◉ 日常生活では、無意識のうちに腹圧をかけることによって排尿を行っている。そこで、意識的に腹圧をかけられる体位を、左記の要領で工夫することは、自然排尿に効果がある。 ◉ 和式のほうが、腹圧をかけやすい。
ケア計画 **C-P** 2. 尿失禁に対する援助 ❶ **尿失禁に対する排尿訓練** ◉ 腹圧性尿失禁の場合 　▶尿意を感じたら、早めにトイレに誘導する。 　▶外出や運動前など、腹圧がかかるような行動を行う前に、排尿を促す。 　▶骨盤底筋訓練を試みる。➡「5 看護ケア」を参照 ◉ 切迫性尿失禁の場合 　▶一定時間を決めて自然排尿を試みる。 　▶尿意を感じたらただちに排尿できるよう、トイレの場所や距離などの環境を整える。 　▶着脱しやすい衣類を着用する。 　▶尿採りパッドなどの使用を試みる。 ◉ 溢流性尿失禁の場合 　▶排尿時の体位を腹圧がかかりやすいよう工夫する。 ◉ 機能性尿失禁の場合 　▶失禁がみられても、患者の自尊感情を傷つけないように注意し、根気よくかかわる。	◉ 尿失禁のタイプや排尿状況により援助方法が異なるため、尿失禁の状態を観察し、タイプを特定することは重要である。 ◉ 腹圧性尿失禁では、腹圧がかからないよう、あるいは腹圧がかかる前に排尿を促すことは効果がある。また、骨盤底筋は、膀胱、子宮、直腸を支える筋肉で、収縮運動によりゆるんだ括約筋の機能を回復させることで、失禁を改善することが可能である。 ◉ 骨盤底筋を脆弱化させる因子には、経腟分娩、加齢や運動不足による筋の萎縮、閉経、肥満、便秘などがある。 ◉ 切迫性尿失禁では、不意の尿意に備えて、環境や衣類、尿採りパッドを使用することは、安心感につながり、排尿のセルフコントロールに効果がある。また、排尿パターンに合わせて誘導することで排尿を習慣化する効果がある。 ◉ 機能性尿失禁では、排尿機構そのものは正常であるため、失敗することで特に自尊感情が傷ついてしまい、それが心理的負担となり悪循環をまねく恐れがある。失禁がみられても、相手の尊厳を傷つけるような態度や言動は厳禁である。

計画	根拠・留意点

<table>
<tr><td>

❷ 清潔ケア
● おむつや衣類が濡れたらすばやく交換する。清拭や陰部浴により清潔を保つ。
● 陰部や殿部、仙骨部などに発赤を認めた場合は、おむつの素材を検討する。➡「5 看護ケア」を参照
● 排尿パターンに合わせて、排泄の状態を確認する。
❸ 心理面への援助
● 特に意識のある失禁患者には、心理状態を察して心理的負担をかけないよう配慮する。

❹ 導尿・留置カテーテル
● 溢流性尿失禁のような場合や、状態によりやむを得ないときには、導尿や膀胱留置カテーテルにより排尿を試みる。

3.　頻尿に対する援助
❶ 安静の保持
● 病室にポータブルトイレを設置したり、尿器を近くに置く。

❷ 清潔ケア
● 汚染されやすい背部、殿部、局所の清潔を保ち、褥瘡を予防する。
● 清潔ケア時には、可能な限り洗浄する。清拭時には、皮膚への刺激を少なくし圧を加えないように配慮する。
❸ 精神面への援助
● 不安・苦痛を除去し、快く排尿できるように配慮する。
❹ 随伴症状の援助
● 各疾患による頻尿の特徴と随伴症状（血尿、排尿時痛、膿尿、尿失禁）を観察し、早期に対症看護を実施する。

4.　尿閉に対する援助
❶ 排尿訓練により自然排尿を促す。

❷ 導尿を行う。➡「5 看護ケア」を参照
❸ 必要に応じて膀胱留置カテーテルを挿入する。
　➡「5 看護ケア」を参照

</td><td>

● おむつを使用することで、失禁しても気づかなかったりすると、尿や便により汚染し、湿度が上昇し褥瘡を形成しやすい。おむつには、布おむつ、紙おむつ、パンツタイプのおむつなど多様な種類があるため、機能性や皮膚の状態、清潔保持の面から、適した素材を選択し、清潔と乾燥を保持することが随伴症状の予防につながる。
● 失禁状態では、羞恥心、恐怖、拒絶感、孤独感、怒り、欲求不満、あきらめなどの心理がはたらく。こうした心理がまた失敗するのではないかという不安となり、悪循環につながる。そのため、特に意識のある患者などには、「またですか」などの安易な言葉かけをしないように注意することが重要である。
● 導尿・膀胱留置カテーテルは確実に採尿できるが、上行感染や膀胱損傷の危険性があるため、残尿量が多く逆行性の尿路感染や腎機能の障害、あるいは陰部や殿部の皮膚のスキンケアのためにやむを得ない場合に実施する。

● 頻回の排尿で疲労していることが推測される。特に夜間排尿が多い場合は、不眠によって疲労感がさらに強くなる。そのため、排尿による疲労を軽減できるような工夫が、体力の回復に効果がある。
● 頻回に清拭することにより、皮膚のかぶれが生じやすい。温水洗浄便座の利用や洗浄により、刺激を少なくする。場合によっては、皮膚保護材などを使用する。
● 頻回の排尿により心身ともに疲労しているため、できるだけ苦痛が軽減されるように、本人の希望も聞きながら、精神的にも安静が保てるようにする必要がある。
● 頻尿による随伴症状には、血尿、排尿時痛、膿尿、尿失禁がある。疾患による頻尿の特徴や随伴症状を理解し、早期に対処することで、増悪の防止に効果がある。

● 排尿訓練は、患者の疾病や精神状態に応じて開始時間を選んで行うのが効果的である。実施にあたっては、患者自身が主体的に取り組むように促す必要がある。
● 導尿や膀胱留置カテーテルには、安静を保ち、残尿をなくし、排尿処理が数回で済むなどの利点がある。一方、不快感がある、感染の危険性がある、結石ができやすい、行動が制限される（社会生活の縮小）などの欠点もあるため、必要に応じて実施することが重要である。

</td></tr>
</table>

ケア
計画
C-P

計画	根拠・留意点

<table>
<tr><td rowspan="1">教育
計画

E-P</td><td>

1. 尿失禁に対する指導

❶腹圧性尿失禁

● 排尿のしくみおよび腹圧性尿失禁について、わかりやすく説明し、尿意を感じたら早めにトイレに行くことの効果について説明する。

● 骨盤底筋訓練を継続できるように指導する。

❷切迫性尿失禁

● 切迫性尿失禁について、そのメカニズムをわかりやすく説明する。

● 患者自身が、尿意を感じてから、尿が漏れるまでの時間や、がまんできる時間を測定し、排尿記録をつけられるように指導する。その内容から排尿パターンを把握できるように指導する。これにより、一定時間ごとに排尿をする習慣をつけられるように説明、指導する。

❸溢流性尿失禁

● 溢流性尿失禁のメカニズムをわかりやすく説明し、腹圧をかけられるような排尿姿勢の重要性について説明する。

● 患者自身に、尿の性状の観察の仕方、合併症の自覚症状などについて事前に説明し、注意を促す。

● 導尿について説明し、自己導尿の必要性を説明し指導する。

❹機能性尿失禁

● 排尿パターンを把握し、早めにトイレに行くことの効果について説明、指導する。

</td><td>

● 自然排尿とセルフコントロールに向けたケアのためには、患者の正しい理解に基づいた積極的な意欲が必要になる。したがって、理解が得られるような具体的説明が必要になる。

● 排尿障害の改善・予防のためには、C-P1−❷、2−❶❹、4−❶❷❸について指導する必要がある。

● 排尿は、生理的に努力をしなくてもできるのが当たり前という思いがある。そのため、排尿障害は羞恥心を強く感じさせ、自尊感情を低下させる。失禁しても看護師を呼ぶのを躊躇したり、隠そうとしたり、あるいは失禁したことを認識しないまま放置されることも少なくない。

● 放置することにより皮膚トラブルの原因となったり、あるいは失敗体験により自信を喪失してストレスとなり、また失禁するという悪循環が生じる。排尿訓練や誘導により改善できることを患者に理解させ、自信を取り戻せるよう、精神的なサポートと環境づくりを並行して行う必要がある。

</td></tr>
</table>

排尿障害

看護計画の立案

5 看護ケア

骨盤底筋訓練（図6）

● 骨盤底筋は、膀胱、子宮、直腸を支える筋肉である。
● 収縮運動によって、ゆるんだ筋肉の機能を回復させることで、腹圧性尿失禁の改善が可能である。

図6 骨盤底筋訓練

1 仰向けに寝て、足を肩幅ぐらいに開き、膝を立てる。身体の力を抜き、骨盤底筋（肛門・腟・尿道付近）を収縮させ、3つ数える。3つ数えたらゆっくりと元に戻す。これを5〜10回繰り返す。

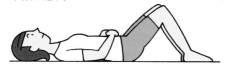

2 床に膝をつき、肘を立てて、そこに頭を乗せる。この姿勢のまま、骨盤底筋を収縮させ、3つ数える。3つ数えたらゆっくりと力を抜く。これを5〜10回繰り返す。

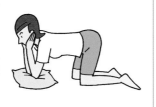

3 背筋を伸ばし、爪先を45度開いて、椅子の横に立つ。そして、太ももをぴったりと合わせておしりを締めるような感じで、骨盤底筋を収縮させ、ゆっくりと元に戻す。これを5〜10回繰り返す。

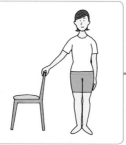

4 足を肩幅ぐらいに開いて立ち、手を机の上につき、体重を腕に乗せるようにし、背筋を伸ばし、顔を上げる。肩と腹部の力を抜き、骨盤底筋を収縮させ、3つ数える。その後、3つ数えながらゆっくりと元に戻す。これを5〜10回繰り返す。

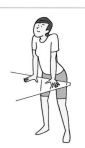

5 仰向けに寝て、両膝を軽く曲げ、骨盤底筋を収縮させたまま、殿部と背中をゆっくりともち上げ、ゆっくりと下ろす。これを5回繰り返す。

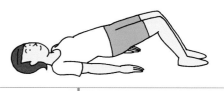

6 仰向けに寝て、両膝を軽く曲げ、骨盤底筋を収縮させたまま、顔を膝の高さまでもち上げ、5つ数え、ゆっくりと元に戻す。これを3回繰り返す。

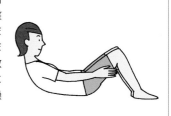

おむつの選択

● おむつには、**表3**のような種類がある。
● 皮膚の状態や清潔保持の面から、適したおむつを選択する。

244

表3 おむつの種類と特徴

	種類	利点	欠点	特徴
紙おむつ	パンツ型	● 保水性に富む ● 種類が多い ● 容易に使い捨てできる	● ごみ処理が必要 ● 経済的な負担が大きい	● 下着感覚で使用できる ● 立位可能な患者、リハビリテーションや活動量の多い患者に適し、排泄の自立を促すときなどに使用する ● 失禁の可能性は少ないが、心配なときに使用する
	テープ型			● おむつカバーとおむつが一体になった構造で、体型による適応の幅が広い ● 長期臥床で、全面的に排泄援助を必要とする場合に使用する
	フラット型			● おむつカバーと併用したり、サブパッドなどにも使用できる ● 症状や体格に関係なく使用でき、長期臥床患者や排泄援助の必要な患者に使用される ● 安価だが、吸収量が少ない
	パッド型 ● 男性用　● 女性用			● 失禁が少なく、ADLがほぼ確立している患者が適応である ● パンツ型、テープ型と併用し、パッドだけ交換する方法が広く行われている ● 男性用、女性用のほか、男女共用もある
布おむつ	フラット型が多い	● 肌への影響が少ない ● 再利用できる	● 洗濯が必要	● おむつカバーと併用して使用する ● どんな状態の患者にも使用できる

おむつ使用による影響
● 外陰部皮膚炎：尿、尿の分解産物、便による刺激など
● 皮膚真菌感染：カンジダ菌の繁殖促進
● 尿路感染：逆行性尿路感染
● 褥瘡：おむつ着用によるむれや機械的刺激

おむつ交換（図7、8）

図7 おむつを外す場合

❶ カーテンかスクリーンによりプライバシーを保護する。
❷ 寝衣を腰部の上までたくし上げる。おむつを外す。
❸ 新しいおむつを足元に用意しておく。女性患者の尿採りパッド使用の場合、一緒にセットする。
❹ テープを外し、両膝を立てて汚れたおむつを内側に丸める。
❺ 皮膚の発赤やびらん、排便による汚染がある場合は、陰部洗浄を行う。
❻ 尿や尿の分解産物で汚染した陰部を、刺激しないようにやさしく清拭用蒸しタオルで拭き取る。
❼ 取り外したおむつはビニール袋に入れる。

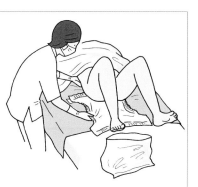

注意！
汚染したおむつを便器の代用として陰部洗浄に使用する場合、腰を浮かして、おむつを患者の足のほうに少しずらす。水分吸収量がおむつにより異なるため、洗浄液によるシーツ汚染がないように注意する

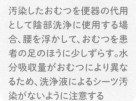

図8 新しいおむつをあてる場合

❶ 看護者側に向けて側臥位にする（殿部を詳細に観察する場合は反対の側臥位にすることもある）。麻痺側を下にしない。殿部、仙骨部、腰部などの皮膚も一緒に観察する。
❷ 新しいおむつの中央線を脊柱、ウエスト部分を腰に合わせ、下側のおむつを身体の下に巻き込む（男性で尿採りパッドを使用する場合は、陰茎を包むように袋状にした尿採りパッドを装着する）。
❸ 寝衣のしわを伸ばして仰臥位にし、尿漏れしないようにテープを止める。
❹ 排泄物の観察・測定を行う。
❺ 汚染しビニールに入れたおむつは、決められた方法で廃棄する。
❻ 看護者は十分に流水で手を洗う。

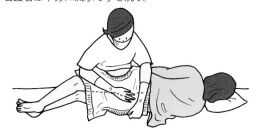

持続的導尿

● フォーリーカテーテルのバルーンを確認するために、事前に注射器で空気を注入し、膨らませる（**図9**）。

● 尿道口の消毒、カテーテル挿入、カテーテル挿入後のカテーテル固定のポイントを**図10〜13**に示す。

図9 フォーリーカテーテルの構造

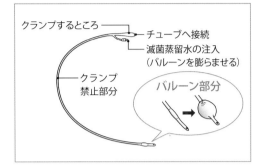

クランプするところ — チューブへ接続
滅菌蒸留水の注入
（バルーンを膨らませる）
クランプ
禁止部分
バルーン部分

図11 カテーテルの挿入

● カテーテル挿入時は、挿入前に必ず微温湯と石けんを用いて陰部洗浄または入浴を行い、尿道口を消毒後挿入する。

● カテーテル挿入時は、毎日1回必ず、微温湯と石けんで陰部洗浄を行う。便汚染時にも同様に陰部洗浄を行う。

適切なカテーテルのサイズ

● ネラトンカテーテル6〜8号

● ディスポーザブルカテーテル12〜15Fr（フレンチ）

挿入方法の違い

男性
尿道口を上にして（90度）15cmほど挿入してから、60度にしてさらに5cmほど挿入する。

90度で15cmほど挿入

女性
外陰部を開いて尿道口から4〜6cmほど挿入する。成人女性の尿道は約4cmなので必要以上に挿入して膀胱壁を傷つけないように注意する。腟口と間違えないようにやや下向きに挿入する。

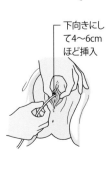

下向きにして4〜6cmほど挿入

図10 尿道口の消毒

消毒方法の違い

男性
陰茎を持ち、亀頭部を露出させ、尿道口を中心から円を描くように消毒する。

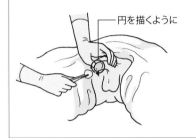

円を描くように

女性
小陰唇を片方の手で開き、尿道口の位置を確かめ、もう一方の手で綿球を持ち、外陰部を前から後ろに向かって消毒する。左、右、中央の順に、それぞれ綿球を替えて消毒する。

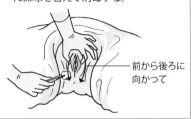

前から後ろに向かって

図12 持続的導尿カテーテル挿入後

❶ カテーテルを挿入後、バルーン管から注射器で蒸留水を5mL注入し、バルーンを膨らませる（注入時に抵抗があれば、バルーンの蒸留水を抜いて、カテーテルをさらに挿入する）。

❷ バルーン注入後は、カテーテルを引いて、抜けないことを確認する。

❸ カテーテルを絆創膏で固定し、蓄尿バッグの管に接続する。

❹ 患者の寝衣や体位を整え、蓄尿バッグをベッド柵に固定する（蓄尿バッグは必ず膀胱よりも下に固定する）。

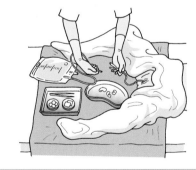

図13 カテーテルの固定法

カテーテルの固定法の違い

男性
血行障害を起こさないように、陰茎を上げた状態でゆとりをもたせて大腿最上部か下腹部に固定する。

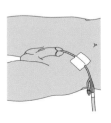

女性
ゆとりをもたせて大腿部に固定する。

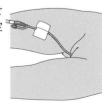

頭痛

洲崎好香

どんな症状?

頭痛はありふれた疾患であり、日常診療で頭痛を主訴とする患者は多く、その原因も多種多様である。

頭痛には、命にかかわらない頭痛と命にかかわる頭痛がある。どちらの頭痛も痛みにより生活の質(QOL)を損なう。特に命にかかわる頭痛として、くも膜下出血は見逃してならない。

頭痛は頭部の一部あるいは全体の痛みの総称である。後頭部と首(後頸部)の境界、眼の奥の痛みも頭痛として扱う。頭皮の外傷や化膿などによる頭の表面の一部の痛みは通常は頭痛には含めない。頭痛は、発熱や腹痛と同様に症状の名称であるが、慢性的に頭痛発作を繰り返す場合は頭痛性疾患(headache disorder)として扱う。

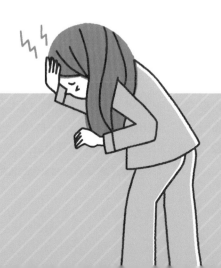

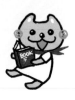

1 症状が起こるメカニズム

頭痛のメカニズム

- 頭痛の発生機序は、神経終末にある痛みの受容器に刺激が加わり、三叉神経(さんさしんけい)、舌咽神経(ぜついんしんけい)、迷走神経、頸髄神経(けいずいしんけい)などを経由して中枢に伝達され、頭の痛みとして感じている(**図1**)。
- 頭部での痛みの受容器の分布は、以下の通りである。
  - ❶頭蓋外(とうがい):表皮、帽状腱膜(ぼうじょうけんまく)、側頭筋などの筋肉や筋膜、骨膜、血管など
- ❷頭蓋内(こうまく):硬膜、脳底部のくも膜、硬膜動脈、一部の主要脳動脈、静脈では静脈洞やこれに流入する架橋静脈など
- 脳自体には痛覚を感じる受容器は分布していない。つまり、上記❶❷に分布する痛覚受容器に何らかの刺激や負荷がかかることで頭痛が発生すると考えられている。

頭痛の分類・原因・病態

- 頭痛分類は、診断基準が決められており、これにより世界共通の頭痛分類(**表1**)と診断がなされる。なお、頭痛の診療は、2005年に公表された慢性頭痛の診療ガイドラインが指針となる。
- 頭痛の診断には、まず一次性頭痛と二次性頭痛の鑑別を行う。二次性頭痛の中でも特に命にかかわるような危険な頭痛は病態が特徴的である。二次性頭痛が除外され一次性頭痛が疑われたら、さらに問診等を行う。
- おもな一次性頭痛には、片頭痛、緊張型頭痛、三叉神経・自律神経性頭痛がある(p.250 **表2**、p.251 **表3**)。
- 二次性頭痛には、外傷性頭痛、脳血管障害による頭痛(くも膜下出血、脳梗塞(こうそく)、脳出血など)、非血管性頭蓋内疾患による頭痛(脳腫瘍など)、ホメオスターシスの障害による頭痛、物質またはその離脱による頭痛(二日酔いによる頭痛や鎮痛薬の過剰服用による頭痛)などのさまざまな種類がある(p.250 **表2**、p.251 **表4**)。

表1 頭痛分類

第1部 一次性頭痛

- ❶片頭痛
- ❷緊張型頭痛
- ❸三叉神経・自律神経性頭痛(TACs)
- ❹その他の一次性頭痛疾患

第2部 二次性頭痛

- ❺頭頸部外傷・傷害による頭痛
- ❻頭頸部血管障害による頭痛
- ❼非血管性頭蓋内疾患による頭痛
- ❽物質またはその離脱による頭痛
- ❾感染症による頭痛
- ❿ホメオスターシス障害による頭痛
- ⓫頭蓋骨、頸、眼、耳、鼻、副鼻腔、歯、口あるいはその他の顔面・頸部の構成組織の障害による頭痛あるいは顔面痛
- ⓬精神疾患による頭痛

第3部 有痛性脳神経ニューロパチー、他の顔面痛およびその他の頭痛

- ⓭有痛性脳神経ニューロパチーおよび他の顔面痛
- ⓮その他の頭痛性疾患

日本頭痛学会・国際頭痛分類委員会訳:国際頭痛分類第3版beta版. 医学書院, 東京, 2014. より引用

図1 頭痛を感知する経路

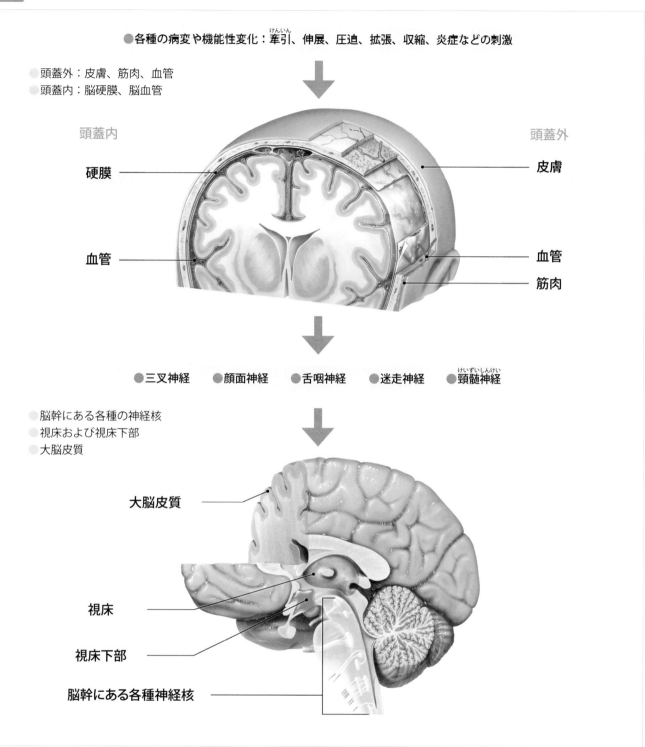

●各種の病変や機能性変化：牽引、伸展、圧迫、拡張、収縮、炎症などの刺激

● 頭蓋外：皮膚、筋肉、血管
● 頭蓋内：脳硬膜、脳血管

頭蓋内

頭蓋外

硬膜

皮膚

血管

血管

筋肉

●三叉神経　●顔面神経　●舌咽神経　●迷走神経　●頸髄神経

● 脳幹にある各種の神経核
● 視床および視床下部
● 大脳皮質

大脳皮質

視床

視床下部

脳幹にある各種神経核

齋藤宣彦：プチナースBOOKS　看護につながる病態生理 よくある症状のしくみがわかる. 照林社, 東京, 2016：98. より転載

表2 頭痛の種類と発生機序

頭痛の種類			発生機序
一次性頭痛	片頭痛		● 好発：20〜40歳 ● トリガー（誘因）が関与し、脳のホメオスターシスが崩壊することにより、脳の感受性が亢進して起こる神経系と血管系の異常反応。 ● エストロゲンレベルの変動は、片頭痛の強力な誘発因子である。多くの女性が初経時に片頭痛を発症し、月経時に重度の発作を経験し（月経時片頭痛）更年期に増悪する。 ● 視野にギザギザした光がちらつく閃輝暗点後、またはこのような前兆がなくても、こめかみから側頭部にズキンズキンと脈打つような頭痛が生じ、この発作が1か月に1〜5回程度繰り返される。
	緊張型頭痛		● 筋肉の血流の減少や、筋肉の硬化、筋肉に対する痛みの感じ方の程度から、筋膜や神経などにある痛みに対する受容体が関与する末梢性因子が存在すると考えられている。 ● 一方、脳幹や大脳などの中枢が関与するメカニズムとして筋膜から中枢への痛みに対する反応が三叉神経を介して中枢を感作するとする中枢性の因子もある。
	三叉神経・自律神経性頭痛		● 原因ははっきりとは明らかになっていないが、脳の視床下部という場所に関係しているといわれている。 ● 視床下部が刺激されると、頭部の眼の奥にある三叉神経が痛みを感じる。そのため、三叉神経の辺りの血管が拡張され、三叉神経がつながっている眼の奥に激痛が起こる。
二次性頭痛	頭部外傷		● 頭頸部に外からの力が加わり、その程度によって頭の皮膚、頭蓋骨、脳に損傷をきたすことをまとめて頭部外傷と呼ぶ。 ● 頭部外傷の中には、皮膚の外傷である皮下血種（たんこぶ）、頭蓋骨の外傷である頭蓋骨骨折、脳の外傷である脳震とうや脳挫傷などが含まれる。 ● 脳の外傷は頭蓋内損傷と呼ばれ、交通事故や転落事故などで頭部に大きな力が加わった場合には、重症化することが多い。また頭蓋内の出血には、くも膜下出血、脳内出血、急性硬膜外血腫、脳室内出血、急性硬膜下出血などがある。脳卒中などと比べて高次脳機能障害が目立ちやすいという特徴がある。
	脳腫瘍	頭蓋内圧亢進症状	● 脳は周囲が頭蓋骨に囲まれた閉鎖空間であるため、その中に腫瘍ができると逃げ場がなく、その結果、頭蓋の中の圧力が高くなる。これによってあらわれる頭痛、吐き気、意識障害などの症状を、頭蓋内圧亢進症状という。 ● 人間の頭蓋内圧はいつも一定ではなく、睡眠中にやや高くなることから、朝起きたときに頭痛が強くなり、吐き気を伴うことがある。
		局所症状（巣症状）	● 運動や感覚、思考や言語などのさまざまな機能は、脳の中でそれぞれ担当する部位が決まっている。脳の中に腫瘍ができると、腫瘍や脳浮腫によってその部位の機能が障害され、局所症状が出現する。
		ホメオスターシスの障害による頭痛	● ホメオスターシスの3大システムが、「自律神経」、「内分泌」、「免疫」であり、このバランスを失わせる1つの要因がストレスである。

表3 一次性頭痛の種類と特徴

	典型的な片頭痛の特徴	典型的な緊張型頭痛の特徴	典型的な三叉神経・自律神経性頭痛の特徴
頭痛の頻度	発作的に月に2〜3回	持続的に1週間から10日以上続く(多いときには15日以上続く)	1年間に1〜2回群発する(数週間にわたって毎日1〜2回起こる)
1回の頭痛の持続時間	4時間から3日間	1日中	3時間以内
よく起こる時間帯	決まっていない	決まっていない(夕方にひどくなることがある)	決まっている(深夜や早朝に痛む)
痛む場所	片側が多い	後頭部から首筋、こめかみ／肩こりを伴うことが多い	ほとんど片側(眼の奥が痛む)
痛みの特徴	「ズキンズキン」「ズキズキ」「ドクドク」等と脈打つように頭が痛い	頭に輪っかをはめられて「ギューっと」締めつけられるように痛い／肩から頭にかけて、凝ったように痛い／だらだらと痛みが持続する	「突き刺さるような」「えぐられるような」「焼けるような」激しい痛み
痛みの程度	ひどいときには寝込む、何もできない／じっとしていたい	がまんできる(仕事、家事等はなんとかできる)	じっとしていられない／頭をかかえて転げまわる
発症のタイミングと程度の変化	「走ったり」「階段の昇り降り」などで、頭痛が余計にひどくなる／生理(月経)の間・前後に頭が痛くなることが多い／入浴するとひどくなる／ほっとしたとき(例えば週末など)	会社や家庭で一定の姿勢で作業を継続した場合に起こる	群発期間中にお酒を飲むと起こる
頭痛以外の特徴的症状	悪心、嘔吐／音や光に敏感になる／眼の前に光がチカチカ出たり、文字が見えにくくなったりする	肩や首筋の凝り	痛みのあるほうの眼から涙が出る、充血する／鼻汁、鼻づまりがある／顔面紅潮
その他の症状	家族歴が多い・若年から中年	家族歴が少ない・若年から高年	家族歴が少ない・中高年

齋藤宣彦:プチナースBOOKS 看護につながる病態生理 よくある症状のしくみがわかる. 照林社, 東京, 2016:100. より転載

表4 二次性頭痛の原因疾患

1	脳内の血管の異常と関連した頭痛	くも膜下出血／非破裂脳血管奇形(動静脈奇形など)／静脈洞血栓	脳内出血、硬膜外出血、硬膜下出血／脳動脈あるいは頸動脈の動脈解離／高血圧	
2	脳内の血管とは関連しない頭痛	頭蓋内腫瘍(脳腫瘍)／炎症性疾患(側頭動脈炎など)	高ないし低髄液圧／頭蓋内感染症(髄膜炎、脳炎)	
3	全身性疾患と関連した頭痛	全身性感染症(細菌感染、ウイルス感染など)／代謝障害(低酸素血症、高二酸化炭素血症、睡眠時無呼吸症候群、低血糖など)	化学物質や薬品による頭痛	
4	脳神経の障害に関連した頭頸部痛	神経痛(三叉神経痛、舌咽神経痛、後頭神経痛)	帯状疱疹	
5	他の頭部の構造物の障害に関連した頭頸部痛	緑内障／顎関節症	副鼻腔炎／歯痛	中耳炎／頸部の異常

齋藤宣彦:プチナースBOOKS 看護につながる病態生理 よくある症状のしくみがわかる. 照林社, 東京, 2016:101. より転載

頭痛

症状が起こるメカニズム

病態・ケア関連図

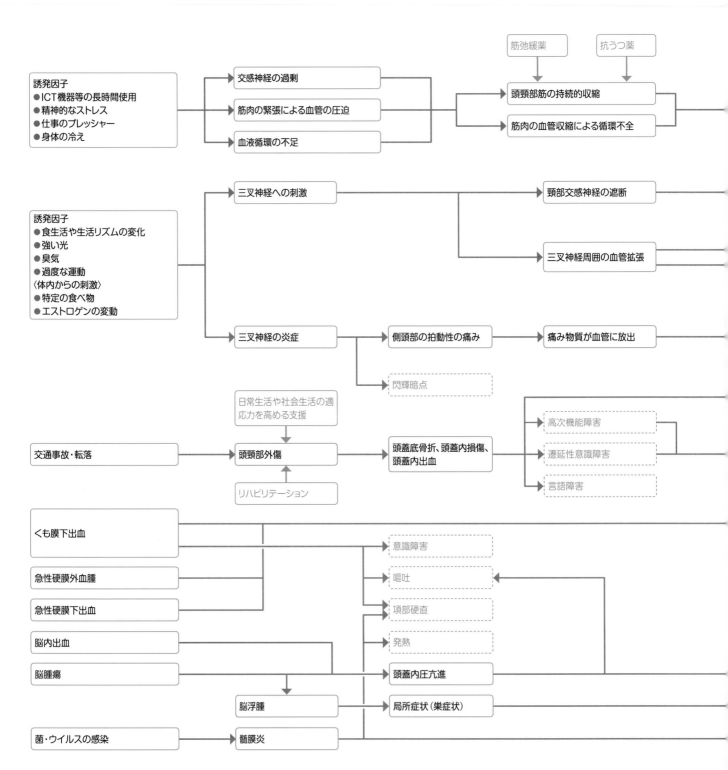

誘発因子
- ICT機器等の長時間使用
- 精神的なストレス
- 仕事のプレッシャー
- 身体の冷え

→ 交感神経の過剰
→ 筋肉の緊張による血管の圧迫
→ 血液循環の不足

筋弛緩薬　　抗うつ薬
↓　　　　↓
→ 頭頸部筋の持続的収縮
→ 筋肉の血管収縮による循環不全

誘発因子
- 食生活や生活リズムの変化
- 強い光
- 臭気
- 過度な運動
〈体内からの刺激〉
- 特定の食べ物
- エストロゲンの変動

→ 三叉神経への刺激
　　→ 頸部交感神経の遮断
　　→ 三叉神経周囲の血管拡張

→ 三叉神経の炎症
　　→ 側頭部の拍動性の痛み → 痛み物質が血管に放出
　　→ 閃輝暗点

日常生活や社会生活の適応力を高める支援
↓
交通事故・転落 → 頭頸部外傷 → 頭蓋底骨折、頭蓋内損傷、頭蓋内出血
↑
リハビリテーション

→ 高次機能障害
→ 遷延性意識障害
→ 言語障害

くも膜下出血

急性硬膜外血腫

急性硬膜下出血

脳内出血

脳腫瘍

菌・ウイルスの感染 → 髄膜炎

脳浮腫

→ 意識障害
→ 嘔吐
→ 項部硬直
→ 発熱
→ 頭蓋内圧亢進
→ 局所症状（巣症状）

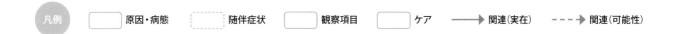

病態・ケア関連図

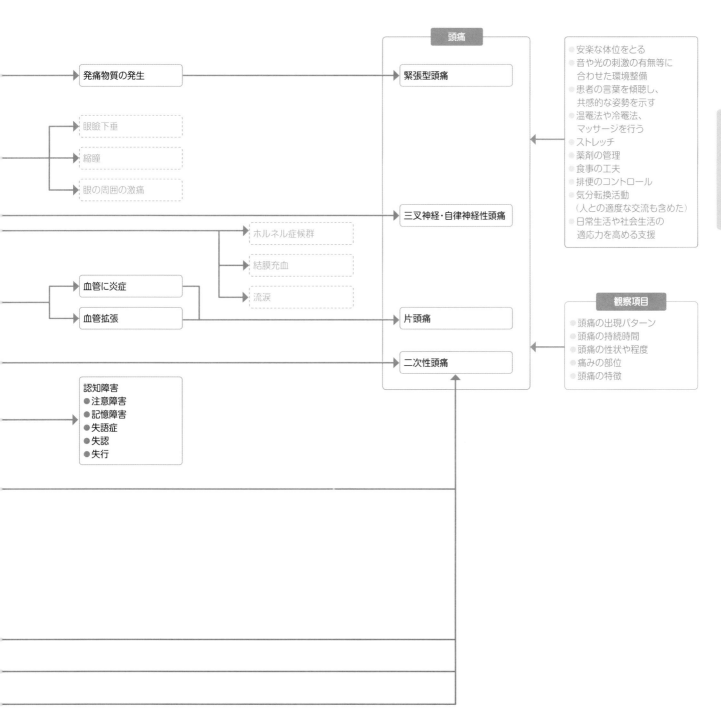

凡例　　□ 原因・病態　　□ 随伴症状　　□ 観察項目　　□ ケア　　──▶ 関連（実在）　　---▶ 関連（可能性）

頭痛

発痛物質の発生 ────▶ 緊張型頭痛

眼瞼下垂

縮瞳

眼の周囲の激痛

三叉神経・自律神経性頭痛

ホルネル症候群

結膜充血

流涙

血管に炎症

血管拡張

片頭痛

二次性頭痛

認知障害
● 注意障害
● 記憶障害
● 失語症
● 失認
● 失行

● 安楽な体位をとる
● 音や光の刺激の有無等に
　合わせた環境整備
● 患者の言葉を傾聴し、
　共感的な姿勢を示す
● 温罨法や冷罨法、
　マッサージを行う
● ストレッチ
● 薬剤の管理
● 食事の工夫
● 排便のコントロール
● 気分転換活動
　（人との適度な交流も含めた）
● 日常生活や社会生活の
　適応力を高める支援

観察項目
● 頭痛の出現パターン
● 頭痛の持続時間
● 頭痛の性状や程度
● 痛みの部位
● 頭痛の特徴

3 観察ポイントとアセスメントの根拠

1 頭痛の程度と強さ

- 頭痛の出現パターン
- 頭痛の持続時間、頻度
- 頭痛の性状や程度
- 痛みの部位（p.256**表5**）
- 頭痛の特徴
- 歩行、階段昇降、家事などの日常動作による痛みの増悪の有無
- 光過敏、音過敏、臭過敏、悪心・嘔吐等の有無
- 頭痛を誘発しうる因子の有無（天候の変化、睡眠不足、ストレス、ホルモン因子、特定の食べ物など）

アセスメントの根拠

- 頭痛の程度と強さは、疼痛スケール（p.274を参照）を用いて、頭痛の程度の変化や誘発・増悪因子等についても継続的に観察する。一次性頭痛が考えられる場合は、患者に頭痛ダイアリー（p.256**図2**）を記載するように指導することで、頭痛の病型の判定や、誘発・増悪・軽減因子等も明確にすることができる資料となる。また鎮痛薬の効果と副作用の継続的な観察によって、疼痛コントロールも患者自身が見いだすことが可能となり頭痛と向き合うことができる。

2 頭痛の原因

- 体内からの刺激
- ストレス
- 食生活や生活リズムの変化
- 強い光や過度な運動
- ホメオスターシスの障害
- 頭頸部外傷
- 脳腫瘍
- 遺伝的因子

アセスメントの根拠

- 片頭痛の本質は、トリガー（誘因）が関与し、脳のホメオスターシスが崩壊することにより、脳の感受性が亢進して起こる神経系と血管系の異常反応である。
- 月経時、閉経時等に伴い頭痛が増強するのは、エストロゲン低下によるものであり、エストロゲンの変動は、片頭痛の強力な誘発因子である。
- 疲労や同じ姿勢でいることにより筋肉の血流が減少したり、筋肉が硬くなったりする。その痛みの感じ方の程度から、筋膜や神経などにある痛みに対する受容体が関与する末梢性因子が存在する。
- 三叉神経・自律神経性頭痛は、脳の視床下部に関係している。視床下部が刺激されると、眼の奥にある三叉神経が痛みを感じる。そのため、三叉神経周辺の血管が拡張され、三叉神経がつながっている眼の奥に激痛が起こる。
- 特定のアルコールやカフェインの摂取、睡眠不足でも起こることがある。

3 頭痛の随伴症状の有無と程度

- 動悸、発汗、血圧上昇、脈拍数・呼吸数増加
- 発熱、悪心・嘔吐、食欲不振
- めまい、眼球振とう、その他の眼症状（眼痛、視力障害、視野狭窄、複視、眼瞼下垂）
- 涙・鼻汁分泌、顔面紅潮
- しびれ感、肩こり、項部硬直、ケルニッヒ徴候（p.67図4参照）
- 不眠、不安、イライラ、抑うつ
- 集中力や意欲の低下と、それらによる作業効率の低下
- けいれん、てんかん発作、意識障害、運動障害、言語障害、見当識障害など

アセスメントの根拠

- 頭痛の訴えは、日常頻繁に聞かれるため容易に聞き流してしまいやすい。頭痛は、それ自体が苦痛の最大要因であるばかりでなく、疾患の診断、とくに緊急処置を必要とする生命にかかわる疾患、意識障害を伴う頭痛（脳出血、脳腫瘍等）、項部硬直を伴う頭痛（頭蓋内出血、炎症）、嘔吐を伴う頭痛（髄膜炎、くも膜下出血）、高熱を伴う頭痛（感染症）の診断や急変などの異常の早期発見にとって重要な情報になる。表現しにくい場合もあることをふまえて、慎重に情報収集を行う。

4 頭痛の検査

- MRI
- CT
- 脳波検査
- 神経・心理検査
- 血液検査
- コカイン点眼試験

アセスメントの根拠

- 異常のある部位を特定するために（臨床的な疑いに応じて）脳、脊髄、胸部、または頸部のMRIまたはCTを施行する必要がある。MRIからは、くも膜下出血、脳梗塞、もやもや病などの血管の異常、脳腫瘍、脳膿瘍などの診断に役立つ情報を得ることができる。
- 脳波は、脳の神経細胞が出すわずかな電流を記録することで脳の異常を診断する。正常なときの脳波は小さなさざ波のような波だが、てんかん等の発作が起こるときにはいくつかの神経細胞が同時に電気を出すために大きな電流が流れ、棘のようにとがった波の棘波や、やや幅の広い大きなとがった波の鋭波など「発作波」が現れる。てんかん波は形だけでなく、その出方によっててんかん波の出ている脳の部位がある程度わかり、発作型の判断の参考となる。
- 神経・心理検査は、高次脳機能障害の有無やてんかん等を調べるために行われる。言語・思考・認知・記憶・行為・注意などを数値化し、定量的・客観的に評価していく。
- 頭痛の原因を調べるために、画像検査以外の検査を行う場合もある。感染が疑われたときに血液検査が役に立ち、脳内に細菌やウイルスが感染していれば、血液に炎症反応がみられることがある。
- コカイン点眼試験は、ホルネル症候群の診断を確定するとともに、病変の局在（節前性・節後性）の特定に役立てることができる。

5 頭痛の治療

- 薬物療法
- 安静
- 血圧コントロール
- 食生活の改善
- 温罨法やマッサージ

アセスメントの根拠

頭痛の重症度によって治療薬が選択される。軽度～中等度の頭痛ではアセトアミノフェンや非ステロイド性抗炎症薬、中等度～重度の頭痛では、トリプタン系薬剤が推奨される。鎮痛効果の高い薬物は、呼吸抑制、血圧、心拍・脈拍、電解質、ならびに患者の主観的症状などの副作用も強いことが多いため、与薬後も十分観察する。

表5 頭痛のアセスメント

出現パターン	時期・持続時間	性状・程度	痛みの部位	特徴・随伴症状	疾患
発作性・反復性	持続時間は数時間～1日程度	拍動性	片側・両側側頭部	前徴がある・閃輝暗点	片頭痛
	1時間程度の発作性	強烈	眼の周囲	結膜充血・流涙・ホルネル症候群	三叉神経・自律神経性頭痛
慢性・持続性	1日中	鈍痛・頭重感	頭全体・前頭部・後部痛	ストレス・肩こり	緊張型頭痛
	だんだん悪化する早朝に強いことがある	鈍痛	頭全体	嘔吐あるいは麻痺などの神経症状を伴うこともある	脳腫瘍慢性硬膜下血腫
突然発作	発症後持続	今までに経験したことのない激痛	頭全体	項部硬直・嘔吐・意識障害	くも膜下出血
	発症後持続	激痛	眼部	視力障害・眼圧亢進	緑内障
急性発作	発作後持続	激痛	頭全体	発熱・項部硬直	髄膜炎

図2 頭痛ダイアリー

日付①	生理②	頭痛の程度③			影響度④	MEMO⑤(頭痛のタイプ、吐き気、前ぶれ、誘因など)
		午前	午後	夜		
／(月)	痛薬	—	—	—	—	
／(火)	痛薬	—	—	—	—	
／(水)	痛薬	—	—	—	—	
／(木)	痛薬	—	—	—	—	
／(金)	痛薬	—	—	—	—	

① 頭痛が起こった日付を入れる。
② 月経期間に線を引く。
③ 頭痛の起こった時間帯に合わせて、頭痛の程度を3段階(重度+++・中等度++・軽度+)で記載し、下段に使用した薬剤名と効果(効いたかどうか)を記載する。効いた場合は薬剤名の略称を○、やや効いたら△で囲む。
④ 影響度は、日常生活にどれくらい影響があったかを3段階で記載する。
⑤ MEMOにはずきんずきんとした痛みかどうか、光や音に過敏になったか、吐き気があったか、などを記載する。頭痛を引き起こしたと考えられること、たとえばイベント、外出、天気、寝すぎ、など気がついたことを書く。

坂井文彦監修：頭痛ダイアリー. 日本頭痛学会ホームページより引用
https://www.jhsnet.net/pdf/headachediary.pdf (2021.8.3アクセス)

◆期待される結果（看護目標）設定のポイント

- 頭痛と随伴症状が軽減・消失する。
- 日常生活動作行動を頭痛による痛みで阻害されず、拡大できる。
- 頭痛により生じる不安や恐怖を表出できる。
- 患者や家族が頭痛の誘発や増悪因子を見いだし、予防ができる。
- 患者や家族が頭痛のコントロール法を見いだし実践できる。

◆看護計画

計画	根拠・留意点
観察計画 O-P ❶バイタルサイン ❷顔貌（苦悶様、渋面等） ❸頭痛の程度 ❹痛みに対する言動 ❺頭痛の部位と性状 ❻頭痛の出現時間やタイミング ❼頭痛の前兆症状の有無 ❽頭痛の随伴症状の有無 ❾頭痛の増悪因子や緩和因子 ❿食事（食欲や食事量） ⓫悪心、嘔吐、眩暈等の有無 ⓬便秘の有無 ⓭言動や表情 ⓮睡眠状態 ⓯検査結果 ⓰日常生活への影響 ➡O-Pの細かい項目については「3 観察ポイントとアセスメントの根拠」を参照	● 頭痛のケアをするときには、患者の訴えをしっかり傾聴する。頭痛はストレスが関係していることも多いので、患者の主観的な訴えの程度と同時に、生理的・客観的・情動的・認知的徴候、ならびに疼痛の発生の仕方や性質、持続時間、随伴症状などの情報を総合的に収集する必要がある。また入院生活によるストレス、治療方針に対する不安についても傾聴の必要がある。二次性頭痛による重大な疾患の早期発見につながることもある。 ● 疼痛は、発生の仕方、強弱、持続時間などの差はあるものの、誰もが人生の中で体験し、安楽を阻害する最大の症状である。自分の身体が、自分の身体をどのように感じるかという自己概念に含まれる身体感覚の1つである。 ● 疼痛は、器質的疼痛（疾患や治療などによって生じる）と心因性疼痛（何らかの精神心理的要因により生じる）が交じり合って現れる場合がほとんどである。また、疼痛の強さよりも、その人の耐性と、持続時間等に大きく影響を受ける。 ● 疼痛に関する主観的な訴えをスケールで測定する（p.274**図3**を参照）。また、発症経緯、前駆症状、部位、種類、性質、頻度、持続時間ならびに随伴症状、誘発や増強、ストレス等について情報収集する。

計画	根拠・留意点
❶**安静** ❷**安楽な体位**	● 頭痛の看護ケアで注意すべきは「痛みは本人にしかわからない」という点である。傷があったり、本人の訴えがあればわかりやすいが、患者によっては疼痛がある部位が外からはわからず、また訴えがない場合もある。患者の表情や体の使い方などを観察し、不自然な箇所があれば丁寧に話を聞いて疼痛の状況を把握することに努める。 ● 疼痛は身体的苦痛だが、継続すると精神的苦痛となって抑うつなどに発展する場合もあるので見逃しがないように注意して看護をしていく必要がある。 ● 頭痛のある患者には安楽な体位を取らせるようにする。頭痛を緩和するには、安静にすることが大切である。安楽な体位、頭痛が緩和する体位は人それぞれ違うので、患者の希望を聞きながら、体位交換用のクッションなどを用いて、その患者にとって一番楽な体位を取らせるようにする。
❸**音や光の刺激の有無等に合わせた環境整備** ❹**患者の言葉を傾聴し、共感的な姿勢を示す。**	● 音や光の刺激で頭痛が悪化することがある。特に、片頭痛は光や音の刺激が頭痛の引き金になることがあるので、可能な範囲で病室を暗くして、静かな環境をつくるなどの環境整備をする。また、同室患者との人間関係や雰囲気を十分把握し、調整を図る。精神的緊張、恐怖、不安、興奮などは、全身の緊張、特に頸部、肩甲部、背部の筋肉を収縮させ、頭痛を誘発・増悪させる。
❺**温罨法、冷罨法、マッサージ** ➡「5 看護ケア」を参照	● 血管性頭痛の場合は、冷却によって血管が収縮し、痛覚閾値が上昇するため、痛みに対する感じ方を鈍くすることができる。しかし、冷罨法は筋肉を収縮させ、緊張型頭痛を引き起こすこともあるので注意する。 ● マッサージは、筋肉への血液循環を促し、筋肉の収縮を緩和させる。それとともに、温かく優しい人の手によって触れられるスキンシップは精神的緊張を和らげる効果がある。
❻**薬剤の管理（鎮痛薬の投与も含む）**	● 慢性頭痛等による長期間の与薬は、薬物依存を起こしやすい。連用を避けるための工夫を患者や家族とともに行う。 ● 頭痛と睡眠不足は悪循環に陥りやすいので睡眠の確保を優先した鎮痛剤の内服調整が必要である。
❼**食事の工夫**	● チーズ、チョコレート、ヨーグルト、ソーセージ、紅茶、アルコールなどはチラミンや亜硝酸塩などを含み、頭痛を誘発しやすいので避けたほうがよい。カフェインの多量飲用者が飲用を中断すると中断性の頭痛を生じることもあるので注意が必要である。

ケア
計画

C-P

計画	根拠・留意点
ケア計画 C-P ❽排便のコントロール	●努責時は血圧が急激に上昇し、血管壁の受容器が刺激され頭痛を引き起こすことがあるので排便のコントロールが必要である。
❾気分転換活動(人との適度な交流も含めたストレッチの実施)	●運動は、血液中の酸素を消費し、循環を促進させて血管の拡張に伴う頭痛を引き起こす。また読書、編み物などの手芸、VD作業を長時間続けると、頭部・頸部・肩甲部の筋肉の収縮による血流障害を招き、緊張型頭痛を引き起こす。 ●緊張型頭痛の場合は、頭部や頸部の筋肉の異常緊張をやわらげ、血液の循環をよくする体操(頸腕体操等)を行う。
❿感染予防や補液管理(命にかかわる場合)	
教育計画 E-P ❶頭痛出現時の対応	●頭痛が出現したり、増強したらすぐに伝えてもらうように指導する。 ●痛みが強いときには鎮痛薬を使えることを伝えておく。 ●痛みをがまんする必要はないことを指導する。

表6　頭痛の治療と必要なケア

	疾患	治療・ケアの内容
一次性頭痛	片頭痛	●エルゴタミン製剤などの血管を収縮させる薬を投与する ●強烈な痛みを訴える群発頭痛には即効性のある酸素吸入を行う
	緊張型頭痛	●ストレス緩和が重要である。適度な休養、気分転換を指導する ●内服薬として、消炎鎮痛薬、筋緊張を緩和する薬、抗不安薬、抗うつ薬を投与する ●肩こりが強い場合は湿布、マッサージを活用する
二次性頭痛	くも膜下出血	●外科的手術であるクリッピング術、コイル塞栓術、降圧薬投与による血圧コントロール、鎮痛薬による疼痛緩和ケアを行う
	髄膜炎	●抗菌薬、抗ウイルス薬を投与する
	脳腫瘍、脳膿瘍、脳出血、慢性硬膜下血腫	●頭蓋内圧亢進については、外科的手術による減圧、ドレナージ、グリセオールなどの脳浮腫治療薬の投与により脳圧を下げる

5 看護ケア

罨法、マッサージ

- 頭痛の種類によって、冷罨法・温罨法・マッサージなどのケアを実施して、症状を軽減させる（**図3、表7**）。
- 偏頭痛に対しては、痛む部位を冷タオルなどで冷やす。ただし、冷罨法は筋肉を収縮させ、緊張型頭痛を引き起こすこともあるので注意する。
- 緊張型頭痛に対しては、頸部や肩、肩甲部等を温めることにより筋肉の収縮を緩和する。

図3 **頭痛に対する冷罨法・温罨法**

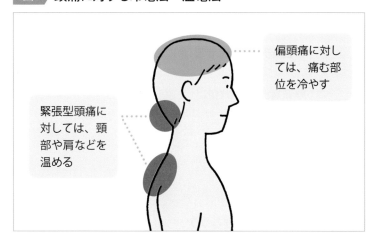

偏頭痛に対しては、痛む部位を冷やす

緊張型頭痛に対しては、頸部や肩などを温める

表7 **冷罨法・温罨法、マッサージの目的と効果**

冷罨法	目的	● 知覚神経への作用として局所の疼痛をやわらげること ● 血管収縮や血液・リンパ液の循環抑制から組織代謝の低下・炎症の抑制など
	効果	● 頭痛・体熱感の緩和による安楽や入眠促進 ● 動脈血を冷却することによる体温下降、鎮静・鎮痛
	観察項目	● 患者はリラックスできているか ● 実施中から実施後にかけて皮膚の発赤や極度の冷感などの異常がないか ● 目的とした効果が得られたか ● 氷の融解や貼布位置のズレによる無駄な圧迫はないか
温罨法	目的	● 知覚神経への作用として筋肉の緊張や拘縮を和らげること ● 局所への血管拡張を促して血液・リンパ液を循環促進させ、細胞の新陳代謝を図る
	効果	● 疼痛の緩和、排尿や排便の促進 ● 鎮静・リラクゼーション・入眠促進等
	観察項目	● 患者はリラックスできているか ● 実施中から実施後にかけて皮膚の発赤などの異常がないか ● 目的とした効果が得られたか
マッサージ	目的	● 痛みや違和感を緩和する ● 不安を解消して安心感を与える ● 信頼関係を築き、相互理解を促す
	効果	● 身体を優しく触れられることによって脳の神経伝達物質「オキシトシン」が分泌される。オキシトシンには、不安やストレスを緩和する、痛みを和らげる、脈拍や血圧を安定させる効果がある
	観察項目	● マッサージを行う時点ですでにある程度の信頼関係が築かれていることが必要である ● 目的とした効果が得られたか ● 実施中は、手の強い圧迫に注意をしながら、患者の痛みの状態や状況を観察しながら実施する

がん性疼痛

下舞紀美代

どんな症状?

がん性疼痛とは、がんに伴う痛みで、末期がんの自覚症状として多くみられる。骨への直接浸潤、骨転移、末梢神経の圧迫や末梢神経への直接浸潤などが原因となる。

近年では、トータルペインとしてがん性疼痛を考えるようになった。トータルペインとは、がん患者のもつ複雑な痛みを表現した概念であり、がん患者の痛みは身体的な面だけでなく、社会的・精神的な面や、スピリチュアルな面が複雑に絡み合って1つの痛みとして統合的な形で表現されたものである(シシリー・ソンダース、1967年)。

WHO*¹もトータルペインの考え方を受け継ぎ、1986年に「WHO方式がん性疼痛治療法」を公表した。

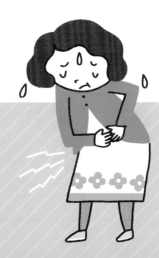

*1　WHO：World Health Organization：世界保健機関

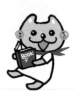

痛みのメカニズム

- 痛みは、特定の感覚受容器が関与するものである。
- 感覚受容器とは、求心性知覚神経の末梢端のことで自由神経終末（ひほうせいしゅうまつ）と被包性終末がある。自由神経終末が、温痛覚、触覚に関与する。
- 痛みの受容器においては、それ本体の特殊な受容器がなく、自由神経終末がつかさどっており、侵害受容器（nociceptor）の1つである。ヒトの場合は、皮膚や粘膜

の痛点がそれにあたる。
- 侵害受容器とは、侵害刺激により興奮する受容器である。本体は、神経終末で機械的な侵害刺激のみに応じる機械的受容器と、機械的、熱的、化学的など、すべての侵害刺激に応じる多用式受容器とがある。
- 痛みの伝達には、末梢神経系と中枢神経系の両方がかかわる（**図1、2、表1**）[1, 2]。

図1 中枢神経系・末梢神経系

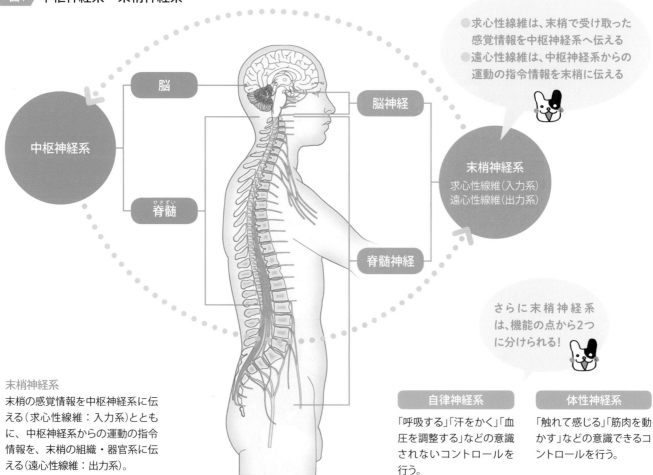

- 求心性線維は、末梢で受け取った感覚情報を中枢神経系へ伝える
- 遠心性線維は、中枢神経系からの運動の指令情報を末梢に伝える

中枢神経系

脳

脊髄（せきずい）

脳神経

脊髄神経

末梢神経系
求心性線維（入力系）
遠心性線維（出力系）

さらに末梢神経系は、機能の点から2つに分けられる！

末梢神経系
末梢の感覚情報を中枢神経系に伝える（求心性線維：入力系）とともに、中枢神経系からの運動の指令情報を、末梢の組織・器官系に伝える（遠心性線維：出力系）。

自律神経系
「呼吸する」「汗をかく」「血圧を調整する」などの意識されないコントロールを行う。

体性神経系
「触れて感じる」「筋肉を動かす」などの意識できるコントロールを行う。

美田誠二：脳・神経系. 美田誠二編著, 得意になる解剖生理, 照林社. 東京, 2010：34. より引用

表1

神経膠（グリア）細胞の種類

部位	細胞の種類	作用
中枢神経系 （脳・脊髄）	星状膠細胞（アストロサイト）	● ニューロンと毛細血管間で、血液脳関門の機能をもつ
	小型の小膠細胞 （ミクログリア）	● 異物・老廃物の貪食処理
	上衣細胞	● 脳脊髄液を産生 ● 血液髄液関門を形成
	希突起膠細胞 （オリゴデンドロサイト）	● 髄鞘の形成
末梢神経系 （脳神経・脊髄神経）	シュワン細胞 外套細胞	● 髄鞘の形成 ● 神経節のニューロンを包み、保護・栄養

痛みの伝達には中枢神経系と末梢神経系の両方がかかわる

図2 **疼痛伝達経路と下行性疼痛抑制系**

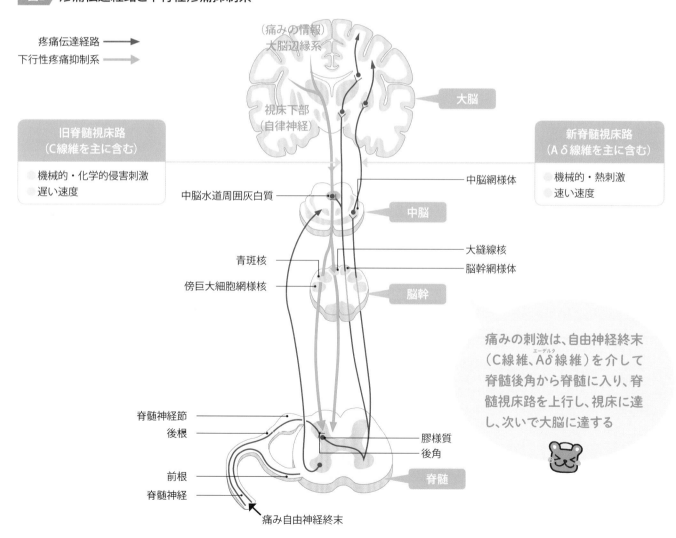

疼痛伝達経路 ⟶
下行性疼痛抑制系 ⟹

（痛みの情報）
大脳辺縁系

視床下部
（自律神経）

大脳

旧脊髄視床路
（C線維を主に含む）
● 機械的・化学的侵害刺激
● 遅い速度

新脊髄視床路
（Aδ線維を主に含む）
● 機械的・熱刺激
● 速い速度

中脳水道周囲灰白質
中脳網様体
中脳

青斑核
傍巨大細胞網様核
大縫線核
脳幹網様体
脳幹

痛みの刺激は、自由神経終末（C線維、Aδ線維）を介して脊髄後角から脊髄に入り、脊髄視床路を上行し、視床に達し、次いで大脳に達する

脊髄神経節
後根
前根
脊髄神経
痛み自由神経終末
膠様質
後角
脊髄

水口公信：痛みとは そのメカニズムと心身に与える影響. 焦点 術後疼痛への対応. 看護技術 1997；43（4）：12. より転載

- 痛みは、その病態により侵害受容性疼痛、神経障害性疼痛、精神心因性疼痛の3つに分類される。また、がん性の身体的痛みには侵害受容性疼痛、内臓痛、神経障害性疼痛がある（いくつかの分類があるが、本章は痛み伝達路の違いによる分類を行う）。

① 侵害受容性疼痛

- 侵害受容性疼痛とは、健康な組織を障害するか、もしくはその危険性のある有害刺激が侵害受容器に加わって起こるもので、直接がん組織を損傷することで生じるものである。
- 侵害受容性疼痛は、感覚受容器を介して伝達される、体性疼痛*2である。
- 痛み受容器の興奮で感知された痛みの刺激が、神経線維（Aδ線維とC線維）によって脊髄後角に運ばれる。

② 内臓痛

- 内臓痛は、内臓からの痛み、内臓虚血、化学的損傷、管腔臓器の拡張・収縮などによって生じる痛みである。
- 神経線維（Aδ線維とC線維）によって伝えられるが、それぞれの臓器を支配している交感神経を通って後根から脊髄に入り、多シナプス性求心路系によって脳に伝えられる。
- 内臓痛では、同じ皮膚分節に痛み（関連痛）を生じることがある。

③ 神経障害性疼痛

- 神経障害性疼痛とは、国際疼痛学会では「体性感覚神経系の病変や疾患によって引き起こされる疼痛」と定義されているように、脊髄、神経根、神経叢、末梢神経などにがんが直接浸潤したときや脊髄神経根が腫瘍などで圧迫されたことで起こる。
- 痛みの発生には、さらに発痛物質が関与する。発痛物質は、局所や脊髄後根の神経節の細胞体でつくられる。その一部は中枢枝を通り、脊髄後角の二次ニューロンと、末梢方向へ逆行性に軸索伝達される。
- 主な発痛物質には、アセチルコリン、アドレナリン、ドパミン、グリシン、γアミノ酪酸、サブスタンスPなどがある。

がん性疼痛の分類・原因・病態（表2）

- 疼痛は、急性疼痛と慢性疼痛に大別される。
- 急性疼痛は、主に疼痛の原因が治癒すると消失する痛みをいう。
- 慢性疼痛は持続期間が長く、終わりが予測できないか、あるいは予測不可能で、持続または再燃し、軽度から強度までの強さがあるものをいう。
- がん性疼痛は、慢性疼痛に含まれる。ただし、骨転移による病的骨折などは急性疼痛と考える。

表2　がん性疼痛の分類・原因・病態

分類			原因	病態
身体的な痛み	侵害受容性疼痛	体性痛	● 骨転移による骨折 ● 骨転移	● がん腫が実質的・潜在的に傷害するため、比較的、部位明瞭な持続する鋭い痛み
		内臓痛	● 内臓虚血 ● 化学的損傷 ● 管腔臓器の拡張・収縮	● がん腫の増大により、消化管への圧迫や拡張腫大が起こり、内臓感覚を伝える交感神経が刺激されて起こる ● 痛みの部位や強度は明瞭でない
	神経障害性疼痛		● 体性感覚神経系の病変や疾患	● がんが脊髄や脊髄神経根、神経叢などや末梢の神経に直接浸潤したとき、神経根が圧迫され機能障害が起こる ● しびれ、灼熱痛、電撃痛など
精神心因性の痛み			● 精神的・心理的原因（痛みの原因は身体には存在しない）	● 精神的なストレス、喜びや悲しみ、不安など、精神的苦痛・苦悩を「痛み」として感じることがある ● 鎮痛薬や神経ブロックなどによる痛み緩和を行っても、痛みを除去することはできない ● 痛みの原因が明らかになっていないからといって、すべてが精神心因性の痛みとは判断できない。身体的な痛みの原因の探索は継続して行うべきである

※がん性疼痛を"痛みの原因"によって分類した。よって、「痛みのメカニズム」の項で述べた"伝達路"による分類（侵害受容性疼痛・内臓痛・神経障害性疼痛）と分類法が異なることに注意

*2　体性疼痛：皮膚表面領域の感覚である皮膚感覚に対し、身体の深部で機能的刺激によって起こる感覚を深部感覚という。皮膚感覚と深部感覚を合わせて体性感覚と呼び、比較的部位明瞭な持続する鋭い痛みのこと。

がん性疼痛の治療について

がん性疼痛の治療法には、薬物療法、神経ブロック療法、放射線療法、外科治療などがあるが、中心となるのは薬物療法である。ここでは、主にWHO方式がん疼痛治療法について記述する。

以前は、疼痛の強度によって非オピオイド、弱オピオイド、強オピオイドと段階的に薬剤を使用する「3段階除痛ラダー」が提示されていたが、2018年の改訂では概略的な指針に過ぎないとして項目から外された。

Ⅰ 鎮痛薬の使用法

WHO方式がん疼痛治療法の中心は、鎮痛薬（**表A**）による除痛である。鎮痛薬は、以下の4つの基本原則を守って投与する。

①可能であれば経口投与とする （By the mouth）

投与の基本は、簡単で、患者自身で管理がしやすい方法を選択することである。

しかし、衰弱している場合や、嘔吐があって経口摂取できない場合は、坐薬や貼付薬または注射薬を使用する。

②頓用にはせず、時刻を決めて規則的に使用する （By the clock）

がん性疼痛は持続的であり、鎮痛薬の血中濃度が低下すると痛みが出現してくる。薬剤の血中濃度が持続するように、薬剤の種類に応じて定時に投与する。

疼痛が出現してからの頓用は行わないことが望ましい。

③患者ごとに適切な投与量を決定する （For the individual）

患者ごとに痛みの種類や痛みの場所などを評価して、薬剤を選択する。適切な投与量とは患者が納得するレベルまで痛みがとれる量である。

モルヒネの投与量は患者ごとに異なるため、定時で投与したモルヒネと、レスキュー（モルヒネの不足を補うために即効性のモルヒネを追加投与すること）で投与したモルヒネの和を、翌日の定時の投与量とする。

④以上の原則を守ったうえで副作用の軽減など細かい配慮を行う（Attention to detail）

オピオイド鎮痛薬の導入時に、患者が悪心・嘔吐を経験してしまうと服用の継続が困難となることがあるため、服用開始と同時に、予防的に制吐薬を併用することが望ましい。

Ⅱ 非ステロイド性消炎鎮痛薬（NSAIDs）

NSAIDsの薬理作用は、主に、プロスタグランジンの合成酵素であるシクロオキシゲナーゼ（cyclooxigenase：COX）を阻害して、発痛増強作用や炎症惹起作用のあるプロスタグランジンの生成を抑制することにある。

NSAIDsは、なるべく副作用が少なく、長期間投与できる薬剤を選択する。

COX阻害薬にはCOX-1阻害薬とCOX-2阻害薬があり、最近は、胃腸障害や腎機能障害の少ないCOX-2阻害薬を用いることが多い。しかし、胃腸障害がまったくないわけではないことから、プロトンポンプ阻害薬、H_2受容体拮抗薬、ミソプロストールなどの抗潰瘍薬による副作用対策をとることが望ましい。

表Bに多く使われているNSAIDs、**表C**にNSAIDsの副作用対策に用いられる薬剤を示す。

また、アセトアミノフェンはNSAIDsではないが、非オピオイド鎮痛薬として使用される薬剤である。

表A WHOがん疼痛ガイドラインの鎮痛薬リスト

非オピオイド鎮痛薬		アセトアミノフェン NSAIDs
オピオイド	弱	コデイン
	強	モルヒネ ヒドロモルフォン オキシコドン フェンタニル メサドン

Ⅲ 弱オピオイド鎮痛薬

コデインはプロドラッグであり、一部の代謝産物が鎮痛効果を示す。コデインリン酸塩は鎮咳薬としても使用されるため使いやすい薬剤で、副作用はモルヒネより軽度である。

コデインには徐放薬がなく、投与回数が多くなる。120mg/日より開始し、300mg/日が臨床的有効限界と考えられている。

Ⅳ 強オピオイド鎮痛薬

強オピオイドには、モルヒネ、フェンタニル、オキシコドンが含まれる。強オピオイドの種類、投与経路、服用間隔を表Dに示す。モルヒネを1とした等鎮痛用量比はオキシコドン2/3、フェンタニル1/100である。

多くの製剤があり、使い分けが必要である。

まず、経口可能であれば、安価で比較的に悪心・嘔吐が少ないといわれるオキシコドンを使用し、長時間作動型が好ましいときはモルヒネ製剤であるパシーフを使用する。

経口投与が困難であれば、モルヒネ坐剤やフェンタニル貼付薬を使用するとよい。また、フェンタニルのレスキューとして口腔粘膜吸収薬も使用できる。

オピオイドの3大副作用は嘔気・嘔吐、便秘、眠気

表B 使用頻度の高いNSAIDs

一般名	商品名	用法・用量	特徴
エトドラク	●ハイペン ●オステラック	400mg分2	COX-2選択性
メロキシカム	●モービック	10〜15mg分1	
ロキソプロフェンナトリウム水和物	●ロキソニン	180mg分3	COX-1選択性プロドラッグ
スリンダク	●クリノリル	300mg分2	
ナブメトン	●レリフェン	800mg分1	
メフェナム酸	●ポンタール	1回500mg	COX-1選択性
ジクロフェナクナトリウム	●ボルタレン	75〜100mg分3	
イブプロフェン	●ブルフェン	600mg分3	
ナプロキセン	●ナイキサン	600mg分3	
モフェゾラク	●ジソペイン	225mg分3	
インドメタシン	●インテバン	25〜50mg分1〜2	
インドメタシンファルネシル	●インフリー	400mg分2	
フルルビプロフェン	●フロベン	120mg分3	
フルルビプロフェンアキセチル	●ロピオン静注	1回50mg	
ロルノキシカム	●ロルカム	12mg分3	
アセトアミノフェン	●カロナール ●アンヒバ	1回300〜1000mg	NSAIDsではないが第一段階の薬剤

表C NSAIDsによる消化性潰瘍に用いられる主な薬剤

種類	一般名	商品名	用法・用量
H₂受容体拮抗薬	シメチジン	タガメット	800mg分2または分4
	ラニチジン塩酸塩	ザンタック	300mg分1または分2
	ファモチジン	ガスター	40mg分1または分2
	ロキサチジン酢酸エステル塩酸塩	アルタット	150mg分2または分1
	ニザチジン	アシノン	300mg分2または分1
プロトンポンプ阻害薬	オメプラゾール	オメプラール	20mg分1
	ランソプラゾール	タケプロン	30mg分1
	ラベプラゾールナトリウム	パリエット	10mg分1
プロスタグランジン製剤	ミソプロストール	サイトテック	800μg分4

図A がんの経過に対する治療と緩和ケアの関係

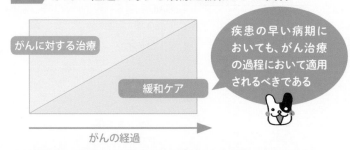

がんに対する治療
緩和ケア
がんの経過

疾患の早い病期においても、がん治療の過程において適用されるべきである

「がん疼痛治療と積極的支援ケアに関するWHO専門委員会」において包括的緩和ケアの重要性が指摘され、緩和ケアをがん医療全般に導入するのが望ましいとされた。

であり、患者の状況に応じて副作用対策を行うことが望ましい。

オピオイド鎮痛薬による嘔気は、第4脳室にある化学受容体トリガーゾーンのドパミン受容体を刺激することによって生じるため、ドパミンD₂受容体拮抗薬であるプロクロルペラジン（ノバミン）の投与が望ましい。ほかにメトクロプラミド（プリンペラン）やドンペリドン（ナウゼリン）も使用される。

V　鎮痛補助薬

鎮痛を目的として使用される鎮痛補助薬として、ステロイド薬、抗うつ薬、抗けいれん薬、抗不整脈薬、

N-メチル-D-アスパラギン酸（N-methyl-D-aspartate acid . NMDA）受容体拮抗薬、ビスホスホネートがある。

オピオイド抵抗性の痛みには、神経障害性疼痛、骨転移痛、消化管閉塞による疼痛などがあり、鎮痛補助薬はこれらの痛みを軽減する。

特にステロイド薬は、頭蓋内圧亢進による疼痛、腫瘍による脊髄圧迫性疼痛、骨転移痛、消化管閉塞による疼痛に効果が認められる。抗うつ薬、抗けいれん薬、抗不整脈薬、NMDA受容体拮抗薬は、神経障害性疼痛に効果が認められる。

表Eに鎮痛補助薬の適応を示す。

表D　強オピオイド鎮痛薬の種類

一般名	商品名	投与経路	投与間隔
モルヒネ硫酸塩	MSコンチン	経口	12時間ごと
	モルペス細粒	経口	12時間ごと
	MSツワイスロン	経口	12時間ごと
モルヒネ塩酸塩	モルヒネ塩酸塩	経口	4時間ごと（定期投与）
			1時間（レスキュー薬）
	オプソ	経口	4時間ごと（定期投与）
			1時間（レスキュー薬）
	パシーフ	経口	24時間ごと
	アンペック坐剤	直腸内	6〜12時間ごと（定期投与）
			2時間（レスキュー薬）
	モルヒネ塩酸塩注	皮下・静脈内・硬膜内・くも膜内	単回・持続
オキシコドン塩酸塩水和物	オキシコンチン	経口	12時間ごと
	オキノーム	経口	6時間ごと（定期投与）
			1時間（レスキュー薬）
	オキファスト	皮下・静脈内	単回・持続
フェンタニル	デュロテップMT	経皮	72時間
	ワンデュロ	経皮	24時間ごと
	フェントス	経皮	24時間ごと
	イーフェン	経口腔粘膜（歯と歯茎の間）	1回の痛みに対し30分以上あけて1回のみ追加可能。4時間以上あけて、1日4回以下の使用
	アブストラル	経口腔粘膜（舌下）	1回の痛みに対し30分以上あけて1回のみ追加可能。2時間以上あけて、1日4回以下の使用
	フェンタニル	静脈内・硬膜内・くも膜内	静・硬：持続 くも膜下：単回

表E　鎮痛補助薬の適応

感染防御	一般名	商品名	適応
ステロイド薬	ベタメタゾン	ベタメタゾンリンデロン	● 頭蓋内圧亢進による疼痛 ● 腫瘍による脊髄圧迫性疼痛 ● 腰仙部神経叢障害による疼痛 ● 転移性肝腫瘍による肝被膜進展性疼痛 ● 胃がん、膵頭部がんによる腸管閉塞性疼痛 ● 骨転移疼痛
	デキサメタゾン	デカドロン	
抗うつ薬	アミトリプチリン	トリプタノール	● 持続性の神経障害性疼痛
	デュロキセチン	デュロキセチン	
抗けいれん薬	カルバマゼピン	テグレトール	● 発作痛、電撃痛といった間欠的な神経障害性疼痛
	フェニトイン	アレビアチン	
	バルプロ酸ナトリウム	デパケン	
抗不整脈薬	リドカイン	キシロカイン	● 神経障害性疼痛
	メキシレチン	メキシチール	
NMDA受容体拮抗薬	ケタミン塩酸塩	ケタラール	● 難治性疼痛
中枢性筋弛緩薬	バクロフェン	ギャバロン	● 三叉神経痛 ● 筋けいれん ● 筋けい性疼痛
ビスホスホネート	デノスマブ	プラリア	● 骨転移痛
	ゾレドロン酸	ゾメタ	

2 病態・ケア関連図

体性痛：骨転移・病的骨折

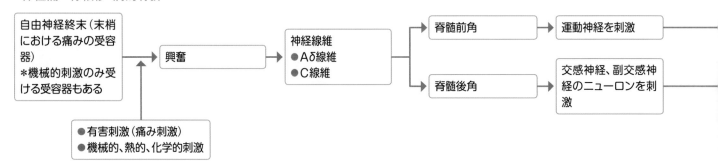

内臓痛：内臓器そのものの腫瘍、圧迫、損傷

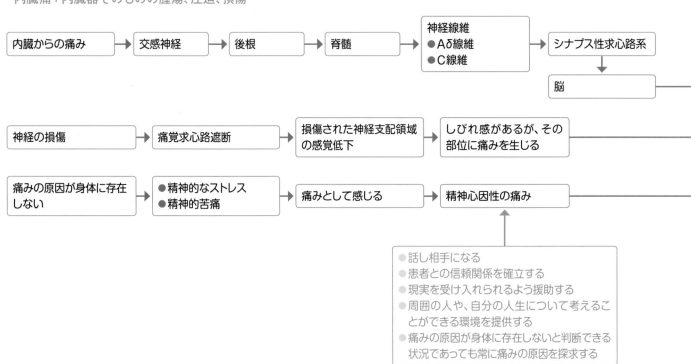

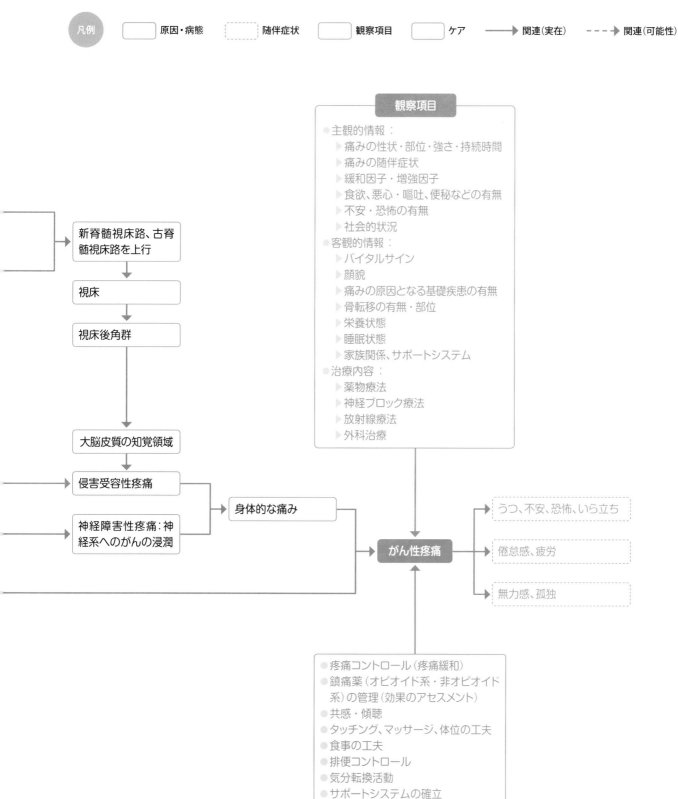

凡例　　☐ 原因・病態　　┊ ┊ 随伴症状　　☐ 観察項目　　☐ ケア　　──▶ 関連（実在）　　- - -▶ 関連（可能性）

観察項目

● 主観的情報：
　▶ 痛みの性状・部位・強さ・持続時間
　▶ 痛みの随伴症状
　▶ 緩和因子・増強因子
　▶ 食欲、悪心・嘔吐、便秘などの有無
　▶ 不安・恐怖の有無
　▶ 社会的状況
● 客観的情報：
　▶ バイタルサイン
　▶ 顔貌
　▶ 痛みの原因となる基礎疾患の有無
　▶ 骨転移の有無・部位
　▶ 栄養状態
　▶ 睡眠状態
　▶ 家族関係、サポートシステム
● 治療内容：
　▶ 薬物療法
　▶ 神経ブロック療法
　▶ 放射線療法
　▶ 外科治療

新脊髄視床路、古脊髄視床路を上行

視床

視床後角群

大脳皮質の知覚領域

侵害受容性疼痛

神経障害性疼痛：神経系へのがんの浸潤

身体的な痛み

がん性疼痛

うつ、不安、恐怖、いら立ち

倦怠感、疲労

無力感、孤独

● 疼痛コントロール（疼痛緩和）
● 鎮痛薬（オピオイド系・非オピオイド系）の管理（効果のアセスメント）
● 共感・傾聴
● タッチング、マッサージ、体位の工夫
● 食事の工夫
● 排便コントロール
● 気分転換活動
● サポートシステムの確立

がん性疼痛

病態・ケア関連図

3 観察ポイントとアセスメントの根拠

痛みの現象は複雑で、発現は多様な形で表現される。

患者が体験するもの（主観的情報）と、痛みの原因や緩和・増悪因子を観察する。

また観察の際、疼痛緩和が現在どのように行われているのか、今後どのように変わろうとしているのか、その副作用など、医学的治療に関する知識が必要となる。

1 主観的情報（最も重要な情報）

- 痛みの性状、部位、強さ、持続時間
- 痛みの随伴症状
- 緩和因子、増強因子（わかる範囲で）
- 食欲、悪心・嘔吐、便秘などの有無
- 不安や恐怖の有無
- 社会的状況

アセスメントの根拠

- 痛みの性状、部位、強さ、持続時間、随伴症状は、痛みの原因に対応した緩和方法（鎮痛薬の使用方法、種類の選択など）を導く。
- 緩和因子、増強因子の把握（わかる範囲で）は、医療的な処置や検査などで移乗・移動せざるを得ない場合や、体位の工夫に役立つ。また、痛みを最小限にするケアを行うことが、患者との信頼関係にも影響する。
- 食欲不振、悪心・嘔吐、便秘などの身体的な苦痛は、病状の悪化によるものと、麻薬製剤の使用による副作用の双方からアセスメントする。
- 不安や恐怖、社会的状況
  - ▶がんの終末期患者の疼痛は、①がん自体の痛み、②治療の副作用の痛み、③全身の衰弱による痛み、④非がん疾患の併発による痛みとともに、不安、恐れなどの心理的要因が痛みを増強している。
  - ▶がん患者を痛みから解放し、人としての尊厳を維持するための看護ケアが必要である。そのため、主観的情報はきわめて重要である。
  - ▶がん患者の痛みには、身体的な痛み、精神的な痛み、社会的な痛み、スピリチュアルな痛みがあり、全人的な苦痛（トータルペイン）としてとらえる。スピリチュアルな痛みは、死が近づいたことを自覚したときに誰もがもつ痛みで、漠然とした痛みとして感じる患者、恐れとして感じる患者など、さまざまである。
  - ▶患者の生き方と、それによって築いた本人の価値観、生きがい、自己実現などと密接にかかわっており、きわめて個別的ケアが求められる。
  - ▶すなわち、がん性疼痛のメカニズムは同じであっても、その感じ方は人それぞれであり、患者自身が感じた疼痛が実際の疼痛であるという認識をもって患者と接する必要がある。
  - ▶疼痛の表現は、「キリキリする痛み」「刺しこむような痛み」「うずくような痛み」「焼けるような痛み」「電気が走るような痛み」「重苦しい痛み」「締めつけるような痛み」「恐ろしい、死ぬかと思うような痛み」など、さまざまである。

2 客観的情報

- 心拍数、呼吸数と性状、血圧の上昇や低下、体温
- 顔貌（苦悶様、渋面、無表情）
- 痛みの原因となる基礎疾患の有無
- 骨転移の有無、部位（病的骨折と関連する）
- 転移の有無、部位
- 栄養状態
- 睡眠状態
- 家族関係、サポートシステム

アセスメントの根拠

- 激しい痛みは、部位にかかわらず呼吸抑制を引き起こすことがある。特に呼吸運動に関係する筋や神経の痛みは、増大とともに恐怖や不安を高め、呼吸自体に影響する。痛みは交感神経を興奮させ、アドレナリンの分泌を促進する。そのため、頻脈や血圧の上昇を起こす。体温の上昇がみられる場合、痛みの原因として感染や炎症が考えられる。
- 痛みは言語的な表出のみでなく、顔貌や表情、局部をかばうような姿勢で現れることがある。
- 痛みの原因となる基礎疾患の把握により、そのがんの転移部位や予後など重要な観察事項が明らかとなる。骨転移がある場合は、骨折の危険性が非常に高い。また、脊髄神経への浸潤があれば、麻痺が生じ、患者の日常生活が制限される恐れがある。このような症状が続いていれば、建設的な治療参加が困難となる。
- 栄養状態は、病状の悪化と関連し、低下傾向にあることが多い。栄養状態の低下は、貧血、褥瘡の危険性を増大させ、低タンパク血症による浮腫、疲労感、倦怠感を誘発する。
- 睡眠状態は痛みの緩和が図れているかを判断する重要な観察ポイントである。夜間も眠れないような痛みは、全身の疲労や不安、恐怖を助長する。痛みの緩和方法を早急に改善する必要がある。
- 精神的な苦悩を痛みとして考える場合、がん性疼痛の患者にとって、心から話し合える、信頼できる人の存在は重要である。

3 がん性疼痛の治療と内容（表3、p.265〜267資料）

- 薬物療法
- 神経ブロック療法
- 放射線療法
- 外科治療

アセスメントの根拠

- がん性疼痛の緩和効果は、患者の主観的データが重要である。治療内容や効果、副作用の理解度を把握し、説明を加えるなど治療に対する不安の緩和を図り、患者自身が緩和方法を選択できるように援助することが望ましい。
- また現在行われている治療内容を看護師自身が理解しておくことは、観察のみならず、共感的な対応や信頼関係の確立に大きく影響する。

表3 がんの痛みに影響する因子

痛みの閾値を減少させる因子		痛みの閾値を増大させる因子		
鎮痛薬、抗不安薬、抗うつ薬の服用	新たなことへの挑戦（仕事への参加、趣味の拡大、これからの人生設計など）	不快感	恐怖	孤独感
良眠、休息	気晴らし、気分転換	不眠	怒り	倦怠感
理解、和解、共感	不安の軽減	疲労	悲しみ	社会的地
良好な人間関係（人との触れ合い）		不安	うつ状態	位の喪失

がん性疼痛の治療にあたっては、WHOのがん性疼痛に対する治療の指針が用いられている（p.265〜267資料にて解説）。

4 看護計画の立案

◆期待される結果（看護目標）設定のポイント

- 痛みが緩和する。
- 夜間の睡眠が、痛みで阻害されない。
- 不安や恐怖を表出できる。
- 生きる希望を見いだすことができる。

◆看護計画

	計画	根拠・留意点
観察 計画 O-P	❶ バイタルサイン ❷ 顔貌（苦悶様、渋面、無表情） ❸ 痛みに対する言動 ❹ 痛みの部位と性状 ❺ 痛みの持続時間 ❻ 痛みの随伴症状と増悪因子・緩和因子 ❼ 食欲、悪心・嘔吐、便秘などの有無 ❽ 鎮痛薬使用の効果 ❾ 睡眠状態 ❿ 家族関係、サポートシステム ➡O-Pの細かい項目については「3 観察ポイントとアセスメントの根拠」、p.265〜267資料の治療内容を参照	● 左の項目を観察し、痛みの発生や緩和状況をアセスメントする。➡「5 看護ケア」を参照 ● 日常生活への影響を観察することで、QOL［生活（生命）の質］を把握する。 ● 鎮痛薬使用の効果は、次回の薬剤選択、量のめやすとなる。
ケア 計画 C-P	❶ 安楽な体位をとる。➡「5 看護ケア」を参照 ❷ 患者の言葉を傾聴し、共感的な姿勢を示す。 ❸ タッチングやマッサージを行う。 ❹ 薬剤管理（自己管理できない場合や静脈注入による鎮痛薬の投与の場合）を行う。 ❺ 好みに合わせた食事の工夫を行う。	● がん性疼痛については、身体的な痛みだけでなく、精神的な痛みもふまえた看護ケアを行う。 ● 患者は話を聞いてもらうだけで気分が楽になることがある。しかし、無理強いをしたり、自分の意見を一方的に話すのではなく、あくまで「聴く」ことが大切である。話すことで安寧を図ることが目的である。 ● 病状の悪化で食欲は低下するが、少量の摂取量でも満足感が得られるように好みに合わせた食事を工夫する。るいそう（やせ）や食欲の低下は死への恐怖につながるため、心理状態が不安定になりやすい。

計画	根拠・留意点

ケア 計画 C-P	❻排便コントロールを行う。	● オピオイドの使用により腸の蠕動運動が低下し、便秘を起こしやすい。あらかじめ身体的苦痛が予測でき解決可能なものには、早めに対応しコントロールする。
	❼人との適度な交流を図る。 ❽気分転換活動を行う。 ❾好きなことが楽しめる環境を調整する。 ⓫家族への言葉かけを行う。	● 家族の面会や友人との会話は、社会的孤立感、孤独感を緩和させる。痛みは、主観的な体験であるが、精神的な因子がかかわっていることがある。他者に受け止めてもらうことは緩和効果に影響する。 ● 患者にとってがん性疼痛は非常につらいものであり、苦しんでいる肉親を見守る家族は緊張やいら立ち、後悔といった感情を抱きやすい。家族への配慮を忘れてはならない。
教育 計画 E-P	❶疼痛をがまんしないよう説明する。 ❷麻薬製剤について説明する（薬剤師による）。	● がん性疼痛については、痛みが出現する前に薬剤を使用して緩和を図り、痛みによる苦痛を最小限にする。 ● 麻薬製剤に対するイメージに、薬物依存や意識の消失といったものがある。正確な情報を提供して鎮痛を図ることが望ましい。また患者が自己管理する際は、服薬時間や量の間違いによる影響を理解し管理していく必要がある。

資料　検査の基準値⑤：免疫血清検査

検査項目	略語：英語	基準値
血漿タンパク		
C反応性タンパク	CRP：C-reactive protein	0.30mg/dL未満
β2-ミクログロブリン	β₂-microglobulin	1.0〜1.9mg/L（RIA法）
免疫グロブリン	IgG, IgA, IgM, IgD, IgE （immunoglobulin G, A, M, D, E）	IgG：800〜1,600mg/dL IgA：140〜400mg/dL IgM：男性31〜200mg/dL 　　　女性52〜270mg/dL IgD：2〜12mg/dL IgE：250IU/mL（RIST法） 　　　0.34PRU/mL（RAST法）
直接・間接クームス試験	Direct/indirect Coombs test	陰性（−）
ホルモン		
成長ホルモン	GH：growth hormone	男性：0.17ng/mL以下 女性：0.28〜1.64ng/mL
副腎皮質刺激ホルモン	ACTH：adrenocorticotropic hormon	60pg/mL（早朝安静時）
甲状腺刺激ホルモン	TSH：thyroid stimulating hormone	0.4〜4.0μIU/mL（ECLIA法）
血漿レニン活性	plasma renin activity	0.5〜2.0ng/mL/時
アルドステロン	aldosterone	36〜240pg/mL（随時） 30〜159pg/mL（臥位） 39〜307pg/mL（立位）

検査項目	略語：英語	基準値
インスリン	insulin	5〜15μU/mL（空腹時）
C-ペプチド	connecting peptide immunoreactivity	0.8〜2.5ng/mL（血清） 22.8〜155.2μg/日（蓄尿）
感染症		
A型肝炎ウイルス検査	hepatits A virus	陰性（−）
B型肝炎ウイルス検査	hepatits B virus	HBs抗原：陰性（−） HBs抗体：陰性（−） HBe抗原：陰性（−） HBe抗体：陰性（−） HBV-DNA：30cpm未満（RA法）
C型肝炎ウイルス検査	hepatits C virus	HCV抗体定性：陰性（−） HCV-RNA定性：陰性（−） HCV-RNA定量：検出なし HCVウイルス型：いずれの型も検出なし
腫瘍マーカー		
がん胎児性抗原	CEA：carcinoembryonic antigen	5.0ng/mL以下
α-フェトプロテイン	AFP-α-fetoprotein	10.0ng/mL以下
糖鎖抗原19-9	CA19-9：carbohydrate antigen 19-9	37.0U/mL以下
糖鎖抗原125	CA125：carbohydrate antigen 125	35.0U/mL以下
前立腺特異抗原	PSA：prostate-specific antigen	1.8ng/mL以下

基準値は、西﨑祐史，渡邊千登世：ケアに生かす検査値ガイド　第2版．照林社，東京，2018．より引用

がん性疼痛

看護計画の立案

273

5 看護ケア

ペインスケール

● 痛みは主観的なものであるため、測定して数値にすることは困難である。そのため、痛みの緩和状況のめやすとしてペインスケールを用い、痛みの変化を観察する(**図3**)。

患者さん自身に線上に印をつけて、痛みを表してもらう

図3 ペインスケール

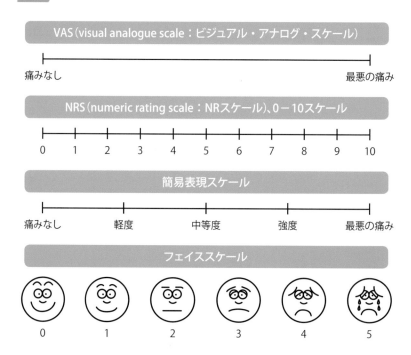

疼痛を緩和する肢位(**図4**)

● 患者は、一般的に疼痛がある部位をかばうような肢位をとる。しかし、体力の消耗や病状の悪化でいろいろな肢位がとれない患者にとって、同一体位で過ごすことは苦痛であり、褥瘡や関節拘縮の危険性も生じる。

● 安楽に過ごせる体位の工夫は重要である。

まずは患者さんにとって一番楽な体位を工夫する

図4 痛みをもつ患者の良肢位

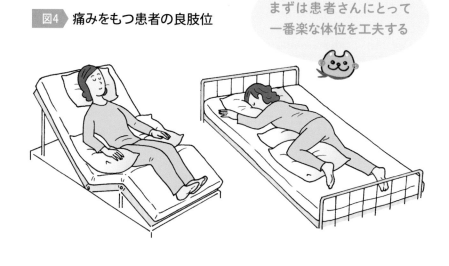

易感染

山本真弓

どんな症状?

ヒトもしくは個体が感染しやすい状態にあることを易感染(い かんせん)という。

特徴は、①感染が繰り返されている、②感染が発症すると症状が悪化しやすく回復しにくいなどである。

臨床的には、著しく感染防御能が低下している指標(好中球数の減少など)で確認できる。

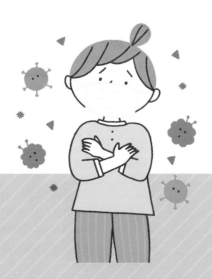

症状が起こるメカニズム

感染症と感染防御のメカニズム

①感染症の成立

● 易感染性の患者においては、感染成立の各段階での予防的ケアが重要となる。

● 感染症とは、ウイルス、真菌、細菌、寄生虫などの微生物が生体に侵入し増殖することによって生じる、さまざまな病気の総称である。

● 感染症の成立には、①病原微生物の存在、②感染経路、③宿主の免疫力に対抗した体内での増殖といった3つの要因が関与している。

②感染防御のメカニズム

● 通常、われわれの正常な体には、唾液に含まれる酵素

のように生まれつきもっている「自然免疫」と、出生後の感染や予防接種により抗原と接触することで獲得され、生体に長期間保存される「獲得免疫」の2つの感染防御機構が備わっている。

● 免疫は、病原体に曝露した際、無差別に攻撃する「非特異的免疫」と、集中的に攻撃する「特異的免疫」に分類される。

a. 非特異的免疫システムとは

● 病原体が生体内に侵入してくるのを防ぎ、生体内での増殖を抑えて免疫反応を強化するシステムであり、生体のバリアと細胞および化学物質による防衛の2段構えを有している（**表1**）。

● 皮膚や粘膜は、線毛や粘液で湿潤し、消化酵素やpH、

表1 感染防御のメカニズム

非特異的 免疫（防衛）	1段階 生体のバリア		● 皮膚、粘膜、汗腺などによるプロテクト
	2段階 細胞および 化学物質による防衛	細胞	● 食細胞（好中球・マクロファージ） ● NK（ナチュラルキラー）細胞
		化学的防衛	● 炎症反応 　▶ ケルススの4徴候（発赤、腫脹、熱感、疼痛） 　▶ ガレノスの5徴候（ケルススの4徴候に機能障害を加えたもの） ● 化学物質 　▶ トランスフェリン、ラクトフェリン、リゾチーム（酵素） 　▶ 補体：微生物を融解、炎症反応を増強する 　▶ INF（インターフェロン）：感染していない細胞を防御する ● 発熱 　▶ 細菌が増殖する際に必要とする鉄や亜鉛などの栄養素を肝臓や脾臓に貯蔵するようにはたらき、増殖を防ぐ 　▶ 代謝を亢進し、治癒過程を促進する ● pH 　▶ 皮膚（4.5〜6.5　弱酸性） 　▶ 胃液（1〜2　強酸） 　▶ 尿（5.5〜6　弱酸性）
特異的 免疫（防衛）	3段階 免疫系	液性免疫（抗体媒介性）	● 骨髄由来のB細胞および免疫グロブリン（IgG、IgM、IgA、IgE、IgD）
		細胞性免疫（細胞媒介性）	● 胸腺由来のT細胞およびマクロファージ

常在微生物叢によって菌の定着を阻止している。

皮膚粘膜に障害があり病原体が侵入すると、化学的な防衛部隊である好中球・マクロファージ、ナチュラルキラー（NK）細胞、インターフェロン、補体、トランスフェリンが登場し、化学物質、炎症反応や発熱に加えて、食細胞が菌を貪食し、生体を防御している（**図1**）[1]。

b. 特異的免疫システムとは

外界から侵入してきた病原体を破壊し、毒素やその他の異物を抗体で中和し、生体を防御する機能的なシステムで、非特異的免疫に続く3段階目としてはたらいている（**表1**）。

免疫系は大きく分けて、「液性」と「細胞性」の2とおりの反応がある。

液性免疫は、生体の「体液」内に存在する抗体、つまりBリンパ球より分化した形質細胞が産生する各種グロブリンが担っている作用を指す。一方、細胞性免疫は、リンパ球T細胞による反応を指す。両者は協調してはたらいている。

マクロファージは、リンパ球と異なり、抗原に特異的に反応するわけではないが、リンパ球（CD4、CD8）に抗原を提示し、CD4リンパ球（ヘルパーT細胞）、CD8リンパ球（キラーT細胞）が抗原を特異的に認識するのを助けるはたらきがある。

CD4リンパ球は、リンホカインを産生し、ほかのリンパ球（Bリンパ球およびCD8リンパ球）を活性化させるなど、間接的に細胞を攻撃する。

CD8リンパ球は、細胞を融解するなど直接的に攻撃したり、炎症反応を増強する物質を産生する。CD8リンパ球が攻撃するのは、ウイルスに感染した細胞やがん細胞、移植された細胞などである（p.278**表2**）。

図1 ▶ **生体の感染防御機構の概略**

われわれの体は、皮膚粘膜バリアや化学物質、細胞により病原体を無差別に攻撃する「非特異的免疫」と、侵入してきた病原体に特異的（集中的）に攻撃する「特異的免疫」によって、感染から守られている。

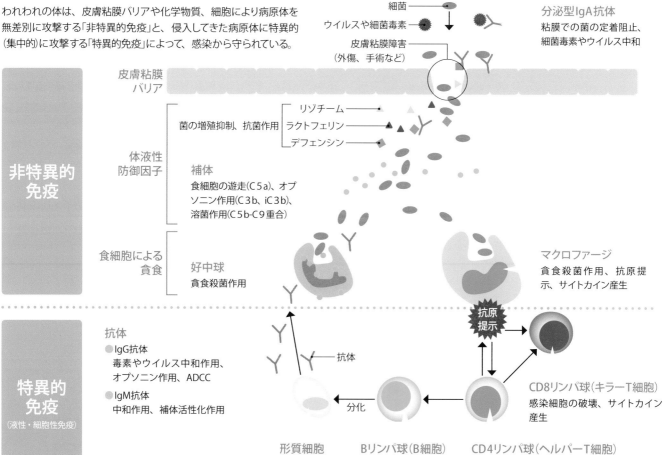

細菌
ウイルスや細菌毒素
皮膚粘膜障害
（外傷、手術など）

分泌型IgA抗体
粘膜での菌の定着阻止、細菌毒素やウイルス中和

非特異的免疫

皮膚粘膜バリア

体液性防御因子

菌の増殖抑制、抗菌作用
リゾチーム
ラクトフェリン
デフェンシン

補体
食細胞の遊走（C5a）、オプソニン作用（C3b、iC3b）、溶菌作用（C5b-C9重合）

食細胞による貪食

好中球
貪食殺菌作用

マクロファージ
貪食殺菌作用、抗原提示、サイトカイン産生

抗原提示

特異的免疫
（液性・細胞性免疫）

抗体
●IgG抗体
毒素やウイルス中和作用、オプソニン作用、ADCC
●IgM抗体
中和作用、補体活性化作用

抗体

分化

形質細胞
抗体産生

Bリンパ球（B細胞）
2次応答に備え、一部メモリー細胞となる

CD4リンパ球（ヘルパーT細胞）
サイトカイン産生、遅延型過敏反応、特異抗体産生のヘルパー

CD8リンパ球（キラーT細胞）
感染細胞の破壊、サイトカイン産生

斧康雄：易感染症をきたす生体防御機構の欠損. 感染症学雑誌 2006；80（5）：476. より転載

易感染
症状が起こるメカニズム

277

表2 免疫に関する細胞および因子

細胞/因子	基準値*	免疫応答における機能
好中球	● 40〜60%	● 好中球やマクロファージなどの食細胞は、無差別的に侵入してきた異物をアメーバーのように細胞質の一部を伸ばして接着し、液胞内に囲い込んで、リソソームの酵素によって消化する
マクロファージ (単核白血球)	● 2〜10%	● マクロファージは、病原体を貪食、消化する際にT細胞に抗原の一部を提示する。同時にモノカイン（サイトカイン）を産生し、T細胞の分化を刺激する細胞免疫の機能ももつ
NK（ナチュラルキラー）細胞	● 末梢血中5〜15%	● NK細胞は、血液やリンパ液の中を巡回して自動的に細胞を認識し、ターゲットとする細胞の細胞膜を数種類の化学物質の放出によって攻撃している
Bリンパ球 (B細胞)	● 5〜17%	● Bリンパ球は、骨髄において免疫を獲得し、実際の感染および予防接種などによって抗原に出会い、みずから抗体を産生する ● 抗原に曝露したB細胞のほとんどが抗体（免疫グロブリン）を増産する形質細胞となる ● 形質細胞にならなかったB細胞はメモリー細胞として2次応答に備える
Tリンパ球 (T細胞)	● 60〜83% ▶ CD4陽性：25〜56% ▶ CD8陽性：17〜44% ▶ CD4/CD8比：0.6〜2.9	● Tリンパ球は、病原体の感染および腫瘍や移植による組織を非自己と認識して攻撃する。非自己と認識したTリンパ球は分化・増殖する ● ヘルパーT細胞は、抗原に対する受容体（レセプター）をもっており、抗原と結合し、キラーT細胞、B細胞の産生を刺激するリンホカイン（サイトカイン）を分泌する ● キラー（細胞障害性）T細胞は、細胞障害物質を注入し、攻撃する ● サプレッサーT細胞は、抗体産生や細胞性免疫応答を抑制し、免疫応答を収束させる ● 遅延反応性T細胞は、アレルギーや長期・慢性化した炎症でリンホカインを放出し、好中球の遊走性を活性化、マクロファージを強化、B・T細胞の分化を刺激する
抗体 (血清免疫グロブリン)	● IgG：800〜1,600mg/dL ● IgA：140〜400mg/dL ● IgM：男性31〜200mg/dL 　　　女性52〜270mg/dL ● IgD：2〜12mg/dL ● IgE：250IU/mL（RIST法） 　　　0.34PRU/mL（RAST法）	● IgG：補体の活性化、オプソニン作用（免疫食菌作用への感受性を高めるはたらき）による生体防衛 ● IgA：気道、消化管、尿路の粘膜面での防衛 ● IgM：ウイルス、細菌感染に対する防衛 ● IgD：扁桃腺と上気道組織で産生放出、呼吸器感染に対抗する防衛 ● IgE：アレルゲンに反応
サイトカイン		● サイトカインは細胞間の情報伝達を行う。リンホカイン、モノカインの2種類がある リンホカイン：成熟したT細胞から分泌されるサイトカイン ▶ マクロファージ遊走阻止因子（MIF） ▶ サプレッサー因子 ▶ インターロイキン2・3・4・5・6・8・10 ▶ 遊走因子 ▶ ヘルパー因子 ▶ パーフォリン ▶ インターフェロンγ モノカイン：マクロファージによって活性化されるサイトカイン ▶ インターロイキン1 ▶ 腫瘍壊死因子（TNF）
補体		● 抗体で覆われた抗原と結合し活性化、微生物を融解、炎症反応を増強する
抗原		● 免疫応答を喚起できる物質。通常は生体内に存在しない大きな複合体

＊基準値は健康な成人のデータをもとにした。数値はあくまでも参考である。

易感染の分類・原因・病態

◉ 生体は、①解剖学的バリア、②食細胞（好中球・マクロファージ）、③液性免疫、④細胞性免疫の4つの感染性防御能のはたらきにより感染を防ぐことができる。

◉ 易感染宿主（compromised host）とは、感染防御能の低下した宿主（患者）である。原因は、基礎疾患とその治療および健康リテラシーの3つに大きく分けられる（**表3**）。

◉ これらの原因により宿主感染防御能が欠損すると、関連する微生物による日和見感染が起こる（**表4**）。

表3 ▶ 感染防御能に影響する要因

①宿主が罹患している基礎疾患	◉ 免疫不全症 ▶ 先天性：白血球遊走不全症、補体欠損症など ▶ 後天性：白血病、悪性リンパ腫、SLE（systemic lupus erythematosus：全身性エリテマトーデス）、AIDS（acquired immunodeficiency syndrome：後天性免疫不全症候群、エイズ） ◉ 糖尿病などの代謝障害、悪性腫瘍、肝不全、腎不全、熱傷・外傷など
② ①に対して加えられる医原的処置（治療）	◉ ステロイド薬、免疫抑制薬、抗がん薬、広域抗菌薬、放射線照射など ◉ 手術、カテーテル留置など
③宿主の感染防御能に対する認知的対処	◉ ヘルスリテラシー、保健行動、ストレスコーピングについての学習不足など

表4 ▶ 感染防御能の欠損と日和見感染微生物

感染防御	感染防御能の欠損	易感染レベル	日和見感染微生物
①解剖学的バリア	◉ 粘膜・皮膚のバリアの破綻 ◉ 正常細菌叢の攪乱	◉ 易感染	◉ 黄色ブドウ球菌、表皮ブドウ球菌、化膿レンサ球菌、緑膿菌、腸内細菌科菌種、カンジダなど
②食細胞（好中球・マクロファージ）	◉ 好中球数の減少 ▶ 500/μL以下 ▶ 100/μL以下 ◉ 好中球数の減少期間 ▶ 数日以内 ▶ 数日以上 ▶ 2週間を超える場合	◉ 易感染 ◉ 重症化（菌血症） ◉ 易感染にならない ◉ 易感染 ◉ 慢性化（真菌など）	
③液性免疫	◉ B細胞の減少 ◉ 低γグロブリン血症 ◉ 血清IgG値500mg/dL以下	◉ 難治化・重症化	◉ 肺炎球菌、インフルエンザ菌、緑膿菌
④細胞性免疫	◉ CD4陽性リンパ球数 ▶ 500/μL以下 ▶ 200/μL以下	◉ 易感染 ◉ 重症化	◉ 結核菌、非定型抗酸菌、レジオネラ、リステリア、クリプトコッカス、コクシジオイデス、ヒストプラズマ、サイトメガロウイルス、単純ヘルペスウイルス、ニューモシスチス・カリニ、クリプトスポリジウム、トキソプラズマ

易感染

症状が起こるメカニズム

2 病態・ケア関連図

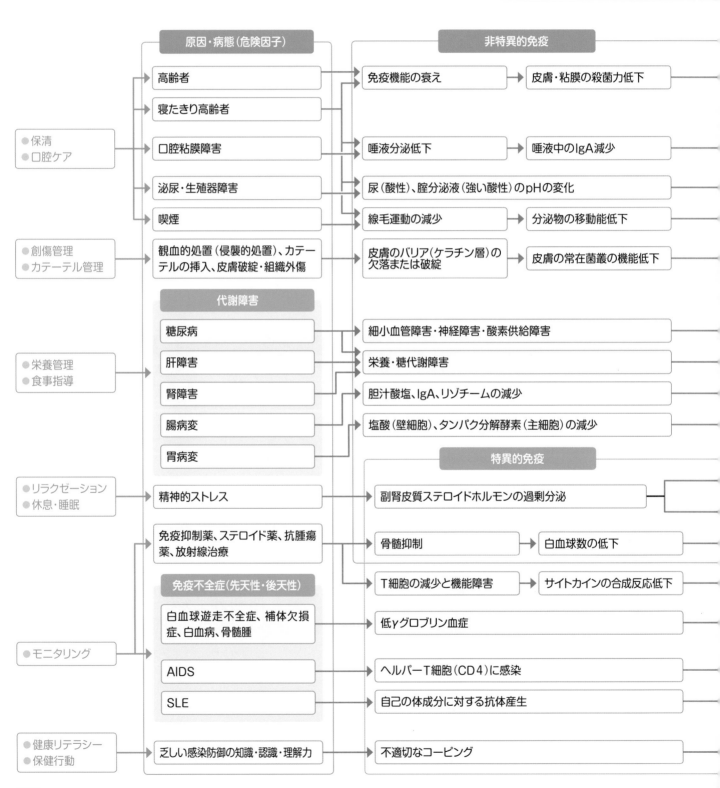

原因・病態（危険因子）

- 高齢者
- 寝たきり高齢者
- 口腔粘膜障害
- 泌尿・生殖器障害
- 喫煙
- 観血的処置（侵襲的処置）、カテーテルの挿入、皮膚破綻・組織外傷

代謝障害

- 糖尿病
- 肝障害
- 腎障害
- 腸病変
- 胃病変

- 精神的ストレス
- 免疫抑制薬、ステロイド薬、抗腫瘍薬、放射線治療

免疫不全症（先天性・後天性）

- 白血球遊走不全症、補体欠損症、白血病、骨髄腫
- AIDS
- SLE

- 乏しい感染防御の知識・認識・理解力

ケア項目（左側）

- ●保清
  ●口腔ケア
- ●創傷管理
  ●カテーテル管理
- ●栄養管理
  ●食事指導
- ●リラクゼーション
  ●休息・睡眠
- ●モニタリング
- ●健康リテラシー
  ●保健行動

非特異的免疫

- 免疫機能の衰え → 皮膚・粘膜の殺菌力低下
- 唾液分泌低下 → 唾液中のIgA減少
- 尿（酸性）、腟分泌液（強い酸性）のpHの変化
- 線毛運動の減少 → 分泌物の移動能低下
- 皮膚のバリア（ケラチン層）の欠落または破綻 → 皮膚の常在菌叢の機能低下

- 細小血管障害・神経障害・酸素供給障害
- 栄養・糖代謝障害
- 胆汁酸塩、IgA、リゾチームの減少
- 塩酸（壁細胞）、タンパク分解酵素（主細胞）の減少

特異的免疫

- 副腎皮質ステロイドホルモンの過剰分泌
- 骨髄抑制 → 白血球数の低下
- T細胞の減少と機能障害 → サイトカインの合成反応低下
- 低γグロブリン血症
- ヘルパーT細胞（CD4）に感染
- 自己の体成分に対する抗体産生

- 不適切なコーピング

280

凡例　　[　] 原因・病態　　[┈] 随伴症状　　[　] 観察項目　　[　] ケア　　──▶ 関連（実在）　　┈┈▶ 関連（可能性）

● 院内感染症対策
　MRSA（メチシリン耐性黄色ブドウ球菌）
　VRE（バンコマイシン耐性腸球菌）

● CDCガイドライン勧告遵守
● スタンダードプリコーション
● 感染ルートの遮断

● 歯みがき・口腔の乾燥時含嗽
● 水やお茶などの摂取
● ビタミンB₂・C摂取

● 全身性炎症性反応症候群（SIRS）
● 心拍数>90分/分
● 体温>38℃または<36℃
● WBC>12000/μLまたは<4000/μLまたは未成熟細胞>10%
● 呼吸数20/分またはPaCO₂<32mmHg

感染症の発生

● 血栓と出血傾向が特徴
● 血小板、フィブリノーゲン減少
● フィブリン分解産物（FDP）の上昇

日和見感染
ハイリスク

前駆症状

全身
┌ 倦怠感
│ 疲労感
│ 脱力感
│ 熱感
└ 軽度の発熱

神経・リンパ節系
┌ 頭痛
│ 頭重感
└ リンパ節腫脹・圧痛

消化器
┌ 食欲不振
│ 胃部膨満感
│ 悪心・嘔吐
└ 便通異常

筋・骨格系
┌ 関節痛
│ 筋肉痛
│ 腰痛
└ こわばり

局所の感染

炎症反応（発赤、腫脹、熱感、疼痛、機能障害）

リンパ節腫脹

口内炎

気道感染、肺炎

尿路感染

腸炎

肛門周囲膿瘍

真菌症

全身の感染

菌血症

敗血症

ショック

播種性血管内凝固症候群（DIC）

多臓器不全（MOF）

口腔内の清浄能の低下

病原菌の上行侵入

肺の浄化能低下

侵入門戸の形成

易感染

食細胞の機能低下

粘膜の殺菌力低下

食細胞の機能抑制

T細胞の機能抑制

好中球減少

B細胞抗体の産生

免疫グロブリン機能低下

ヘルパーT細胞の減少

自己防衛能力の不備

● 坐薬の使用を避ける
● 排便後の洗浄・消毒

● 咳、発熱、膿性痰、胸痛、呼吸困難、X線所見、聴診によりcoarse crackle（コース クラックル）、呼吸音の減弱、間質性肺炎でfine crackle（ファイン クラックル）を認める

● アムホテリシンB含嗽
● 抗真菌薬予防内服

観察項目
● 発症しやすい因子
● 病歴
● フィジカルアセスメント（皮膚、粘膜、リンパ節、脾臓の腫脹など）
● 感染症の前駆症状
● 局所・全身の感染徴候
● 実施されている治療内容と感染防止対策と効果・副作用
● 易感染に対する検査・治療など患者の知識・理解度

● 好中球1000/μL未満：空気清浄器
● 好中球500/μL未満：アイソレーター、個室管理、アスペルギルス性肺炎予防

● 尿道カテーテルは、必要な場合にのみ挿入する
● 手洗い・無菌操作と滅菌された器具によりカテーテルを挿入する
● カテーテルを適切に固定する
● 必要な間だけ留置する
● 無菌的閉鎖式ドレナージを維持する
● 尿検体を無菌操作で採取する
● 尿の流れが妨げられないよう維持する

易感染

病態・ケア関連図

3 観察ポイントとアセスメントの根拠

1 感染症を発症しやすい因子の有無と程度

- 年齢、性別、遺伝的体質、アルコール、喫煙習慣
- 性格、ストレスコーピングパターン、活動と休息（睡眠）、日常生活動作（ADL）、寝たきり
- 皮膚・粘膜障害、口腔の清潔や虫歯の治療状況、嚥下障害、栄養代謝障害
- 身体への侵襲的な処置
- 薬物療法
- 獲得免疫状況（予防接種歴）

- 対象者の感染症を発症しやすい因子の有無と程度を明らかにする。
  - ▶新生児では免疫機構の未熟、正常細菌叢の欠如、高齢者では免疫機構の低下、気道系の粘膜組織の変化などが生じる。寝たきりや嚥下障害、ADLなど身体能力に関連した因子も重要である。
  - ▶女性は、月経前のホルモンの影響により、身体的には片頭痛や下腹部痛など、精神心理的には感情の変化などが生じ、免疫機構が低下する恐れがある。
  - ▶アルコールやタバコは粘膜の刺激となる。アルコールを多く摂るとビタミンB_2が不足し、口内炎になる。
  - ▶IVH（中心静脈栄養）など、留置カテーテルが長期に存在する場合、菌侵入ルートとなっているとみてよい。
  - ▶薬物療法では、長期間にわたる抗菌薬の使用、抗がん薬、免疫抑制薬の使用が免疫機構を低下させる。

2 易感染あるいは感染を示す症状・徴候の有無と程度

- 繰り返される感染症、あるいは回復に時間のかかる感染症
- 発赤、腫脹、疼痛、熱感などの局所症状
- 悪寒、発熱、倦怠感、発汗、悪心・嘔吐、関節痛、筋肉痛などの全身症状

- 対象者の臨床症状の有無と程度をアセスメントする。感染を示す症状・徴候があれば、感染症を疑う。

3 易感染を引き起こす疾患と治療の有無と程度

- **先天性の疾患**：白血球遊走不全症、補体欠損症、先天性低γグロブリン血症、重症複合免疫不全症など
- **後天性の疾患**：白血病、再生不良性貧血、悪性リンパ腫、多発性骨髄腫、AIDS、SLE、サルコイドーシスなど
- **基礎疾患**：糖尿病、肝障害、腎障害（ネフローゼ症候群）、胃腸病変など
- **治療**：抗がん薬、ステロイド薬、免疫抑制薬、放射線療法、長期にわたる抗菌薬の使用など

- 易感染を引き起こす疾患と治療の有無と程度を明らかにし、対象者のケア・指導に活かすことが重要である。

4 感染症の前駆症状の有無と程度

- 倦怠感、疲労感、脱力感
- 頭痛、頭重感
- 食欲不振、胃部膨満感
- 悪心・嘔吐
- 関節痛、腰痛
- 全身のこわばり感

アセスメントの根拠

- 前駆症状とは、なんらかの病原体が生体内に侵入・増殖し、その結果、宿主の免疫反応が引き起こされ、症状として出現したものである。
- 対象者が前駆症状を発症した場合、感染症への罹患が考えられる。感染の初期徴候を早期に発見し、対処する必要がある。

5 感染徴候のフィジカルアセスメント*と検査

*頭から爪先まで

- 視診→聴診→打診→触診の順に行う。
  - 視診：皮膚、粘膜の状態（口腔、鼻腔、結膜、涙器）、外耳道、鼓膜、髄膜刺激症状
  - 聴診：胸部、腹部での分泌物、体液の貯留の有無
  - 打診：胸部、腹部での体液貯留の有無、前頭洞・上顎洞（副鼻腔）の痛み
  - 触診：脾臓、リンパ節の腫脹の有無と程度（**図2**）、腹部、肛門周囲
- 検査
  - 血液検査（**表5**）、骨髄穿刺、リンパ節生検など

アセスメントの根拠

- フィジカルアセスメントにより、感染徴候の有無をアセスメントする。特に、口腔内の清潔状態（舌苔、歯肉出血、虫歯の治療）の観察は、口内炎の早期発見や治療、歯みがきなど、口腔ケアの意識化・習慣化が促進でき、肺炎などの感染予防に寄与できる重要な視点である。
- 日ごろから、粘膜の乾燥や全身のこわばり、リンパ節の腫れなどの易感染徴候をモニターし、ストレス回避などの方法を身につけることが重要である。セルフケアとしてこれらに対処できる点をともに考える機会ともなる。
- 血液検査の結果、感染防御能が低下する基礎疾患が疑われる場合、必要に応じて骨髄穿刺、リンパ節生検が行われる。検査の介助を行い、検査結果の把握に努める必要がある。

図2 頭・頸部リンパ節のフィジカルアセスメント

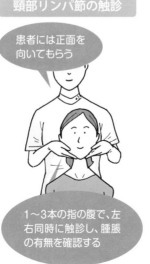

リンパ系の走行とリンパ節

- 耳介後リンパ節
- 耳介前リンパ節
- 後頭リンパ節
- 扁桃リンパ節
- 顎下リンパ節
- 深頸リンパ節
- おとがい下リンパ節
- 後頸リンパ節
- 鎖骨上リンパ節
- 浅頸リンパ節
- 鎖骨下リンパ節

頸部リンパ節の触診

患者には正面を向いてもらう

1～3本の指の腹で、左右同時に触診し、腫脹の有無を確認する

表5 易感染の指標となるデータ

検査項目	基準値
赤血球（RBC）	男性430〜570×10^4/μL 女性380〜500×10^4/μL
ヘモグロビン（Hb）	男性13.5〜17.5g/dL 女性11.5〜15.0g/dL
ヘマトクリット（Ht）	男性39〜52　女性34〜44%
血小板数（PLT）	15〜34×10^4/μL
白血球数（WBC）	4,000〜8,000/μL（成人）
白血球分画 リンパ球	30〜45%/WBC
好中球数	500/μL以上（40〜60%/WBC）
総タンパク（TP）	6.7〜8.3g/dL
アルブミン（Alb）	3.8〜5.3g/dL
血糖（BS）	70〜109mg/dL
C反応性タンパク（CRP）	定量：0.30mg/dL未満
補体価 （補体50%溶血単位：CH$_{50}$）	CH$_{50}$：30U/mL以下（低値）、 45U/mL以上（高値）

易感染

観察ポイントとアセスメントの根拠

6 感染症の悪化の有無と程度

- 前駆症状の悪化と程度、局所の感染の症状や炎症の5徴候（発赤、腫脹、熱感、疼痛、機能障害）の観察
- 肺炎、尿路感染、腸炎など
- 検査所見：熱型、白血球像、CRP（C reactive protein：C反応性タンパク）、胸部X線写真、循環機能、肝・腎機能、ショック状態、出血傾向
- 必ずバイタルサインをチェックする（頻脈、頻呼吸）。

アセスメントの根拠

- 易感染の場合、感染症を発症すると、菌血症や敗血症などに悪化したり、重症化したりする可能性が高い。発熱の熱型からいくつかの疾患が予測できることもある。38〜40℃以上の発熱が続く場合、血液培養などを行い、原因菌を特定する。必ずしも発熱をみない敗血症も存在するので、ショック状態（血圧低下・低体温）時も採血を行う。頸静脈の虚脱があり、頻呼吸であれば敗血症を疑う。

7 実施されている治療内容と感染防止対策の効果・副作用

- 原因疾患に対する治療
- 免疫不全を引き起こす不足因子の補充
- 生活指導、薬物療法など

アセスメントの根拠

- 今後のケア・指導のために、現在行われている治療内容を把握する必要がある。
- 白血病治療後の好中球減少時（500/μL以下）に発熱をみた場合（febrile neuropenia）、血管ルートのカテーテル挿入部からの感染（敗血症）、肺炎、口腔内感染、消化管感染、肝脾膿瘍、肛門周囲膿瘍などが原因であることが多い。

8 易感染に対する検査・治療などの患者の知識・理解度

- 易感染に対する検査・治療に関する知識・理解度
- ヘルスリテラシー：健康情報を入手し、理解し、評価し、活用するための知識、意欲、能力であり、それによって、日常生活におけるヘルスケア、疾病予防、ヘルスプロモーションについて判断したり意思決定をしたりして、生涯を通じて生活の質を維持・向上させることができるもの

アセスメントの根拠

- 易感染にある患者は、日和見感染だけではなく、外因性の感染の危険性も高い。したがって、含嗽、手洗い、皮膚や粘膜の清潔の保持を対象者自身が心がけて行う必要がある。対象者がどの程度理解しているかを把握し、あわせて必要な知識・技術を指導していく。
- 「健康増進法」にある医療職としての看護師の役割を十分に認識し、健康に関して学習する患者を長期的に支援する視点をもつことが大切である。

4 看護計画の立案

◆期待される結果（看護目標）設定のポイント

- 感染を起こさない。
- 感染を防止できるように生活環境を調整し、清潔に関する行動を習慣化できる。
- 感染の前駆症状、局所および全身の感染を早期に発見し、悪化を防ぐ。

◆看護計画

計画	根拠・留意点
観察計画 O-P ❶ 感染症を発症しやすい因子の有無と程度 ❷ 易感染あるいは感染を示す症状・徴候の有無と程度の変化 ❸ 易感染を引き起こす原因の増減 ❹ 感染症の前駆症状の有無と程度 ❺ 感染症の悪化の有無と程度 ❻ 易感染に対する診察と検査結果の変化 ❼ 実施されている治療内容や感染防止対策の効果・副作用 ❽ 易感染に関する検査・治療などの患者の知識・理解度 ➡O-Pの細かい項目については「2 病態・ケア関連図」の観察項目、前駆症状、感染症の発生、「3 観察ポイントとアセスメントの根拠」を参照	左記の項目を観察することにより、易感染の程度や原因を明らかにできる。また、治療効果や、患者が目標に近づいているかを判断する情報となる。
ケア計画 C-P ❶ 感染源からの隔離（p.286**表6**）[2] ● 面会制限（感染症に罹患する可能性のある面会人との接触は厳禁） ● 衛生学的手洗い➡「5 看護ケア」を参照 ● 隔離 ● 動植物との接触制限 ● 必要に応じた低菌食の提供 ❷ 排出された病原体の滅菌・消毒 ● 糞便、尿、血液、膿、喀痰、鼻汁などで汚染された器具やリネンの適切な消毒	● ヒト、空気、動植物、食物、排泄物など、あらゆるものが感染源になる危険性がある。看護者が媒介とならないよう、十分に手洗いを行う必要がある。 ● 必要に応じて、低菌食（生物、生野菜を排除）を提供する。

計画	根拠・留意点
❸ 病原体の伝播防止（周囲の環境を清潔に保つ） ● 病室内の清掃、洗面台などの湿潤環境の清掃 ● 使用物品・器具の清掃 ● 衛生的な衣服の着用 ● 媒介動物の駆除など	● 湿潤した環境からは菌や微生物が高率に検出される。患者のベッド周囲など、高頻度接触面についても微生物繁殖の原因となる。
❹ 生体への病原体侵入の防止 ➡「5 看護ケア」を参照 ● 身体の清潔保持 ● 身体への侵襲的処置を最小限にし、厳密な無菌操作で実施する。 **❺ 患者の感染に対する抵抗力強化のための生活調整** 　**➡「5 看護ケア」を参照** ● 衛生的に調理された高カロリー・高タンパクの食事摂取。 ● 心身の安静 ● 皮膚・粘膜の損傷防止 ● 皮膚・粘膜、呼吸器、消化器、泌尿器、生殖器などがもつ生体防御機能の低下を防止、あるいは強化	● 生体と外界のバリアである皮膚・粘膜を清潔に保つことで、病原体の侵入、定着、増殖を阻止することができる。しかし、常在菌叢から日和見感染を発症する場合もあるので、清拭、入浴、手洗い、口腔ケアを習慣化することが必要である。 ● アミノ酸、タンパク質の低下は、補体の結合能力を弱めたり、食細胞のはたらきを弱める。 ● 病原体の侵入口となる傷をつけないように注意する。

ケア計画 C-P

❶ 前記の観察項目のうち、主観的情報を報告できるように指導する。特に、感染症の前駆症状など、わずかな徴候でも報告できるように指導する。➡「3 観察ポイントとアセスメントの根拠」を参照 **❷ 感染を予防するため、また感染に対する抵抗力を増強させるための生活調整や隔離について、患者・家族に説明する。➡「5 看護ケア」を参照**	● 報告された主観的情報は、感染の早期発見、早期治療のために大切な情報となる。 ● 患者を感染から守るためには、周囲の人々の知識と協力が必要である。目的や方法、期間などについて、わかりやすく説明する。

教育計画 E-P

表6 拡大予防策Expanded Precautionsの勧告の要約より

カテゴリー	項目
接触予防策	● 個室（望ましい） ● 患者とケア環境とのすべての接触には手袋 ● すべての患者接触にアイソレーションガウン
飛沫予防策	● 個室（望ましい） ● 患者の3フィート以内ではサージカルマスク ● SARS患者の3フィート以内ではゴーグル
空気感染隔離	● 周囲の区域に対して陰圧監視され、時間あたり6～12回換気の個室 ● 空気を戸外に適切に排出するか、室内の空気を再循環前に高性能フィルターにかける ● 入退室以外はドアを閉める ● 感染性肺あるいは喉頭結核、漏出する結核皮膚病変、SARS、水痘、ウイルス性出血熱の患者の部屋に入るときはNIOSH認可の呼吸防御（たとえば、N95マスク）

呼吸器衛生／咳エチケット
● 気道分泌物を封じ込める次の方法が、呼吸器感染症の徴候・症状のあるすべての人に推奨される
● 咳やくしゃみのときには口／鼻を覆う
● 気道分泌物を封じ込めるためにティッシュを使い、使用後は最寄りのゴミ箱に廃棄する
● 気道分泌物やその汚染物・物品との接触後は、手指衛生を実行する（たとえば、非抗菌石けんと水、アルコール擦り込み製剤による手洗い、あるいは消毒剤による手洗い）
● 医療施設は、呼吸器衛生／咳エチケットを遵守するための物品を待合室に置いて利用できることを保証する
● ティッシュや使用後のティッシュを廃棄するためのノンタッチのゴミ箱を供給する
● アルコール擦り込み製剤を使いやすい場所に配置する。洗面台のあるところでは、手洗い用品（たとえば、石けん、ペーパータオル）が常に利用できることを保証する

第19回日本環境感染学会総会　Meet The Expert 1 Standard Precaution, 2004.

5 看護ケア

衛生学的手洗い（図3、4）

● 看護者が感染源の媒介とならないよう、処置の前後には十分に手洗いを行う必要がある。

図3 ラビング法（擦式消毒用アルコール製剤による手洗い）

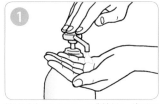
① 擦式消毒用アルコール製剤を、片手に規定量とる。

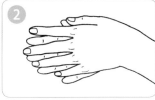
② 手指の全表面にくまなく広げる。

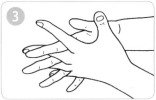
③ 指を交差させて指間にすり込む。

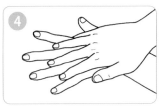
④ 手背にすり込む。

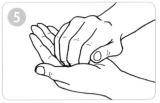
⑤ 指先を立ててすり込む。

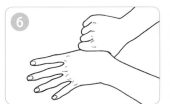
⑥ 母指をねじるようにすり込む。

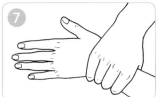
⑦ 手首にすり込む。

図4 スクラブ法（流水による手洗い）

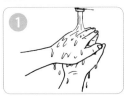
① 流水で両手を濡らす（温水は手荒れをまねくので避ける）。

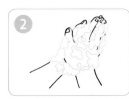
② 片手に消毒薬配合の製剤を規定量とり、全表面にわたるように15秒以上、両手を強くすり合わせながら、十分に泡立てる。

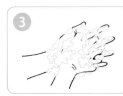
③ 指を交差させて指間を洗う。

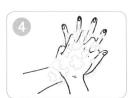
④ 手背を洗う。

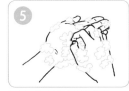
⑤ 手掌で指先を立てて洗う。

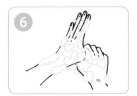
⑥ 母指をねじるようにして洗う。

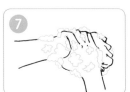
⑦ 手首を洗う。

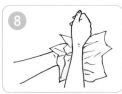
⑧ 流水で手をすすぎ、ペーパータオルで拭きとり、完全に乾かす。

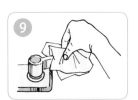
⑨ 使用したペーパータオルを使って蛇口を閉める。

病原体侵入の防止

- 生体のバリアである皮膚・粘膜を清潔に保ち、病原体の侵入、定着、増殖を阻止する。
- 口腔ケア（**図5**、**6**、**7**）[3]は、食物残渣や歯垢（プラーク）除去目的で、毎食後と寝る前の、4回/日実施する。
- 侵襲的処置がなされている場合、厳密な無菌操作で管理する（**図8**）。
- 尿道カテーテルは必要な場合にのみ挿入する。手洗い

- 無菌操作と滅菌された器具によりカテーテルを挿入する。
- 尿道カテーテルを適切に固定する（p.246**図13**）。必要な間だけ留置し、無菌的閉鎖式ドレナージを維持する（**図9**）。
- 尿検体を無菌操作で採取する。尿の流れが妨げられないよう維持する。

図5 歯ブラシの持ち方とブラッシングの順序

歯ブラシの持ち方

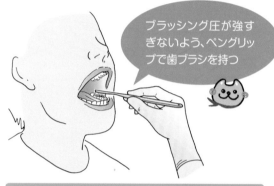

ブラッシング圧が強すぎないよう、ペングリップで歯ブラシを持つ

ブラッシングの順序

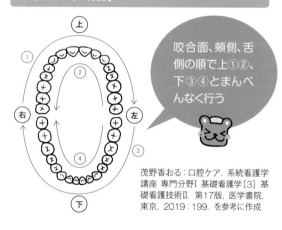

咬合面、頬側、舌側の順で上①②、下③④とまんべんなく行う

茂野香おる：口腔ケア. 系統看護学講座 専門分野I 基礎看護学[3] 基礎看護技術II. 第17版, 医学書院, 東京, 2019：199. を参考に作成

図6 ブラッシングの方法

スクラビング法

- 歯ブラシを歯の表面に対し垂直にあて、小刻みに振動させる。
- 歯の表面の汚れを落とす。

バス法

- 歯ブラシを歯と歯肉の境目にあて、小刻みに振動させる。
- 境目の汚れを落とすとともに、歯肉へのマッサージ効果がある。

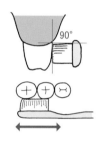
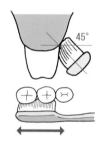

ローリング法

- 歯ブラシを歯と歯肉の境目にあて、歯の方向にローリングするようにあてる。
- 歯の表面と歯肉の境目の汚れを落とす。

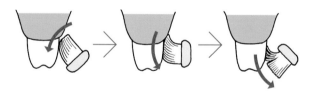

茂野香おる：口腔ケア. 系統看護学講座 専門分野I 基礎看護学[3] 基礎看護技術II. 第17版, 医学書院, 東京, 2019：197-200. を参考に作成

図7 舌苔の除去

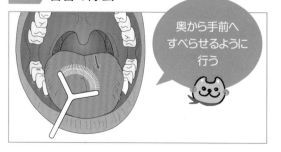

奥から手前へすべらせるように行う

図8 創傷・カテーテル刺入部の管理

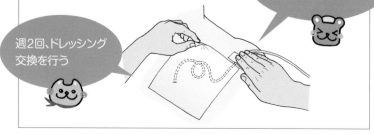

ドレッシング材が剥がれかけていたら、すぐに消毒・交換する

週2回、ドレッシング交換を行う

図9 細菌の侵入経路

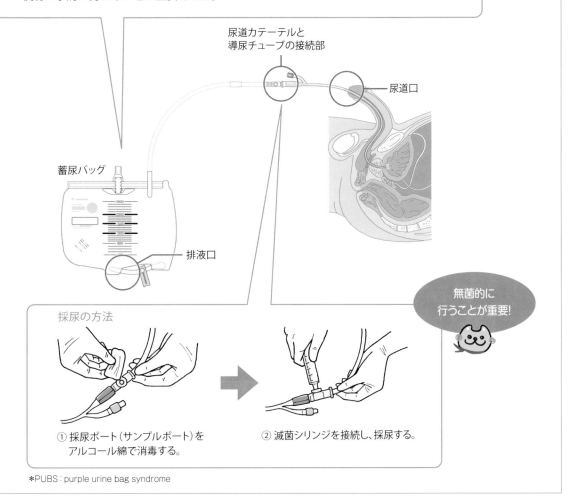

紫色蓄尿バッグ症候群（PUBS*）

● 尿路感染症と便秘を併発すると、蓄尿バッグやカテーテルが紫色に変色する場合がある。

● 食事由来のトリプトファン（必須アミノ酸）が、便秘で増殖した腸内細菌や尿路で感染した細菌によって青や赤の色素に変化する。

● 便秘の予防に努めることが重要である。

尿道カテーテルと
導尿チューブの接続部

尿道口

蓄尿バッグ

排液口

無菌的に
行うことが重要!

採尿の方法

① 採尿ポート（サンプルポート）を
アルコール綿で消毒する。

② 滅菌シリンジを接続し、採尿する。

*PUBS：purple urine bag syndrome

感染に対する抵抗力強化のための生活調整

①栄養・食事管理

高タンパク・高カロリー

● 高タンパク、高カロリーを心がける。生体の免疫をつかさどる皮膚バリアや免疫細胞の材料となるのは、すべてアミノ酸などのタンパク質である。

● 肉や魚、乳製品、大豆製品などのほか、必要な栄養素をバランスよく摂取することが重要である（p.290**図10**）。

ビタミンB₂

● ビタミンB_2は、粘膜を健康に保つはたらきがある。赤身の魚やレバー、豚肉、卵や緑黄色野菜などに含まれる。

● 成人男性で1.5〜1.6mg、女性1.2mg程度が1日の摂取量の推奨量といわれる。

● 焼き鳥のレバー1本に0.72mg、牛乳1本に0.32mg、卵1個に0.22mg、納豆1パックに0.22mg含まれている。つま

り、魚介類、牛乳、乳製品、卵などを1日3〜4品食べると自然に必要量摂取できていることになる。

● しかし、ビタミンB₂は水溶性であり、余分に摂取されたものは排泄されるため、毎日摂取することが大切である。

ビタミンC・A

● ビタミンCとビタミンAは、身体の抵抗力を強化するので、飲酒や喫煙習慣のある人は特に多く摂取する必要がある。

● 口内炎などが発症している際は、柑橘系のビタミンCは酸味が強く、患部にしみて食べにくいので、酸味の少ないイチゴやキウイやブロッコリーなど、食べやすい

ものを選ぶとよい。

乳製品

● プロバイオティクスの考え方から、日ごろから腸内細菌を整えるためにヨーグルトなどの乳製品も積極的に摂取するとよい。

②心身のリラクゼーション

● ゆったりとした場所で深呼吸やストレッチを行うことや、リラックスする音楽や森林浴なども有効とされている（バイオフィードバックが有効である）。

図10 食事バランスガイド

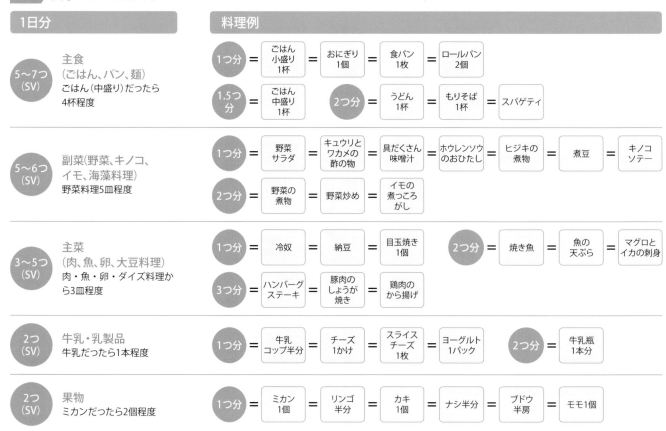

※SVとはサービング（食事の提供量の単位）の略。
　厚生労働省・農林水産省決定

不眠

宮川　操

どんな症状?

睡眠とは、人間や動物の内部的な必要から発生する意識水準の一時的な低下現象であり、必ず覚醒可能なことと定義されている。

睡眠には心身の疲労を回復するはたらきがあり、睡眠時間の不足や睡眠の質の悪化は健康上の問題や生活に支障が生じてくる。さらには、生活習慣病のリスクにつながる。

不眠とは主観的な症状であり、「眠ろうとしているのに眠れず、苦痛を感じること」「日常の睡眠で休養がとれないと感じること」である。

不眠とは、睡眠の開始と持続、一定した睡眠時間帯、あるいは眠りの質に繰り返し障害が認められ、眠る時間や機会が適当であるにもかかわらずこうした障害が繰り返し発生して、その結果何らかの昼間の弊害がもたらされる状態と定義されている。

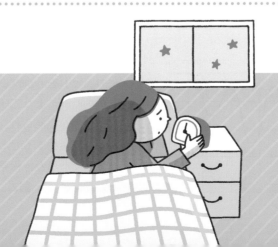

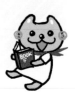

睡眠のメカニズム

- 人間が毎日規則正しい睡眠リズムを繰り返すのは、恒常性維持のしくみ（時刻非依存性、ホメオスタシス調節方式）と体内時計のしくみ（時刻依存性、概日リズム調整方式）という2つのメカニズムによって成り立っている。

①恒常性維持のしくみ

- 恒常性維持のしくみは、睡眠の長さや質を調節する中枢の神経機構である。
- 脳は先行する断眠時間（眠らずにいる時間）の長さによって睡眠の質と量を調節する。断眠時間と睡眠欲求との間には強い相関関係があり、徹夜で起きていた翌日の夜は睡眠時間が深く、長くなるという「はねかえり現象（反跳睡眠）」が出現する。
- 睡眠の種類にはノンレム（non rapid eye movement：NREM）睡眠とレム（rapid eye movement：REM、急速眼球運動）睡眠の2つがある。
- ノンレム睡眠は睡眠周期の前半に現れ、睡眠の深さにより1～4段階に分類されている（**図1**）。眠りが深くなるにつれて脳波もゆったりした動きに変化（徐波化）する。また、成長ホルモンの分泌や免疫増強作用、タンパク質の合成の促進がみられ、身体の疲労回復と修復機能が活発になる。
- レム睡眠は睡眠周期の後半に現れ、脳は覚醒時と似た脳波（賦活脳波）で浅い睡眠である。夢を見るのはこのレム睡眠のときと考えられており、覚醒している昼間に体験した内容を記憶としてとどめる役割もある。
- ノンレム睡眠とレム睡眠はひと晩に4～5回、交互に繰り返される。朝方になるにつれてノンレム睡眠は浅くなる。
- 24時間の睡眠と覚醒のパターンは年齢によって変化する。新生児は約3時間ごとの多相性睡眠（1日に何回も眠る）であり、2歳以上になると70分周期を示すようになり、小児期後期になると90分周期となり、成人になると90～120分になる。

②体内時計のしくみ

- 体内時計のしくみは、睡眠のタイミングを調節する機構である。
- 脳内に存在する体内時計によって、1日を単位とするリズム現象として睡眠は管理されている。
- 体内時計は約25時間の周期（サーカディアンリズム）で活動と休息のリズム信号を出しており、24時間周期で変化する外部環境とは毎日約1時間のズレが生じている。このズレは「光因子」である光環境と、「非光因子」である社会生活を営む生活環境（食事、運動、仕事や勉強など）の同調因子でリセットされる。
- 光信号が網膜から入り、生体時計としての役割を果たす視交叉上核へ伝達されて、このズレがリセットされる。また、朝食で摂取した必須アミノ酸（トリプトファン）は昼間に太陽光を浴びることでセロトニンに合成され、ヒトを活動的にする。
- 体内時計によってリセットされた時刻から12～13時間は代謝が高められ、血圧・脈拍が高めに保持され、覚醒して活動するのに適した状態になる。14～16時間後に暗くなると、松果体からメラトニンが分泌され睡眠が促進される（**図2**）。

図1 **睡眠・覚醒のリズム**

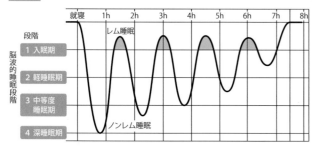

図2 ▶ サーカディアンリズムの1日パターン

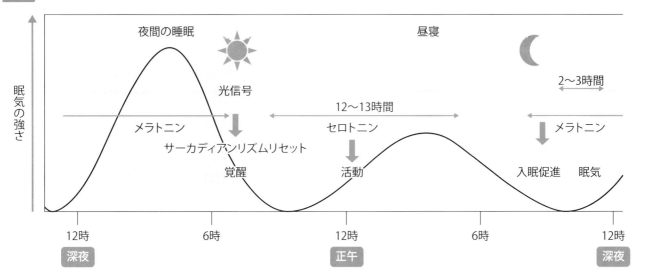

不眠が起こるメカニズム

「睡眠のメカニズム」で述べたように、恒常性維持のしくみ（疲れたから眠る）と体内時計のしくみ（夜になると眠る）の2つのしくみにより眠気は起こるが、これが崩れると不眠を引き起こす原因となる。

①メラトニン分泌量の減少

メラトニンは体内時計にはたらきかけ、覚醒と睡眠を切り替え、自然な眠りを誘う作用があり、「睡眠ホルモ

ン」と呼ばれている。

メラトニンは夜間に多く分泌される（図3）。日中に太陽光を受ける量が少ない人や夜間に人工の光、特に蛍光灯やLEDの青い光を多く受ける人は、メラトニンが分泌される時間がずれたり、分泌量が減少する。また、加齢によってもメラトニンの分泌は減少する（図4）。

メラトニンの分泌が減少すると、体内時計に休息の時刻が伝わらず、睡眠覚醒リズムが乱れる原因となる。

図3 ▶ メラトニンの分泌量と時刻の関係

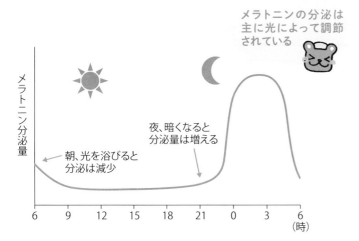

図4 ▶ メラトニンの分泌量と年齢の関係

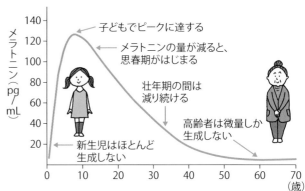

図3、4は、武田薬品工業ホームページ「体内時計と睡眠のしくみ」を参考に作成
https://www.tainaidokei.jp/mechanism/3_3.html （2021年4月15日アクセス）

②自律神経の乱れ

- 自律神経は人間の恒常性にかかわる神経で、交感神経と副交感神経の2つに分類される。
- 目覚める前から徐々に交感神経が高まり、目覚めと同時に交感神経が優位となり、昼間は活動的に過ごすことができる。夜になると副交感神経に移行し、寝入るときには副交感神経が優位になる。
- これが睡眠・覚醒と自律神経の理想的な関係であるが、過度なストレス、間違った食事、寝る直前の運動や入浴、寝る前にパソコンやテレビによって強い光を浴びることなどにより、このバランスが崩れて不眠となる（図5）。
- 従来の不眠は、精神生理性不眠が多かったが、近年は現代型不眠が増加している（図6）。現代型不眠とは、長い間体内時計の乱れた状態が続くために起こる。
- 不眠が起こるメカニズムについては、まだ十分解明されておらず、さまざまな学説がある（表1、2）。
- 不眠は身体疾患との関連も深く、不眠のリスクが増加するとの報告もある（表3）。

表1 不眠の原因

1. 身体的原因	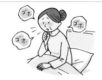	疾患によって生じる疼痛、発熱、瘙痒感、咳嗽、呼吸困難、悪心・嘔吐、心悸亢進、夜間頻尿など、種々の身体症状により直接睡眠を妨げたり、それらによる精神的不安から不眠を起こす。
2. 生理学的原因	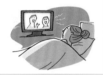	時差ボケ、環境変化などの環境因子は大脳や脳幹網様体に対する求心性の刺激因子となり睡眠に影響を与える。 夜型の生活リズムや夜勤・時差勤務などの労働形態では、体内時計である睡眠・覚醒のリズムを障害する。 安静療法、身体拘束など、安静に伴う運動不足は脳や筋肉の疲労を少なくし、サーカディアンリズムを狂わせて不眠をまねく。
3. 心理学的原因		精神的興奮や緊張、不安・恐怖などの感情の高ぶりやストレスは、視床下部と大脳辺縁系にある情動中枢を刺激し、この興奮が覚醒中枢を刺激する。
4. 精神学的原因		うつ病、統合性失調症、神経症、認知症、せん妄などが原因で、精神的葛藤などによる不安・緊張が、大脳や脳幹網様体を刺激するために起こる。
5. 薬理学的原因		アルコールやタバコを多飲・多用すると交感神経活動を刺激し、不眠を生じる。 不眠治療のために長期にわたって睡眠薬を使用すると、薬物に対する耐性を生じ、逆に強い睡眠障害を起こすことがある。このような患者が急激に薬物を中断すると禁断（離脱）症状として強い不眠、不安、焦燥が現れ、さらには悪夢なども出現する。

表2 不眠が起こるメカニズム

1. 脳幹網様体によるコントロール不良	外界からの刺激などにより脳幹網様体のはたらきが低下せず、覚醒状態となり睡眠不良となる。
2. 視床下部にある体内の生体リズムの乱れ	睡眠と覚醒のリズムに変化が生じ、夜間に不眠状態となる。
3. 体液性因子の影響	アドレナリン・セロトニンは脳幹網様体や視床下部のはたらきに関係し、睡眠に影響を与える。

表3 不眠をもたらす疾患

脳神経疾患	甲状腺疾患
糖尿病	睡眠時無呼吸症候群
慢性腎不全	うつ病などの精神疾患
慢性閉塞性肺疾患	むずむず脚症候群
高血圧	（レストレスレッグ症候群）
心不全	夜間ミオクローヌス
副腎疾患	瘙痒性皮膚疾患　など

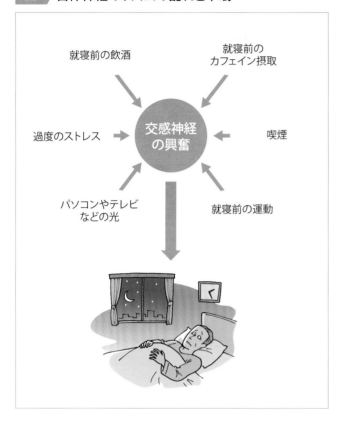

図5 ▶ 自律神経のリズムの乱れと不眠

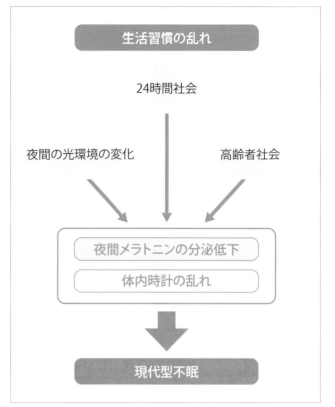

図6 ▶ 現代型不眠

武田薬品工業ホームページ「体内時計と睡眠のしくみ」を参考に作成
https://www.tainaidokei.jp/about/index.html
https://www.tainaidokei.jp/cure/6_2.html （2021年4月15日アクセス）

不眠の分類

不眠の持続時間により一過性不眠、短期不眠、長期不眠に分けられる。また、不眠症状の訴えにより入眠障害、中途覚醒、早朝覚醒、熟眠障害に分けられる（**表4**）。

表4 ▶ 不眠の分類・症状

分類		症状
持続時間による分類	一過性不眠	旅行による時差ぼけや過度の緊張や不安により数日眠れない 比較的生理的な不眠
	短期不眠	ストレスや転職・死別などのライフイベント、人間関係の変調などにより数週間にわたり眠れない
	長期不眠	持続する心理的・精神的要因、うつ病や不安障害などの精神疾患や慢性の内科的疾患、薬物などにより1か月以上眠れない 慢性的な不眠
症状による分類	入眠障害	夜間なかなか入眠できず、寝つくのに普段より2時間以上かかる
	中途覚醒	いったん寝ついても、夜中に目が覚めやすく、2回以上目が覚める
	早朝覚醒	朝、普段よりも2時間以上早く目が覚めてしまう
	熟眠障害	朝、起きたときにぐっすり眠った感じが得られない

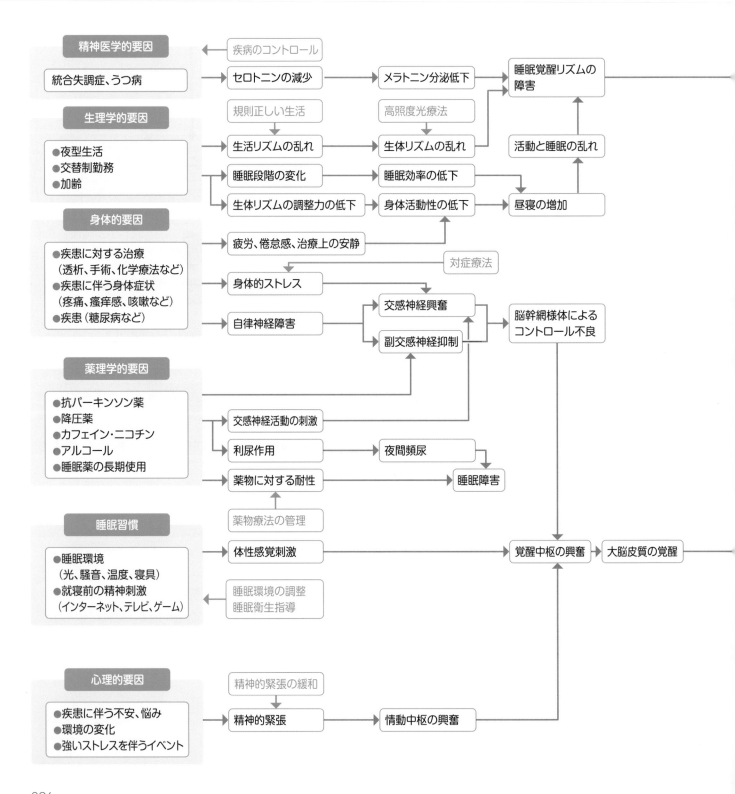

精神医学的要因

統合失調症、うつ病

疾病のコントロール

セロトニンの減少 → メラトニン分泌低下 → 睡眠覚醒リズムの障害

生理学的要因

- 夜型生活
- 交替制勤務
- 加齢

規則正しい生活

生活リズムの乱れ → *高照度光療法* → 生体リズムの乱れ

活動と睡眠の乱れ

睡眠段階の変化 → 睡眠効率の低下

生体リズムの調整力の低下 → 身体活動性の低下 → 昼寝の増加

身体的要因

- 疾患に対する治療（透析、手術、化学療法など）
- 疾患に伴う身体症状（疼痛、瘙痒感、咳嗽など）
- 疾患（糖尿病など）

疲労、倦怠感、治療上の安静

対症療法

身体的ストレス

自律神経障害 → 交感神経興奮 / 副交感神経抑制 → 脳幹網様体によるコントロール不良

薬理学的要因

- 抗パーキンソン薬
- 降圧薬
- カフェイン・ニコチン
- アルコール
- 睡眠薬の長期使用

交感神経活動の刺激

利尿作用 → 夜間頻尿

薬物に対する耐性 → 睡眠障害

薬物療法の管理

睡眠習慣

- 睡眠環境（光、騒音、温度、寝具）
- 就寝前の精神刺激（インターネット、テレビ、ゲーム）

体性感覚刺激 → 覚醒中枢の興奮 → 大脳皮質の覚醒

睡眠環境の調整 睡眠衛生指導

心理的要因

- 疾患に伴う不安、悩み
- 環境の変化
- 強いストレスを伴うイベント

精神的緊張の緩和

精神的緊張 → 情動中枢の興奮

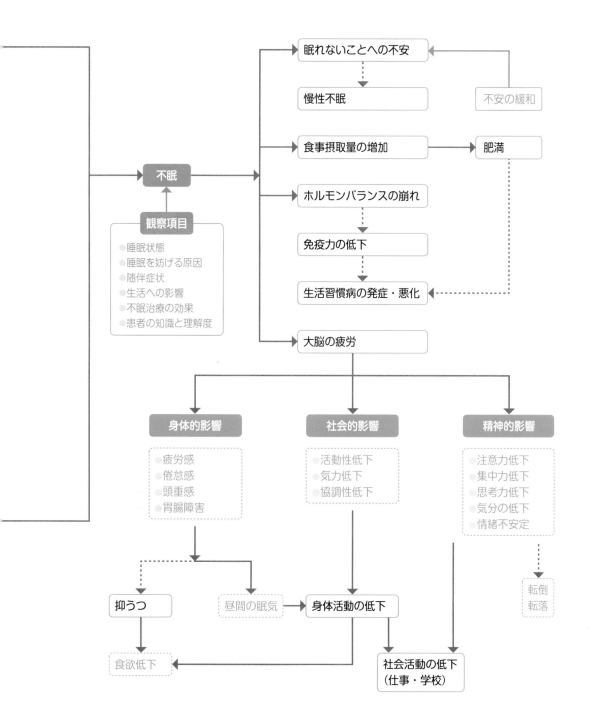

凡例　☐ 原因・病態　┆┆ 随伴症状　☐ 観察項目　☐ ケア　──▶ 関連（実在）　----▶ 関連（可能性）

眠れないことへの不安
慢性不眠
不安の緩和
食事摂取量の増加　→　肥満
ホルモンバランスの崩れ
免疫力の低下
生活習慣病の発症・悪化
大脳の疲労

不眠

観察項目
●睡眠状態
●睡眠を妨げる原因
●随伴症状
●生活への影響
●不眠治療の効果
●患者の知識と理解度

身体的影響
●疲労感
●倦怠感
●頭重感
●胃腸障害

社会的影響
●活動性低下
●気力低下
●協調性低下

精神的影響
●注意力低下
●集中力低下
●思考力低下
●気分の低下
●情緒不安定

転倒
転落

抑うつ　昼間の眠気　身体活動の低下

食欲低下　社会活動の低下（仕事・学校）

3 観察ポイントとアセスメントの根拠

1 現在の睡眠の状況

- 睡眠覚醒リズム：起床・就床時刻、入眠状態、睡眠時間、夜間の覚醒回数と状況、早朝覚醒の有無、昼寝の有無と時間帯・長さなど。
- 主観的睡眠感：熟眠感、不眠感、寝つき、本人にとって理想的睡眠時間など。
- 不眠の期間

アセスメントの根拠

- 不眠の訴えと睡眠状況を把握し、睡眠の量と質を評価する。
- 睡眠の問題（不眠の種類）を特定する。
- 不眠は主観的なものであるため、本人の睡眠に関する訴えをよく聞き、精神的にも満足した睡眠が得られているか判断する。

2 入院前（健康時）の睡眠パターン

- 睡眠覚醒リズム：起床・就床時刻、入眠状態、睡眠時間、夜間の覚醒回数、早朝覚醒の有無、昼寝の有無と時間帯・長さ。
- 主観的睡眠感：熟眠感、不眠感、寝つき、本人にとって理想的睡眠時間など。
- 睡眠環境と睡眠儀式：睡眠薬の服用の有無と服用時間。

アセスメントの根拠

- 入院前の睡眠習慣、睡眠特性を明らかにし、その患者の平常時の睡眠パターンと比較することで現在の睡眠の状態を評価する。

3 睡眠を妨げる原因の有無

- 睡眠時の環境：寝室環境（光・音・温度など）、寝床環境（寝具・枕の種類）。
- 生理学的要因：生体リズムの障害、環境変化、活動量と疲労度。
- 身体的要因：疾病によって生じる疼痛、咳嗽、熱感、瘙痒感、呼吸異常、夜間頻尿、下痢、悪心・嘔吐、同一体位の保持など。
- 心理的ストレス：病気に伴う不安、心配、悩み、精神的興奮や緊張、強いストレスを伴うイベント。
- 睡眠に影響する疾患
- 睡眠に影響する薬剤など：睡眠薬、抗パーキンソン薬、降圧薬、脂質異常症治療薬、抗ヒスタミン薬、ステロイド薬、気管支拡張薬、抗てんかん薬、インターフェロン、アルコール、タバコ、カフェインなど。

アセスメントの根拠

- 不眠の原因・誘因を明らかにし、原因に応じた援助を行うことが大切である。
- 睡眠に適した環境が確保できているかどうかを判断する。環境は大脳、脳幹網様体に対する求心性の刺激因子となり、睡眠に影響を与える。
- 活動と休息のバランスを評価する。入院などにより、生活リズムや環境に変化が起こることで生体リズムが乱れ不眠の原因となる。昼寝の増加や活動量が低下していないかなどを判断する。
- 睡眠を妨げる原因を特定する。睡眠を妨げる疾患・症状および薬剤の有無を確認し対処することが必要である。また、病気や治療に伴う不安、仕事の継続や入院費など経済的な心配なども不眠の原因となるため、身体面だけでなく社会心理的側面も評価する。

4 随伴症状の有無と程度

- 身体的影響：顔色不良（土気色）、悪心・嘔吐、めまい、頭重感、頭痛、日中の眠気、食欲不振、倦怠感、脱力感、疲労感、感覚機能の低下など。
- 精神的影響：注意力・集中力・思考力・記憶力の低下、情緒不安定、消極性、表情の硬さ、不機嫌、イライラなど。
- 社会的影響：仕事・学業などにおける効率の低下、人間関係の狭小化、活動性の低下、気力の低下など。

アセスメントの根拠

- 不眠が持続すると大脳の十分な休息がとれず、大脳が疲労してくる。そのため疲労や集中力の低下など、さまざまな随伴症状が現れる。

5 不眠に付随する生活上の影響の有無

- 日常生活の遂行能力低下、QOLの低下
- 心身の疲労や抵抗力の低下による疾病の発生・悪化・回復遅延
- 転倒などの事故、ミス

アセスメントの根拠

- 不眠が持続すると、集中力や思考力の低下、情緒不安定となり、社会活動（仕事・勉強）や生活の質が低下するとともに事故のリスクも高まる。
- サーカディアンリズムの乱れはホルモンバランスを崩し、免疫力は低下する。さらに、睡眠障害が生活習慣病にかかるリスクを高め、症状を悪化させる。

6 不眠により悪化する恐れのある疾患・状態の有無

- 疾患：うつ病、糖尿病、高血圧症、冠動脈疾患、脂質異常症など。
- 状態：肥満、片頭痛など。

アセスメントの根拠

- 縦断的研究において、短時間睡眠が高血圧症や冠動脈疾患を含む心血管障害などの発症リスクの増加や糖尿病の悪化の大きな要因であることが報告されている。
- これらの疾患は不眠の原因でもあり悪循環となる。

7 不眠のフィジカルアセスメントと検査

- 疲労徴候の有無：目のまわりのクマ、結膜の充血、全身の脱力感、ひきつった容貌、あくび、昼間うとうとする、集中力・注意力の減少、怒りっぽい、イライラする、など。
- 体重、体温、脈拍、呼吸、血圧など
- 検査

アセスメントの根拠

- 視診や問診により不眠の状態を査定する。
- 不眠により発症・悪化する疾患の早期発見においても重要である。
- よく使用される睡眠の評価として、p.300**表5**に示す検査方法がある。

表5 睡眠の検査法

検査方法	特徴
睡眠ポリソムノグラフィー(PSG[*1])	● 睡眠中の生理機能(脳波、言及運動、筋電図、心電図、呼吸など)を連続的に記録する、最も客観的といえる評価法。 ● 睡眠の質的内容(睡眠効率)を判断でき、睡眠障害診断に重要な検査。
アクチグラフによる活動量の測定	● 腕時計構造の超小型加速度センサーで、日常の腕運動のモニターから身体活動量を推定することができ、生活リズムの変調を客観的に判断できる。 ● 1日の活動と休息(睡眠)を判断できる簡易な方法である。
睡眠日誌(sleep diary)	● 毎日の睡眠を日誌形式で記入する。患者の日常の睡眠習慣や生活リズムを把握できる。 ● あくまで患者の主観的な睡眠評価である。
セントマリー病院睡眠質問票(SMH[*2])	● 入院患者の睡眠に関する問題を評価するために開発された質問表。 ● 直近の24時間の睡眠について評価を行う。 ● 14項目からなり、手術後の睡眠評価などに有効である。
ピッツバーグ睡眠質問票日本語版(PSGI-J[*3])	● 過去1か月間という単位で、睡眠の量・質的評価を行う。 ● 7つの要素(18項目)からなり、得点が高いほど睡眠が障害されていると判断する。
不眠重症度質問票	● 不眠とその症状および結果、患者にストレスとしてどのように認知されているかに焦点を当てている。 ● 7項目からなり、不眠症のタイプおよび重症度を判断できる。
主観的睡眠尺度日本語版(SEQ[*4])	● 睡眠の質を評価することができる。 ● 6項目からなり、自記式方式で主観的評価を行う。

*1 polysomnography *2 St. Mary's hospital sleep questionnaire
*3 Japanese version of the Pittsburgh Sleep Quality Index *4 Sleep Evaluation Questionnaire

8 不眠の治療内容と効果

● 不眠に対する治療には非薬物療法と薬物療法がある
(**表6〜7**)。

アセスメントの根拠

● 今後のケア・指導のために、現在行われている治療の有無と内容、効果を把握しておく必要がある。

表6 不眠症の治療

治療方法	
睡眠衛生指導	● 良質な睡眠を確保するために、睡眠に関する適切な知識を持ち、生活を改善するための指導。
認知行動療法	● 行動パターンや睡眠に関する考え方、身体反応(過覚醒)に焦点を当てて、カウンセリングなどで修正することで不眠を改善させる。 ● 睡眠衛生指導、刺激制御法、睡眠制限法、漸進的筋弛緩法、認知療法、睡眠スケジュール法などがある。
薬物療法	● 2014年に「睡眠薬の適正使用・休薬ガイドライン」が発表され、不必要な長期処方を避け減薬・休薬を見据えた、適切な睡眠薬の使用を推奨している。 ● 漫然とした長期服用や多剤併用により、薬物依存や転倒が生じるリスクが高まる。 ● 持ち越し効果がみられることがある。

表7 おもな睡眠薬の種類

作用時間別分類	一般名	商品名	半減期(時間)	特徴
超短時間作用型	ラメルテオン	ロゼレム	1	● 半減期2〜4時間 ● 入眠障害に有効 ●「持ち越し効果*」が起こることはほとんどない
	ゾルピデム	マイスリー	2	
	ゾピクロン	アモバン	4	
	エスゾピクロン	ルネスタ	5〜6	
	トリアゾラム	ハルシオン	2〜4	
短時間作用型	エチゾラム	デパス	6	● 半減期6〜12時間 ● 入眠障害、中途覚醒に有効 ●「持ち越し効果」があまり生じない
	ブロチゾラム	レンドルミン	7	
	リルマザホン	リスミー	10	
	ロルメタゼパム	ロラメット、エバミール	10	
中間作用型	フルニトラゼパム	サイレース	24	● 半減期12〜24時間 ● 中途覚醒、早朝覚醒に有効 ●「持ち越し効果」を生じることがある
	エスタゾラム	ユーロジン	24	
	ニトラゼパム	ベンザリン、ネルボン	28	
長時間作用型	クアゼパム	ドラール	36	● 半減期24時間以上 ● 中途覚醒、早朝覚醒に有効 ● 薬の作用が1日中ずっと持続する
	フルラゼパム	ダルメート	65	
	ハロキサゾラム	ソメリン	85	

三島和夫編：睡眠薬の適正使用・休薬ガイドライン. じほう, 東京, 2014：40. より一部改変して転載

* 持ち越し効果：睡眠薬の効果が翌朝以降も持続して出現するため、日中の眠気、ふらつき、頭痛、倦怠感、脱力感などの症状が出現すること。

9 患者の知識・理解度

● 睡眠に関する知識と理解度：睡眠を障害しているものに関する知識
● 対処行動：睡眠を促す工夫
● 睡眠薬の使用の有無と効果

アセスメントの根拠

● 睡眠に関する正しい知識を持ち、睡眠を促すための適切な行動が取れているかを把握し、指導に役立てる。
● 24時間社会に伴うライフスタイルの変化やITの進化が、睡眠衛生に影響を与えている。
● 寝酒といった間違った対処行動をとっていることも指摘されている。

4 看護計画の立案

● 不眠が持続すると健康上の問題や生活への支障が生じ、さらには生活習慣病につながる。
● 不眠は自覚的な症状であり、原因が複雑に絡み合っているため、患者の訴えを十分に聞き、良質な睡眠が得られるよう身体面・精神面から援助することが重要である。

| 表8 | 健康な睡眠パターン |

1. 睡眠を障害する要因を除去し、睡眠環境の調節ができる。
2. 不眠の訴えがない（健康時の睡眠状態に戻る）。
3. 不眠の随伴症状が軽減・消失する。
4. 生活への支障を起こさない。

◆期待される結果（看護目標）設定のポイント

● 患者の健康な睡眠パターン（表8）を保ち、量・質ともに満足な睡眠が得られるようにする。

◆看護計画

	計画	根拠・留意点
観察計画 O-P	❶ 現在の睡眠の状況 ❷ 睡眠を妨げる原因の有無 ❸ 随伴症状の有無と程度 ❹ 不眠に付随する生活上の影響の有無 ❺ 不眠に対する検査結果、治療内容と効果・副作用 ❻ 患者の睡眠に関する知識・理解度 ❼ バイタルサイン	● 左記の項目を観察することにより、不眠の種類や程度、原因を明らかにすることができる。 ● 治療効果や期待される結果に近づいているかを判断することができる。 ➡ O-Pの細かい項目については「3 観察ポイントとアセスメントの根拠」を参照
ケア計画 C-P	❶ 睡眠環境を整える ● 室内環境 　▶夜間の不快な音・騒音を軽減する。 　▶個人の好みに合わせ、音楽を聴く。 　▶睡眠時は消灯または照度を低くする。照明を使用する場合は、患者の希望に合わせた照度や間接照明など光が直接顔面にあたらない工夫をする。 　▶病室の温度・湿度を調節し、換気を行い、室内気候を整える。 　▶不快なにおいを除去する。 　▶患者の好みに合わせ、ラベンダーオイル・オレンジオイル・カモミールなどのアロマオイルを使用する。	● 睡眠時の音は40dB以下が望ましい。連続騒音よりも間欠的・断続的な騒音のほうが眠りを浅くする。 ● 夜間のME機器、同室者のいびき、ドアの開閉音、勤務交代時の看護師間の話し声、足音などで生じる音を軽減する。 ● 睡眠を障害する騒音には個人差があるため、個人の状況や好みを考慮し対策を検討する。 ● 100ルクス以上では睡眠が障害され、逆に真っ暗では不安感が強まり眠れないなど個人差がある。 ● 夜遅くまで高照度の環境でいると、生体リズムの夜型化や不規則化を生じ、眠ろうとしても眠れなくなる。メラトニン分泌を妨げないように部屋の明かりを暗くする。

計画	根拠・留意点
	○ 照明は30ルクス以下で青色より赤色の光が睡眠には望ましい。
	○ 睡眠時の最適温度・湿度は、夏季25〜28℃、65%、冬季16〜20℃、60%とされている。
○ 寝具・寝衣環境 ▶寝床気候を整える。 ▶マットレスや枕は吸湿性・通気性・弾力性のあるものにする。 ▶寝返りが打ちやすいよう、掛け布団の重さを調整したり、足元をゆるくする。 ▶寝具の硬さを患者の好みに合わせ、寝心地をよくする。 ▶寝衣はゆったりしたものを着用する。	○ 暖かすぎる寝床温度は睡眠の深度が浅くなり、温度が高い場合には湿度が高いほど睡眠が障害される。 ○ 寝床気候は温度33℃、湿度50%くらいが最も安眠できるとされているが、環境や年齢などにより個人差がある。 ○ 寝床に必要な条件には衛生的条件と人間工学的条件がある。 ○ ひと晩に寝具に吸収される発汗や不感蒸泄は200mL程度であるため、敷布団は吸湿性・透湿性に富んだ素材が適している。 ○ 臥床したときは背部から殿部に圧力が強くかかるので、それを支持できる硬さが必要である。体動や寝返りをしやすくし、疲れにくくするには、からだが沈み込まない程度の適当な弾力性が必要である。 ○ 枕は高すぎると頸椎が前屈し、極端な場合は呼吸が困難になる。また、側臥位になったときに、後頭結節と脊柱を結ぶ線がベッドのボトム面と平行になる高さだと肩がこらない。 ○ 枕は、硬すぎると頭部表面を圧迫してしびれ感を起こし、やわらかすぎると頭部が沈み込んで頭部の温度が放散されず寝苦しい。 ○ からだを締め付ける下着や寝衣は緊張感を与え、覚醒中枢を刺激して睡眠を阻害する。
ケア計画 C-P	
○ カーテンの使用など、プライバシーが守られた環境とする。	
❷生活リズムを整える：同調因子を強化する ○ 光の調節：朝方に強い光を浴びる。カーテンを開け、太陽光を取り込む。夜間は無用な光刺激を与えない。 ○ 規則正しい食事：朝食を摂取する。入眠前の空腹や飽食を避ける。 ○ 適度な運動：日中の活動を促す。 ➡「5 看護ケア」を参照 ❸睡眠習慣を整える ○ 身体加温、入浴、足浴によりリラクゼーションを促進する。	○ 同調因子には光や食事がある。特に、朝、太陽光を浴びることは体内時計をリセットすることに効果がある。 ○ 深夜のテレビ視聴、パソコンや携帯電話の操作は大脳を活性化し入眠障害、中途覚醒の原因となる。 ○ 朝食で摂取した必須アミノ酸（トリプトファン）は昼間に太陽光を浴びることで、セロトニンに合成されヒトを活動的にするとともに、セロトニンからメラトニンが合成され睡眠に導くため、規則正しい朝食は重要である。 ○ 適度な疲労により良好な睡眠を得られる。昼寝をする場合は、15時までに20分程度とする。 ○ 身体加温は睡眠潜時を短縮させる。 ○ 入眠前の足浴・手浴やぬるめの湯での入浴は、副交感神経を緊張させ鎮静・催眠効果を起こす。また、末梢血管の拡張による放熱で深部体温が低下し、睡眠導入状態をつくり入眠を促す。

計画	根拠・留意点
ケア計画 C-P ● 就寝儀式：本を読む、イブニングケア（歯みがき、洗顔など）を行う。小児の場合では、お気に入りのぬいぐるみやタオルなども就寝儀式となる。 ❹ **心身の苦痛緩和・安楽への援助** ● 不安・興奮の軽減 ● 身体的苦痛の緩和 ❺ **睡眠薬の適正な使用** ● 指示された睡眠薬の投与を行う。	● 足浴や手浴は40〜42℃のお湯で10分程度、入浴は冬季40℃前後、夏季38℃前後が適している。熱い風呂は交感神経活動を高めるため避ける。 ● イブニングケアや就寝儀式は睡眠への導入に有用である。 ● 不安などの不快感は交感神経の支配が優位になり、不眠の原因になる。 ● 特に夜間は不安感が増大する。不安が入眠を阻害し、入眠できないことがさらなる不安を引き起こすことがある。 ● 患者の訴えを傾聴し、不安の軽減を図る。 ● 疼痛や瘙痒感などの原因となる疾患・症状に対して対症療法を行う。 ● 夜間の排尿回数が多い場合は、夕方からの水分摂取量を減らすようにする。 ● 身体的・精神的緊張を取り除くことを目的としたリラクゼーション技法として、呼吸法や漸進的筋弛緩法などを取り入れる。 ● 高齢者、肝臓や腎臓の機能が低下している場合には副作用の出現に留意する。
教育計画 E-P ❶ **睡眠を促す患者教育を実施する。** ❷ **睡眠衛生指導（睡眠障害対処の12の指針）** ➡「5 看護ケア」を参照 ❸ **服薬指導**	● 正常なサーカディアンリズムを取り戻すために、生活習慣を規則的にし、適切な睡眠環境を整え正常化させる。 ● 睡眠を阻害する飲食物や嗜好品、パソコンなどのメディアの制限をする。 ● 寝酒を不眠対策とする人が多いが、睡眠に対する正確な情報を提供する必要がある。 ● 本人の判断で睡眠薬を中止することによって不眠が増悪する場合があるため、指示どおりに服用することを指導する。

5 看護ケア

生活リズムの調整と睡眠衛生指導

不眠に対する看護では、生活リズムを整えることが重要である（**図7**）。

サーカディアンリズムを考慮し、生活習慣の改善や眠りにふさわしい環境を整えることがポイントとなる（**表9**）。

図7 生活リズムの調整法

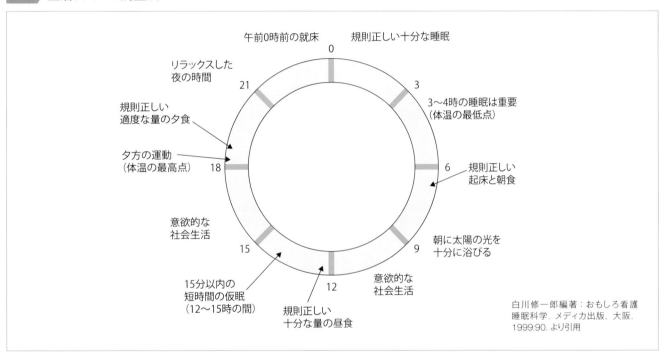

白川修一郎 編著：おもしろ看護
睡眠科学. メディカ出版, 大阪.
1999:90. より引用

表9 睡眠を阻害する飲食物や嗜好品

アルコール	● 寝つきはよくなるが、アルコールは摂取してから3時間程で分解されてアルデヒドという物質に変わり、交感神経を刺激することで体温や心拍数が上がり、夜中の覚醒（中途覚醒）や早朝覚醒をもたらし、睡眠の質を低下させる。 ● 利尿作用により中途覚醒を増やす。
カフェイン飲料	● コーヒー・茶類（特に玉露・緑茶、紅茶、ウーロン茶）・コーラ、栄養ドリンク、チョコレートなど ● カフェインの多量摂取は交感神経活動を刺激し脳を覚醒させるはたらきがあり（摂取後4〜5時間持続する）、利尿作用もある。20時以降のデザートはチョコレートを使っていないものがよい。
タバコ	● ニコチンは交感神経のはたらきを活発にし、睡眠を障害する。 ● 吸入直後はリラックス作用があるが、その後覚醒作用が数時間持続する。
脂肪や刺激物、糖分	● 脂肪分は体内での分解に時間がかかる。夜遅く食べると夜中まで胃が消化活動を続けるため、よく眠れなくなる。 ● 強い香辛料などの刺激物や糖分も神経を高ぶらせる。

● 質の高い睡眠を確保するために、生活スタイルの改善を目的とした睡眠衛生指導を行う。
● 睡眠衛生では、**表10**の項目に着目し、改善計画を立て実施していくとよい。
● 厚生労働省から示された健康づくりのための睡眠指針(**表11**)を参考にし、具体的でわかりやすい患者指導を行う。

表10 ▶ 睡眠衛生のための指導内容

指導項目	指導内容
定期的な運動	定期的な運動、適度な有酸素運動をすると寝つきやすくなり、睡眠が深くなる。
寝室環境	快適な温度・湿度・明るさ、騒音のない睡眠環境。寝床でテレビ・スマートフォンを見ない。
規則正しい食生活	規則正しい食生活、空腹のまま寝ない。空腹で寝ると睡眠は妨げられる。 睡眠前に軽食(特に炭水化物)を摂ると睡眠の助けになることがある。 脂っこいものや胃もたれする食べ物を就寝前に摂るのは避ける。
就寝前の水分	就寝前に水分を摂りすぎないようにすることで、夜中のトイレ回数が減る。 脳梗塞や狭心症など血液循環に問題のある場合は主治医の指示に従う。
就寝前のカフェイン	就寝の4時間前からはカフェインの入ったものは摂らない。カフェインは、寝つきが悪くなる、夜中に目が覚めやすい、睡眠が浅くなったりする。
就寝前の飲酒	眠るための飲酒は逆効果。アルコールを飲むと一時的に寝つきが良くなるが、夜中に目が覚めやすくなる。深い眠りも減ってしまう。
就寝前の喫煙	夜は喫煙を避ける。ニコチンには精神刺激作用がある。
寝床での考え事	昼間の悩みを寝床に持ち込まない。寝つきが悪く、浅い眠りになってしまう。

三島和夫編:睡眠薬の適正使用・休薬ガイドライン. じほう, 東京, 2014:39. より一部改変して転載

表11 ▶ 睡眠障害対処の12の指針

1 睡眠時間は人それぞれ、日中の眠気で困らなければ十分
● 睡眠の長い人、短い人、季節でも変化、8時間にこだわらない
● 歳をとると必要な睡眠時間は短くなる

2 刺激物を避け、眠る前には自分なりのリラックス法
● 就寝前4時間のカフェイン摂取、就寝前1時間の喫煙は避ける
● 軽い読書、音楽、ぬるめの入浴、香り、筋弛緩トレーニング

3 眠たくなってから床に就く、就床時刻にこだわりすぎない
● 眠ろうとする意気込みが頭をさえさせ寝つきを悪くする

4 同じ時刻に毎日起床
● 早寝早起きでなく、早起きが早寝に通じる
● 日曜に遅くまで床で過ごすと、月曜の朝がつらくなる

5 光の利用でよい睡眠
● 目が覚めたら日光を取り入れ、体内時計をスイッチオン
● 夜は明るすぎない照明を夜遅くまで高照度の環境でいると生体リズムの夜型化や不規則化を生じ、眠ろうとしても眠れない不眠状態となるため、深夜のテレビの視聴や21時以降のパソコンの使用は控える

6 規則正しい3度の食事、規則的な運動習慣
● 朝食は心と体の目覚めに重要、夜食はごく軽く
● 運動習慣は睡眠を促進

7 昼寝をするなら、15時前の20〜30分
● 長い昼寝はかえってぼんやりのもと
● 夕方以降の昼寝は夜の睡眠に悪影響

8 眠りが浅いときは、むしろ積極的に遅寝・早起きに
● 寝床で長く過ごしすぎると熟睡感が減る

9 睡眠中の激しいイビキ・呼吸停止や足のぴくつき・むずむず感は要注意
● 背景に睡眠の病気、専門治療が必要

10 十分眠っても日中の眠気が強いときは専門医に
● 長時間眠っても日中の眠気で仕事・学業に支障がある場合は専門医に相談
● 車の運転に注意

11 睡眠薬代わりの寝酒は不眠のもと
● 睡眠薬代わりの寝酒は、深い睡眠を減らし、夜中に目覚める原因となる

12 睡眠薬は医師の指示で正しく使えば安全
● 一定時刻に服用し就床
● アルコールとの併用をしない

厚生労働省:精神・神経疾患研究委託費「睡眠障害の診断・治療ガイドライン作成とその実証的研究班」平成13年度研究報告書より

褥瘡

海田真治子、中島洋子

どんな症状？

褥瘡は身体の一定の場所に一定以上の圧力が加わることによって起こる、皮膚や軟部組織の阻血性障害である。

褥瘡発生後1～3週間までの局所病態が不安定な時期を急性期褥瘡といい、発赤・水疱・びらん・浅い潰瘍と多彩な症状を呈すため、褥瘡の深さははっきりしない。急性期褥瘡以降を慢性期褥瘡という。

医療機器によって発生する褥瘡を「医療関連機器圧迫創傷（MDRPU）」と総称し、褥瘡として考える。

褥瘡治療は、褥瘡予防（除圧、MDRPU予防、スキンケアなどの全身的な管理）と局所管理（洗浄・褥瘡処置など）を行う。

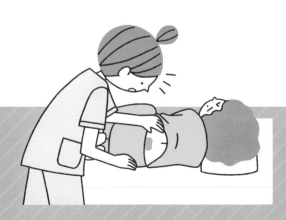

1 症状が起こるメカニズム

褥瘡発生のメカニズム

褥瘡の定義	身体に加わった外力は骨と皮膚表面の間の軟部組織の血流を低下、あるいは停止させる。この状況が一定時間持続されると組織は不可逆的な阻血性障害に陥り褥瘡となる（2005年、日本褥瘡学会）。

- 褥瘡とは、持続性圧迫による阻血性障害である。
- 皮膚に一定以上の外力が加わると、その部分の血管が閉塞して血流が途絶える（**図1**）[1]。
- 実際には単なる阻血にはとどまらず①阻血障害、②再灌流障害、③リンパ系機能障害、④細胞・組織の機械的変形が複合的に関与するものと考えられる（**図2**）[2]。
- 外力とは身体の外から加わる力である。
- 生体に外部から加わる力（外力）には、垂直方向の圧迫・圧力のみでなく水平方向のずれ力、摩擦力がある。
- 外力が物体に作用すると、これに対応してバランスをとるため物体の内部に力が生じる。これを応力という。

図1 ▶ **褥瘡の骨突出部位に加わる力**

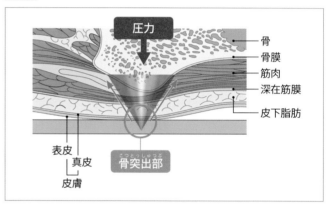

宮地良樹：I なぜ褥瘡はできるのか．褥瘡の予防・治療ガイドライン．厚生省老人保健福祉局老人保健課監修，照林杜，東京，1998：4.より引用

図2 ▶ **褥瘡発生のメカニズム**

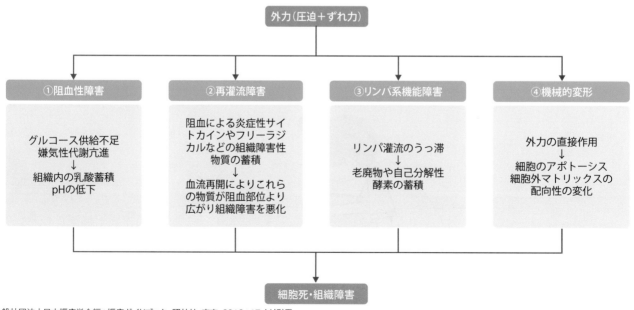

一般社団法人日本褥瘡学会編：褥瘡ガイドブック．照林社，東京，2012：17.より引用

● 応力は、圧縮応力、引っ張り応力、剪断応力^{せんだんおうりょく}の3つに分けられる（**図3**)[3]。

● 褥瘡発生にはこれらの局所的要因だけでなく、全身的要因、社会的要因が複雑に作用している（**図4**)[4]。

図3 生体工学から見た体圧分散

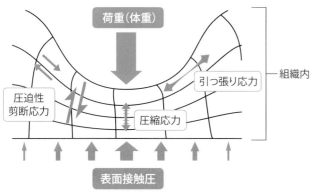

高橋誠：生体工学から見た減圧、除圧－褥瘡予防マットレスの体圧分散－STOMA 1999；9(1)：1-4.を参考に作成

図4 褥瘡発生要因に占める社会・精神面の比重

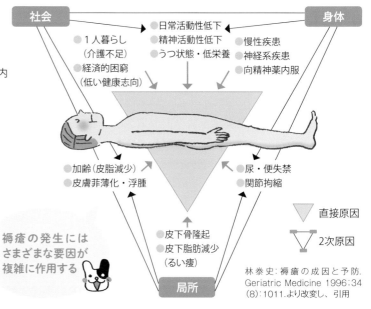

褥瘡の発生にはさまざまな要因が複雑に作用する

林泰史：褥瘡の成因と予防. Geriatric Medicine 1996；34(8)：1011.より改変し、引用

褥瘡の好発部位

● 骨突出部位は、特に身体の体重がその部分にかかるために損傷を受けやすい。

● 褥瘡発生で多い部位は仙骨部であり、次に多いのは踵骨部である[2]。

● 体位によって体圧が集中する部位は異なるため、思いがけないところに褥瘡が発生することがある（**図5**)。

図5 体位による褥瘡発生部位の変化

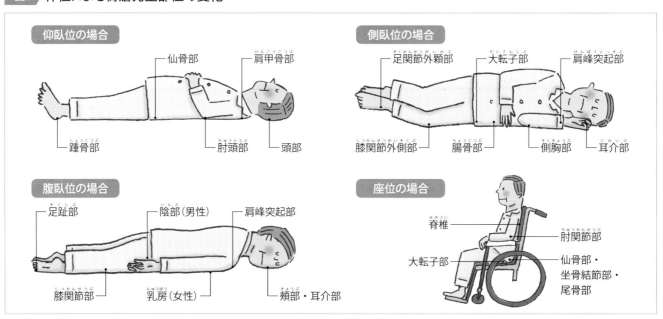

仰臥位の場合
- 仙骨部
- 肩甲骨部^{けんこうこつぶ}
- 踵骨部^{しょうこつぶ}
- 肘頭部^{ちゅうとうぶ}
- 頭部

側臥位の場合
- 足関節外顆部^{そくかんせつがいかぶ}
- 大転子部^{だいてんしぶ}
- 肩峰突起部^{けんぽうとっきぶ}
- 膝関節外側部^{しつかんせつがいそくぶ}
- 腸骨部^{ちょうこつぶ}
- 側胸部^{そくきょうぶ}
- 耳介部^{じかいぶ}

腹臥位の場合
- 足趾部^{そくしぶ}
- 陰部（男性）^{いんぶ}
- 肩峰突起部
- 膝関節部^{しつかんせつぶ}
- 乳房（女性）^{にゅうぼう}
- 頬部・耳介部^{きょうぶ}

座位の場合
- 脊椎^{せきつい}
- 肘関節部^{ちゅうかんせつぶ}
- 大転子部
- 仙骨部・坐骨結節部・尾骨部

褥瘡のリスクアセスメント・原因・病態

①褥瘡予防スケール

- 褥瘡は、発生させる前にリスクを予測し、予防することが重要である。
- 褥瘡発生を予測するためには、患者がもつ褥瘡発生要因を、適切な時期に的確にアセスメントできる尺度が必要である。
- 現在使用されている褥瘡リスクアセスメントツールとしては、ブレーデンスケール（**表1**）、OHスケール（**表2**）、厚生労働省の危険因子評価（**表3**）などがあり、それぞれ特徴が異なる（**表4**）。

②褥瘡の分類と局所アセスメントスケール

- 褥瘡が発生した場合は、褥瘡の状態評価が必要である。
- 褥瘡の深達度分類にはShea分類、IAET分類、NPUAP分類などがある。代表的なものがNPUAP（米国褥瘡諮問委員会：National Pressure Ulcer Advisory panel）の提唱するステージ分類であり、ステージⅠ（消退しない発赤）からステージⅤ（骨・腱・筋肉の露出を伴う全層組織欠損）に分類されている。2009年にはNPUAPとEPUAP（欧州褥瘡諮問委員会：European Pressure Ulcer Advisory panel）が共同でカテゴリ分類を発表し、国際的に活用されている（p.312**図6**）。

表1 ブレーデンスケール

患者氏名：＿＿＿＿＿＿　　評価者氏名：＿＿＿＿＿＿　　評価年月日：＿＿＿＿＿＿

知覚の認知 ●圧迫による不快感に対して適切に対応できる能力	1. 全く知覚なし 痛みに対する反応（うめく、避ける、つかむ等）なし。この反応は、意識レベルの低下や鎮静による。あるいは、体のおおよそ全体にわたり痛覚の障害がある。	2. 重度の障害あり 痛みにのみ反応する。不快感を伝える時には、うめくことや身の置き場なく動くことしかできない。あるいは、知覚障害があり、体の1／2以上にわたり痛みや不快感の感じ方が完全ではない。	3. 軽度の障害あり 呼びかけに反応する。しかし、不快感や体位変換のニードを伝えることが、いつもできるとは限らない。あるいは、いくぶん知覚障害があり、四肢の1、2本において痛みや不快感の感じ方が完全ではない部位がある。	4. 障害なし 呼びかけに反応する。知覚欠損はなく、痛みや不快感を訴えることができる。	
湿潤 ●皮膚が湿潤にさらされる程度	1. 常に湿っている 皮膚は汗や尿などのために、ほとんどいつも湿っている。患者を移動したり、体位変換するごとに湿気が認められる。	2. たいてい湿っている 皮膚はいつもではないが、しばしば湿っている。各勤務時間中に少なくとも1回は寝衣寝具を交換しなければならない。	3. 時々湿っている 皮膚は時々湿っている。定期的な交換以外に、1日1回程度、寝衣寝具を追加して交換する必要がある。	4. めったに湿っていない 皮膚は通常乾燥している。定期的に寝衣寝具を交換すればよい。	
活動性 ●行動の範囲	1. 臥床 寝たきりの状態である。	2. 坐位可能 ほとんど、または全く歩けない。自力で体重を支えられなかったり、椅子や車椅子に座る時は、介助が必要であったりする。	3. 時々歩行可能 介助の有無にかかわらず、日中時々歩くが、非常に短い距離に限られる。各勤務時間中にほとんどの時間を床上で過ごす。	4. 歩行可能 起きている間は少なくとも1日2回は部屋の外を歩く。そして少なくとも2時間に1回は室内を歩く。	
可動性 ●体位を変えたり整えたりできる能力	1. 全く体動なし 介助なしでは、体幹または四肢を少しも動かさない。	2. 非常に限られる 時々体幹または四肢を少し動かす。しかし、しばしば自力で動かしたり、または有効な（圧迫を除去するような）体動はしない。	3. やや限られる 少しの動きではあるが、しばしば自力で体幹または四肢を動かす。	4. 自由に体動する 介助なしで頻回にかつ適切な（体位を変えるような）体動をする。	
栄養状態 ●普段の食事摂取状況	1. 不良 決して全量摂取しない。めったに出された食事の1/3以上を食べない。蛋白質・乳製品は1日2皿（カップ）分以下の摂取である。水分摂取が不足している。消化態栄養剤（半消化態、経腸栄養剤）の補給はない。あるいは、絶食であったり、透明な流動食（お茶、ジュース等）なら摂取したりする。また、末梢点滴を5日間以上続けている。	2. やや不良 めったに全量摂取しない。普段は出された食事の約1／2しか食べない。蛋白質・乳製品は1日3皿（カップ）分の摂取である。時々消化態栄養剤（半消化態、経腸栄養剤）を摂取することもある。あるいは、流動食や経管栄養を受けているが、その量は1日必要摂取量以下である。	3. 良好 たいていは1日3回以上食事をし、1食につき半分以上は食べる。蛋白質・乳製品を1日4皿（カップ）分摂取する。時々食事を拒否することもあるが、勧めれば通常補食する。あるいは、栄養的におおよそ整った経管栄養や高カロリー輸液を受けている。	4. 非常に良好 毎食おおよそ食べる。通常は蛋白質・乳製品を1日4皿（カップ）分以上摂取する。時々間食（おやつ）を食べる。補食する必要はない。	
摩擦とずれ	1. 問題あり 移動のためには、中等度から最大限の介助を要する。シーツでこすれずに体を動かすことは不可能である。しばしば床上や椅子の上でずり落ち、全面介助で何度も元の位置に戻すことが必要となる。痙攣、拘縮、振戦は持続的に摩擦を引き起こす。	2. 潜在的に問題あり 弱々しく動く。または最小限の介助が必要である。移動時、皮膚はある程度シーツや椅子、抑制帯、補助具などにこすれている可能性がある。いつもはほとんどの時間は、椅子や床上で比較的良い体位を保つことができる。	3. 問題なし 自力で椅子や床上を動き、移動中十分に体を支える筋力を備えている。いつでも、椅子や床上で良い体位を保つことができる。		
				Total	

©Braden and Bergstrom.1988
訳：真田弘美（東京大学大学院医学系研究科）／大岡みち子（North West Community Hospital.IL.U.S.A.）

表2 OHスケール

1	自力体位変換能力*1	できる	0点	どちらでもない	1.5点	できない	3点
2	病的骨突出*2	なし	0点	軽度・中等度	1.5点	高度	3点
3	浮腫*3	なし	0点	あり　3点			
4	関節拘縮*4	なし	0点	あり　1点			

*1 単純に自力で体位変換できるかできないかを決める。不完全な場合は「どちらでもない」とする。自力体位変換ができなくなった理由は、看護ケアの際に必要。麻痺、意識状態の低下、老衰、疼痛、手術、麻酔、薬剤などがある。
*2 簡易測定器をあてて測定する。
*3 下肢、背中などにおいて圧痕の程度で判定する。
*4 関節可動制限の有無で判定する。
　OHスケール（レベル）〈合計点数〉1〜3点：軽度、4〜6点：中等度、7〜10点：高度

大浦武彦, 堀田由浩：日本人の褥瘡危険要因［OHスケール］による褥瘡予防. 日総研出版, 名古屋, 2005：17. より引用

表3 褥瘡に関する危険因子評価票（厚生労働省）

- 褥瘡対策は平成24年度の診療報酬改定から入院基本料の算定に組み込まれた。
- 褥瘡対策では自立度が低い入院患者に対して、入院時に必ず危険因子の評価を行い、褥瘡に関する危険因子のある患者およびすでに褥瘡を有する患者については、看護計画作成、実施、評価を行う。
- 平成30年度の診療報酬改定では「褥瘡の危険因子」の評価項目に「スキン-テア」（p.314**資料**）が追加された。

	日常生活自立度　J（1，2）　A（1，2）　B（1，2）　C（1，2）				対処
危険因子の評価	基本的動作能力	（ベッド上　自力体位変換）	できる	できない	「あり」もしくは「できない」が1つ以上の場合、看護計画を立案し実施する。
		（イス上　坐位姿勢の保持、除圧）	できる	できない	
	病的骨突出		なし	あり	
	関節拘縮		なし	あり	
	栄養状態低下		なし	あり	
	皮膚湿潤（多汗、尿失禁、便失禁）		なし	あり	
	皮膚の脆弱性（浮腫）		なし	あり	
	皮膚の脆弱性（スキン-テアの保有、既往）		なし	あり	

［記載上の注意］
1. 日常生活自立度の判定に当たっては「障害老人の日常生活自立度（寝たきり度）判定基準の活用について」（平成3年11月18日　厚生省大臣官房老人保健福祉部長通知 老健第102-2号）を参照のこと。
2. 日常生活自立度がJ1からA2である患者については、当該評価票の作成を要しないものであること。

丹波光子編著：だけでいい!褥瘡・創傷ケア―先輩になったらこの1冊. メディカ出版, 大阪, 2021：21. より引用

表4 リスクアセスメント・スケールの種類

スケール	特徴	外力							湿潤	栄養
		知覚の認知	活動性	可動性	摩擦とずれ	過度な骨突出	浮腫	関節拘縮		
ブレーデンスケール	● 褥瘡発生要因の概念図より構成 ● 予防対策として看護介入が行いやすい	●	●	●	●				●	●
K式スケール	● 前段階要因と引き金要因に分けられる ● Yes、Noの二択方式 ● 高齢者に限定してスケール開発		●	●	●	●			●	●
OHスケール	● 他ツールと比べて項目が少なく、評価のばらつきが少ない ● 日本人高齢者用 ● 急性期患者に使用する場合はリスクの見落としに注意			●		●	●	●		
厚生労働省危険因子評価	● 日常生活自立度により褥瘡予防・ケア介入の必要性をスクリーニングする ● 危険因子の評価からリスクの程度は測れない	●	●	●	●	●		●	●	●

田中マキ子：ガイドラインに基づくまるわかり褥瘡ケア. 照林社, 東京, 2016：16. より転載

図6 NPUAP/EPUAPの褥瘡分類

		カテゴリ		米国向けの追加のカテゴリ	
ステージI	ステージII	ステージIII	ステージIV	判定不能	深部損傷褥瘡疑い
消退しない発赤	部分欠損	全層皮膚欠損	全層組織欠損	皮膚または組織の全層欠損—深さ不明	(suspected DTI)—深さ不明
通常骨突出部に限局された領域に消退しない発赤を伴う損傷のない皮膚。色素の濃い皮膚には明白な消退は起こらないが、周囲の皮膚と色が異なることがある	黄色壊死組織（スラフ）を伴わない、創底が薄赤色の浅い潰瘍として現れる真皮の部分層欠損。水疱蓋が破れていないもしくは開放/破裂した、血清で満たされた水疱を呈することもある	全層組織欠損。皮下脂肪は確認できるが、骨、腱、筋肉は露出していない。組織欠損の深度がわからなくなるほどではないがスラフが付着していることがある。ポケットや瘻孔が存在することもある	骨、腱、筋肉の露出を伴う全層組織欠損。スラフまたはエスカー（黒色壊死組織）が創底に付着していることがある。ポケットや瘻孔を伴うことが多い	創底にスラフ（黄色、黄褐色、灰色、緑色または茶色）やエスカー（黄褐色、茶色または黒色）が付着し、潰瘍の実際の深さがまったくわからなくなっている全層組織欠損	圧力やせん断力によって生じた皮下軟部組織が損傷に起因する、限局性の紫色または栗色の皮膚変色または血疱

EPUAP（ヨーロッパ褥瘡諮問委員会）／NPUAP（米国褥瘡諮問委員会）著，宮地良樹，真田弘美監訳：褥瘡の予防&治療 クイックリファレンスガイド（Pressure Ulcer Prevention & Treatment）．より抜粋して引用

● 褥瘡のケアを行うためには、褥瘡の状態を評価し、褥瘡の状態に応じたケアを選択することが重要である。
● 定期的に褥瘡評価（局所管理や除圧管理など）を行うことは、今後の適切なケアの選択につながる。

③褥瘡状態のアセスメントツール：DESIGN®とDESIGN-R®、DESIGN-R®2020

● DESIGN®分類は、日本褥瘡学会が2002年に公表した褥瘡判定スケールである。
● 深さ（Depth）、滲出液（Exudate）、大きさ（Size）、炎症/感染（Inflammation/Infection）、肉芽組織（Granulation tissue）、壊死組織（Necrotic tissue）、ポケット（Pocket）の7項目からなるアセスメントツールである。重度は大文字、軽度は小文字で表した重症度分類と治癒過程をモニタリングできるように数量化した経過評価用の2段階構成になっている。
● 2008年にDESIGN-R®へ改訂（RはRatingの意味）：褥瘡経過を評価するだけでなく、より正確に重症度を判定できるようになった。
● 各項目で小文字より大文字のほうが重症度が高く、深さ（d/D）を除いた点数が大きいほど重症度が高い（合計点は0点〜66点）。
● 2020年にDESIGN-R®2020へ改訂：DESIGN-R®に急性期褥瘡における「深部損傷褥瘡（DTI）疑い」と「臨界的定着

＜DESIGN-R®2020採点の表記方法＞
● 点数の表記：「D点 - E点S点 I点G点N点P点：合計点」
● 大文字と小文字は区別して表記
● D（Depth）と他の項目の間にはハイフン（-）を入れる
● 合計点は、深さ（D）以外の項目の合計点を表記する
「深部損傷（DTI）疑い」の場合の記載方法
● 深さのところに「DDTI」と表記。
● Dは従来通り点数にはいれない。
● DTI疑いの場合は、肉芽形成は基本的に「g0」と判定する（g0の定義追加）
● 記載例：DDTI—e0S15i1g0n0p0　16点
「臨界的定着疑い」の場合の記載方法
● I（炎症／感染）のところに「I3C」と表記する
● 記載例：D3—E6s6I3CG6n0p0　21点

疑い」の項目が追加となった（**図7**、**表5**）。
● 深部損傷褥瘡（DTI）疑いとは：DTIとはNPUAPの褥瘡分類（2007）において新たに"suspected deep tissue injury"として採択された概念で、初期の段階で皮表から判断すると一見軽症の褥瘡に見えるが、時間の経過にとともに深い褥瘡へと変化するものを指す。
● 臨界的定着疑いとは："臨界的定着とは層の治癒遅延をきたす病態"であり、DESIGN-R®2020では"創にぬめりがあり、浸出液が多い。肉芽があれば浮腫性で脆弱"と表記されている。

図7 **深さの採点(DESIGN-R®2020)**

	d 0	d 1	d 2	D 3	D 4	D 5	DDTI	DU
	皮膚損傷・発赤なし	持続する発赤	真皮までの損傷	皮下組織までの損傷	皮下組織を超える損傷	関節腔、体腔に至る損傷	深部損傷褥瘡(DTI)疑い	壊死組織で覆われ深さの判定が不能

一般社団法人日本褥瘡学会編集：改訂DESIGN-R® 2020コンセンサス・ドキュメント. 照林社, 東京, 2020：16. より転載

表5 **DESIGN-R®2020**

DESIGN-R®2020 褥瘡経過評価用

カルテ番号(　　　　　) 患者氏名 (　　　　　　　) 日時 ／ ／

Depth*1 深さ	創内の一番深い部分で評価し、改善に伴い創底が浅くなった場合、これと相応の深さとして評価する				
d	0	皮膚損傷・発赤なし	D	3	皮下組織までの損傷
				4	皮下組織を越える損傷
	1	持続する発赤		5	関節腔、体腔に至る損傷
				DTI	深部損傷褥瘡(DTI)疑い*2
	2	真皮までの損傷		U	壊死組織で覆われ深さの判定が不能

Exudate 滲出液					
e	0	なし	E	6	多量：1日2回以上のドレッシング交換を要する
	1	少量：毎日のドレッシング交換を要しない			
	3	中等量：1日1回のドレッシング交換を要する			

Size 大きさ	皮膚損傷範囲を測定：[長径(cm)×短径*3(cm)]*4				
s	0	皮膚損傷なし	S	15	100以上
	3	4未満			
	6	4以上16未満			
	8	16以上36未満			
	9	36以上64未満			
	12	64以上100未満			

Inflammation/Infection 炎症／感染					
i	0	局所の炎症徴候なし	I	3C*5	臨界的定着疑い(創面にぬめりがあり、滲出液が多い。肉芽があれば、浮腫性で脆弱など)
	1	局所の炎症徴候あり(創周囲の発赤・腫脹・熱感・疼痛)		3*5	局所の明らかな感染徴候あり(炎症徴候、膿、悪臭など)
				9	全身的影響あり(発熱など)

Granulation tissue 肉芽組織					
g	0	創が治癒した場合、創の浅い場合、深部損傷褥瘡(DTI)疑いの場合	G	4	良性肉芽が創面の10%以上50%未満を占める
	1	良性肉芽が創面の90%以上を占める		5	良性肉芽が創面の10%未満を占める
	3	良性肉芽が創面の50%以上90%未満を占める		6	良性肉芽が全く形成されていない

Necrotic tissue 壊死組織	混在している場合は全体的に多い病態をもって評価する				
n	0	壊死組織なし	N	3	柔らかい壊死組織あり
				6	硬く厚い密着した壊死組織あり

Pocket ポケット	毎回同じ体位で、ポケット全周(潰瘍面も含め)[長径(cm)×短径*3(cm)]から潰瘍の大きさを差し引いたもの				
p	0	ポケットなし	P	6	4未満
				9	4以上16未満
				12	16以上36未満
				24	36以上

部位 ［仙骨部、坐骨部、大転子部、踵骨部、その他(　　　　　　　)］ 合計*1

＊1：深さ(Depth：d/D)の点数は合計には加えない

＊2：深部損傷褥瘡(DTI)疑いは、視診・触診、補助データ(発生経緯、血液検査、画像診断等)から判断する

＊3："短径"とは"長径と直交する最大径"である

＊4：持続する発赤の場合も皮膚損傷に準じて評価する

＊5：「3C」あるいは「3」のいずれかを記載する。いずれの場合も点数は3点とする

© 日本褥瘡学会／2020

http://jspu.org/jpn/info/pdf/design-r2020.pdf

照林社「改定DESIGN-R®2020コンセンサス・ドキュメント」付録

④褥瘡の「急性期」「慢性期」

● 日本褥瘡学会により策定された『褥瘡局所治療ガイドライン』において、褥瘡は「急性期」「慢性期」に区分された[10]。
● 急性期褥瘡とは、発生後1～3週間までの、局所病変の不安定な褥瘡を指す。短時間に発赤（紅斑）、紫斑、水疱、びらん、浅い潰瘍などの皮膚症状が現れる。この時期に、浅い褥瘡か深い褥瘡か見きわめることは難しい。
● 慢性期褥瘡とは、急性期以降の褥瘡を指す。

⑤褥瘡対策

● 平成24年度の診療報酬改定で褥瘡対策は入院基本料の算定要件に組み込まれた。
● 入院時に必ず自立度の評価を行い、自立度の低い患者には看護計画立案・実施・評価を行う必要がある（p.311 **表3**、**図8**）[11]。

図8 褥瘡予防・管理のアルゴリズム

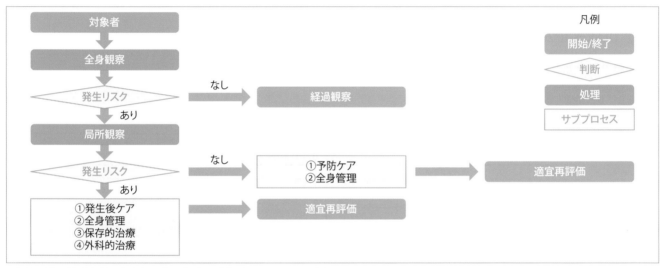

一般社団法人日本褥瘡学会編：褥瘡ガイドブック 第2版. 照林社, 東京, 2015：xxi. より引用

資料 スキン－テアとは

　スキン-テア（Skin Tear：皮膚裂傷）は、通常の医療・療養の場で生じる摩擦やずれによって発生する皮膚裂傷のことをいう。高齢者の脆弱な皮膚に発生することが多い。例えば「絆創膏を剥がしたが、皮膚が一緒に剥がれて裂けてきた」「ベッド柵に腕がぶつかり皮膚が裂けた」などが挙げられる。

　日本語版STAR（Skin Tear Audit Research）スキン-テア分類システムにて、皮弁の有無と皮膚あるいは皮弁の色調によって5つに分類できる。この創傷は、主に高齢者の四肢に発生しやすく、非常に強い痛みを伴う。スキン-テアを予防するためには皮膚を外力から保護するケア、スキンケア、医療・介護メンバーと患者・家族の教育などが必要である。

◆STAR分類システム

カテゴリー 1a		創縁を（過度に伸展させることなく）正常な解剖学的位置に戻すことができ、皮膚または皮弁の色が蒼白でない、薄黒くない、または黒ずんでいないスキンテア。
カテゴリー 1b		創縁を（過度に伸展させることなく）正常な解剖学的位置に戻すことができ、皮膚または皮弁の色が蒼白、薄黒い、または黒ずんでいるスキンテア。
カテゴリー 2a		創縁を正常な解剖学的位置に戻すことができず、皮膚または皮弁の色が蒼白でない、薄黒くない、または黒ずんでいないスキンテア。
カテゴリー 2b		創縁を正常な解剖学的位置に戻すことができず、皮膚または皮弁の色が蒼白、薄黒い、または黒ずんでいるスキンテア。
カテゴリー 3		皮弁が完全に欠損しているスキンテア。

一般社団法人日本創傷・オストミー・失禁管理学会：ベストプラクティス　スキン-テア（皮膚裂傷）の予防と管理. 照林社, 東京, 2015：7. より転載

⑥医療関連機器圧迫創傷（MDRPU）

● 日本褥瘡学会では、一般によく使われている医療機器に抑制帯などの看護支援用具も含め「医療関連機器」と名付け、それによって発生する褥瘡を「医療関連機器圧迫創傷（Medical Device Related Pressure Ulcer：MDRPU）」として、予防・治療・ケア方法の指針を作成した。

● 医療関連機器圧迫創傷の定義は、「医療関連機器による圧迫で生じる皮膚ないし下床の組織損傷」*であり、厳密には従来の褥瘡すなわち自重関連褥瘡（self load related pressure ulcer）と区別されるが、ともに圧迫創傷であり広い意味では褥瘡の範疇に属する。なお尿道、消化管、気道等の粘膜に発生する褥瘡は含めない。

● 医療関連機器圧迫創傷を発生しやすい医療機器（表6）に対して、それぞれ機器要因・個体要因・ケア要因のアセスメント、適切な素材やサイズの選択など対応が必要である（図9・図10）。

*一般社団法人日本褥瘡学会：ベストプラクティス医療関連機器圧迫創傷の予防と管理. 照林社. 東京, 2016：6.

表6 ● 医療関連機器圧迫創傷を発生しやすい医療機器

● 深部静脈血栓症予防用弾性ストッキング、間欠的空気圧迫装置
● 非侵襲的陽圧換気療法用マスク（ＮＰＰＶマスク）、酸素マスク、経鼻酸素カニューレ、気管切開カニューレ
● ギプスやシーネ等の固定具
● 尿道留置用カテーテル、便失禁管理システム
● 経鼻胃管チューブ、ＰＥＧ（胃瘻）
● 血管留置カテーテル（動脈ライン・末梢静脈ライン）
● 抑制帯、ギプス、シーネ、下肢装具　など

医療機器はさまざまな現場で使用されており、施設の中でも部署や科でも異なってくる。よく使用する医療関連機器によってMDRPUが発生する部位など予測し、予防ケアを行うことが重要である。

一般社団法人日本褥瘡学会：ベストプラクティス医療関連機器圧迫創傷の予防と管理. 照林社, 東京, 2016：6. より転載

図9 ● 医療関連機器圧迫創傷（MDRPU）発生要因

機器要因

● サイズ、形状の不一致
● 情報提供不足

中止困難　　フィッティング

外力

個体要因　　湿潤栄養　　ケア要因

● 皮膚の菲薄化
● 循環不全
● 機器装着部の湿潤
● 機器装着部の軟骨・骨・関節等の突出
● 低栄養
● 感覚・知覚・認知の低下

● 外力低減ケア
● スキンケア（皮膚観察含む）
● 栄養補給
● 患者教育

一般社団法人日本褥瘡学会：ベストプラクティス医療関連機器圧迫創傷の予防と管理. 照林社, 東京, 2016：16. より転載

図10 ● MDRPUフローチャート

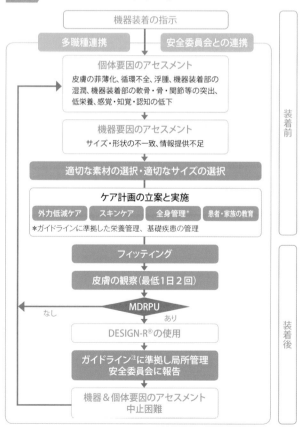

注：一般社団法人日本褥瘡学会編：褥瘡予防・管理ガイドライン（第4版）. 2015. 一般社団法人日本褥瘡学会：ベストプラクティス医療関連機器圧迫創傷の予防と管理. 照林社, 東京, 2016：20. より転載

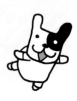

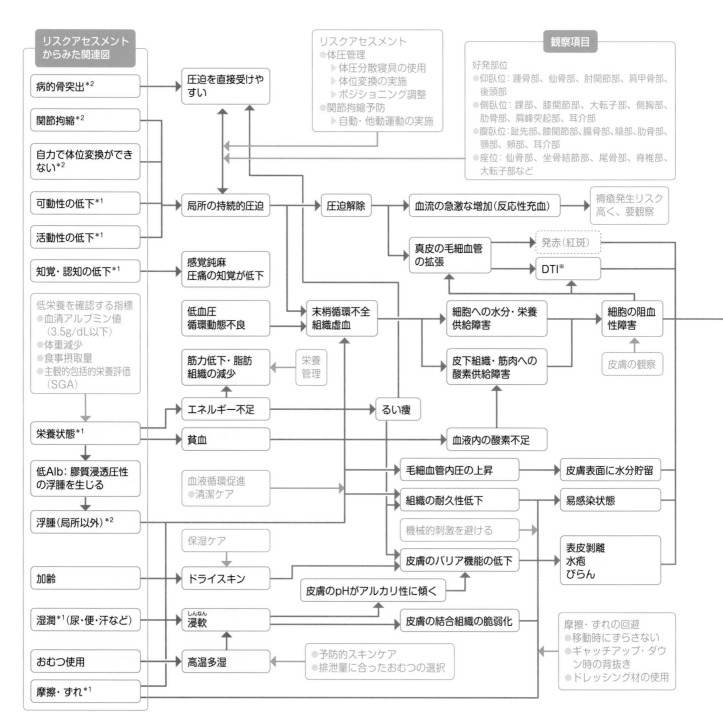

リスクアセスメント からみた関連図

- 病的骨突出*2
- 関節拘縮*2
- 自力で体位変換ができない*2
- 可動性の低下*1
- 活動性の低下*1
- 知覚・認知の低下*1

低栄養を確認する指標
- 血清アルブミン値（3.5g/dL以下）
- 体重減少
- 食事摂取量
- 主観的包括的栄養評価（SGA）

- 栄養状態*1
- 低Alb：膠質浸透圧性の浮腫を生じる
- 浮腫（局所以外）*2
- 加齢
- 湿潤*1（尿・便・汗など）
- おむつ使用
- 摩擦・ずれ*1

リスクアセスメント
- ●体圧管理
  - ▶体圧分散寝具の使用
  - ▶体位変換の実施
  - ▶ポジショニング調整
- ●関節拘縮予防
  - ▶自動・他動運動の実施

観察項目

好発部位
- ●仰臥位：踵骨部、仙骨部、肘関節部、肩甲骨部、後頭部
- ●側臥位：踝部、膝関節部、大転子部、側胸部、肋骨部、肩峰突起部、耳介部
- ●腹臥位：趾先部、膝関節部、腸骨部、陰部、肋骨部、顎部、頬部、耳介部
- ●座位：仙骨部、坐骨結節部、尾骨部、脊椎部、大転子部など

- 圧迫を直接受けやすい
- 局所の持続的圧迫 → 圧迫解除 → 血流の急激な増加（反応性充血） → 褥瘡発生リスク高く、要観察
- 感覚鈍麻 圧痛の知覚が低下
- 真皮の毛細血管の拡張 → 発赤（紅斑）／DTI※
- 低血圧 循環動態不良
- 末梢循環不全 組織虚血
- 細胞への水分・栄養供給障害
- 細胞の阻血性障害
- 皮膚の観察
- 筋力低下・脂肪組織の減少 ← 栄養管理
- 皮下組織・筋肉への酸素供給障害
- エネルギー不足 → るい痩
- 貧血 → 血液内の酸素不足
- 血液循環促進 ●清潔ケア
- 毛細血管内圧の上昇 → 皮膚表面に水分貯留
- 組織の耐久性低下 → 易感染状態
- 機械的刺激を避ける
- 保湿ケア
- ドライスキン
- 皮膚のpHがアルカリ性に傾く
- 皮膚のバリア機能の低下 → 表皮剝離 水疱 びらん
- 浸軟（しんなん） → 皮膚の結合組織の脆弱化
- 高温多湿 ← ●予防的スキンケア ●排泄量に合ったおむつの選択
- 摩擦・ずれの回避 ●移動時にずらさない ●ギャッチアップ・ダウン時の背抜き ●ドレッシング材の使用

*1：ブレーデンスケール　*2：OHスケール
※NPUAP分類（p.312）参照

凡例　□原因・病態　□随伴症状　□観察項目　□ケア　──▶関連（実在）　----▶関連（可能性）

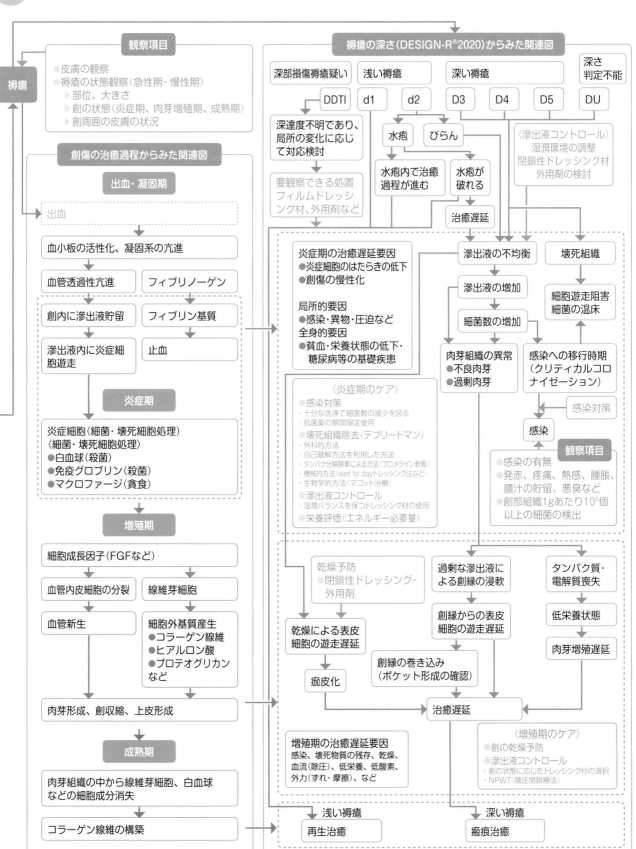

褥瘡

病態・ケア関連図

317

観察ポイントとアセスメントの根拠

1 褥瘡の発生要因の有無：身体的要因

- 患者の基本的日常生活自立度
- 意識状態
- 体動の有無、ベッド上での可動性、活動性の状態（自分でどこまで動けるか）
- 体位変換の状況
- 脊髄損傷や脳梗塞後の運動・感覚障害の有無
- 車椅子乗車時の座位保持能力（傾き、ずれの有無）
- 安静指示（手術後・検査後の安静の有無など）
- るい痩、病的骨突出関節拘縮の有無
- 皮膚の状態
- 疼痛コントロールの状態（特に手術後や終末期の患者）
- 栄養状態
  - ▶体重、BMI*1、血清アルブミン値（Alb）、血清総タンパク値（TP）、喫食率（食事摂取量）
- 貧血・浮腫の有無
- 高齢者
- 精神疾患の有無

アセスメントの根拠

- 褥瘡を予防するため、まず原因・要因を明確にする。
- ➡「1 症状が起こるメカニズム」の好発部位、褥瘡予防スケール（P.310-311表1〜3）を参照
- 体位変換能力や、体位、骨突出部位を知ることで、好発部位の予測ができ、また皮膚の観察を行うことで褥瘡の早期発見につながる。
- 関節拘縮、身体の変形があると、通常ではみられない部位での骨突出やねじれが発生し、局所の圧迫を受けやすくなる。また外部からの圧迫だけでなく、変形部位の皮膚が過剰に引っ張られると、内側から皮膚や血管壁が圧迫され褥瘡発生のリスクが高まる。
- 自力で十分な除圧ができない場合は、同一部位に圧が加わるため、褥瘡発生率が高くなる。体圧分散用具を使用し、除圧に努める。また、体位変換を計画的に実施する。
- 疼痛コントロールが不良であると、自力での体位変換能力が低下する。安楽な体位となりやすくなるため、同一部位に圧迫が加わり、褥瘡発生のリスクが高くなる。このため病状も含めたアセスメントが必要となる。
- 栄養が不十分だと、低アルブミン血症による浮腫や皮膚弾力性の低下をきたす。そのため、組織の耐久性が低下し、褥瘡が発生しやすくなる。
- 褥瘡治療には、創傷治癒過程において多くの栄養素が必要である。栄養状態の不足は治癒遅延の原因となる。
- 摂取カロリーの減少は、代謝の低下、活動性の低下、るい痩につながる。るい痩などで皮下脂肪が減少すると、骨突出部位に圧迫が加わりやすく、褥瘡発生のリスクが高まる。
- 栄養の適正なアセスメントは経口摂取量（摂取カロリー：25〜30kcal/kg/日）、身体計測（標準体重との比較、BMIなど）、データ把握（Alb値3.0g/dL以上、Hb値11g/dL以上、微量元素など）。
- 食事摂取量が普段の1／2以下が数日続くときは低栄養状態の可能性がある。また意図せずに体重減少（週に3%以上、1か月間に5%以上など）がある場合も栄養状態の低下があると判断する。
- 血清アルブミンは半減期が長いため、急激な病態変化による栄養状態の評価は難しい。そのような状況の場合は半減期の短いレチノール結合タンパク（RBP）、プレアルブミン（TTR）、トランスフェリン（Tf）などでの評価が進められる（**表7**）。
- 決してデータだけで判断せず、実際に患者を観察し、評価を行う。栄養素の欠乏を早期に発見し、補充を検討することが必要である。
- 加齢に伴い、皮膚の弾力性の低下による菲薄化や円背などの姿勢の変化が起こるため、臥床により、骨突出部位に圧迫が加わりやすい。

*1 BMI：body mass index、体格指数。体重÷身長（m）²

表7 栄養状態の指標

検査	基準値	半減期(日)
血清総タンパク(TP)	6.7〜8.3 g/dL	———
血清アルブミン(Alb)	3.8〜5.3 g/dL	17〜23
プレアルブミン (トレンスサイレチン:TTR)	22〜40mg/dL	1.9

検査	基準値	半減期(日)
トランスフェリン(Tf)	190〜320mg/dL	7〜10
レチノール結合蛋白(RBP)	2.9〜7.9mg/dL	0.4〜0.7

舘正弘監修:褥瘡治療・ケアの「こんなときどうする?」.照林社,東京,2020:61.より引用

2 褥瘡の発生要因の有無:物理的要因

- 患者の基本的日常生活自立度
- ➡ 前項「❶褥瘡の発生要因の有無:身体的要因」を参照
- 褥瘡の有無
- 圧迫・摩擦・ずれの有無(ベッド・車椅子)

- 骨突出部位の発赤・反応性充血[*2]の有無
- 排泄の状態(失禁の有無)
- 体圧分散用具の使用の有無

アセスメントの根拠

- 体圧とは、ベッドなどの寝具から体表面に加わる圧力のことである。
- 褥瘡ケアでは、骨突出部に加わる圧力をできるだけ低くすることが重要である。200mmHg以上の圧力が2時間皮膚に加わると、組織に圧力による損傷の徴候が現れるとされている。これは"体位変換を2時間おきに行う"といわれる理由でもあるが、生理学的な状況や身体的特徴をふまえると、2時間ごととは限らない。患者に合わせた体位変換・良肢位・ポジショニングが必要である。
- 自分でどれくらい動けるか、骨突出の有無などの身体的要因を観察し、それに基づく除圧対策が必要とな

る。体位変換だけでなく、状態に応じた体圧分散用具の選択が必要である。
- 体圧分散用具は体にかかる圧を再分配するはたらきがある。①「沈み込み」や「包み込み」により身体の接触面積を増やし、突出部位の圧力低減を図る。②「接触部位を変える」ことにより接触圧を低減する(**図11**)[2]。
- 日本褥瘡学会では、褥瘡発生率を低下させるために体圧分散用具を使用するよう強く勧めている[2,9]。
- ベッドのギャッチアップ・ダウン時に、患者は背中から殿部に引っ張られると同時に、圧迫されるような息苦しさなどの苦痛を感じる。これは摩擦・ずれによる身体感覚から生じる症状である。

図11 体圧分散用具「沈める、包む」に関するイメージ図

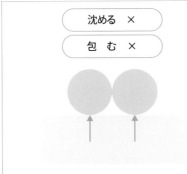
A:沈める、包む機能がなく、点で支えられた状態。

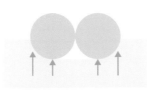
B:沈める機能があるが、包む機能がなく、凹凸部において支持されない部分がある状態。

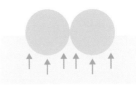
C:沈める、包む機能があり、接触面積が最大となった状態。

一般社団法人日本褥瘡学会編:褥瘡ガイドブック 第2版.照林社,東京,2015:159.より引用

*2 反応性充血:発赤を指で押して手を放すと、押したところが白く消退してから、また赤くなること。これは短時間の血管閉塞を示す一時的な反応であるが、褥瘡の前段階といわれ、好発部位などの観察が必要である。

3 褥瘡の発生要因の有無：社会的要因

- 家族背景
- 介護力（家族の支援、介護保険の活用など）
- 経済力
- 情報不足

アセスメントの根拠

- 高齢化により、介護力不足や経済的問題、また行政からのさまざまなサービスに対しての情報が不足していることもある。
- 褥瘡を予防・治療するうえで環境の調整も必要である。

4 皮膚の状態

- 褥瘡の有無（発赤、水疱、びらん、潰瘍など）
- 皮膚症状の有無：皮膚の乾燥（ドライスキン）、湿潤（浸軟）、浮腫など
- 排泄の状態（失禁の有無、おむつ使用の有無）
- 骨突出部位の発赤、反応性充血の有無
- 皮膚感染症の有無
- 年齢、生活環境
- ➡前項「❸褥瘡の発生要因の有無：社会的要因」を参照
- 治療歴（化学療法、放射線療法、ステロイド薬服用など）

皮膚の状態を観察することで、褥瘡のリスクをアセスメントすることができる

アセスメントの根拠

- 皮膚を観察することで、褥瘡のリスクだけでなく、その人の全身状態もアセスメントできる。
- 高齢者はドライスキンになりやすく、瘙痒症状を起こしやすい。
- ドライスキンとは、皮膚の角質水分量が減少し、皮膚の表面がひび割れて、角質層のバリア機能が破綻している状態である。そのため角質層の隙間から、微生物やアレルゲンが入り込みやすい状態である。
- ドライスキンは、腎不全、肝機能障害などの内的素因や治療の影響により細胞分裂能の低下が引き起こされる、あらゆる脆弱な皮膚にみられる。
- おむつのなかは高温多湿環境である。つねに皮膚は浸軟状態であり、排泄物の影響を受けやすい。
- 浸軟とは、「水に浸漬して角質層の水分が増加し、一過性に体積が増えてふやけることで、可逆性の変化である」[12]と定義されている。皮膚の細胞間の結びつきが、浸軟することで弱くなり、外界からの外力に対する抵抗が減じ、外界からの異物や微生物の侵入が容易となる。
- 皮膚症状がある部位は刺激に弱いため、外的刺激を与えないような、愛護的なスキンケアを行う必要がある。
- 地域や患者を取り巻く環境（病院、施設、在宅）なども考慮する。

5 褥瘡の有無と程度

- 身体的要因
- 褥瘡発生部位
- 褥瘡の状態（深さ、大きさ、滲出液の程度、感染徴候の

有無、肉芽の状態、壊死組織の有無、ポケットの有無など）
- 創の治癒過程（炎症期・増殖期・成熟期）

アセスメントの根拠

- 褥瘡を発見したときは、すぐに局所治療に入るのではなく、まず褥瘡の発生原因を追求し、その除去に努める。いくら適切な治療を行っても、原因が解決されなければ褥瘡は改善せず、さらに悪化する恐れもある。
- 急性期の褥瘡は、全身状態が不安定で、さまざまな発生要因が混在することが多い。そのため短時間（短期期間）で発赤（紅斑）、水疱、びらん、浮腫、硬結といった病態を呈することがある。阻血性障害がどの程度の深さまで達しているかは不明なため、毎日の観察が重要となる。
- どのような創も、治癒過程に沿って改善していく（関連

図参照）。創の中に壊死組織や感染が存在する場合は、「炎症期」が持続するため、治癒が遅延する。また、「増殖期」には、肉芽を損傷しないようなケアの介入や、ドレッシング材・外用剤の選択が必要となる。「成熟期」は上皮化した皮膚を損傷しないようなケアの介入が重要である。
- 褥瘡ケアをチームで行うためには、褥瘡の状態を詳細、かつ客観的に評価していくことが必要である。そのためにはDESIGN-R® 2020（p.313 **表5**）などのツールを用いて評価する。

6 褥瘡に対する治療内容と効果

- 褥瘡の状態（深さ、大きさ、滲出液の程度、感染徴候の有無、肉芽の状態、壊死組織の有無、ポケットの有無など）
- 創の治癒過程（炎症期・増殖期・成熟期）
- 滲出液の量・におい
- 感染の徴候（全身・局所）
- 身体的要因

アセスメントの根拠

- 創の状態に応じてドレッシング材や外用剤を選択する。
- ドレッシング材を用いて創の湿潤環境を保持することが、創内の細胞の遊走を促し、肉芽増殖や上皮化につながる。
- 創感染を認める場合は、全身的・局所的に感染の治療を最優先した処置を行う。
- 全身管理：抗菌薬などの薬剤投与。
- 局所管理：創の中の異物の除去や感染をコントロールし、治癒環境を整える（wound bed preparation、感染

制御・壊死組織の除去・滲出液コントロール）。
  - ▶ 洗浄：細菌数を減少させるため、十分な洗浄を行う。
  - ▶ 壊死組織の除去：外科的デブリードマン、自己融解によるデブリードマン（外用剤・ドレッシング材）
  - ▶ 滲出液コントロール：外用剤・ドレッシング材の使用
- 使用しているドレッシング材や外用剤の評価を行う。
- 日本褥瘡学会の褥瘡予防・管理ガイドライン（文献参照）に基づいたケアを推奨する。

7 褥瘡と検査、治療などに対する患者や家族の反応と期待

- 褥瘡に対する知識・理解度

アセスメントの根拠

- 褥瘡予防・治療のためには、本人・家族の協力が必要である。
- ターミナル患者の場合は、本人の状態、意思、家族の思いなどを尊重した介入が必要となる。

4 看護計画の立案

◆期待される結果(看護目標)設定のポイント

● 褥瘡の発生要因を軽減・除去できる。

● 褥瘡が縮小、改善する(または悪化しない)。

● 患者や家族が褥瘡を理解し、発生予防と改善のための技術を習得できる。

◆看護計画

	計画	根拠・留意点
観察計画 O-P	❶褥瘡の発生要因の有無:身体的・物理的・社会的 ❷皮膚の状態 ❸褥瘡の有無と程度 ❹実施されている治療内容と効果 ❺褥瘡と検査、治療などに対する患者や家族の反応と期待 ➡O-Pの細かい項目については「2 病態・ケア関連図」「3 観察ポイントとアセスメントの根拠」を参照	● 褥瘡の発生には、さまざまな要因が関与している。多方向からのアセスメントを行い、発生要因や治療を阻害する要因を取り除いていくことが必要である。 ➡O-Pの細かい項目については「2 病態・ケア関連図」および「3 観察ポイントとアセスメントの根拠」の内容を参照
ケア計画 C-P	❶除圧に対する援助として、体位変換とポジショニングを行う ● 体位変換時は身体のねじれがないように、また体を面で支えるように、ポジショニングクッションを使用する。 ● 褥瘡発生リスクのある患者、褥瘡を保有している患者、同一体位が多い患者の場合、体圧分散用具を使用する。 ➡「5 看護ケア」を参照 ❷車椅子乗車時の援助 ● 座位の姿勢を整える。 ● 90度ルールを実施 ● プッシュアップを実施 ● 車椅子用体圧分散用具を使用する。 ➡「5 看護ケア」を参照 ❸ずれ防止 ● ベッドのギャッチアップ時は、膝関節部の床板を屈曲させてから頭側を挙上する。ずれを解除するために必ず背抜きを行う。背下げ時も同様に背抜きを行う。	● 体位変換によって、同一部位への圧迫を避ける。2時間ごとを基準に、患者の状態や皮膚の状態に応じて時間を調整する。 ● 30度側臥位では、大転子部や仙骨部などの骨突出部位への圧迫を避け、殿筋で体を支えることができる。やせて殿筋がない人は、30度側臥位でも骨突出部位に圧迫が加わるため側臥位姿勢を検討し、体圧分散用具を使用する。 ● 車椅子での座位時は、90度座位を基本とする。 ● 坐骨結節部、仙骨部への圧迫を避けるため、15分ごとにプッシュアップを行い、血流の改善を図る。 ● 座位姿勢のアライメント・バランスなど考慮する。 ● ギャッチアップすると、重力により体が下方にずれる。仙骨部や尾骨にずれ・応力が加わり、その部位の血管が引き伸ばされることで血流障害が生じる。

計画	根拠・留意点
◎ ベッドのギャッチアップ・ダウン時は、背抜きを行い、その後、踵の位置も調整する。 ➡「5 看護ケア」を参照 ◎ 発赤部のマッサージは禁忌である。 **④ 体圧分散用具の使用** ◎ 自力で体位変換ができない場合、体圧分散用具を使用する。 **⑤ 栄養・水分のアセスメントと補給** ◎ 経口摂取量（摂取カロリー：25〜30kcal/kg/日）、水分量 ◎ 体重、身長、BMI ◎ 検査データ（アルブミン値、ヘモグロビン値、ビタミンなど） ◎ 不足している栄養素の補給 **⑥ 皮膚の清潔・スキンケア** ◎ 入浴、シャワー浴、清拭を行う。 ◎ 尿失禁時は、撥水性の皮膚保護剤を使用して創を保護する。 ◎ 便失禁や下痢のときは、撥水性の皮膚保護剤を使用するか、ストーマ用装具や便失禁管理システムの使用を検討する。 ◎ ドライスキンへの対応として、保湿剤を外用する。 **⑦ 寝衣・寝具の選択と適切な使用** ◎ 吸湿性などの素材の選択 ◎ 寝衣、寝具のしわや縫い目、結び目などによる圧迫や摩擦の除去 ◎ シーツ、バスタオルのしわを伸ばす。 **⑧ 褥瘡の局所ケアを進める** ◎ 持続する発赤 ▶ 圧迫、摩擦・ずれの除去 ▶ 局所の観察ができるドレッシング材で保護（ポリウレタンフィルム材、ハイドロコロイドドレッシング材など）	◎ ずれ予防のため、ギャッチアップの角度は30度が望ましい。 ◎ 背抜きによって、ずれ力を解除できる。踵も摩擦・ずれを生じやすいため、踵を持ち上げ、ずれ力を解除する。 ◎ 発赤部はすでに組織の循環障害が生じている。マッサージを行うと、その部分に人為的な摩擦・ずれを加えることになる。 ◎ 特に集中治療が必要な患者、意識障害・運動麻痺・感覚障害などがある患者など、自分で圧迫が回避できない場合に体圧分散用具の導入を検討する。 ◎ 体圧分散用具を使用した場合も、体位変換は可能な限り行う。 ◎ 褥瘡ケアでは、除圧と栄養状態の改善が優先である。 ◎ 腸管から栄養を吸収するために、経口摂取が基本であるが、病状に合わせて、補助食品、経管栄養、高カロリー輸液（完全静脈栄養：TPN）などを検討する。 ◎ 栄養状態が改善しない、褥瘡が治りにくい場合は、管理栄養士やNST（nutrition support team：栄養サポートチーム）と連携する。 ◎ 皮膚の汚れ、汗や排泄物（便・尿）による汚染や、浸軟による汚染などにより、皮膚の防御機能が低下する。 ◎ 特に陰部は尿・便失禁により不潔になりやすい。またおむつの使用により、つねに湿潤環境下にある。仙骨部などの褥瘡発生を予防するために、撥水性のクリームや、保護オイルなどを使用する。 ◎ ドライスキンは皮膚の防御機能が破綻しているため、保湿剤を使用することで、人工の被膜を形成し、ドライスキンを予防する。 ◎ 外用剤・保湿剤は人差し指の第1関節までの量で、両手のひらの面積分となり、ローションは1円玉大の量で、両手のひらの面積分となる。 ◎ 寝衣、寝具の材質は褥瘡発生に関与する。 ◎ 多汗により皮膚が湿潤することで、皮膚のバリア機能が低下する。さらに摩擦係数が高くなり、ずれによる損傷が生じやすい。 ◎ 除圧対策と栄養状態を整えることが最優先である。 ◎ 感染を予防するだけでなく悪化を防ぐために、創の観察を行い、処置方法を検討する。 ◎ 急性期の褥瘡の場合、1〜3週間は深達度が不明である。圧迫や摩擦・ずれを回避し、血流改善を図る（圧再分散を行う）。

ケア
計画
C-P

計画	根拠・留意点
⬤ 水疱への対応 　▶ 発赤と同様の処置で保護。	⬤ 局所の状態を観察できるドレッシング材の選択が必要である。 ⬤ 水疱内は、皮膚の上皮化に必要な細胞因子が多く存在するため、基本的には自然吸収を待つ。 ⬤ 水疱が破けた場合は、びらんと同様の処置にする。 ⬤ 水疱内の出血（血疱）などを認めるときは、処置方法の検討が必要である。

ケア計画 C-P

計画	根拠・留意点
⬤ びらん・潰瘍・壊死組織や感染を伴う褥瘡への対応 ⬤ 褥瘡の状態により処置方法の検討が必要 ➡「2 病態・ケア関連図」を参照 ＜感染がある＞ 　▶ 十分な洗浄 　▶ 外用剤の選択 　▶ 銀含有ドレッシング材の使用など ＜感染がない＞ 　▶ 創の保護、湿潤環境を保つ。 　▶ ドレッシング材の使用 　▶ 外用剤の使用 ＜滲出液が多い＞ 　▶ 吸収力が高いドレッシング材を使用（ハイドロファイバー、ポリウレタンフォーム、アルギン酸塩など）。 　▶ 外用剤を使用（デキストラノマー、カデキソマー・ヨウ素、ポビドンヨード・シュガーなど）。 ＜壊死組織があるとき＞ 　▶ デブリードマン（外科的・化学的） 　▶ Wet to dryドレッシング法 ⬤ 創周囲の洗浄 　▶ 石けんを泡立て、皮膚をこすらないように、やさしく愛護的に洗う。 　▶ 創内には石けん・洗浄液が入らないように注意する。 ➡「5 看護ケア」を参照	⬤ 消毒は創傷治癒に必要な線維芽細胞、表皮細胞などを死滅させてしまう。文献10では「洗浄のみで十分であり、通常は必要ないが、明らかな創部の感染を認め滲出液や膿苔が多いときには洗浄前に行ってよい」とされている。 ⬤ 褥瘡内、ポケットの洗浄を行う。創部の洗浄を行うことによって、創表面の異物や壊死組織を除去することができる。洗浄には、体温程度に温めた生理食塩水または水道水を使用する。消毒は通常は必要なく、洗浄のみで十分であるが、明らかな感染を認め、滲出液や膿苔が多いときには洗浄前に消毒を行う（**図15-②**）。 ⬤ 感染がない場合は、創の治癒過程で炎症期から増殖期にスムーズに移行するよう整えることが必要である。 ⬤ 滲出液が多い場合、褥瘡周囲の皮膚が滲出液によって浸軟する。予防するためにドレッシング材の特徴を理解して、吸収力のあるドレッシング材や外用剤を選択する。 ⬤ 壊死組織が存在する場合は、デブリードマン（壊死組織の除去）を行うことで、「出血・凝固期」→「炎症期」→「増殖期」への移行を促進する。 ⬤ 外用剤・ドレッシング材の選択は、日本褥瘡学会の褥瘡予防・管理ガイドライン（文献11を参照）に基づいたケアを推奨する。 ⬤ 褥瘡周囲は、創からの滲出液で汚染されている。感染を制御するためにも、局所ケアの前に、創周囲を洗浄することが推奨される。

教育計画 E-P

計画	根拠・留意点
❶ 褥瘡予防についての指導 ⬤ 褥瘡の予防・管理ができるように、患者と家族に指導する。	⬤ 褥瘡予防や、褥瘡の悪化防止には、本人、家族の協力が不可欠である。 ⬤ 具体的にどのようにケアをするとよいか、ともに話し合いながら、指導・教育していく。

5 看護ケア

除圧：ベッド上での体位変換

- 褥瘡予防スケール（p.310-311**表1～3**）などで、「自力での体位変換が困難」とされる場合は、体位変換を実施する。

- 体位変換は従来2時間ごとの実施とされていたが、見直しが行われている。また、やせて骨突出がある患者の場合は、体位変換をしても圧力が加わる。そのため、体圧分散用具の併用が必要である。

- 通常の側臥位（90度側臥位）では身体の下側になる腸骨部や大転子部が圧迫される。腸骨部や大転子部を圧迫しない30度側臥位とする（**図12**）。

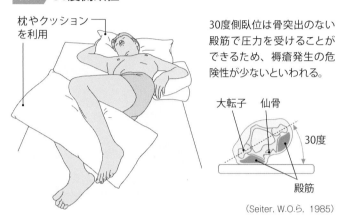

図12 **30度側臥位**

枕やクッションを利用

30度側臥位は骨突出のない殿筋で圧力を受けることができるため、褥瘡発生の危険性が少ないといわれる。

大転子　仙骨　30度　殿筋

（Seiter, W.O.ら, 1985）

真田弘美：付録／褥瘡の予防・治療指針策定のための研究報告書　第Ⅱ章 褥瘡の予防. 厚生省老人保健福祉局老人保健課 監修, 褥瘡の予防・治療ガイドライン. 照林社, 東京, 1998：14. より引用

車椅子での座位保持

- 一般的な車椅子では、座面・背面が薄いシート（スリングシート）であるため、骨突出部位に圧が加わりやすい。

- 生活の場が車椅子中心の患者の場合は、①車椅子の選択、②体圧分散用具の選択、③除圧対策（プッシュアップ）が必要である。

- 座位を維持することが困難な場合、体が傾斜したり、前にずれたり（仙骨座り）してしまう。そのため坐骨結節部、仙骨部、脊椎部などに褥瘡を生じやすくなる。

- 褥瘡発生を予防するための座位姿勢（**図13**）を調整する。

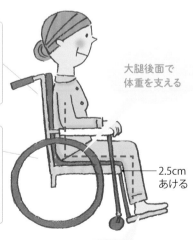

図13 **車椅子使用時の注意点**

①90度ルール
- 股関節90度、膝関節90度、足関節90度で座ると、圧力は大腿後面に移動する

②プッシュアップ
- 両腕で15分ごとに、自分で腰を上げる
- 自分で腰を浮かせない患者の場合は、座位時間を1時間以内にする

大腿後面で体重を支える

2.5cmあける

踵がつく

真田弘美：付録／褥瘡の予防・治療指針策定のための研究報告書　第Ⅱ章 褥瘡の予防. 厚生省老人保健福祉局老人保健課 監修, 褥瘡の予防・治療ガイドライン. 照林社, 東京, 1998：18. を参考に作成

ギャッチアップ時の背抜き

● ベッドのギャッチアップ・ダウン時は、背抜きを行い、寝衣や衣服との間に生じるずれを解消する（**図14**）。

● 踵も摩擦・ずれを生じやすいため、ギャッチアップ後に挙上し、ずれを解除する。

図14 30度ギャッチアップの際の背抜き

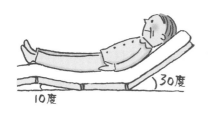

1 下肢を10度程度挙上し、ベッドを30度くらいまで上げる。

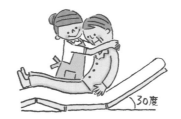

2 ギャッチアップ後、背中をいったんマットレスから離れるように起こし（背抜き）、衣服を整える。

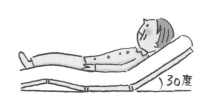

3 上体を静かにベッドに戻し、下肢も一度上げて整える。

温水理佳：高齢者ケアの具体的な方法 6. 褥瘡. 箕浦とき子 監修, うまくできる！ 高齢者患者さんへの対応とケア. プチナース 2006；15（11）：47. より引用

周囲皮膚と褥瘡の洗浄

● 褥瘡周囲皮膚は汗・皮脂に加え、創からの浸出液や細菌等で汚染されている。

● 褥瘡周囲の皮膚を洗浄すると、角化細胞による上皮化が促進される。

● 褥瘡のガイドラインには「弱酸性洗浄剤による洗浄を行ってもよい（推奨度C1）」となっている。皮膚の脆弱性等をみて検討が必要である。

● 洗浄は石鹸や洗浄剤を泡立てて皮膚を擦らないように

する（**図15-①**）。洗浄クリームは汚れを浮き上がらせるので、拭き取ることで汚れを除去できる。

● 褥瘡内の洗浄は、基本的には生理食塩水か水道水で洗浄する。明らかに感染があると認められる場合は、殺菌作用のある洗浄剤を使用する（**図15-②**）。

● 洗浄液の温度は38℃くらいで、患者が冷たいと感じることがない程度に調整する。

図15 褥瘡の洗浄（周囲、創内）

① 褥瘡の周囲の皮膚を洗浄する

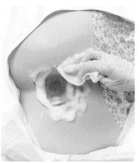

● 石けんを十分に泡立て、褥瘡の周囲をやさしく洗う。
● シャワーボトルのお湯で、褥瘡内にかからないように流す。

② 生理食塩液で、水圧をかけて創内を洗浄する場合

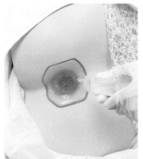

● 50mLあるいは100mLの生理食塩液を温める。
● 生理食塩液の容器のゴム栓部分に、18Gの注射針を刺入。
● 生理食塩液を押し出し、創の内部を洗い流す。

小林治子：褥瘡予防・局所ケア. 坂本すが, 山元友子 監修, ビジュアル 臨床看護技術ガイド. 照林社, 東京, 2007：175. より引用

瘙痒感

下舞紀美代

どんな症状?

瘙痒感とは、皮膚の浅層、粘膜に分布している知覚神経終末が刺激されて起こる。皮膚を掻いたり、こすったりせざるをえないような不快な皮膚の感覚である。

知覚神経終末への刺激が、全身に及ぶ場合と局所に影響する場合がある。また、皮膚や粘膜そのものに原因がある場合と、内臓疾患の影響を受けて起こる場合がある。瘙痒感の原因をアセスメントし、適切な対処方法を選択する。

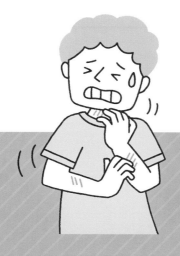

皮膚の構造

- 皮膚は身体の最外層にあって、体外環境と体内環境の境目で身体の恒常性維持のための機能をもつ臓器である[1]。
- 皮膚は、表面から表皮、真皮、皮下組織の3層構造となっている[2]。
- 皮膚には、図1のような感覚受容器があり、情報を大脳に伝えている[3]。

図1 皮膚の構造

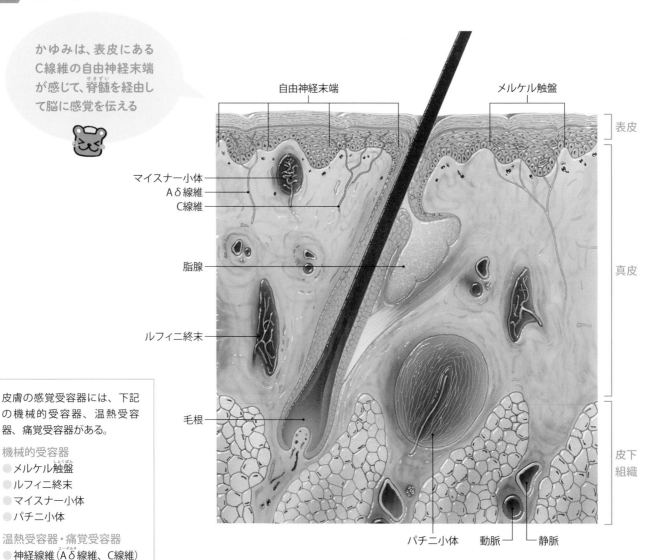

かゆみは、表皮にある
C線維の自由神経末端
が感じて、脊髄を経由し
て脳に感覚を伝える

皮膚の感覚受容器には、下記
の機械的受容器、温熱受容
器、痛覚受容器がある。

機械的受容器
- メルケル触盤
- ルフィニ終末
- マイスナー小体
- パチニ小体

温熱受容器・痛覚受容器
- 神経線維(Aδ線維、C線維)
  の先の細い部分

自由神経末端 メルケル触盤 表皮

マイスナー小体
Aδ線維
C線維
脂腺
ルフィニ終末
毛根
パチニ小体 動脈 静脈

真皮

皮下組織

齋藤宣彦:看護学生必修シリーズ改訂版 症状からみる病態生理の基本. 照林社, 東京, 2009:106. より引用

かゆみのメカニズム

かゆみ（瘙痒感）はそのメカニズムによって、皮膚疾患による末梢性のかゆみと全身性の疾患による中枢性のかゆみの2つに分けられる。

①末梢性のかゆみ

末梢性のかゆみを起こす刺激（起痒刺激）には、物理的刺激と化学的刺激がある。

物理的刺激には、毛や化学繊維、とろろ芋（ヤマノイモ、山芋）、マンゴー、キウイの果汁などによる機械的刺激、通電による電気刺激、温熱による熱刺激、寒冷、冷水などの寒冷刺激などがある。

化学的刺激には、ヒスタミン[*1]、タンパク分離酵素（プラスミン）[*2]、タンパク分解産物、ポリペプチド[*3]、アセチルコリン、リボ核酸、カやノミの唾液中の物質、植物（イラクサ、ウルシ、ヤマハゼ、ブタクサなど）がある。病的条件下では、抗原とIgE（immunoglobulin E

図2 皮膚疾患によるかゆみが起こるメカニズム

かゆみは、細胞外液中に産生・分泌された化学物質が、自由神経終末を興奮させて発生する。化学受容器が関与していると考えられている。

皮膚病変があれば、皮膚の炎症がC線維を刺激し、それがかゆみ情報となって、脊髄を経由して脳に伝えられて、「かゆい！」と感じる。

皮膚病変が見られない場合のかゆみの機序については、明らかになっていない。

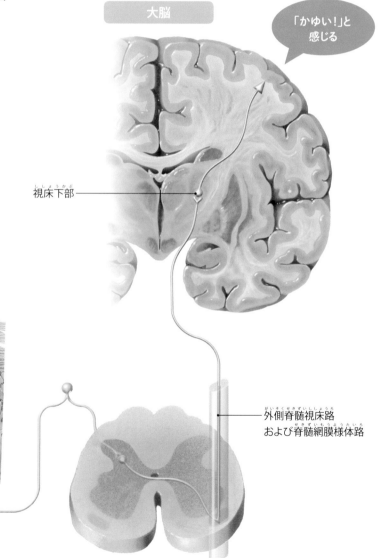

大脳

「かゆい！」と感じる

視床下部

皮膚病変

ヒスタミンなど

C線維

自由神経終末

外側脊髄視床路および脊髄網様体路

齋藤宣彦：プチナースBOOKS　看護につながる病態生理. 照林社, 東京, 2016：104. より引用

*1　ヒスタミン：生体組織に広く分布するアミンで、通常はタンパクと結合して不活性の状態にあるが、抗原抗体反応や外傷によって結合が破れると活性型となる。

瘙痒感

症状が起こるメカニズム

：免疫グロブリンE）抗体の相互作用によるアレルギー反応などの刺激により、ヒスタミンなどの化学物質が肥満細胞から遊離し過剰に生産される[3]。それらの化学物質が、かゆみ受容体（自由神経終末）に作用して生じたインパルスが、求心性C線維により脊髄（せきずい）に伝達される。脳幹（のうかん）、視床（ししょう）、大脳皮質（だいのうひしつ）にまで達すると、かゆみとして知覚される（p.329**図2**）。

● かゆみとして知覚された後、搔爬（そうは）や摩擦が刺激として求心性C線維へ伝達され、神経ペプチド（サブスタンスP）を介し肥満細胞（マスト細胞）へ伝達される（かゆみの悪循環）。

● かゆみを増強させる因子として、過度な緊張や解離性（転換性）障害などの精神的刺激が考えられる。

②中枢性のかゆみ

● 中枢性のかゆみは、人工血液透析や肝・胆道系疾患がある場合に、血液中のオピオイドペプチドが増加し、モルヒネ受容体に作用することで、かゆみとして知覚される（**図3**）。

● 胆汁のうっ滞、尿毒症による副甲状腺機能亢進、鉄の上昇などが化学的刺激となる。

図3 全身性疾患によるかゆみが起こるメカニズム

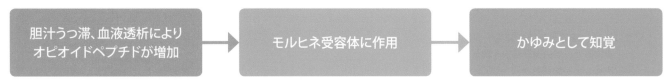

胆汁うっ滞、血液透析によりオピオイドペプチドが増加 → モルヒネ受容体に作用 → かゆみとして知覚

かゆみの分類・原因・病態

● かゆみが起こるメカニズムによって分類すると、**表1**[4]のような原因疾患がある。

● かゆみは、皮疹（ひしん）の有無によっても分類できる。症候性瘙痒と皮膚瘙痒症に分けられる（**表2**）。症候性瘙痒は皮疹に伴って発生したもので、皮膚瘙痒症は外見上、皮疹はなく、かゆみを知覚するものである。皮疹とは皮膚に現れる変化の総称である。

表1 メカニズムによるかゆみの分類・原因

分類	原因	
末梢性かゆみ（皮膚科的疾患）	**強度の瘙痒** ● 昆虫：疥癬、ダニ、ノミ、シラミ、虫刺症 ● 湿疹、皮膚炎：接触皮膚炎、アトピー性皮膚炎 ● 蕁麻疹 ● 汗疹 ● 扁平苔癬 ● 疱疹状皮膚炎 ● 中毒疹	**中等度の瘙痒** ● 乾癬 ● 脂漏性湿疹 ● ジベール薔薇色粃糠疹 ● 真菌症：皮膚カンジダ症、白癬 ● 乾皮症、皮脂欠乏症 ● 色素性蕁麻疹
中枢性かゆみ（内科的疾患）	● 内分泌、代謝疾患：糖尿病、尿崩症、粘液水腫、甲状腺機能亢進症、甲状腺機能低下症 ● 肝疾患：肝内、肝外胆管閉塞 ● 腎疾患：慢性腎不全 ● 血液、網内系疾患：鉄欠乏性貧血、多血症、リンパ性白血病、ホジキン病、菌状息肉症、リンパ肉腫 ● 内臓悪性腫瘍	● 寄生虫感染症：鉤虫症、回虫症、フィラリア症 ● 自己免疫疾患：全身性紅斑性狼瘡 ● 中枢神経疾患：脊髄癆、多発性硬化症、脳腫瘍 ● 精神神経疾患：不安、強迫神経症 ● 妊娠 ● 薬物：コカイン、モルヒネ、クロロキン ● 後天性免疫不全症候群

片山一朗：痒みのメカニズム. アレルギー・免疫2016：23（9）

*2 プラスミン：血漿中に存在するタンパク質分解酵素で、炎症時に析出するフィブリンを分解する。 *3 ポリペプチド：多数のアミノ酸が結合したもの

表2 **皮疹の有無によるかゆみの分類・原因・病態**

分類	原因	病態
症候性瘙痒	湿疹	皮膚表面の湿性変化の大部分が本症と考えられ、一般に瘙痒が強い。皮疹学的に急性と慢性に大別される
	アトピー性皮膚炎	遺伝性、家族性にみられる体質性湿疹。乳児期では顔面・頭部・頸部などに限局して急性湿疹湿潤性病変をきたす。瘙痒が激しく、皮疹の発生に先立ってみられる。10～12歳ごろまでに治癒することが多いが、一部の例では成人になっても認められ、増悪を繰り返す
	接触皮膚炎	外界物質との接触によって起こる皮膚炎。アレルギー性と非アレルギー性がある。ウルシなどの植物・衣類（おむつかぶれ）・薬物・化粧品・石けん・ホルマリンなど、種々のもので生じる
	蕁麻疹	真皮の一過性限局性浮腫と瘙痒を伴って、皮膚に膨疹（ミミズばれ）が見られるのが特徴。食事性・薬物性・物理的刺激（日光、温熱、寒冷）などで生じる
	痒疹	瘙痒が先行し、掻いているうちに生じてくる孤立性の丘疹・結節をいう
	小児ストロフルス	満1～5、6歳の小児の四肢伸側・手掌・足底などに生じる充実性丘疹で、瘙痒が激しく、相次いで発疹ができるため安眠できない
	白癬	白癬菌によって引き起こされる皮膚疾患の総称。毛髪、爪、顔、陰部に好発し、紅斑・水疱・膿疱を生じる
	虫刺されなど	ノミやカなどの唾液により生じる
皮膚瘙痒症	皮脂腺分泌欠乏	皮脂の分泌低下により角層の水分の蒸散を防ぐはたらきをする皮脂膜をつくるなど、外部の機械的・化学的刺激から皮膚を保護するはたらきが鈍くなる
	更年期	ホルモンバランスの乱れにより生じる
	妊娠	妊娠後半期に突然始まる。分娩終了とともに消失する
	肝疾患	血液中の胆汁酸が増加し生じる
	糖尿病など	糖尿病初期に、るい痩（やせ）とともに生じる
その他	年齢	皮膚の萎縮・乾燥・皮脂の分泌低下により生じる
	気温	寒冷・温熱により生じる

瘙痒感

症状が起こるメカニズム

2 病態・ケア関連図

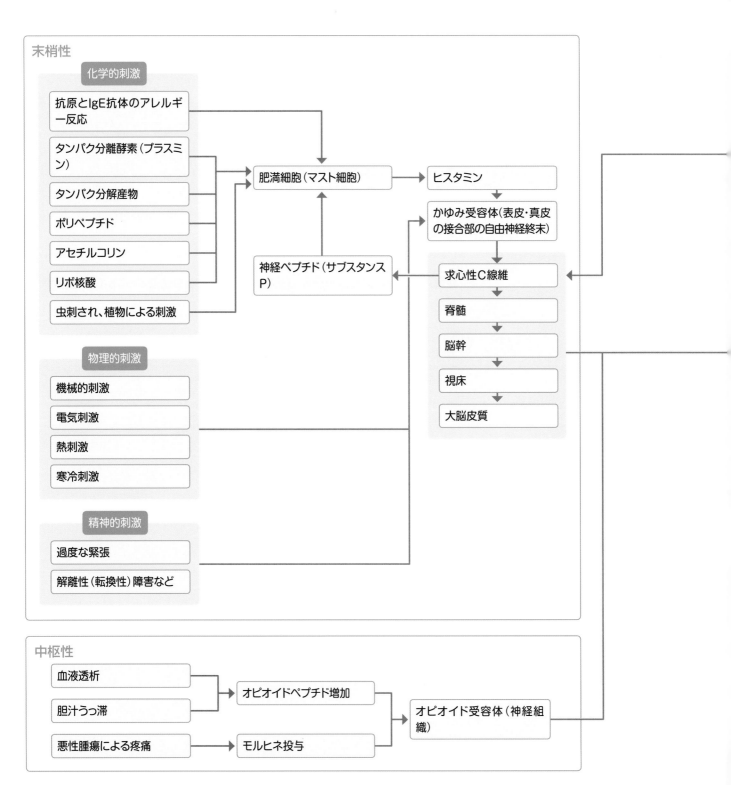

末梢性

化学的刺激
- 抗原とIgE抗体のアレルギー反応
- タンパク分離酵素（プラスミン）
- タンパク分解産物
- ポリペプチド
- アセチルコリン
- リボ核酸
- 虫刺され、植物による刺激

肥満細胞（マスト細胞） → ヒスタミン → かゆみ受容体（表皮・真皮の接合部の自由神経終末）

神経ペプチド（サブスタンスP）

求心性C線維 → 脊髄 → 脳幹 → 視床 → 大脳皮質

物理的刺激
- 機械的刺激
- 電気刺激
- 熱刺激
- 寒冷刺激

精神的刺激
- 過度な緊張
- 解離性（転換性）障害など

中枢性
- 血液透析
- 胆汁うっ滞 → オピオイドペプチド増加
- 悪性腫瘍による疼痛 → モルヒネ投与

オピオイド受容体（神経組織）

332

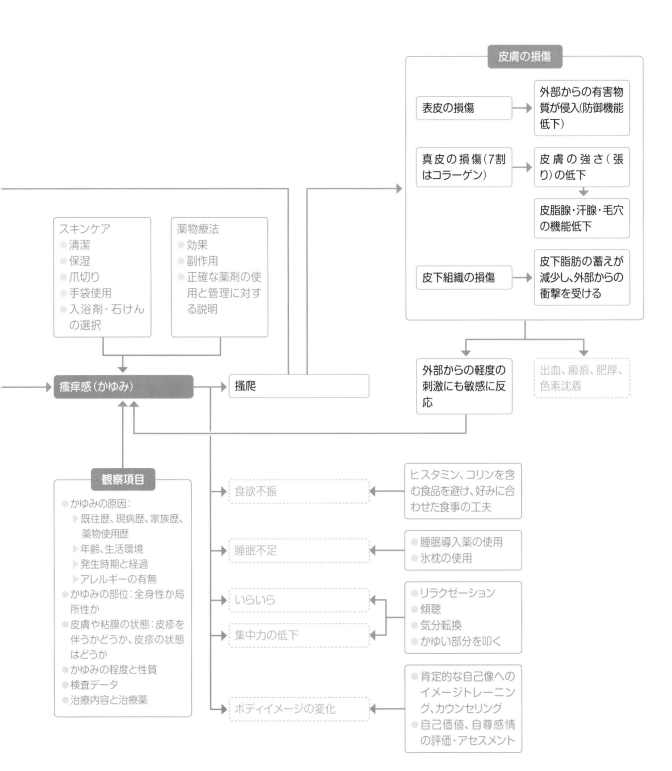

凡例

□ 原因・病態 　┊┊ 随伴症状 　□ 観察項目 　□ ケア 　──▶ 関連（実在） 　----▶ 関連（可能性）

皮膚の損傷

表皮の損傷 ──▶ 外部からの有害物質が侵入（防御機能低下）

真皮の損傷（7割はコラーゲン） ──▶ 皮膚の強さ（張り）の低下 ──▶ 皮脂腺・汗腺・毛穴の機能低下

皮下組織の損傷 ──▶ 皮下脂肪の蓄えが減少し、外部からの衝撃を受ける

外部からの軽度の刺激にも敏感に反応

出血、瘢痕、肥厚、色素沈着

スキンケア
● 清潔
● 保湿
● 爪切り
● 手袋使用
● 入浴剤・石けんの選択

薬物療法
● 効果
● 副作用
● 正確な薬剤の使用と管理に対する説明

瘙痒感（かゆみ） ──▶ 搔爬

観察項目
● かゆみの原因：
  ▶ 既往歴、現病歴、家族歴、薬物使用歴
  ▶ 年齢、生活環境
  ▶ 発生時期と経過
  ▶ アレルギーの有無
● かゆみの部位：全身性か局所性か
● 皮膚や粘膜の状態：皮疹を伴うかどうか、皮疹の状態はどうか
● かゆみの程度と性質
● 検査データ
● 治療内容と治療薬

食欲不振 ◀── ヒスタミン、コリンを含む食品を避け、好みに合わせた食事の工夫

睡眠不足 ◀── ● 睡眠導入薬の使用 ● 氷枕の使用

いらいら ◀── ● リラクゼーション ● 傾聴 ● 気分転換 ● かゆい部分を叩く

集中力の低下 ◀──

ボディイメージの変化 ◀── ● 肯定的な自己像へのイメージトレーニング、カウンセリング ● 自己価値、自尊感情の評価・アセスメント

3 観察ポイントとアセスメントの根拠

1 かゆみの原因

- 既往歴、現病歴、家族歴、薬物使用歴
- 年齢、生活環境
- 発生時期と経過
- アレルギーの有無

アセスメントの根拠

- かゆみが起こる原因は、本人だけでなく同時に家族間の遺伝的体質が影響しているとも考えられる。また、化学物質過敏症などは生活環境も大きく影響する。したがって、患者の基礎データを十分にアセスメントし、これらの情報を統合し、かゆみが生じる原因、増悪因子を判断する必要がある。
- 薬物によっては、瘙痒感を伴う皮疹が発生することがある。また、重症の薬疹には、スティーブンス・ジョンソン症候群（Stevens-Johnson syndrome：SJS）、中毒性表皮壊死症（toxic epidermal necrolysis：TEN）、薬物過敏症がある。以前使用した薬剤でアレルギー反応があった場合や薬疹を起こしやすい薬剤（ペニシリン、アスピリン、クロロサイアザイド、コカイン、モルヒネなど）の使用の確認は重要である。

2 かゆみの部位

- 全身性か局所性か

アセスメントの根拠

- かゆみが全身性か局所性かをアセスメントする。かゆみの部位を観察することで、基礎疾患を推測することができる。局所性には頭部や陰部、肛門部なども含まれる。
- 観察する場合は、明るい自然光下において、プライバシー保護が可能な環境をつくるなど、十分な配慮が必要である。

3 皮膚や粘膜の状態

- 感覚の状態
- 弾力性・乾燥・湿潤の状態
- 搔破・肥厚の有無、皮膚色・発毛の状態
- 皮膚の剝離の有無
- 皮膚の鱗屑の有無
- 皮疹・紅斑・蒼白・壊死・硬化の有無
- 範囲：清浄な皮膚との境界は明瞭か
- 爪の状態
- 出血の有無

アセスメントの根拠

- 皮膚の乾燥や湿潤では発汗状態がわかり、汗腺のはたらきが推測される。
- 搔破や爪の状態は、かゆみの程度を推測できる。搔破が多く、出血痕がある場合は皮膚の摩擦を繰り返しているし、搔破を繰り返すと爪の甲が光沢を帯びる。
- 発赤・発疹がある場合は、皮膚疾患が疑われる[5]。

4 かゆみの程度と性質

- 睡眠障害、集中力低下、いらいらなどの有無
- チクチク、むずむずなど不快感の有無
- 持続時間

アセスメントの根拠

- かゆみの程度は、患者の表現から読み取ることが重要である。「どうしても掻いてしまう」、「夜も眠れない」、「仕事や学習に集中できない」、「いらいらする」などの表現は、かゆみが日常生活に強く関係し、精神的な影響を与えていることが推測できる。

5 検査データ

- スクラッチテスト
- パッチテスト、皮膚生検
- 尿・便・血液検査、画像検査など

アセスメントの根拠

- 検査データは、基礎疾患の状態や、感染の有無などの看護情報として有用である。
- アレルギーであるかどうかの判定、皮膚症状を悪化させる物質やかゆみの原因物質の特定を目的として行われる。

6 治療内容と治療薬

- 薬物療法(**表3**)[8]
- スキンケア
- 皮膚保護などの指導

アセスメントの根拠

- 抗ヒスタミン薬やステロイド薬などは、日中の活動や就寝時間に影響を及ぼす。抗ヒスタミン薬は眠気による生活への影響を配慮して昼間は少量に、またステロイド薬は睡眠への障害を考慮して就寝前は少量にする。治療内容や治療薬の作用を理解し、日常生活への影響をモニターする。薬物の種類・用量の参考、副作用の早期発見に役立つ。

表3 主な瘙痒治療薬

薬剤名(商品名)	適応		副作用	
抗ヒスタミン薬 (レスタミンなど)	● 蕁麻疹 ● 小児ストロフルス ● 虫刺され	● 湿疹 ● 皮膚瘙痒症	● 過敏症(皮膚の発赤、腫脹、瘙痒感、湿潤など)→中止 ● 発疹→中止	
抗アレルギー薬 (ケトチフェン、ザジテンなど)	● 湿疹 ● 蕁麻疹	● 皮膚炎 ● 皮膚瘙痒症	● けいれん・興奮→中止 ● 肝機能障害、黄疸→中止	
抗不安薬 (アタラックスなど)	● 蕁麻疹 ● 皮膚疾患に伴う瘙痒(湿疹、皮膚炎、皮膚瘙痒症)		● ショック、アナフィラキシー(蕁麻疹、胸部不快感、喉頭浮腫、呼吸困難、顔面蒼白、血圧低下など)→中止 ● 肝機能障害・黄疸→中止	
副腎皮質ステロイド (リンデロンなど)	● 湿疹・皮膚炎群(急性湿疹、亜急性湿疹、慢性湿疹、接触皮膚炎、貨幣状湿疹、自家感作皮膚炎、脂漏性皮膚炎、アトピー性皮膚炎など)		● 誘発感染症 ● 続発性副腎皮質機能不全 ● 消化管潰瘍　など	● 感染症の増悪 ● 糖尿病

4 看護計画の立案

◆期待される結果（看護目標）設定のポイント

- かゆみが軽減する、または、消失する。
- かゆみによる影響である睡眠障害、食欲低下などが緩和する。
- かゆみによる影響であるいらいら感、集中力の低下などが緩和する。

◆看護計画

	計画	根拠・留意点
観察計画 O-P	❶ かゆみの部位・程度・性質 ❷ 皮膚の状態（湿潤・乾燥・発赤・肥厚・落屑・掻破・出血、体毛） ❸ かゆみの増悪因子・緩和因子 ❹ かゆみによる身体的・精神的影響（睡眠障害、食欲低下、いらいら感、集中力の低下など） ❺ 治療内容の効果・副作用 ❻ 患者・家族の反応と治療参加・治療期待 ❼ ボディイメージの変化 ❽ 検査データ	● かゆみは、局所症状と全身症状の両面から、身体的な変化とそれによる精神的な変化をモニターすることでケアができる。また、外観の変化は患者のボディイメージに大きく影響する。主観的データと客観的データの統合が重要である。 ➡ その他の観察項目の根拠については「3 観察ポイントとアセスメントの根拠」を参照
ケア計画 C-P	❶ 皮膚の清潔：入浴・部分浴・清拭 ● 温度は40℃程度のぬるま湯を用いる。皮脂膜をとりすぎないよう、軽く泡立てて愛護的に洗浄する。➡「5 看護ケア」を参照 ● 弱酸性の洗浄剤を選ぶ。 ● 実施後は保湿剤（表5）を貼付する。 ❷ 薬物療法の管理（表4） ❸ 皮膚の保護（表6） ● 爪は短く切り、摩擦を避ける。包帯や手袋を使用し、掻破を避ける。➡「5 看護ケア」を参照 ❹ 環境整備 ● アレルギー性の場合は、アレルゲンを除去する。 ● ダニ、ノミ、シラミなどの駆除 ● 冷気・熱気を避け、温度・湿度調整を行う。	● 皮膚の汚染はかゆみを誘発するため、清潔を保つ。ただし、お湯の温度が高すぎると、逆にかゆみを誘発してしまうので注意する。 ● 治療薬には副作用もあり、使用方法を誤るとかゆみを悪化させる。十分な指導と管理が必要となる。 ● 掻破により皮膚を傷つけないように、保護する必要がある。 ● 環境整備によりかゆみの原因を除去する。また、皮膚の乾燥や発汗はかゆみを誘発するため、温度や湿度の調整も必要である。

計画	根拠・留意点

<table>
<tr><td rowspan="1">ケア
計画
C-P</td><td>❺ 必要な場合、睡眠薬の与薬

❻ かゆい部分の冷罨法
❼ コンサルテーション（相談など）</td><td>● かゆみはときに不眠を伴う。かゆくて眠れない場合は、睡眠薬を使用することもある。
● かゆみは、冷やすと治まることが多い。
● かゆみのある患者に「掻いてはいけません」ではケアにならない。傾聴し、抗しがたいかゆみによる苦痛を共有する姿勢をもつことが必要である。</td></tr>
<tr><td>教育
計画
E-P</td><td>❶ かゆいときは、掻かずに軽く叩くように説明する。
❷ 入浴の際は、ナイロン製のタオル、化学繊維によるタオルは使用しないように説明する。
❸ 香料の強い石けんは使用を避けるように説明する。
❹ 体を締めつける衣類は避けるように説明する。
❺ 薬剤は、使用方法を勝手に変えたり、指定されていない部位には使用しないように説明する。
❻ 睡眠と栄養を十分にとり、気分転換の必要性を説明する。</td><td>● かゆみは急性に発生することもあるが、慢性的に持続することもある。患者の治療参加は非常に重要であり、左記について指導する。</td></tr>
</table>

表4 主な抗ヒスタミン薬の鎮静作用による分類

非鎮静性	● フェキソフェナジン塩酸塩（アレグラ） ● エピナスチン塩酸塩（アレジオン） ● オロパタジン塩酸塩（アレロック） ● エバスチン（エバステル） ● ロラタジン（クラリチン） ● レボセチリジン塩酸塩（ザイザル） ● セチリジン塩酸塩（10mg）（ジルテック） ● ベポタスチンベシル酸塩（タリオン） ● デスロラタジン（デザレックス） ● ビラスチン（ビラノア） ● ルパタジン（ルパフィン）
軽度鎮静性	● アゼラスチン塩酸塩（アゼプチン） ● セチリジン塩酸塩（20mg）（ジルテック） ● メキタジン（ニポラジン、ゼスラン）
鎮静性	● ケトチフェンフマル酸塩（ザジテン） ● d-クロルフェニラミンマレイン酸塩（ポララミン） ● ジフェンヒドラミン塩酸塩（レスタミン）

＊表中の括弧内は商品名
日本皮膚科学会アトピー性皮膚炎診療ガイドライン作成委員会，日本皮膚科学会編：アトピー性皮膚炎治療ガイドライン．日皮会誌，126：121-155．より一部改変し引用

表5 代表的な鎮痒性外用薬・保湿剤の例

鎮痒性 外用薬	● クロタミトン含有製剤（オイラックス軟膏） ● ジフェンヒドラミン含有製剤（レスタミンコーワ軟膏、ベナパスタ軟膏）
保湿剤	● ヘパリン類似物質製剤（ヒルドイド、ヒルドイドソフト、ヒルドイドローション） ● 尿素含有製剤（ウレパール軟膏、ウレパールローション、ケラチナミン軟膏、パスタロンソフト軟膏10％、パスタロンソフト軟膏20％、パスタロンクリーム10％、パスタロンクリーム20％、パスタロンローション10％） ● ワセリン ● 親水軟膏

佐藤貴浩,横関博雄,室田浩之他著：皮膚瘙痒症診療ガイドライン 2020．日皮会誌；130（7）：1589-1606．より一部改変し引用

表6 スキンケアの例

皮膚の清潔〜 毎日の入浴、 シャワー	● 汗や汚れは速やかに落とす。しかし、強くこすらない。 ● 石けん・シャンプーを使用するときは洗浄力の強いものは避ける。 ● 石けん・シャンプーは残らないように十分にすすぐ。 ● かゆみを生じるほどの高い温度の湯は避ける。 ● 入浴後のほてりを感じさせる沐浴剤・入浴剤は避ける。 ● ナイロンタオルや硬めのタオルの使用を控える。
その他	● 室内を清潔にし、適温・適湿を保つ。 ● 新しい肌着は使用前に水洗いする。 ● 洗剤は十分にすすぎ落とす。 ● 爪を短く切り、なるべく掻かないようにする。 ● 手袋や包帯による保護が有用なことがある。

河野陽一，山本昇壮監修：厚生労働科学研究・アトピー性皮膚炎治療ガイドライン 2005．より一部改変し引用

瘙痒感

看護計画の立案

5 看護ケア

皮膚の清潔：部分浴

● 部分浴によって、バリア機能を維持する。角質の損傷に注意し、刺激を与えない石けん、綿タオルやガーゼを使用する。
● 40℃程度のぬるま湯を用い、皮脂膜をとりすぎないよう、軽く泡立てて愛護的に洗浄する（**図4**）。
● 実施後は、白色ワセリンなどで、保湿を行う。特に高齢者では、皮脂分泌が低下しており、洗浄により乾燥しやすいので留意する。

図4 ▶ 部分浴

泡立てて愛護的に洗う。

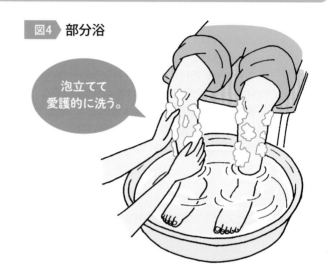

皮膚の保護

● 爪が伸びていると、かゆみで掻破した際に、皮膚を傷つけてしまう。爪は短く切り、摩擦を避ける。
● 爪は直線的に切り、切りすぎないようにする。切った後はヤスリで断面をなめらかにする（**図5**）。
● 掻破を防止するために、手袋をし、包帯で固定する方法がある（**図6**）。

図5 ▶ 指の爪の切り方

| 伸びた爪の先端を横にまっすぐに切る | 角は爪ヤスリで丸くする | 爪ヤスリをかけてなめらかにする |

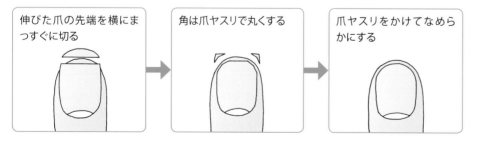

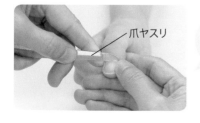

爪ヤスリ

ニッパーでも切れないような場合、爪ヤスリで爪を削る

図6 ▶ 手袋の包帯固定方法

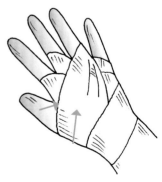

無意識に手袋を外してしまう場合は、手首から指間の方向へかけるように包帯を巻いて固定する。

視力障害

青山和子

どんな症状?

視覚とは、物体の形や色認識を行う感覚をいい、視力・視野・色覚・光覚などの総称である。光刺激が大脳（だいのう）に伝えられ、認識されるプロセスを指す。狭義に視力のみを意味することもある。

- 視力とは：物体の存在・形状を弁別・認識する能力をいう。
- 視野とは：目を動かさずに見ることができる範囲をいう。
- 色覚とは：色を区別し、識別する機能をいう。
- 光覚とは：明るさを感じる感覚を指すが、広義には色覚を含む。

視力障害とは、先天性または後天性に物体の存在・形状を弁別・認識する能力が低下した状態をいう。ここでは、視力障害を視力のみならず、視野・光覚を含め、広義にとらえる。

ロービジョン（低視力）とは、WHO（世界保健機関）の定義によると、矯正視力が0.05以上0.3未満をいう。日本では日常生活の困難性を考慮し、視力の低下だけではなく、視野も含めてとらえられている。

ロービジョンケアとは、上記の人に行われる指導・ケアである。現在、保有している視機能を利用しながら、生活の継続や新たな生活スタイルへ移行するための医学的・心理社会的・教育的・職業的プログラムをもつ援助・指導をいう。

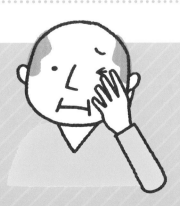

"見える"メカニズム

◯ 眼球の構造を**図1**に示す。

◯ 物が"見える"メカニズムを**図2〜3**に示す。

図1 眼球の構造

右眼の水平断面を
上から見たところ

角膜（かくまく）
毛様体（もうようたい）
眼球結膜（がんきゅうけつまく）
内側直筋（ないそくちょくきん）
網膜（もうまく）
脈絡膜（みゃくらくまく）
強膜（きょうまく）

硝子体（しょうしたい）

前眼房（ぜんがんぼう）（眼房水）
虹彩（こうさい）
毛様体小帯（もうようたいしょうたい）
水晶体（すいしょうたい）
外側直筋（がいそくちょくきん）
視神経円板（ししんけいえんばん）
中心窩（ちゅうしんか）
視神経（ししんけい）

図3 視覚伝導路

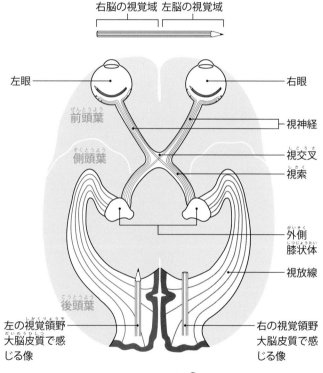

右脳の視覚域　左脳の視覚域

左眼
前頭葉（ぜんとうよう）
側頭葉（そくとうよう）
後頭葉（こうとうよう）
左の視覚領野（しかくりょうや）
大脳皮質で感（だいのうひしつ）
じる像

右眼
視神経
視交叉（しこうさ）
視索（しさく）
外側膝状体（がいそくしつじょうたい）
視放線
右の視覚領野（しかくりょうや）
大脳皮質で感
じる像

図2 "見える"メカニズム

この経路を
視覚伝導路（図3）
という

Ⓐ Ⓑ Ⓒ Ⓓ各部位で異常
が起こると、視力や視野
の障害を起こす！

物体 → 物体(光)は角膜・前眼房を通り、虹彩で入射光量を調節され、水晶体に入る → 水晶体は毛様体筋によって厚さと形状を変化させ、見えやすさを調節する → Ⓐ 水晶体で調節された光は硝子体を通過し、網膜に像を結ぶ → Ⓑ Ⓒ 網膜に結ばれた像は情報として大脳後頭葉（だいのうこうとうよう）の視覚中枢（しかくちゅうすう）に伝達される → Ⓓ ここで物体として認識される！

Ⓐ〜Ⓓについては**表1**も参照。

視力障害の分類・原因・病態

視力低下をきたす疾患には、屈折異常によるもの、水晶体の混濁などによるもの、網膜の炎症や変性・剝離

などによるもの、視神経の変性などによるものがある（**表1**）。

表1 視力障害の種類

視力障害の種類	疾患名	障害部位	原因	病態	検査	治療
Ⓐ 屈折と調節の異常	近視・遠視	水晶体 毛様体筋	眼球軸の長短、または水晶体調節不足	□ 眼球軸が屈折力に比べて長い、または短く、網膜に像を結ばない □ 水晶体の調節や毛様体筋の緊張、または老化現象により毛様体筋が弛緩し、網膜に像が結べない 物体がはっきり見えない	視力検査 屈折検査（リフラクトメータ） 凹レンズで矯正 凸レンズで矯正	近視・遠視・老視 矯正レンズ（凹・凸・円柱）眼球軸 正視 近視（軸性）遠視（軸性）
	老視	水晶体 毛様体筋	調節力の減退			
Ⓑ 水晶体・硝子体の異常	白内障	水晶体	水晶体の混濁は老人性のものが多い	□ 水晶体の線維やタンパク質変性、水分量の変化など、水晶体の内部が老化などにより混濁し、光を透過させない □ 徐々に視力低下をきたす □ 初期には羞明感（まぶしく感じる）がある	視力検査 眼底検査	白内障 □ 矯正レンズ（凸）□ 手術（水晶体除去＋眼内レンズ挿入）
	硝子体出血	硝子体	硝子体の混濁 糖尿病性網膜症 ブドウ膜炎	□ 出血により光が硝子体を透過せず視力低下を起こす □ 微細な出血は飛蚊症となるが、視力低下の原因とはならない □ 混濁が強ければ視力低下をきたす		
Ⓒ 網膜の異常	網膜症 糖尿病性網膜症	網膜	糖尿病	□ 出血・白斑・硝子体に増殖膜がみられ、硝子体出血や網膜剝離を起こし、視力は低下する	眼底検査 視力検査 視野検査	網膜剝離 □ 裂孔閉鎖：ジアテルミー凝固・光凝固 □ 網膜復位促進（網膜剝離硝子体手術）
	高血圧性網膜症	網膜	高血圧	□ 動脈硬化症状がみられ、出血・白斑・視神経乳頭の浮腫をきたし、視力低下が起こる		
	網膜剝離	網膜	強度の近視 加齢による変化 外傷	□ 網膜に裂孔ができ、液状になった硝子体が網膜下に侵入し、眼底から剝離する（裂孔原性網膜剝離） □ 剝離した網膜には栄養が届かず、視力低下・視野欠損をきたす		
	網膜色素変性症	網膜	先天性素因（遺伝）による	□ 網膜全体に色素斑がみられ、網膜・視神経が萎縮する □ 夜盲から発症し、視力低下・視野狭窄をきたす 進行が速いと失明に近い状態となる		
	加齢性黄斑変性症	網膜黄斑部	加齢による変化	□ 加齢による黄斑部の網膜色素上皮の萎縮などにより起こる □ 突然の視力低下・中心暗点、歪視から始まり、失明に至る場合もある	視力検査 アムスラー検査 眼底検査 視野検査	レーザー照射 薬物医療法（眼内注射）
Ⓓ 視路・視神経の異常	両耳側半盲 ●◐ ◑● ＊黒い部分が盲	視交叉部	脳腫瘍・脳動脈瘤・脳出血・髄膜炎・脳外傷など	視交叉の部位（**図3**）が障害（下垂体腫瘍）されると両耳側の半分が、それ以降の障害は同側の半分が、視野欠損、視力低下となる	視野検査 視力検査 原疾患に対する検査	原疾患に対する治療
	（右・左）同名半盲 ◐● ◐●	視交叉より後方				
	視神経炎	視神経	副鼻腔疾患・多発性硬化症・虚血性視神経症など	□ 視神経乳頭の発赤・腫脹・視神経萎縮を起こし、急激な視力低下をきたす		
	うっ血乳頭		脳腫瘍などでの頭蓋内圧亢進	□ 視神経乳頭の発赤・腫脹・隆起 □ 視力低下は軽度だが、マリオット盲点の拡大が認められる □ うっ血乳頭が持続すると、視神経が萎縮し、視力低下をきたす		
その他の異常	緑内障		眼房水の循環障害	□ 房水の循環が障害され、眼圧が上昇（正常の場合もある）し、視神経が障害される □ 急激な視力の低下、眼痛、悪心・嘔吐などがみられる □ 視野狭窄・欠損・視神経萎縮による失明もみられることがある	眼圧検査 正常10～21mmHg 眼底検査	緑内障 □ 縮瞳薬・房水産生抑制剤の点眼 □ 降圧薬の服用 □ 手術（虹彩切除術・房水流出路術）

2 病態・ケア関連図

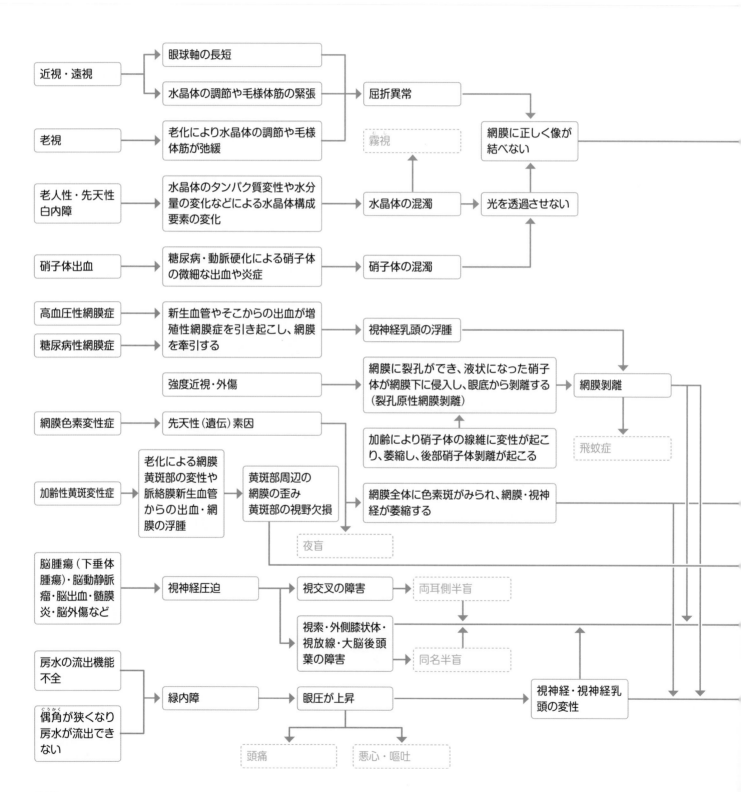

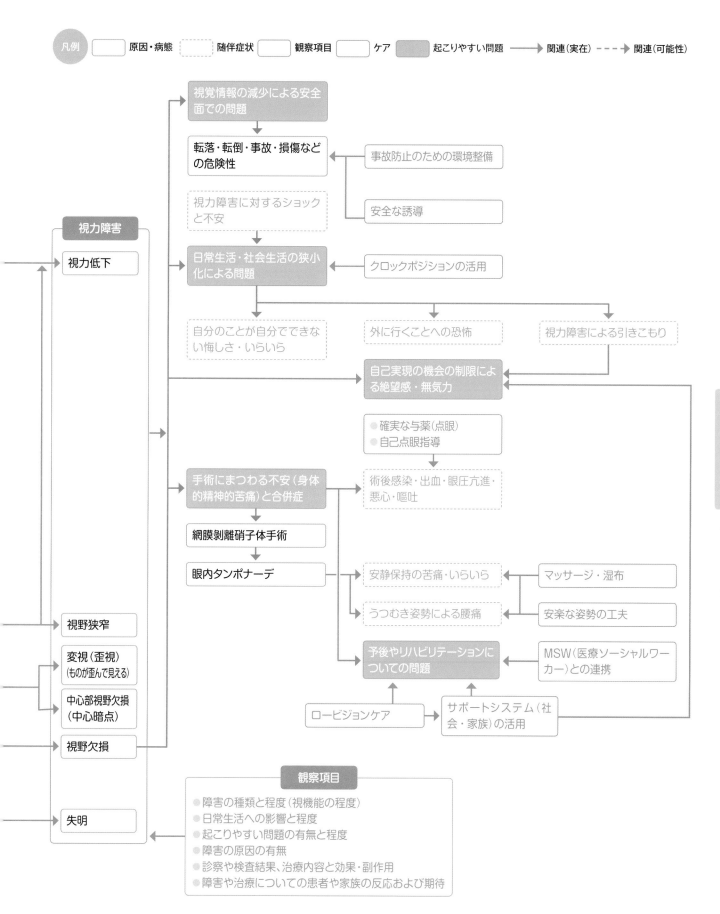

凡例　■ 原因・病態　▭ 随伴症状　▭ 観察項目　▭ ケア　■ 起こりやすい問題　—→ 関連（実在）　- - → 関連（可能性）

視覚情報の減少による安全面での問題

転落・転倒・事故・損傷などの危険性

事故防止のための環境整備

視力障害に対するショックと不安

安全な誘導

視力障害

視力低下

日常生活・社会生活の狭小化による問題

クロックポジションの活用

自分のことが自分でできない悔しさ・いらいら

外に行くことへの恐怖

視力障害による引きこもり

自己実現の機会の制限による絶望感・無気力

● 確実な与薬（点眼）
● 自己点眼指導

手術にまつわる不安（身体的精神的苦痛）と合併症

術後感染・出血・眼圧亢進・悪心・嘔吐

網膜剥離硝子体手術

眼内タンポナーデ

安静保持の苦痛・いらいら

マッサージ・湿布

うつむき姿勢による腰痛

安楽な姿勢の工夫

視野狭窄

変視（歪視）（ものが歪んで見える）

中心部視野欠損（中心暗点）

視野欠損

予後やリハビリテーションについての問題

MSW（医療ソーシャルワーカー）との連携

ロービジョンケア

サポートシステム（社会・家族）の活用

失明

観察項目

● 障害の種類と程度（視機能の程度）
● 日常生活への影響と程度
● 起こりやすい問題の有無と程度
● 障害の原因の有無
● 診察や検査結果、治療内容と効果・副作用
● 障害や治療についての患者や家族の反応および期待

視力障害

病態・ケア関連図

3 観察ポイントとアセスメントの根拠

1 障害の種類と程度（視機能の程度）

- 病名
- 両眼か片眼か
- 形態変化：角膜、水晶体、硝子体、網膜、視神経の変化（出血、白濁、変性、剝離、浮腫、萎縮など）
- 機能障害の程度：視力・視野狭窄または欠損の有無と程度
- 本人が自覚している見え方と他覚的機能の差

- 障害の部位や形態的異常の程度、機能障害の程度により、不安の強弱・安全面への配慮・安静度の有無・随伴症状による苦痛の有無などが異なり、援助計画も異なってくるため、把握する必要がある。
- 自覚的機能と他覚的機能に差がある場合は、特に安全面での指導が必要となる。

2 日常生活への影響と程度

- 日常生活動作（ADL）の自立度（入院前・後）
- 不便や苦痛に感じていること
- サポートシステム、サポートしてくれる人（入院前と後のキーパーソン）

- 視覚情報の減少により、自分で自分の安全を確保することが難しくなる。そのため、本人が得られない身のまわりの情報を観察し、危険を回避する必要がある。
- 障害によっては、視力が徐々に低下していくもの・急激に低下するもの、視野が徐々に狭くなるもの・急激に狭くなるもの、手術により徐々に回復するものなどがある。
  - ▶緩徐に経過する場合は、ADLの変化にも自分なりの工夫をし、サポートをしてくれる人やサポートシステムももっており、不便を感じていないこともある。
  - ▶急激に経過するものでは、不安や混乱が生じる場合もある。
- 単に生活行動の不便さだけでなく、それに伴う苦痛やサポートシステム、キーパーソンにも着目し、指導していく必要がある。

3 起こりやすい問題の有無と程度

- 視覚情報の減少による安全面での問題
  - 転落・転倒・事故・損傷などの危険性
- 日常生活・社会生活の狭小化による問題
  - 生活面での不便、就職や社会活動の制限・それに伴う不安や精神的苦痛
- 自己実現の機会制限による絶望感・無気力
- 手術に関する不安、身体的・精神的苦痛
- 予後やリハビリテーションについての問題

アセスメントの根拠

- 安全面、生活面での不便・不利益、自己実現制限に関する不安・絶望感、予後とこれからの生き方についての不安などの問題が起こりやすい。
- 見えないことによる不利益を被らないように支援することが必要である。
- サポートシステムや社会資源の活用ができるように、またその人らしい生き方を持続できるように支援するため、起こりやすい問題にまつわる情報を得ておく必要がある。

4 障害の原因の有無

- 原因となる疾患名と程度
- その治療経過

アセスメントの根拠

- 原因疾患の治療や経過が、視機能にどのように影響を及ぼしているかを知り、悪化の誘因となるものを取り除くことが必要である。

5 診察や検査結果、治療内容と効果・副作用[1]

診察・検査結果
- 視力・眼底・眼圧・視野・アムスラー検査*など（**図4**、p.346 **図5〜6**）
  - *アムスラー格子（中央に円が描かれた方眼紙）を加齢性黄斑変性症の人が見ると、線が歪んだり欠損して見える。

治療内容と効果・副作用
- 薬物療法の作用と効果・副作用
- 安静療法の遵守と効果、安静に伴う身体的・精神的苦痛
- 手術療法の経過と効果（p.346**図7**）、合併症の有無
- リハビリテーションの経過と効果

アセスメントの根拠

- 診察や検査結果、各種治療の経過や効果・副作用や合併症を知り、その予防および早期発見に努める必要がある。
- 予後や経過のなかで生じやすい問題について、患者とともに考えていくことが大切である。
- 副作用や合併症については、患者本人からも訴えられるように指導することが必要である。

図4 ランドルト環と視覚および視標の大きさと距離の関係

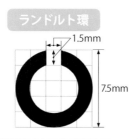

視力検査ではランドルト環を用いることが多い。外径7.5mm、切れ目1.5mmのランドルト環を、5mの距離から見ると、視覚は1分となる。このときの視力が1.0である。

ランドルト環　1.5mm　7.5mm

正常最小視角　1分　5m

図5　眼底検査（直像鏡）

眼底（網膜、脈絡膜、視神経乳頭）を観察する。

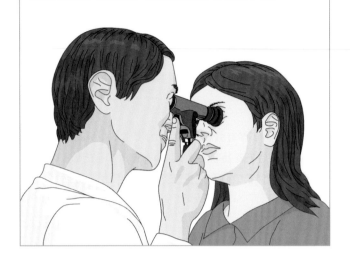

図6　眼圧検査（空気眼圧計）

眼圧を測定する。
正常値は10〜21mmHg（平均15mmHg）である。

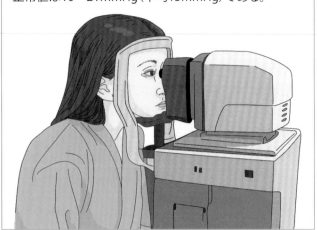

図7　網膜剝離硝子体手術

硝子体のなかにガス（SF_6、C_3F_8などの長期滞在ガス）を注入し、剝離を起こした部分が上になる姿勢をとる。ガスの浮力によって、剝がれた神経網膜がもち上がり、網膜色素上皮と接するようになる（網膜復位）。その状態を保つと、網膜がくっつくため、患者は術後1〜2週間うつむき姿勢を保つ必要がある。その後、光凝固療法を行うことが多い。

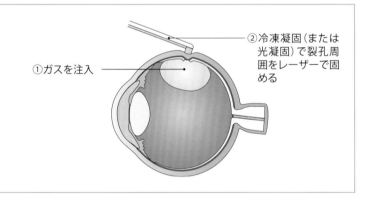

① ガスを注入
② 冷凍凝固（または光凝固）で裂孔周囲をレーザーで固める

6　障害や治療についての患者や家族の反応および期待

● 視覚機能の低下または失った（失う）ことについての患者および家族の理解度
● 予後や治療についての患者および家族の期待度

アセスメントの根拠

● 患者や家族が期待しているような社会復帰ができるように、社会資源（リハビリテーション施設・福祉施設・職能開発センターなど）やサポート団体を紹介するなど、元来のその人らしさを失うことがないよう、その人に合った援助を考えることが大切である。

4 看護計画の立案

◆期待される結果（看護目標）設定のポイント

- 視力障害による事故を起こさない。
- 障害の程度に応じた自立した日常生活を送ることができる。
- その人らしさを失わずに生活を持続させることができる。
- 術後合併症を早期に発見する。
- 障害による不利益を被らないよう、社会資源などを活用できる。

◆看護計画

計画	根拠・留意点
観察計画 **O-P** ❶視力障害の種類と程度 ❷日常生活への影響と程度と対処能力 ❸起こりやすい問題の有無と程度 ❹障害の原因の有無 ❺診察や検査結果、治療内容と効果・副作用 ❻障害や治療についての患者や家族の反応および期待 ❼術後合併症の予防。術後感染・出血・眼圧亢進などを起こさないように観察を行う。	● 障害の部位や形態的異常の程度、機能障害の程度により援助計画も異なってくるため、観察や本人・家族の意思を知ることが大切である。 ➡O-Pの細かい項目については「3 観察ポイントとアセスメントの根拠」を参照
ケア計画 **C-P** ❶**事故防止のための環境整備** ●つまずいたりしないようにベッドサイドの足下や廊下に物品を置かない。 ●廊下の整備（手すり、明るさ、水こぼれ、階段室と廊下の境を閉じるなど）。 ●トイレや浴室の整備・点検（段差、明るさ、滑りやすいものの除去、熱傷予防など）を行う。 ❷**障害の程度に応じた日常生活の援助** ●自立を妨げないように、障害の程度を把握し、それに応じた援助を行う。 ●安全な誘導を行う。➡「5 看護ケア」を参照 ▶背後から急に声をかけない。 ▶危険物があるとき、段差があるときは止まって説明する。	● 視覚による危険回避がしにくいため、また、慣れない入院生活で事故や傷害が起こらないように、気をつけて環境を整備する。 ● 更衣・清潔行動、排泄行動などについては、プライバシー保持の方法も説明し、安心して日常生活が営めるようにすることも必要である。 ● 視力障害者や老人はベッドにじっとしていることが多いので、治療経過や安全に配慮しながら、積極的に運動を取り入れることも必要である。 ● 中途失明者や視力障害者は、部屋から出ることに恐怖を感じるため、急がずにゆっくり歩き、患者が安心できるように誘導する。

視力障害

観察ポイントとアセスメントの根拠／看護計画の立案

計画	根拠・留意点

❸ 自立への援助
- 病棟内のオリエンテーションを行う。
- 部屋・ベッドの位置をわかりやすく工夫する。
- クロックポジション(「○時の方向」など)の活用を行う。
➡「5 看護ケア」を参照

❹ 不安や恐怖・絶望感などに対する精神的な援助
- 視機能を失った事実の受容過程を理解し、見守り、援助を行う。
- タッチングを活用し、安心感を得てもらうように接する。
- 家族やキーパーソンと病院内・外での気分転換の時間がもてるようにはたらきかける。

❺ 治療や検査に伴う苦痛への援助
- 症状や検査・治療に伴う苦痛の緩和を図る。
  ▶ 眼痛・羞明感・眼圧亢進症状(頭痛・悪心)などがある場合は、部屋を薄暗く静かに整え、休ませる。
- 原因疾患などの身体的管理を行う。
  ▶ 糖尿病や高血圧症のコントロール具合を知り、援助を行う。
- 薬物療法の援助を行う。➡「5 看護ケア」を参照
  ▶ 確実な与薬(点眼)を実施する。
  ▶ 投与薬が多いため、2種類以上の点眼では、5分経ってから次の薬剤を投与する。
  ▶ 点眼薬と軟膏を一緒に投与する場合は、軟膏を最後に投与する。
- 手術に対する不安の緩和を図る。
  ▶ 医師からのインフォームドコンセントのほか、看護師からも患者が納得いくように説明する。
- 術後安静に対する苦痛の緩和を図る。➡「5 看護ケア」を参照
  ▶ 網膜剝離硝子体手術後の安静では「うつむき姿勢」を保てるように、安楽具を用いて体位の工夫を行う。
  ▶ 首や腰のこりは温湿布やマッサージで緩和する。

❻ 社会復帰への援助(社会資源の活用)
  ▶ 医療ソーシャルワーカー(MSW)との連絡調整を行う。
  ▶ ロービジョンケアの活用を勧める。

ケア計画 C-P

- 目が見えないことにより不信感を抱きやすいので、日ごろから信頼関係を築いておくことが大切である。
- 慣れない環境を視覚以外の情報で把握することは難しい。特に、眼疾患の患者は高齢者が多く、オリエンテーションは必要に応じて何回でも行う。
- 病室は、同じような部屋がたくさん並んでいるため、わかりにくい。部屋番号を見やすい場所に大きく表示したり、目印をつけておくなどの工夫が必要である。
- 視覚障害者に方向を示す場合は、「あっち」「こっち」などとは言わず、クロックポジションや右・左をはっきりと示す。食事時もクロックポジションを活用し、食事の内容と位置を説明して自分で食べられるようにする。また、食べこぼしても寝衣や寝具が汚れないように準備し、患者が安心して1人で食事ができるように援助・説明を行う。➡「5 看護ケア」を参照
- 視機能を失ったことや予後に対する不安・恐怖は大きい。上田[2]は障害受容のプロセスを、ショック期→否認期→混乱期→解決への努力期→受容期に分類している。このプロセスを知ったうえで、個々に合った援助を行う。
- 視機能での情報が得にくいため、タッチングを活用するとコミュニケーションがとりやすい。また、患者が安心感を抱きやすい。
- 症状による苦痛が大きい場合もあるので、まずは苦痛を緩和させることが大切である。
- 糖尿病や高血圧症は視力障害の原因疾患であり、増悪因子でもある。コントロールを失敗すると治療効果が期待できないため、コントロール状態を把握する必要がある。
- 網膜剝離硝子体手術後は充填物(眼内タンポナーデ)で網膜が復位するまで圧迫するが、ガスやオイルは比重が軽いため、数日間は「うつむき姿勢」を保持することが重要となる。
- うつむき姿勢をとり続けると首や腰に負担がかかり、多くの患者が苦痛を訴える。姿勢保持の重要性を患者および家族に説明し、励まし、保持できるように安楽な体位を工夫する。

- 視覚障害により不便・不利益、自己実現制限に関する不安・絶望感、予後とこれからの生き方について、医学的・心理的・社会的・職業的・教育的なケア[*1]を受け、社会復帰をめざす。

＊1　医学的・心理的・社会的・職業的・教育的なケア：医学的ケア：眼科医の診断・予後判定、視覚補助具など眼科的指導や理学療法士・作業療法士の指導／心理的ケア：カウンセリング／社会的ケア：日常生活訓練／職業的ケア：職業訓練／教育的ケア：就職・進学相談、教育指導、職業指導

計画	根拠・留意点
教育 計画 E-P	❶ 事故防止のための環境整備の重要性と方法を説明する。 ❷ 自立や自己実現を目指すことの重要性を説明する。 ❸ 原因疾患のコントロール方法と管理を説明する。 ❹ 確実な与薬（点眼）の方法を説明する。 ❺ 術後安静に対する重要性と方法を説明する。 ❻ 社会資源の活用を説明する。 ❼ 家族の協力による生活の工夫を説明する。	● 左記❶〜❼についてケア計画でも述べてきたが、障害をもちながらも自己実現を果たし、その人らしく安全に生活できるよう、知識や具体的方法が理解できたかどうか確認しながら指導を行う。 ● 患者本人や家族のがんばりだけでは限界があるので、社会資源を活用し、多くの選択肢のなかから利用できるものを採択できるよう情報の提供を行う。障害者手帳の交付者（**表2、3**）には**表4**[3]サービスが提供され、経済的にも活動拡大のためにも役立っている。 ● 視力障害は老化や先天性素因が原因のものも多く、対象が老人や小児の場合は家族やキーパーソンとともに指導を受けることも必要である。

表2 身体障害者福祉法による視力障害程度等級表

1級	視力の良い方の眼の視力（万国式試視力表によって測ったものをいい、屈曲異常のある者については、矯正視力について測ったものをいう。以下同じ）が0.01以下のもの
2級	1. 視力の良い方の眼の視力が0.02以上0.03以下のもの 2. 視力の良い方の眼の視力が0.04かつ他方の眼の視力が手動弁以下のもの 3. 周辺視野角度（I/4指標による、以下同じ）の総和が左右眼それぞれ80度以下かつ両眼中心視野角度（I/2指標による、以下同じ）が28度以下のもの 4. 両眼開放視認点数が70点以下かつ両眼中心視野認数が20点以下のもの
3級	1. 視力の良い方の眼の視力が0.04以上0.07以下のもの（2級の2に該当するものを除く） 2. 視力の良い方の眼の視力が0.08かつ他方の眼の視力が手動弁以下のもの 3. 周辺視野角度の総和が左右眼それぞれ80度以下かつ両眼中心視野角度が56度以下のもの 4. 両眼開放視認点数が70点以下かつ両眼中心視野視認点数が40点以下のもの
4級	1. 視力の良い方の眼の視力が0.08以上0.1以下のもの（3級の2に該当するものを除く） 2. 周辺視野角度の総和が左右眼それぞれ80度以下のもの 3. 両眼開放視認点数が70点以下のもの
5級	1. 視力の良い方の眼の視力が0.2かつ他方の眼の視力が0.02以下のもの 2. 両眼による視野の2分の1以上が欠けているもの 3. 両眼中心視野角度が56度以下のもの 4. 両眼開放視認点数が70点を超えかつ100点以下のもの 5. 両眼中心視野視認点数が40点以下のもの
6級	視力の良い方の眼の視力が0.3以上0.6以下かつ他方の眼の視力が0.02以下のもの

表3 身体障害者福祉法による視野障害認定基準表

	ゴールドマン型視野計		自動視野計	
	I/4視標	I/2視標	両眼開放 エスターマン テスト視認点数	10-2プログラム 両眼中心視野視 認点数
2級	周辺視野角度の 総和が左右眼そ れぞれ80度以下	両眼中心視野角 度28度以下	70点以下	20点以下
3級		両眼中心視野角 度56度以下		40点以下
4級				
5級	両眼による視野 が2分の1以上 欠損		100点以下	
		両眼中心視野角 度56度以下		40点以下

表4 身体障害者手帳を取得することで利用できる主な制度

制度名	内容	申請窓口
重度障害者医療費助成制度	● 身体障害者手帳1・2級者が健康保険を使って医療を受けたとき、保健自己負担分の医療費が助成される（所得制限がある）	● 居住地の福祉 事務所身体障 害者の係 ● 市区町村役所 障害福祉課 *制度によっては都 道府県ごとに独 自の制度を持っ ていたり、対象 や内容に制限が あることもある。 担当窓口に相談 のこと
補装具の支給	● 盲人安全づえ（白杖）、点字用具、義眼、眼鏡	
日常生活用具の支給	● 電磁調理器、視覚障害者用ポータブルレコーダー、点字器、視覚障害者用文書読み上げ装置、視覚障害者用時計、視覚障害者用電卓、拡大読書器	
同行援助	● 公共機関・病院などへの外出時に、歩行介助を依頼することができる	
居宅介護	● 家事（洗濯・買い物・掃除など）に関する援助が必要な状況のとき、派遣を依頼することができる	
自立訓練（生活訓練）	● 白杖を使った歩行訓練、家事訓練、コミュニケーション訓練など自立した生活ができるようになるための生活訓練を受けることができる ● あんま・マッサージ・はり・きゅうやコンピューター関係などの職業訓練を受けることができる	
職業相談	● 職業安定所内の障害者の職業相談や障害者職業センターにおいて職業能力の判定や職業に関する相談を受けることができる	
その他	● 税金の控除、手当金の支給、交通機関の割引	

加藤明彦：らくらく視覚障害生活マニュアル. 医歯薬出版, 東京, 2003：81. を参考にして作成

視力障害

看護計画の立案

5 看護ケア

視覚障害者の誘導法（図8）

● 事故防止のため安全な誘導を行う。

図8 **視覚障害者の誘導のポイント**

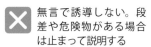

✕ 無言で誘導しない。段差や危険物がある場合は止まって説明する

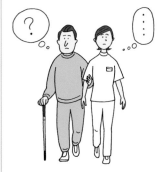

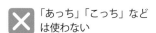

✕ 「あっち」「こっち」などは使わない

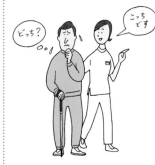

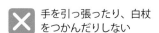

✕ 手を引っ張ったり、白杖をつかんだりしない

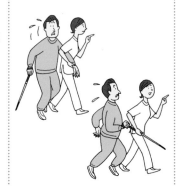

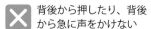

✕ 背後から押したり、背後から急に声をかけない

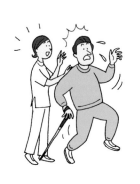

クロックポジションの活用（図9）

● 視覚障害者に方向を示す場合、「あっち」「こっち」では伝わらない。クロックポジションを活用し、「12時の方向」「3時の方向」などと方向をはっきり示す。

クロックポジションを活用し、食事内容と位置を説明して、自分で食べられるように援助する

図9 **クロックポジション**

テーブル上の場合

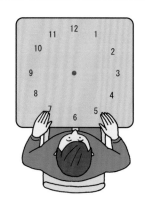

活用例：食事時

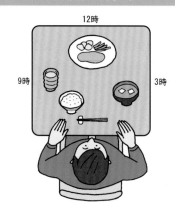

点眼法[1,4]（図10、11、p.352図12）

- 点眼とは、結膜嚢に薬液を滴下することをいう。その際に用いられる薬剤を点眼薬といい、消炎、鎮痛、かゆみ止め、消毒、縮瞳、散瞳などの目的で使用される（図10）。
- 点入とは、結膜嚢に無菌の眼軟膏を塗ることをいう。その際に用いられる薬剤を点入剤または眼軟膏塗布剤といい、消炎、鎮痛、かゆみ止めなどの目的で使用される（図11）。
- 2種類以上の薬剤を投与する場合は、5分経ってから次の薬剤を投与する。また、点眼薬と点入剤では、点入剤を後にする。

図10 点眼法

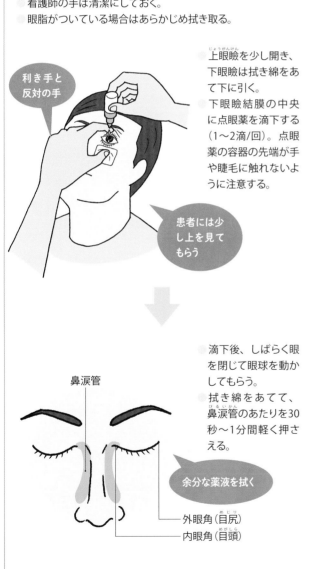

- 体位は仰臥位、または頭を後ろに反らせた座位
- 看護師の手は清潔にしておく。
- 眼脂がついている場合はあらかじめ拭き取る。

利き手と反対の手

- 上眼瞼を少し開き、下眼瞼は拭き綿をあてて下に引く。
- 下眼瞼結膜の中央に点眼薬を滴下する（1〜2滴/回）。点眼薬の容器の先端が手や睫毛に触れないように注意する。

患者には少し上を見てもらう

鼻涙管

- 滴下後、しばらく眼を閉じて眼球を動かしてもらう。
- 拭き綿をあてて、鼻涙管のあたりを30秒〜1分間軽く押さえる。

余分な薬液を拭く

外眼角（目尻）
内眼角（目頭）

石塚睦子, 黒坂知子：わかりやすい与薬 第6版. 医学評論社, 東京, 2019.を参考にして作成

図11 眼軟膏点入法

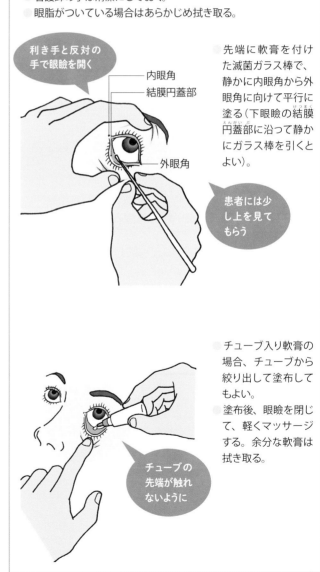

- 体位は仰臥位、または頭を後ろに反らせた座位
- 看護師の手は清潔にしておく。
- 眼脂がついている場合はあらかじめ拭き取る。

利き手と反対の手で眼瞼を開く

内眼角
結膜円蓋部
外眼角

- 先端に軟膏を付けた滅菌ガラス棒で、静かに内眼角から外眼角に向けて平行に塗る（下眼瞼の結膜円蓋部に沿って静かにガラス棒を引くとよい）。

患者には少し上を見てもらう

- チューブ入り軟膏の場合、チューブから絞り出して塗布してもよい。
- 塗布後、眼瞼を閉じて、軽くマッサージする。余分な軟膏は拭き取る。

チューブの先端が触れないように

石塚睦子, 黒坂知子：わかりやすい与薬 第6版. 医学評論社, 東京, 2019.を参考にして作成

視力障害

看護ケア

図12 自己点眼法の指導

げんこつ法その1	げんこつ法その2	らくらく点眼
● 左手（非利き手）を軽く握り、げんこつをつくる。 ● げんこつの第2指の第2関節の側面で下眼瞼を引く。 ● 右手の第1指と第2指で点眼薬を持ち、残りの指は軽く握ってげんこつを作る。 ● 左手の上に、右手をのせて高さ（距離）を保つ。 ● 右手で方向を修正し、点眼する。	● 左手（非利き手）を軽く握り、げんこつを作る。 ● げんこつの第2指を伸ばし、その指頭で下眼瞼を引く。 ● 右手の第1指と第2指で点眼薬を持ち、残りの指は軽く握ってげんこつを作る。 ● 左手の上に、右手をのせて高さ（距離）を保つ。 ● 右手で方向を修正し、点眼する。	● げんこつ法でできない患者には、補助具を使用するように指導。 ①点眼瓶をセット ②実施

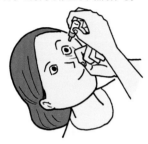 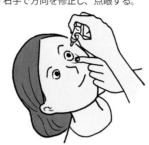 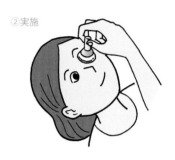

馬場益美：感覚器系の看護技術 点眼法．種池礼子，岡山寧子，中川雅子編，パーフェクト 看護技術マニュアル 実践力向上をめざして，照林社，東京，2004：608．より引用

術後のうつむき姿勢の保持（図13）

● 術後は、空気やガスを眼の中に入れて、網膜を十分押さえておくために、うつむき（うつぶせ）姿勢が必要となる。枕などを使用して体位を工夫するとともに、首や腰のこりなどの苦痛緩和に努める[5]。

図13 うつむき姿勢

臥床時	座位時	歩行時	食事時
安楽具、枕・クッションなどを使用し、安楽を保てるように工夫する。	安楽具、枕・クッションなどを使用し、安楽を保てるように工夫する。	ゆっくり、1m先を見るようにしながら、物にぶつからないようにする。手すりを持ちながら歩くとよい。	水分（汁物・お茶など）は、ストローやスプーンを使う。

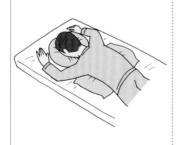 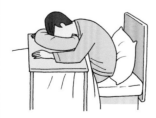 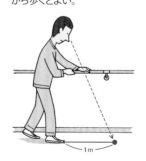 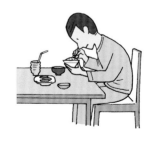

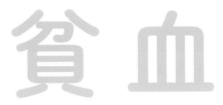

貧血

梶原江美

どんな症状?

貧血とは、末梢血中のヘモグロビン濃度が基準値よりも減少した状態を指す。

WHOの基準値

分類	ヘモグロビン濃度（＜g/dL）
小児（6か月～5歳未満）	11.0
小児（5～11歳）	11.5
小児（12歳～14歳）	12.0
15歳以上で妊娠していない女性	12.0
妊婦	11.0
15歳以上の男性	13.0

※高齢者の基準値は、海外では成人の基準値が用いられることが多いが、日本では11.0 g/dL未満をめやすにすることが多い。

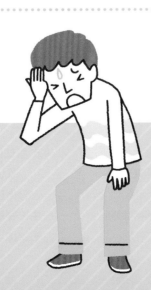

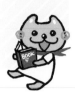

1 症状が起こるメカニズム

血液の構成とはたらき

- 血液は、血管を通して、心臓のポンプ作用によって全身を循環している赤い液体である。
- 成人の血液量は、85mL/kgである。

- 成人の血液の成分のうち55%は血漿で、残りの45%は血球（血液細胞）からなり、血球は赤血球・白血球・血小板で構成される（**図1**）。

図1 血液の成分

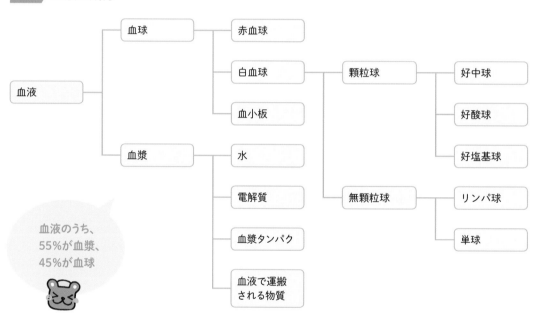

血液のうち、
55%が血漿、
45%が血球

造血（血球形成）のしくみ

- 造血（血球形成）は、赤色骨髄または骨髄性の組織で行われる。成人では、主に頭蓋骨や骨盤の扁平骨、肋骨、胸骨、上腕骨と大腿骨の近位骨端である。

①大まかな血球形成の分化

- 赤血球・白血球・血小板の各血液細胞は、骨髄で産生される。
- 骨髄にある幹細胞は、リンパ球系幹細胞と骨髄系幹細胞に分化する。リンパ球系幹細胞は、最終的にTリンパ

球とBリンパ球に分化し、骨髄系幹細胞は、赤血球・血小板・好塩基球・好中球・好酸球・単球に分化する。

②赤血球の分化とはたらき

- 赤血球は、骨髄系幹細胞から赤血球系幹細胞に分化し、次いで、前赤芽球、赤芽球、網状赤血球、赤血球と分化していく（**図2**）[1]。
- 主に腎臓で産生されるエリスロポエチン[*1]というホルモンによって、前赤芽球から赤血球への分化が促進さ

れる。

血液中の酸素濃度が低下すると、腎臓は、多くのエリスロポエチンを放出して骨髄での赤血球産生を促し、逆に、血液中の酸素濃度が上昇するとエリスロポエチンの放出を抑制して赤血球産生を調節している。

赤血球は、赤血球系幹細胞から分化する過程で何度も分裂して、多量のヘモグロビンを産生する。

必要なヘモグロビンを蓄積すると、核と細胞内小器官は細胞外に出されて、細胞膜は内側に落ち込み、円盤状になる。この赤血球を網状赤血球という。つまり、前赤芽球の段階では、核と細胞内小器官をもっていることになる。

網状赤血球は、網状の小胞体を含んでおり、骨髄から血液中に出て、酸素運搬を開始する。

骨髄から血液中に出て2日以内に網状の小胞体も細胞外に出されて、赤血球は成熟する。赤血球系幹細胞から成熟赤血球になるまで、約3〜5日かかる。

成熟した赤血球は、核やミトコンドリアをもたず[*2]、直径約7μm、厚さ約2μmの円盤状で中央が少しくぼんでいる形をしており、寿命は約120日である。

その後、赤血球は壊れて、脾臓や肝臓などの組織で貪食されて除去される（p.356図3）[2]。

赤血球が赤いのは、ヘモグロビンという色素をもっているからで、このヘモグロビンが組織細胞への酸素運搬をしている。

ヘモグロビンは、ヘムとグロビンというタンパク質からなり、ヘムには鉄が含まれている[*3]。このヘムに含まれる鉄が、呼吸により肺に入ってきた酸素と結合して全身の細胞に酸素を運搬し、代謝によって生じた二酸化炭素と結合して肺まで運搬している。

酸素運搬機能を最も反映するのは、赤血球の数ではなく、ヘモグロビンの量であり、赤血球の中のヘモグロビンの量が多いほど、たくさんの酸素を運搬することができる。

貧血を理解するために知っておかなくてはならない数値はp.356表1[3]を参照。

図2　赤血球の分化

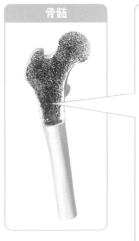

骨髄

骨髄中の
産生過程

幹細胞

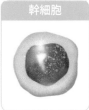

前赤芽球

赤血球は骨髄の造血幹細胞から、幹細胞→前赤芽球→赤芽球→網（状）赤血球→赤血球という経過で分化する。分化とは、成熟していく過程を指す

赤芽球

赤血球の平均寿命は120日程度なので、骨髄はどんどん赤血球をつくり続けなければならない

網（状）赤血球

血液中の
産生過程

赤血球

流血中には網（状）赤血球の一部と赤血球がある

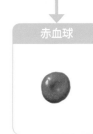

齋藤宣彦：プチナースBOOKS
看護につなげる病態生理 よくある症状のしくみがわかる. 照林社, 東京, 2016：126. より引用

---

*1　エリスロポエチンの85％は腎臓でつくられ、残りの15％は肝臓でつくられる。
*2　ミトコンドリアをもっていないので、嫌気的にATPを産生するため、運搬中の酸素を使わなくてすみ、効率がよい。
*3　ヘモグロビンの構造図にFeがあることは覚えておきたい。古くなった赤血球は、脾臓や肝臓で処理されるが、Feは骨髄に戻ってヘモグロビン合成にリサイクルされる。

図3 赤血球の生成と崩壊のメカニズム

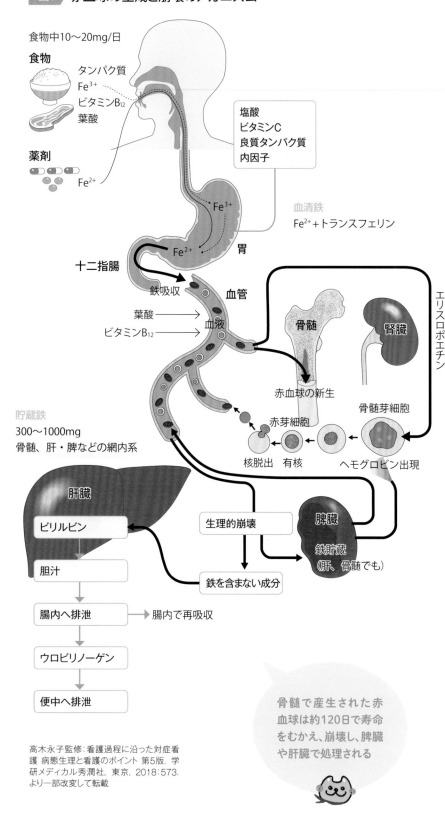

食物中10〜20mg/日

食物
タンパク質
Fe^{3+}
ビタミンB_{12}
葉酸

薬剤
Fe^{2+}

塩酸
ビタミンC
良質タンパク質
内因子

Fe^{3+}

血清鉄
Fe^{2+}+トランスフェリン

Fe^{2+}
胃

十二指腸

鉄吸収　血管

葉酸
ビタミンB_{12}
血液

骨髄　腎臓

エリスロポエチン

赤血球の新生

骨髄芽細胞

赤芽細胞

核脱出　有核　ヘモグロビン出現

貯蔵鉄
300〜1000mg
骨髄、肝・脾などの網内系

肝臓
ビリルビン
胆汁

生理的崩壊

脾臓
鉄貯蔵
（肝、骨髄でも）

鉄を含まない成分

腸内へ排泄　→　腸内で再吸収

ウロビリノーゲン

便中へ排泄

骨髄で産生された赤血球は約120日で寿命をむかえ、崩壊し、脾臓や肝臓で処理される

高木永子監修:看護過程に沿った対症看護 病態生理と看護のポイント 第5版. 学研メディカル秀潤社, 東京, 2018:573. より一部改変して転載

表1 貧血を理解するために知っておくべき数値

検査項目	基準値
赤血球数（RBC）	男性：430〜570×10^4/μL 女性：380〜500×10^4/μL
ヘモグロビン量 （Hb）	男性：13.5〜17.5g/dL 女性：11.5〜15.0g/dL
ヘマトクリット値 （Ht）	男性：39〜52% 女性：34〜44%
平均赤血球容積 （MCV）	85〜102fL
平均赤血球 ヘモグロビン量 （MCH）	28〜34pg
平均赤血球 ヘモグロビン濃度 （MCHC）	男性：31.6〜36.6% 女性：30.7〜36.6%
血清鉄（Fe）	男性：50〜200μg/dL 女性：40〜180μg/dL

基準値は、西﨑祐史, 渡邊千登世:ケアに生かす検査値ガイド第2版. 照林社, 東京, 2018.より引用

- μLはマイクロリッターと読む。1μLとは100万分の1Lという意味である。同じ単位を以前はmm³（立方ミリメーター）といったが、現在ではmm³ではなくμLという。1μLの血液中には男性では約500万個の赤血球があるということである。

- g/dLはグラム・パー・デシリッターと読む。1dLとは10分の1L、つまりは100mLという意味である。1dLの血液中に男性では約16gのヘモグロビンが含まれているということである。血清コレステロールやクレアチニンの単位はmg/dLであるから間違えないようにしてほしい。

- fLはフェムトリットルと読む。1fLは1,000兆分の1Lで、1μLの1,000分の1という意味である。MCVは、赤血球数とヘマトクリット値から算出したもので、赤血球1個の平均的容積を示し、赤血球の大きさの指標となる。算出式はMCV=Ht（%）÷RBC（10^6/μL）×10で示される。貧血の場合、その種類の判定の目安となり、高値の場合は大球性貧血、低値の場合は小球性貧血を意味する。

- pgはピコグラムと読む。1pgは1兆分の1gで赤血球1個に含まれるヘモグロビン量を平均的に表したもので、赤血球数とヘモグロビン量から算出したものである。算出式はMCH=Hb（g/dL）÷RBC（10^6/μL）×10で示される。高値の場合は高色素性貧血、低値の場合は低色素性貧血を意味する。
  MCHCの算出式はMCHC＝Hb（g/dL）÷Ht（%）×100である。

- μgはマイクログラムと読む。1μgは100万分の1gである。不飽和鉄結合能（UIBC）とは、血漿1dL（100mL）あたりのトランスフェリンと結合していない鉄量を指す。総鉄結合能とは、血漿1dL（100mL）あたりのトランスフェリンと最大限結合しうる鉄総量を指し、総鉄結合能（TIBC）＝不飽和鉄結合能（UIBC）＋血清鉄（Fe）で示される（血清鉄とは血清中でトランスフェリンと結合している鉄量を指す）。

③酸素のやりとりのしくみ

私たちは、日常の看護活動の中で、パルスオキシメータという機器を用いて、動脈血の酸素飽和度（SpO₂）（%）を観察している。

酸素飽和度とは、動脈血中のヘモグロビンが酸素と結合している割合を指す。つまり、SpO₂の値は、ヘモグロビンの酸素飽和度（%）であり、ヘモグロビンが酸素を受け取ったり離したりするのは、血液中の酸素分圧（mmHg）に依存している。

動脈血の酸素分圧は100mmHg、静脈血の酸素分圧は40mmHgのとき、ヘモグロビン酸素飽和度は、それぞれ97.5%と75%となる。その差22.5%の酸素がヘモグロビンから離れて末梢組織の細胞で使われていることになる（**図4**）。

さらに、末梢組織でより多くの酸素を必要とするとき、酸素分圧が低いときに、ヘモグロビンはより多くの酸素を手放す。これが酸素解離曲線の右方シフトである[10]。酸素解離曲線が右側へシフトするのは、①体温が上昇することで代謝が亢進しているとき、②pH低下や二酸化炭素分圧の上昇により末梢組織のCO_2が多いときで、通常よりも多く酸素を末梢に供給して、酸素不足を補ったり、CO_2を取り込んだりすることができる。

図4 ▶ 酸素解離曲線と右方シフト

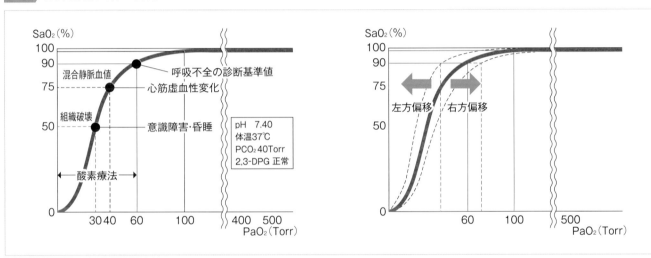

R.ルービン，D.S.ストレイヤー編，鈴木利光他監訳：カラールービン病理学［改訂版］．西村書店．新潟．2017．を一部改変し引用

貧血の定義と原因

貧血とは、ヘモグロビン濃度（Hb）が成人男性13g/dL以下、成人女性12g/dL以下、妊婦11g/dL以下を指す（WHO）。

貧血の原因は、①赤血球の産生障害、②赤血球の破壊亢進、③赤血球の喪失の3つに大別される（p.358**表2**）。

形態的分類

赤血球の大きさや赤血球の中のヘモグロビン濃度を知る指標が赤血球指数といわれるものである。この赤血球指数を使って、形態学的な貧血の分類ができる。以下に赤血球指数の3つを示す。

▶赤血球の大きさを示すMCV（mean corpuscular volume ; 平均赤血球容積）

MCV≦80であれば、小球性赤血球
MCV＝81～100であれば、正球性赤血球
MCV≧101であれば、大球性赤血球

▶赤血球あたりのヘモグロビン量を示すMCH（mean corpuscular hemoglobin ; 平均赤血球ヘモグロビン量）。赤血球1個当たりのヘモグロビンの重さを表す。

MCH≦27であれば、低色素性赤血球
MCH＝28～32であれば、正色素性赤血球
MCH≧33であれば、高色素性赤血球

▶赤血球の中のヘモグロビン濃度を示すMCHC（mean corpuscular hemoglobin concentration；平均赤血球ヘモグロビン濃度）。低色素（濃度が薄い）かどうかを判断する。

MCHC≦30であれば、低色素性赤血球

MCHC＝31〜35であれば、正色素性赤血球

●実際に形態的分類で使うのは、MCV（赤血球の大きさ）とMCHC（ヘモグロビン濃度）であることが多い。

●赤血球の大きさが小さければ、ヘモグロビン濃度も低く、大きさが大きければ、ヘモグロビン濃度も高いので、赤血球指数からみた貧血の分類は3種類だけとなる（**表3**）。

表2 貧血の原因

原因（大項目）		小項目	主な疾患
赤血球の産生障害	赤血球の産生力の低下	造血幹細胞の異常	再生不良性貧血
	赤血球産生のための材料や因子の不足	鉄分の不足によるヘモグロビン合成障害	鉄欠乏性貧血
		ビタミンB$_{12}$や葉酸の不足によるDNA合成障害	巨赤芽球性貧血
		エリスロポエチン産生障害	腎性貧血
赤血球の破壊亢進（溶血）		先天性	遺伝性球状赤血球症
		後天性	自己免疫性溶血性貧血
赤血球の喪失		出血	出血性貧血

表3 赤血球指数からみた貧血の分類

赤血球指数での分類	代表的な貧血の疾患
小球性低色素性貧血 （MCV≦80、MCHC≦30）	鉄欠乏性貧血 鉄芽球性貧血 サラセミア
正球性正色素性貧血 （MCV＝81〜100、MCHC＝31〜35）	溶血性貧血 再生不良性貧血 赤芽球癆 腎性貧血 骨髄異形成症候群（MDS） 出血性貧血
大球性正色素性貧血 （MCV≧101、MCHC＝31〜35）	巨赤芽球性貧血

貧血の症状とメカニズム

貧血は、赤血球にあるヘモグロビン濃度が減少している状態を指すので、骨髄で毎日つくられている赤血球と脾臓で破壊される赤血球のバランスが崩れ、何らかの原因で、赤血球産生量＜赤血球破壊量という構図が生まれていると考えることができる（**図5**）。

貧血の主な症状とそのメカニズムを**表4**にまとめた。

図5 赤血球の産生と破壊のバランス

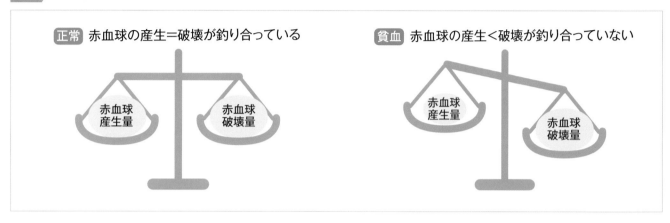

正常 赤血球の産生＝破壊が釣り合っている

貧血 赤血球の産生＜破壊が釣り合っていない

表4 貧血の主な症状とメカニズム

臓器	症状	なぜ起こるのか（メカニズム）、または、どんなときに起こるのか
全身	微熱	組織の酸素需要の亢進や溶血発作などのために起こる
皮膚・粘膜系	皮膚や粘膜の蒼白	血液のヘモグロビン濃度の低下のために起こる
	さじ状爪	鉄欠乏性貧血が長期間続くとみられる
	白髪・脱毛	ビタミンB_{12}・葉酸欠乏により起こる
	舌炎・口角炎	ビタミンB_{12}・葉酸欠乏や鉄欠乏により起こる
呼吸器・循環器系	息切れ、動悸、頻脈、機能性心雑音	血液のヘモグロビン濃度の低下による組織への酸素供給不足、また、その代償機能としての心拍出量増加のために起こる
消化器系	食欲低下、悪心・嘔吐 黄疸（軽度）	酸素供給不足による胃酸分泌の低下などで起こる 溶血性貧血では、間接ビリルビンの上昇のために起こる
脳神経系	全身倦怠感、易疲労感、頭痛、肩こり、耳鳴、眩暈	血液のヘモグロビン濃度の低下による組織への酸素供給不足のために起こる
筋肉系	筋脱力感、こむら返り	血液のヘモグロビン濃度の低下による組織への酸素供給不足のために起こる

2

病態・ケア関連図

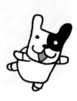

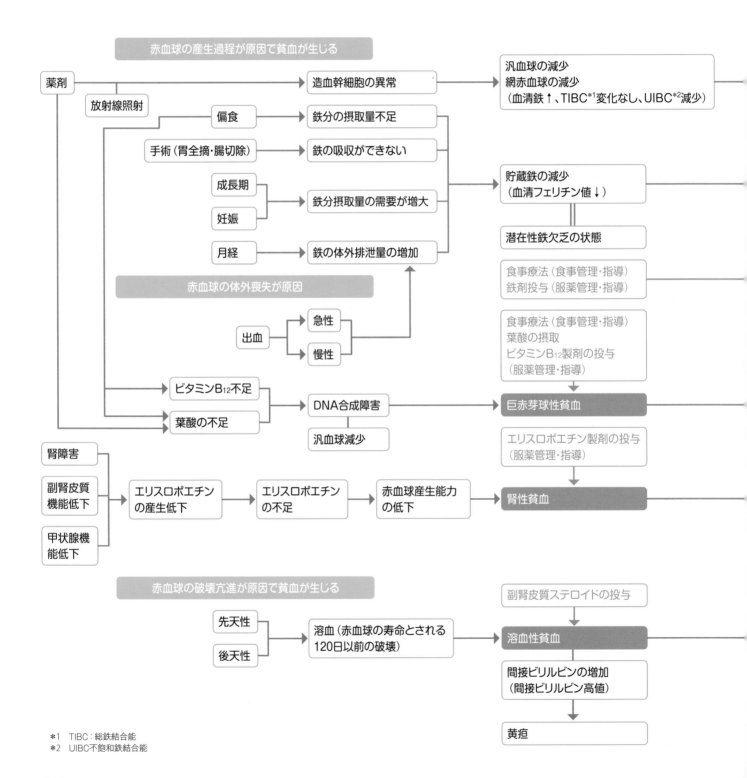

赤血球の産生過程が原因で貧血が生じる

薬剤 → 造血幹細胞の異常 → 汎血球の減少
網赤血球の減少
（血清鉄↑、TIBC*1変化なし、UIBC*2減少）

放射線照射

偏食 → 鉄分の摂取量不足

手術（胃全摘・腸切除）→ 鉄の吸収ができない

成長期 ┐
　　　 ├ 鉄分摂取量の需要が増大
妊娠 ┘

貯蔵鉄の減少
（血清フェリチン値↓）

月経 → 鉄の体外排泄量の増加

潜在性鉄欠乏の状態

赤血球の体外喪失が原因

食事療法（食事管理・指導）
鉄剤投与（服薬管理・指導）

出血 ┬ 急性
　　 └ 慢性

食事療法（食事管理・指導）
葉酸の摂取
ビタミンB12製剤の投与
（服薬管理・指導）

ビタミンB12不足 ┐
　　　　　　　　├ DNA合成障害 → 巨赤芽球性貧血
葉酸の不足 ┘

汎血球減少

エリスロポエチン製剤の投与
（服薬管理・指導）

腎障害 ┐
　　　 │
副腎皮質　├ エリスロポエチン → エリスロポエチン → 赤血球産生能力 → 腎性貧血
機能低下 │ の産生低下　　　 の不足　　　　　　 の低下
　　　　 │
甲状腺機 ┘
能低下

赤血球の破壊亢進が原因で貧血が生じる

副腎皮質ステロイドの投与

先天性 ┐
　　　 ├ 溶血（赤血球の寿命とされる → 溶血性貧血
後天性 ┘　120日以前の破壊）

間接ビリルビンの増加
（間接ビリルビン高値）

黄疸

*1　TIBC：総鉄結合能
*2　UIBC不飽和鉄結合能

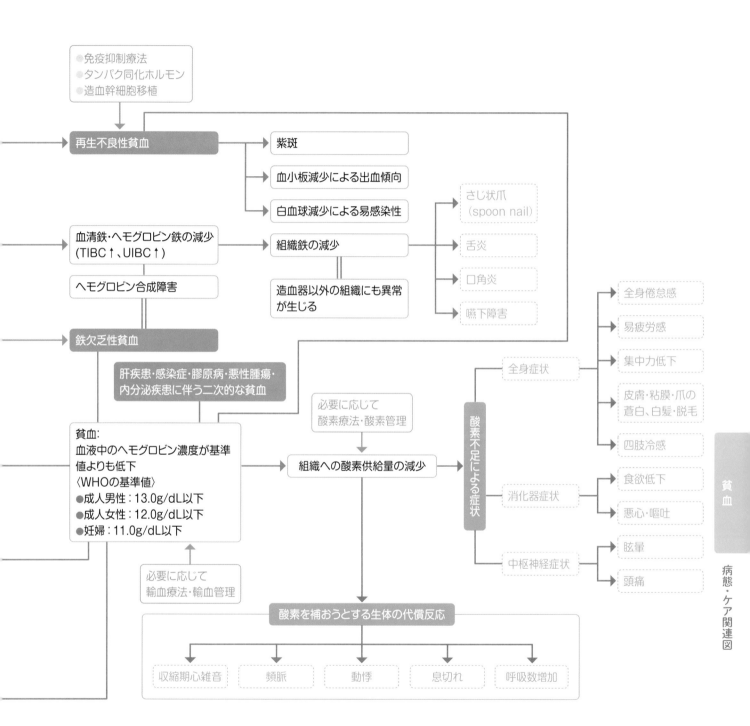

凡例 | 原因・病態 | 随伴症状 | 観察項目 | ケア | → 関連（実在） | - - → 関連（可能性）

●免疫抑制療法
●タンパク同化ホルモン
●造血幹細胞移植

再生不良性貧血

紫斑

血小板減少による出血傾向

白血球減少による易感染性

血清鉄・ヘモグロビン鉄の減少
（TIBC↑、UIBC↑）

ヘモグロビン合成障害

組織鉄の減少

造血器以外の組織にも異常
が生じる

さじ状爪
（spoon nail）

舌炎

口角炎

嚥下障害

鉄欠乏性貧血

肝疾患・感染症・膠原病・悪性腫瘍・
内分泌疾患に伴う二次的な貧血

必要に応じて
酸素療法・酸素管理

貧血：
血液中のヘモグロビン濃度が基準
値よりも低下
〈WHOの基準値〉
●成人男性：13.0g/dL以下
●成人女性：12.0g/dL以下
●妊婦：11.0g/dL以下

組織への酸素供給量の減少

酸素不足による症状

全身症状

全身倦怠感

易疲労感

集中力低下

皮膚・粘膜・爪の
蒼白、白髪・脱毛

四肢冷感

消化器症状

食欲低下

悪心・嘔吐

中枢神経症状

眩暈

頭痛

必要に応じて
輸血療法・輸血管理

酸素を補おうとする生体の代償反応

収縮期心雑音 | 頻脈 | 動悸 | 息切れ | 呼吸数増加

貧血

病態・ケア関連図

3 観察ポイントとアセスメントの根拠

1 問診：日常生活のなかでの貧血の症状の有無

- 最近、疲れやすい、体がだるい、食欲がない、立ちくらみがする、などがないか。
- 以前と比べて、階段を昇る、長い距離を歩くといった活動性が増す場面で、息切れや動悸が起こったりしていないか。
- 食生活が乱れていないか。
- 皮膚や粘膜（顔面、眼瞼、口腔粘膜、爪甲部）の色が不良または蒼白でないか。
- 眠気、眩暈はないか。

アセスメントの根拠

- 患者自身が貧血であると自覚していないことが多いため、日常生活のなかでの些細な身体的徴候を見逃さないことが重要である。
- 赤血球数が減少すると、ヘモグロビン量も減少するため、貧血症状が現れる。

2 問診：既往歴・生活歴の確認

- 発熱や出血はないか。
- 毎日の飲酒状況について。
- これまでに手術したことはないか。
- 持病と現在の服薬状況について。
- 消化器症状が現れていないか。
- 下血の有無や便の色はどうか。
- 月経の状態（量や期間など）

アセスメントの根拠

- 過去の生活歴や健康歴は、現在の患者の健康に対する認識や行動につながっているため、過去の状況と現在の状況とを照らし合わせながら考える必要がある。

3 身体所見：フィジカルアセスメントによる確認

- 皮膚や粘膜の色：皮膚、眼球結膜、口腔粘膜、爪（**図6、7**）[1]
- 出血傾向：点状出血や斑状出血の有無
- 黄疸の有無
- リンパ節腫脹の有無
- 脾腫の有無
- 舌の痛みの有無
- 爪の変形の有無
- 白髪や脱毛、枝毛の急激な増加の有無
- 収縮期心雑音の有無
- 体位による脈拍と血圧の急激な変化の有無
- 深部知覚異常の有無

アセスメントの根拠

- 患者からの主観的な訴えだけでなく、看護者の視点で客観的な情報を収集し、両方を対応させてみていくことが重要である。

図6 皮膚や粘膜の蒼白（眼瞼結膜の場合）

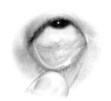 貧血の眼瞼結膜   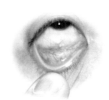 通常の眼瞼結膜

貧血の眼瞼結膜
は通常より赤味が
薄くなっている

図7 さじ状爪

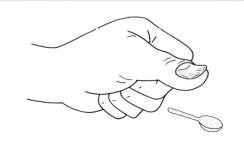

スプーンのように
中心が陥没した
爪のこと

齋藤宣彦：プチナースBOOKS　看護につなげる病態生理　よくある症状のしくみがわかる. 照林社, 東京, 2016：130. より引用

4 身体所見：検査データの確認

- 赤血球数（RBC）、ヘモグロビン（Hb）、ヘマトクリット（Ht）
- 平均赤血球容積（MCV）、平均赤血球ヘモグロビン濃度（MCHC）
- 網状赤血球（Ret）
- 白血球数、末梢血液像（白血球分類、血球形態）
- 血小板数
- 血清鉄（Fe）、不飽和鉄結合能（UIBC）、血清フェリチン
- 血液生化学検査

アセスメントの根拠

- 貧血であることの判断や貧血の原因を知る手がかりとなる。
- 貧血で覚えておきたい検査基準値は、p.356**表1**を参照。貧血の検査の進め方については、p.364**図8**[4]に示した。

5 患者の精神状況

- 貧血につながる不安やストレスの有無
- 貧血の症状による生活への影響

アセスメントの根拠

- 何らかの不安やストレスによる栄養摂取不足から貧血につながる場合も考えられる。
- また、現在、現れている貧血の症状によって、生活が制限されていたり、気がかり、心配、不安などの要因になっていたりしないか、患者の精神的側面に目を向けることは重要である。

図8 貧血の検査の進め方

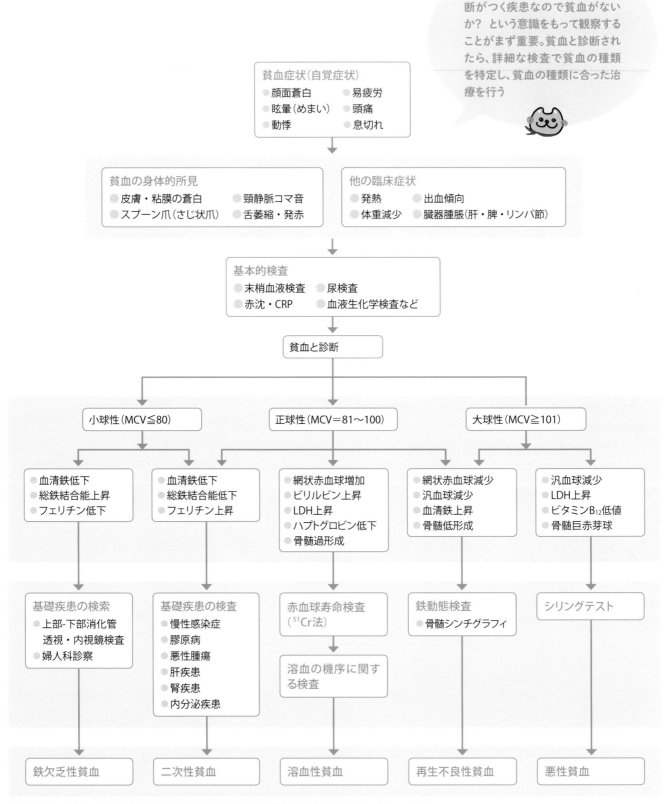

貧血は、血液検査をして初めて診断がつく疾患なので貧血がないか? という意識をもって観察することがまず重要。貧血と診断されたら、詳細な検査で貧血の種類を特定し、貧血の種類に合った治療を行う

貧血症状（自覚症状）
- 顔面蒼白
- 眩暈（めまい）
- 動悸
- 易疲労
- 頭痛
- 息切れ

貧血の身体的所見
- 皮膚・粘膜の蒼白
- スプーン爪（さじ状爪）
- 頸静脈コマ音
- 舌萎縮・発赤

他の臨床症状
- 発熱
- 体重減少
- 出血傾向
- 臓器腫脹（肝・脾・リンパ節）

基本的検査
- 末梢血液検査
- 赤沈・CRP
- 尿検査
- 血液生化学検査など

貧血と診断

小球性（MCV≦80） ／ 正球性（MCV＝81〜100） ／ 大球性（MCV≧101）

- 血清鉄低下
- 総鉄結合能上昇
- フェリチン低下

- 血清鉄低下
- 総鉄結合能低下
- フェリチン上昇

- 網状赤血球増加
- ビリルビン上昇
- LDH上昇
- ハプトグロビン低下
- 骨髄過形成

- 網状赤血球減少
- 汎血球減少
- 血清鉄上昇
- 骨髄低形成

- 汎血球減少
- LDH上昇
- ビタミンB$_{12}$低値
- 骨髄巨赤芽球

基礎疾患の検索
- 上部-下部消化管透視・内視鏡検査
- 婦人科診察

基礎疾患の検査
- 慢性感染症
- 膠原病
- 悪性腫瘍
- 肝疾患
- 腎疾患
- 内分泌疾患

赤血球寿命検査（^{51}Cr法）

鉄動態検査
- 骨髄シンチグラフィ

シリングテスト

溶血の機序に関する検査

鉄欠乏性貧血 ／ 二次性貧血 ／ 溶血性貧血 ／ 再生不良性貧血 ／ 悪性貧血

橋本信也：エキスパートナースMOOK32　カラー版 症状から見た病態生理学. 照林社, 東京, 1999：122. より引用

4 看護計画の立案

◆期待される結果（看護目標）設定のポイント

- 貧血の程度を示すヘモグロビン量が正常に近づく。
- 貧血の症状が軽減する。
- 食事療法が適切に行える。
- 適切に服薬管理ができる。

◆看護計画

計画	根拠・留意点
観察計画 **O-P** ❶ **皮膚や粘膜の色** ・皮膚、眼球結膜、口腔粘膜 ❷ **随伴症状の有無** ・易疲労感、倦怠感、眩暈、立ちくらみ、動悸、息切れ、収縮期機能性心雑音など ❸ **貧血を起こしている原因疾患の症状の有無と程度** ❹ **血液検査データ** ❺ **肝機能検査データ** ❻ **栄養状態** ❼ **尿検査データ** ❽ **便検査データ** ❾ **日常生活状況** ❿ **不安の有無** ⓫ **服薬状況と副作用出現の有無**	・患者は貧血の症状だと自覚していないこともあるため、注意して観察する必要がある。 ・貧血によって、組織の酸素不足を補う代償機能がはたらくため、心負荷に伴う症状にも注意する。 ・貧血を起こしている原因疾患の症状と関連づけて患者の状態を把握する。 ・診断の基準となる。 ・溶血性貧血の場合は、間接ビリルビンが上昇する。 ・巨赤芽球性貧血は、ビタミンB$_{12}$・葉酸の不足が原因で起こる。 ・溶血性貧血の場合は、尿中ウロビリノーゲンが陽性になる。 ・消化管の出血により貧血になっている場合は、タール便や潜血反応が陽性となる。 ・鉄欠乏貧血で鉄剤を服用する場合、空腹時やビタミンCとの併用で吸収率が高まる。しかし、悪心・嘔気等の嘔吐消化器症状も出やすい。 ・腎性貧血で適応されるエリスロポエチン製剤では、高血圧に注意する。
ケア計画 **C-P** ❶ **安静** ❷ **保温** ・室温の調節 ・寝具・衣類の調節 ・必要時、手浴や足浴を実施。	・酸素供給不足のために活動における疲労度も増す。症状に合わせて、安静が必要である（p.366**図9**）[5]。 ・代謝が低下することによって末梢の冷感が生じている場合がある。環境を整える際、保温できているか注意する必要がある。 ・冷感のために睡眠が妨げられることがある。

	計画	根拠・留意点
ケア計画 C-P	❸ **食事療法** ➡ 「5 看護ケア」を参照 ● 快適な食事への促し ● 必要量の食事摂取への促し ● 水分補給 ❹ **皮膚の清潔** ❺ **薬物療法の管理** ● 確実な投与と副作用に応じたケア ❻ **転倒や外傷の予防** ● ベッド周辺や履物などの環境整備 ❼ **輸血療法の管理** ❽ **酸素療法の管理**	● 食欲低下時や必要な栄養素の取り込みが貧血改善につながる。 ● 適切に水分補給を行うことで、脱水や血栓を予防する。 ● 代謝が低下することで感染のリスクが高まる。また、安静度により清潔を保持できない場合がある。 ● 貧血の原因に対する薬物療法であるため、確実な服薬と副作用の有無、効果を注意してみていく必要がある。 ● 酸素供給不足のために、ベッドやトイレなどで急に起立した際に立ちくらみやめまいが起こり、転倒を起こす恐れがある。また、歩行時のふらつきなどで転倒を起こす危険性がある。 ● 重症な場合に血液成分を補給する目的で行われる。血液型や有効期限の確認、副作用の有無などに注意する。 ● 指示された量の酸素が適切に体内に送られているか注意する。
教育計画 E-P	❶ **自覚症状があれば、報告してもらうように説明する。** ❷ **C-P ❶〜❻を日常生活のなかで実践できるように説明・指導を行う。** ● 鉄剤の服用で便の色が黒くなることを説明する。 ● ヘモグロビン量(Hb)が改善しても、貯蔵鉄(血清フェリチン)が満たされるまで服薬する必要があるため、指示された服薬はきちんと守ることを説明する。 ❸ **貧血を改善させるための生活習慣について、説明・指導する。**	● 患者に今後の生活について説明する際の基盤となる。 ● 症状の軽快・消失によって、患者の自己判断による服薬中断に注意する。 ● 生活を整えることや習慣を変えることは、思うよりも行うことが難しいことを念頭に、できること、できていることにも目を向けながらかかわる。

図9 ▶ 貧血による症状と看護

ヘモグロビンの低下によって、酸素の運搬能が低下し、それに伴う症状が出現する。自覚症状だけでは貧血だとわからないこともあるので、意識して観察することが重要である。また、私たちの日常的な活動に関係しているため、初期には貧血とはわからずに活動して物にぶつかったり、転倒したりして二次的な障害を受ける可能性があるため、注意が必要である。

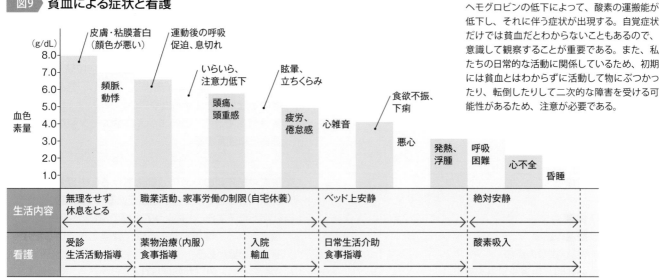

奥宮暁子：貧血のある人への看護. 奥宮暁子編, [シリーズ]生活をささえる看護 生活調整を必要とする人の看護Ⅱ, 中央法規出版, 東京, 1996：194. より一部改変して転載

看護ケア

食事療法

貧血の原因の1つに「赤血球をつくり出す材料や因子の不足」が挙げられる。この材料や因子とは、鉄、葉酸、ビタミンB₁₂、ビタミンB₆、ビタミンCなどを指している。

これらの不足因子を薬物療法で治療する場合もあるが、日常生活のなかで食事に目を向け、改善・予防することも非常に重要である。

食事指導を行う際、目の前にいる貧血患者の食生活を知ることはもちろんのこと、どのような価値観や生活歴のある人かも含めて患者の全体像を受けて、食生活への指導や説明をしなければあまり効果がないことを念頭に置く必要がある。

①鉄欠乏性貧血患者の食事療法（表5、6）[6]

鉄欠乏性貧血は、鉄の需要と供給のバランスが崩れた、鉄欠乏によって起こる貧血である。

1日に必要な鉄の量は、成人男性で7.5mg/日、成人女性（月経なし）で6.5mg/日、月経のある成人女性では10.5〜11.0mg/日を食事で摂取する必要がある。妊産婦では、初期では＋2.5mg、中期・後期では＋9.5mg、授乳婦では＋2.5mg多く摂取する必要がある。食事で摂取した鉄は、その5〜10%が十二指腸や小腸で吸収される。

鉄の摂取にあたっては、吸収のよいヘム鉄（吸収率15〜25%）と、吸収されにくい非ヘム鉄（2〜5%）があることから、吸収のよいヘム鉄の摂取を促すとともに、鉄分の吸収を助けるビタミンCの摂取もあわせて行う必要がある（p.368**表7**）。

ヘム鉄は肉や魚に多く含まれ、吸収率が良い一方で、コレステロールも高いため、過剰摂取とならないよう、バランスを考えて摂取する必要がある。

表5 鉄を多く含む食品[8]

食品名	100g含有量(mg)	1回使用量	
		目安量	含有量(mg)
干しひじき	55.0	10g（1食）	5.5
高級和牛ヒレ	2.5	150g（ステーキ1枚）	3.8
鶏レバー	9.0	40g（1個）	3.6
がんもどき	3.6	100g（1個）	3.6
牛ヒレ赤肉	2.2	150g（ステーキ1枚）	3.3
牛サーロイン赤肉	2.1	150g（ステーキ1枚）	3.2
豆乳	1.2	200mL	2.5
焼き豆腐	1.6	150g（1/2丁）	2.4
牛もも赤肉	2.7	80g（手のひら大）	2.2
ホタテ貝	2.2	100g（1個）	2.2
まいわしみりん干し	4.3	50g（3枚）	2.2
小松菜	2.8	80g（お浸し1食）	2.2
生揚げ	2.6	75g（1/2枚）	2.0
牛肩ロース赤肉	2.4	80g（手のひら大）	1.9
うるめいわし丸干し	4.5	40g（1尾）	1.8
きょうな	2.1	80g（お浸し1食）	1.7
牛レバー	4.0	40g（1食）	1.6
そば（ゆで）	0.8	200g（1食）	1.6
かつお（春・秋獲り）	1.9	80g（刺身1食）	1.5
牛サーロイン脂身つき	1.0	150g（ステーキ1枚）	1.5

小山祐子、上田博子：サービングサイズ栄養素量100. 第一出版. 東京, 2011：34-37.を参考に作成

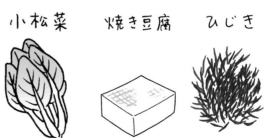

小松菜　Fe 2.8mg/100g
焼き豆腐　Fe 1.6mg/100g
ひじき　Fe 55mg/100g

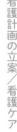

②巨赤芽球性貧血患者の食事療法（表8）

- 巨赤芽球性貧血は、赤芽球の成熟障害によって正常な赤血球が産生できないために起こる貧血の総称で、主にビタミンB_{12}や葉酸の不足によって起こる。

- 1日に必要なビタミンB_{12}の量は、成人で2.4μg/日を食事で摂取する必要がある。妊産婦では＋0.4μg、授乳婦では＋0.8μg多く摂取する必要がある。健康な場合、吸収率は約50％で、食事あたり約2μgのビタミンB_{12}で体内の吸収機構が飽和するので、それよりも多くのビタミンB_{12}を摂取しても生理的には吸収されない。

- 1日に必要な葉酸の量は、成人で240μg/日を食事で摂取する必要がある。妊産婦では＋240μg、授乳婦では＋100μg多く摂取する必要がある。妊産婦の適正な葉酸の摂取は、胎児の神経管閉鎖障害のリスクを低減する他、口唇・口蓋裂や先天性心疾患のリスク低減も報告があるので、神経管形成期に母体が十分な葉酸を摂取することは重要である。適宜、サプリメントも活用しながら、バランスをとっていくことも重要である。

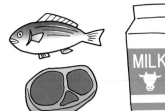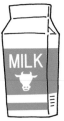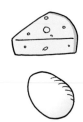

VB₁₂ 1日 2.4 μg

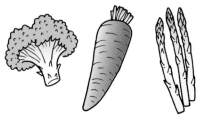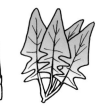

葉酸 1日 240 μg

ビタミンCは、鉄の吸収を高めるため、貧血予防の作用がある

表6　食品中の鉄含有量と鉄吸収率[9]

食品名	鉄含有量（mg/100g）	吸収率（%）*
A）動物性食品		
肝臓	8.0〜20.0（30〜50％がヘム鉄）	14.5
魚肉	0.4〜1.0	8.0
獣肉	1.5〜3.8（80％がヘム鉄）	22.8
鶏肉	1.5	22.8
鶏卵	2.5〜2.8	3.0
卵黄	7	（乳・小児は11％）
牛乳	0.1〜0.3mg/dL	2.8
B）植物性食品		
米	0.5〜3.0（精白米は最低値）	0.9
小麦	2.5〜4.0（精製粉）	5.1
大豆	8.0〜13.0	6.9
黒豆	7.0〜9.0	2.0〜2.6
とうもろこし	2.0〜3.0（徐胚芽，1.0）	3.2〜4.2
レタス	0.3〜1.0	4.0

*吸収率は健康な人の吸収率であり、鉄欠乏者ではこれより高くなる
武田英二編：臨床病態栄養学．文光堂，東京，2013：455．より引用

表7　ビタミンCを多く含む食品

- 赤ピーマン
- 黄ピーマン
- なばな
- 甘柿
- キウイフルーツ
- さつまいも
- 西洋かぼちゃ
- カリフラワー
- ぽんかん
- モロヘイヤ
- ネーブル
- にがうり

表8　ビタミンB_{12}と葉酸を多く含む食品

ビタミンB_{12}	●牛、豚、羊などのレバー ●カキ（貝類） ●ニシン、イワシ、サバ	●牛肉、豚肉、羊肉 ●牛乳 ●チーズ ●卵黄 ●ノリ
葉酸	●大豆 ●アスパラガス ●ホウレンソウ ●ブロッコリー ●カリフラワー ●パセリ	●ニンジン ●落花生 ●クルミ ●白米、食パン ●タラ類、サケ、カキ（貝類）

出血傾向

下舞紀美代

どんな症状?

出血傾向は、血漿成分である血小板の減少あるいは機能異常がある場合や凝固因子の欠乏、活性阻害、機能障害がある場合、生成された血栓の溶解の亢進でみられる。出血傾向は止血機構（人の出血を防ごうとするはたらき）が何らかの原因で異常をきたした状態である。

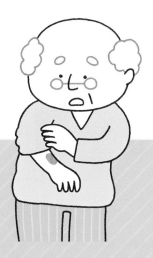

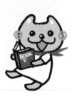

1 症状が起こるメカニズム

造血のメカニズム

● 血液は、骨髄で造血される。造血幹細胞が分化し、リンパ系幹細胞はTリンパ球、Bリンパ球に分化しBリンパ球（B細胞）は形質細胞となる。また、巨核芽球、前赤芽球、単芽球、骨髄芽球に分化し血小板、赤血球、単球、白血球となる。

● 造血幹細胞には、自己複製能、分化能、増殖能の3つの機能

がある。造血幹細胞と血球分化については、**図1**に示す。

● 血液の成分は、血漿（水分、アルブミン、γグロブリン、凝固因子など）、血球（血小板、白血球、赤血球）である（**図2**）。この血液成分のうち、血小板と凝固因子が出血傾向に関与している。

● 造血のしくみについては、p354～356も参照。

止血機構のメカニズム

● 血液には、止血機構と抗血栓作用の相反する2つのはたらきがある。

● 通常、正常な血管内では、血小板機能や凝固系などの血栓形成作用は抑制されている。しかし、血管が損傷す

ると抗血栓作用は抑制され、血栓形成作用が亢進することで、血管の損傷部位に血栓が形成され、血管の損傷部位が修復される。損傷部位が血栓により修復されると、血管から流れ出す血液はその血栓によりさえぎ

図1 造血幹細胞から血液細胞への分化

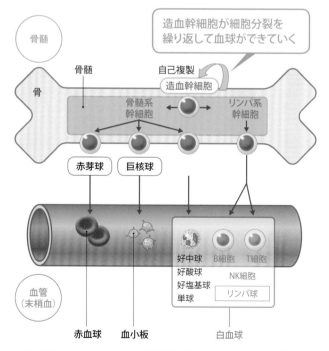

任和子監修：プチナースBOOKS 病期発達段階の視点でみる 疾患別看護過程. 照林社, 東京, 2019：443. より転載

図2 血液の成分と分化

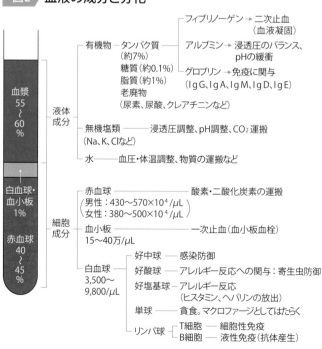

池西静江, 石束佳子編：看護学生スタディガイド2022. 照林社, 東京, 2021：825. より転載

られる。つまり止血するわけである。このようなはたらきを止血機構という。

止血には、止血機構の違いにより一次止血、二次止血、線溶系がある。一次止血は血小板の塊（血小板血栓）をつくり損傷部位を塞ぎ止血する。二次止血は血液中の凝固因子が関与し、最終的にはフィブリンの網の膜が

血小板血栓の全体を覆い固めて、止血が完了する。血管が修復すると血栓を溶かし、血液の流れを円滑にするためのはたらきを線溶系という。

線溶系のはたらきが低下すると、血管の狭窄や血管全体を閉塞させるような血栓となる場合がある。

出血傾向の分類・原因・病態 (表1)

出血傾向は、止血機構の異常により発生する。例えば、血管の脆弱化や弾力性の低下によりわずかな刺激（皮膚を圧迫する下着、軽微な投打など）による血管損傷を起こしや

すい状態や、アレルギー血管炎による血管透過性亢進、血小板の減少、凝固因子の欠乏や機能異常などである。

表1　出血傾向の分類・原因・病態

異常をきたした部位		原因	疾患	症状	
造血幹細胞の異常	骨髄球系細胞の異常	腫瘍・造血因子の産生異常	急性骨髄性白血病	白血球増加　芽球増加	貧血　血小板減少
			赤白血病	貧血　臓器障害	出血傾向
			血小板減少症	血小板減少	出血傾向
	リンパ球系細胞の異常		急性リンパ性白血病	貧血　臓器障害	出血傾向
凝固因子の欠乏・機能異常	遺伝性血液凝固異常	第VIII因子欠乏症	血友病A	関節や筋肉内の出血	
		第IX因子欠乏症	血友病B		
		第XI因子欠乏症	血友病C		
	遺伝子の異常	von Willebrand因子（VWD）の遺伝子の異常	von Willebrand病（フォンウィルブランド病）	一時止血の異常　鼻出血　歯肉出血　皮下出血　月経過多　など	
	後天性凝固因子の異常	インヒビターの出現（凝固因子の活性化を阻害）	後天性血友病	出血傾向	
	血管内凝固の活性化（細小血管の血栓の多発）	血小板・凝固因子の消費	播種性血管内凝固症候群　血栓性血小板減少性紫斑病	出血傾向	
血管の異常	アレルギー性血管炎	血管透過性の亢進	アレルギー性紫斑病	出血傾向	
	血管壁の平滑筋量低下	血管の脆弱		出血傾向	
その他	肝障害	トロンボポエチンの再生低下　凝固因子産生低下　フィブリノーゲンの低下	肝硬変　肝細胞がん	凝固因子欠乏　線溶亢進　血小板減少	
	腎障害	血小板粘着能低下　凝集能低下　第III因子活性化の低下	腎がん　腎不全	血小板減少　血小板機能低下	
	自己免疫疾患	自己の細胞・組織への攻撃	全身性エリテマトーデス	凝固因子欠乏　血小板減少	
		血小板寿命の短縮	特発性血小板減少性紫斑病	血小板減少　点状出血・鼻出血・月経過多	
	抗がん薬治療	骨髄機能の抑制		血小板減少	
	抗凝固薬の服用	凝集能低下		出血傾向	

共通系

止血機構 → 血管壁の損傷 → 一時的に血管収縮が起こる → 血管内皮膚細胞が剥離し血管内にコラーゲン線維が露出

一次止血

二次止血

凝固因子 →

内因系
- 内皮細胞以外と接触
- XII, XI, IX, VIII, Ca²⁺

外因系
- 組織障害
- VII, III, Ca²⁺

→ X因子活性化 → 活性化X因子 → II因子 プロトロンビンを活性化 →

上記の過程で凝固因子の欠乏・機能異常が起こると、フィブリノーゲンの活性化ができず、フィブリンの析出による凝固反応が起きない

観察項目
- バイタルサイン
- 意識レベル
- 皮膚の状態(皮膚色、点状出血、斑状出血、皮下出血、粘膜出血、血腫)
- 眼球結膜、眼底出血
- 口腔粘膜、歯肉出血
- 鼻出血
- 性器出血(不正出血、月経過多、月経日数の延長)
- 喀血
- 消化器出血(下血、吐血、黒色便・タール便)
- 出血傾向にあることの受け止め

血管組織の異常
- 血管壁の平滑筋量の低下
- アレルギー性血管炎

→ 血管透過性亢進 → 軽微な外的刺激による血管壁の損傷 →

→ 血管の脆弱化 弾性・柔軟性の低下 → 血管壁の損傷 →

出血傾向

造血幹細胞分化過程の異常 → 造血因子の産生異常 →

骨髄球系の異常

リンパ球系細胞の異常

→ 腫瘍形成 →

急性骨髄性白血病
- 白血球増加
- 貧血
- 芽球増加
- 血小板減少

赤白血病
- 貧血
- 出血傾向
- 臓器障害

血小板減少症
- 血小板減少
- 出血傾向

急性リンパ性白血病
- 貧血
- 出血傾向
- 臓器障害

- 出血の予防
- 安静
- 重い荷物を持たない
- 鋭角な家具の保護
- 下着による圧迫を避ける
- 血圧は短時間測定かつ圧を上げすぎない
- 採血、注射の後は、圧迫止血または冷罨法止血

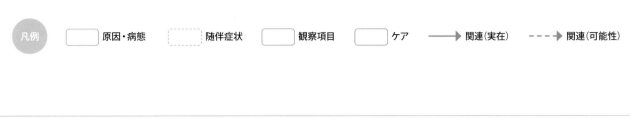

凡例　　□ 原因・病態　　┊┄┊ 随伴症状　　□ 観察項目　　□ ケア　　──▶ 関連(実在)　　┄┄▶ 関連(可能性)

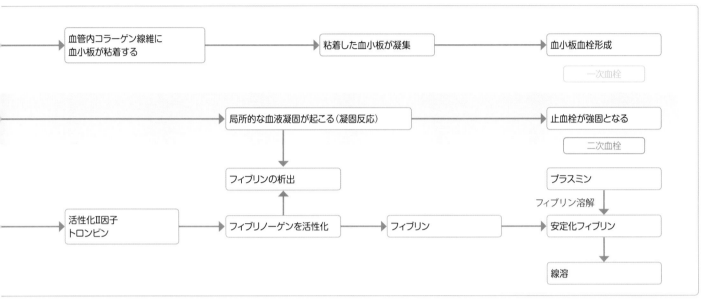

血管内コラーゲン線維に血小板が粘着する　──▶　粘着した血小板が凝集　──▶　血小板血栓形成

一次血栓

局所的な血液凝固が起こる(凝固反応)　──▶　止血栓が強固となる

二次血栓

フィブリンの析出

プラスミン

フィブリン溶解

活性化II因子 トロンビン　──▶　フィブリノーゲンを活性化　──▶　フィブリン　──▶　安定化フィブリン

線溶

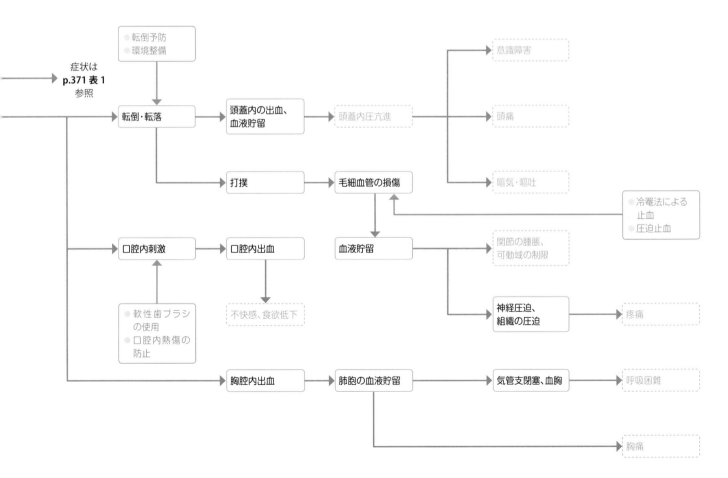

● 転倒予防
● 環境整備

症状は
p.371 表1
参照

転倒・転落　──▶　頭蓋内の出血、血液貯留　──▶　頭蓋内圧亢進　──▶　意識障害

頭痛

嘔気・嘔吐

打撲　──▶　毛細血管の損傷

● 冷罨法による止血
● 圧迫止血

口腔内刺激　──▶　口腔内出血

血液貯留　──▶　関節の腫脹、可動域の制限

● 軟性歯ブラシの使用
● 口腔内熱傷の防止

不快感、食欲低下

神経圧迫、組織の圧迫　──▶　疼痛

胸腔内出血　──▶　肺胞の血液貯留　──▶　気管支閉塞、血胸　──▶　呼吸困難

胸痛

観察ポイントとアセスメントの根拠

出血傾向のある人は、自分でも気づかないうちに皮下出血や点状出血を起こしている場合が多い。微細な外的刺激でも出血しやすく、止血されにくいからである。

そのため、観察の際は全身の皮膚の状態、口腔粘膜、下血や吐血、鼻出血、歯肉、眼などを確認する必要がある。しかし、観察できない箇所にも血管はあり、血管壁の損傷があれば、頭蓋内や胸腔、性器、関節包内など全身に起こる。

1 出血傾向の客観的情報

- 皮膚の状態（点状出血、皮下出血）
- 眼球結膜・眼底出血
- 口腔粘膜、歯肉、鼻出血
- 喀血
- 血尿
- 血便（下血）
- 吐血
- 関節の腫脹、可動域制限
- 頭蓋内圧亢進症状（頭痛、嘔気、嘔吐、意識障害など）
- 性器出血、不正出血、月経過多、月経日数の延長
- 皮膚色、意識レベル、血圧、脈拍、呼吸

アセスメントの根拠

- 出血傾向のある人は止血機構が正常にはたらいていないことを忘れてはならない。つまり、出血傾向のある人は、止血しにくい人である。少しの出血でも長時間止血できなければ多量な出血となる。また、出血による臓器の圧迫や充満は意識消失や呼吸困難など生命にかかわることもある。どんな軽微な出血も見逃してはならない。
- 出血傾向にある人は、軽微な外力であっても小毛細血管の損傷が起きやすい。そのため、点状出血や皮膚の深部にうっ血しやすい。
- 眼球結膜や眼底は、排泄時や重いものを抱える際の努責により一気に小毛細血管圧が上昇し、血管壁が破綻する場合がある。便秘による努責は避けるべきである。
- 口腔粘膜は、歯牙による刺激で出血する場合がある。義歯の不具合や歯磨き時の刺激でも出血する。食事や歯磨きによる歯肉出血で出血傾向に気づく場合もある。
- 頭蓋内出血は、ふらつきによる転倒、誤って柱や壁で頭部を打撲することで起こる。そのときは痛みがあるが、数時間もすれば転倒したことも気にならず過ごしてしまい、数日後に意識レベルの低下や激しい頭痛、嘔気が出現する場合がある。頭部に外的刺激が加わったときは、CTなどの検査も必要となる。
- 消化管の少量出血は、消化管内に血液が貯留し、すぐには吐血や下血として観察できない場合がある。そのため顔面蒼白などといった皮膚色も確認が必要となる。腹腔内、胸腔内、頭蓋内の出血があると、血圧値の変動、呼吸困難、意識レベルの低下などが生じる。その他バイタルサインを含め全身状態の観察は重要である。
- 閉経していない女性の場合は、止血機構の機能が低下することで、月経過多や月経日数の延長が起こりやすいため、貧血の悪化につながる。場合によっては月経を一時的に止める場合もある。
- 関節の出血は、関節包内に血液が貯留し可動域が制限される場合がある。疼痛の原因ともなる。

2 出血傾向の主観的情報

- 疼痛
- 呼吸困難
- 胸痛
- 嘔気
- 口腔内血液臭による不快感、食欲低下
- 出血傾向にあることの受け止め

アセスメントの根拠

- 血液貯留による組織の圧迫や損傷部の痛み出現の可能性がある。
- 胸腔、肺胞、気管支内からの出血によるガス交換および換気障害などにより呼吸困難となる場合がある。
- 消化管出血により消化管内の血液貯留による胃部不快や嘔気が出現する可能性がある。
- 吐血は、患者にとって不快で苦痛なだけでなく自らの多量の血液を目にすることによって、生命を脅かすような脅威を感じる。吐血に至らないよう消化器症状の訴えには注意を払う必要がある。
- 口腔内に出血していると、生臭い血液臭を感じ食欲を低下させる。また損傷した粘膜からの感染予防も必要である。口腔内を清潔に保つよう心がける必要がある。
- 軽微な外的刺激であっても出血するため、努責を避ける行動や転倒・打撲時に自己観察できること、受診行動がとれることが重要である。
- 自己健康管理として、皮膚を圧迫するような衣類や靴は避けることができるよう、出血傾向についてよく理解してもらう。
- 出血による不安は大きい。出血傾向に関する知識や情報の提供は不安の緩和に必要である。

3 基礎疾患・出血傾向の治療

- 基礎疾患の中心的治療の把握
  - ▶ 化学療法
  - ▶ 放射線療法
  - ▶ 輸血
  - ▶ 副腎皮質ステロイドによる治療　など
- 出血傾向の治療の把握
  - ▶ 新鮮凍結血漿輸注
  - ▶ 血漿交換
  - ▶ 血小板輸血
  - ▶ 凝固因子製剤の補充療法
  - ▶ 酢酸デスモプレッシンの静脈注射
  - ▶ 副腎皮質ステロイドの投与
  - ▶ 抗凝固療法

アセスメントの根拠

- 基礎疾患の合併症で出血傾向があるのであれば、基礎疾患の治療をまず行う。
- 出血傾向が起こる疾患は、造血機能に障害がある場合や腫瘍による血小板の減少や凝固因子の欠乏が考えられる。そのため、治療も身体的侵襲を伴い、苦痛が増大する。また、治療の副作用として出血傾向が起こることもある。常にどのような治療が行われ、その成果について看護師の視点で評価する必要がある。

4 看護計画の立案

◆期待される結果（看護目標）設定のポイント

- ⬤ 出血部位を早期発見できる。
- ⬤ 感染を予防できる。
- ⬤ 皮膚の摩擦や圧迫を避ける。
- ⬤ 栄養状態を改善する。

◆看護計画

計画	根拠・留意点
観察計画 O-P ❶バイタルサイン ❷皮膚の状態（皮膚色、点状出血、斑状出血、皮下出血、粘膜出血、血腫） ❸食欲 ❹便秘 ❺血尿、血便、吐血 ❻関節の腫脹 ❼疼痛 ❽検査データ ⬤血小板、トロンボテスト、プロトロンビン、総タンパク、アルブミン、血中FDP、フィブリノーゲン、赤血球、ヘモグロビン、ヘマトクリットなど ⬤胸痛や呼吸困難時：胸部X線、CT、動脈血液ガス ⬤関節痛や関節周囲の腫脹時：エコー、CT	⬤出血があれば、体液の減少を引き起こしているため必ずバイタルサインに反映される。通常の値を基準に異常値を確認する。出血が早く発見されれば、止血も早くできる。 ⬤出血は、皮膚色を蒼白にするため皮膚色は出血の有無を確認する手がかりとなる。 ⬤点状出血や皮下出血は出血傾向の悪化を示す場合がある。 ⬤栄養状態は、筋肉量や皮膚のバリア機能、ヘモグロビンの酸素運搬に関係する。十分な栄養摂取は筋肉や粘膜、皮膚の強化につながる。また血小板の産生を助ける。 ⬤便秘は、強い努責による排泄になりがちである。努責による小毛細血管の破綻による出血を予防するためにも便秘は避けたい。 ⬤血管壁を損傷すると、血液が貯留し、周辺の組織を圧迫するため疼痛が起こりやすくなる。 ⬤目視できない部位の出血を確認するため検査データは重要である。また、栄養状態がよいと総タンパクやアルブミン値も安定し、皮膚組織の強化につながる。
ケア計画 C-P ❶鋭角な家具はやわらかい布で覆う 　➡「5 看護ケア」を参照 ❷転倒を避けるために足を締め付けない程度の靴を準備する ❸ベッド周囲や活動範囲は物品の整理整頓をして、外傷を防止する	⬤出血を予防するために、外的刺激を最小限にする。 ⬤看護ケアは、出血傾向があることを前提として、出血を起こさないための予防ケアと、出血した場合のケアの2つがある。 ⬤転倒や転落の防止のために、ベッドの高さを低めにし、角になる部分には保護具を活用する。

計画	根拠・留意点
ケア計画 C-P ❹下着はゴムの締めつけが強いものは避ける ❺歯磨きは豚毛の歯ブラシか軟性の歯ブラシを使用する ❻食事は熱傷しない程度のものを準備する ❼血圧測定時、圧を上げすぎない。また短時間で測定する ❽採血や注射の後は、止血するまで圧迫するか冷罨法をする ➡「5 看護ケア」を参照 ❾重い荷物を持たない ❿出血傾向が強い場合は、安静にする ⓫感染予防	◎靴は緩すぎると皮膚の摩擦が生じ出血の危険性が高くなる。きついと、指先やアキレス腱部に摩擦性の出血が生じる可能性がある。 ◎ゴムで締めつけると皮下出血を起こしやすいので、ずれない程度の緩いものを準備する。寝衣のしわを伸ばす。 ◎物理的刺激が部分的に加わった場合は、その部分を圧迫しうっ血を防止する。圧迫方法は、局所に強い力が入らないよう、圧迫する力を分散する。刺激した部分を覆う広さで広範囲を圧迫する。狭い範囲を強い力で圧迫すると、さらなる血管の損傷や凝固を妨げる可能性がある。血管の止血機構を妨げないことが重要である。また、人間の毛細血管内圧は通常、32mmHg以上の圧力が加わると毛細血管が閉塞状態となるため、強い力で圧迫すると組織の壊死を引き起こす。 ◎比較的大きい血管の損傷により血腫などが生じた場合は、神経を刺激し疼痛や感覚障害を引き起こす。脳であれば意識障害や脳圧亢進症状の出現、関節包内であれば可動域制限や疼痛が出現する。また肺であれば多量の喀血や気道閉塞などが生じる。そのため、できるだけ物理的刺激を避けるようにケアすることが重要である。 ◎口腔内熱傷は、疼痛の持続や出血の原因となる。 ◎圧迫による止血は、長時間にわたるとその部位の小毛細血管を損傷する危険性がある。 ◎冷罨法により血管を収縮させ、血流を低下させて止血を早める。 ◎努責は小毛細血管を怒張させ、血管壁を損傷する危険性がある。 ◎安静は、出血部位への刺激を減少させる。 ◎血液疾患は免疫グロブリンの産生が低下するため易感染状態となりやすい。したがって感染予防が重要となる。皮膚の損傷部位よりウイルスや細菌などの微生物が侵入し重症化しやすい。そのため、物理的刺激による皮膚の損傷がある場合は、創部を清潔に保つ必要がある。
教育計画 E-P ❶**出血傾向であること、その原因について説明する** ◎疾患の説明と出血傾向との関連について ◎止血機構との関係について ❷**出血時の対応について指導する** ◎出血部位を圧迫し人を呼ぶ。 ◎止血後、その部位に触れないようにし、着衣により摩擦に注意するよう指導する。 ◎マッサージや肩もみはしない。 ◎瘙痒は軽くさする程度にする。	◎出血傾向であること、その原因を理解することで出血予防の対策が可能となる。 ◎出血すると不安と驚きでどうしてよいかわからなくなる場合がある。1人でいるときや夜間など急な出血時の対応を説明し、すぐに医師や看護師の支援が得られることを伝えるだけで、安心感につながる。

5 看護ケア

圧迫止血

- 出血時の圧迫では、1か所に強い力が入らないように手のひら全体で圧迫する（**図3**）。
- 圧迫に使う布は幅が広いものがよい。

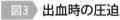
図3 出血時の圧迫

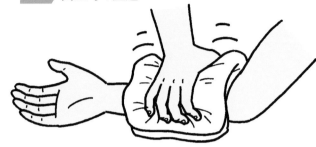

冷罨法による止血

- 冷罨法は、氷を細かく砕くか冷水で軽く圧迫する（**図4**）。
- 冷罨法により血管を収縮させ、血流を低下させると止血を早めることができる。
- 冷やしすぎには、くれぐれも注意する。

図4 冷罨法による止血

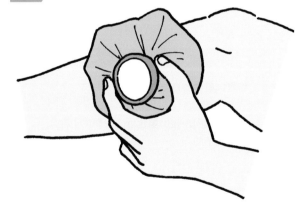

出血の予防

- 出血を予防するために、タンスなどの鋭角がある家具はやわらかい布などで覆う（**図5**）。

図5 家具の保護材

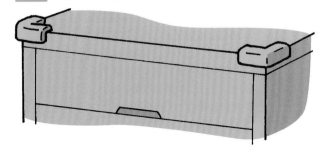

文献一覧

呼吸困難

1. 山内豊明：フィジカルアセスメント ガイドブック 目と手と耳で ここまでわかる 第2版. 医学書院, 東京, 2011:90-95.
2. マティーニ FH, ティモンズ MJ, マッキンリ MP：カラー人体解剖学 構造と機能 ミクロからマクロまで. 井上貴央, 監訳, 西村書店, 新潟, 2003:481-491.
3. 福井次矢, 黒川清監修：ハリソン内科学 第5版. メディカル・サイエンス・インターナショナル, 東京, 2017.
4. 深井喜代子編著：新体系看護学全書 基礎看護学③基礎看護技術Ⅱ 第4版. メヂカルフレンド社, 東京, 2009:193-202

5. 任和子編著：プチナースBOOKS 病期・発達段階の視点でみる疾患別看護過程. 照林社, 2020:15-18.
6. 竹尾惠子：看護技術プラクティス 第4版. 学研メディカル秀潤社, 東京, 2019:441-448
7. 大八木秀和監修：患者がみえる新しい「病気の教科書」かんテキ 循環器. メディカ出版, 大阪, 2019:186-191
8. 高久史麿, 尾形悦郎, 黒川清, 他監修：新臨床内科学 第9版. 医学書院, 東京, 2009:101-106

咳嗽・喀痰喀出困難

1. 関口恵子編：根拠がわかる症状別看護過程 改訂第3版 こころとからだの69症状・事例展開と関連図. 南江堂, 東京, 2016:2-10, 11-19.
2. 阿部俊子監修：呼吸困難. エビデンスに基づく症状別看護ケア関連図 改訂版. 中央法規出版, 東京, 2013:20-27.
3. サンドラ・スミス, ドナ・デュエル, バーバラ・マーティン著, 川原礼子, 山内豊明, 山田智恵里監訳：カラー版 看護技術 目でみる事典. 西村書店, 新潟, 2006:532-544.
4. 川島みどり, 菱沼典子監修：臨床看護学叢書1 症状別看護. メヂカルフレンド社, 東京, 1997:12-15.

5. 根本多喜子, 鈴木恵子編著：呼吸・循環の変調に 酸素化ケア. 講談社, 東京, 1995:67-82.
6. 氏家幸子監修：成人看護学I 成人看護技術Ⅲ 慢性疾患患者及びリハビリテーション患者の看護技術. 廣川書店, 東京, 1999:56-57.
7. 木村謙太郎, 松尾ミヨ子監修：Nursing Selection① 呼吸器疾患. 学研メディカル秀潤社, 東京, 2003:25-36.
8. 安部紀一郎, 森田敏子：関連図で理解する呼吸機能学と呼吸器疾患のしくみ. 日総研出版, 名古屋, 2012:218-227.

不整脈

1. 医療情報科学研究所編：病気がみえる vol.2 循環器 第5版. メディックメディア, 東京, 2021.
2. 阿部俊子, 山本則子監修：プチナースBOOKS 病態関連図が書ける 観察・アセスメントガイド. 照林社, 東京, 2015:10-21.
3. 奈良信雄編著：ナースの内科学 改訂9版. 中外医学社, 東京, 2013:75-80.
4. 高木永子監修：看護過程に沿った対症看護 病態生理と看護のポイント 第5版. 学研メディカル秀潤社, 東京, 2018:292-293.
5. 高久史麿, 矢崎義雄監修：治療薬マニュアル 2014. 医学書院, 東京, 2014.

6. 石川ふみよ, 高谷真由美：疾患別看護過程の展開 第6版. 学研メディカル秀潤社, 東京, 2020:116-120.
7. 任和子編著：プチナースBOOKS 病期・発達段階の視点でみる疾患別看護過程. 照林社, 2020:102-103.
8. 高久史麿, 尾形悦郎, 黒川清, 他監修：新臨床内科学 I総論・呼吸器・循環器 第8版. 医学書院, 東京, 2009:279-285.

高血圧

1. 日本高血圧学会高血圧治療ガイドライン作成委員会：高血圧治療ガイドライン2019. ライフサイエンス出版, 東京, 2019.
2. 渡辺員支：妊娠高血圧症候群新定義・分類の変更点の概要, 日本妊娠高血圧学会編. 妊娠高血圧症候群 新定義・分類―運用上のポイント. メジカルビュー社, 東京, 2019:8-15.
3. 井上智子, 窪田哲郎：緊急度・重症度からみた症状別看護過程＋病態関連図 第3版. 医学書院, 東京, 2019:613-631.
4. 畔上達彦, 武田彩乃：高血圧治療ガイドライン2019の改訂ポイント. 慶應保健研究 2020:38（1）:97-102.

5. 医療情報科学研究所編：病気がみえる Vol.10 産科. メディックメディア, 東京, 2018:102-115.
6. 田中裕二：わかって身につくバイタルサイン. 学研メディカル秀潤社, 東京, 2013:66-91.
7. 上谷いつ子：病態を見抜き、看護にいかすバイタルサイン. 中央法規出版, 東京, 2019:42-81.
8. 医療情報科学研究所編：看護がみえる Vol.3 フィジカルアセスメント. メディックメディア, 東京, 2019:60-75.

意識障害

1. 高木永子監修：看護過程に沿った対症看護 病態生理と看護のポイント 第5版. 学研メディカル秀潤社, 東京, 2018.
2. 馬場元毅：絵でみる脳と神経 しくみと障害のメカニズム 第2版. 医学書院, 東京, 2007.
3. 井手隆文著者代表：系統看護学講座 専門分野Ⅱ 成人看護学⑦ 脳・神経 第15版. 医学書院, 東京, 2019.
4. 小板橋喜久代, 阿部俊子編著：エビデンスに基づく症状別看護ケア関連図 改訂版. 中央法規出版, 東京, 2013.
5. 福井次矢, 黒川清監修：ハリソン内科学 第5版. メディカル・サイエンス・インターナショナル, 東京, 2017.
6. 日野原重明, 井村裕夫監修：看護のための最新医学講座第32巻 医療面接から診断へ. 中山書店, 東京, 2002.
7. 池松裕子・山内豊明編：症状・徴候別アセスメントと看護ケア. 医学芸術社, 東京, 2008.
8. 相馬朝江編：目で見る症状のメカニズムNursing Mook29. 学研メディカル集潤社, 東京, 2005.
9. 百田武司・森山美知子編：エビデンスに基づく脳神経看護ケア関連図 第2版. 中央法規出版, 東京, 2014.
10. 渡辺大：BASIC3 意識障害. ブレインナーシング 2020:36(3):19.
11. 武田保江：脳神経ナースがかならず悩む「やってはいけない?」87のケア. ブレインナーシング 2019:35(夏季増刊).

発熱

1. 小玉香津子, 坪井良子, 中村ヒサ編: 看護必携シリーズ 第1巻 看護の基礎技術I. 学研メディカル秀潤社, 東京, 1995.
2. 田坂定孝, 吉利和, 滝童内博, 他: 健常日本人の腋窩温の統計値について. 日新医学 1957; 44(12):633.
3. 卯野木健:[ケアの根拠100]身体アセスメントと手技 クーリングは本当に効果があるのか?. ナーシング・トゥディ 2006;21(12):19.
4. 齋藤宣彦:プチナースBOOKS 看護につなげる病態生理 よくある症状のしくみがわかる. 照林社, 東京, 2016.
5. 入來正躬:体温生理学テキスト. 文光堂, 東京, 2003.
6. 高木永子監修:看護過程に沿った対症看護 病態生理と看護のポイント 第5版. 学研メディカル

秀潤社, 東京, 2018.
7. 阿部俊子監修:エビデンスに基づく症状別看護ケア関連図 改訂版. 中央法規出版, 東京, 2013.
8. 村中陽子, 玉木ミヨ子, 川西千恵美編著:学ぶ・試す・調べる 看護ケアの根拠と技術 第3版. 医歯薬出版, 東京, 2019.
9. 阿曽洋子, 井上智子, 伊部亜希:基礎看護技術I 第8版. 医学書院, 東京, 2019.
10. 高久史麿, 矢崎義雄監修:治療薬マニュアル2021. 医学書院, 東京, 2021.
11. 大八木秀和:今はこうする!バイタルサイン測定 体温のバイタルサイン測定. 月刊ナーシング 2015;35(10).

口渇・脱水

1. 江川隆子編:コンパクト新版これなら使える看護診断 厳選NANDA-I看護診断83. 医学書院, 東京, 2013.
2. 福井次矢, 奈良信雄編:内科診断学. 医学書院, 東京, 2016.
3. 菅野義彦:キホンを知る 症例に学ぶ 水・電解質・酸塩基平衡イラスト解説BOOK. メディカ出版, 大阪, 2020.
4. 北岡建樹:よくわかる病気のしくみ. 南山堂, 東京, 2002.
5. 任和子編著:プチナースBOOKS領域別 看護過程展開ガイド. 照林社, 東京, 2015.
6. 任和子編著:プチナースBOOKS 病期・発達段階の視点でみる疾患別看護過程. 照林社, 東京, 2020.
7. 齋藤宣彦:看護学生必修シリーズ 改訂版 症状からみる病態生理の基本. 照林社, 東京, 2009.
8. 佐々木成:浮腫と脱水 濃縮と希釈の考え方. 日腎会誌2008;50(2):97-99.
9. 佐藤弘明:看護の現場ですぐに役立つ「輸液」のキホン. 秀和システム, 東京, 2021.
10. 関口恵子, 北川公子:根拠がわかる症状別看護過程 改訂第3版 こころとからだの69症状・事例展開と関連図. 南江堂, 東京, 2016.
11. 浦部晶夫ら編:今日の治療薬 解説と便覧2021. 南江堂, 2021.
12. 渡辺朔太郎:ナースが書いた 看護に活かせる輸液ノート. 照林社, 東京, 2019.

浮腫

1. 安倍紀一郎, 森田敏子:関連図で理解する 循環機能学と循環器疾患のしくみ 第2版. 日総研出版, 名古屋, 2006:16-97.
2. 安部紀一郎, 森田敏子:関連図で理解する 呼吸機能学と呼吸器疾患のしくみ. 日総研出版, 名古屋, 2012:114-279.
3. 二ľ東朔, 安倍紀一郎編:基礎人体機能学. 廣川書店, 東京, 2002:170-178.
4. 関口恵子編:根拠がわかる症状別看護過程 改訂第3版 こころとからだの69症状・事例展開と関連図. 南江堂, 東京, 2016:143-154.
5. メヂカルフレンド社編集部編:クリニカルスタディ・ブック2 実習に役立つ病態マップ 改訂2版.

メヂカルフレンド社, 東京, 2005:58-61.
6. 阿部俊子監修:浮腫. エビデンスに基づく症状別看護ケア関連図 改訂版. 中央法規出版, 東京, 2013.
7. 鈴木俊夫, 迫田綾子編:JJNスペシャル73 これからの口腔ケア. 医学書院, 東京, 2003:80.
8. 磯部文子監修:フローチャート式 症候別内科的療法を受ける患者の看護. 学研メディカル秀潤社, 東京, 1985:304-312.
9. 小川佳宏:リンパ浮腫のケア. エキスパートナース 2008;24(5):97-111.

運動麻痺

1. 今川詢子, 長谷川真美監修:機能障害からみる看護過程③ 運動/感覚・認知/性・生殖機能障害. 中央法規出版, 東京, 2019:2-57.
2. 同上:18.
3. 医療情報科学研究所編:病気がみえるvol.7 脳・神経 第2版. メディックメディア, 東京, 2017
4. 医療情報科学研究所編:看護がみえるvol.3 フィジカルアセスメント. メディックメディア, 東京, 2021.
5. 高木永子監修:看護過程に沿った対症看護 病態生理と看護のポイント 第5版. 学研メディカル秀潤社, 東京, 2018:419-446.
6. 百田武司・森山美知子編:エビデンスに基づく脳神経看護ケア関連図. 中央法規出版, 東京, 2015.
7. 阿部俊子監修:エビデンスに基づく疾患別看護ケア関連図 改訂版. 中央法規出版, 東京, 2018.
8. 大舘敬一監修:NCブックス 症状のキホンがわかる本. 医学芸術社, 東京, 2011:191-197.
9. 酒井郁子, 金城利雄, 深堀浩樹編:看護学テキストNiCE リハビリテーション看護 改訂第3版. 南江堂, 東京, 2021.
10. 阿部幸恵編著:プチナースBOOKS 症状別病態生理とフィジカルアセスメント. 照林社, 東京, 2015:154-165.
11. 石川ふみよ, 遠藤健司, 山本恵子編:ナーシンググラフィカ 健康の回復と看護⑤ 運動機能障害 第3版. メディカ出版, 大阪, 2014:110-114.
12. 永廣信治, 髙木康志, 田村綾子編:ナーシンググラフィカEX 疾患と看護⑤ 脳神経. メディカ出版, 大阪:44-49.
13. 井手隆文著者代表:系統看護学講座 専門分野II 成人看護学⑦ 脳・神経. 医学書院, 東京, 2019:68-74.
14. 同上:258-266.
15. 野口美和子, 中村美鈴編:新体系看護学全書 別巻 機能障害からみた成人看護学④ 脳・神経機能障害/感覚機能障害 第2版. メヂカルフレンド社, 東京, 2007:45-52.

嚥下障害

1. 三富夏彦:咽頭から食道へ. 金子芳洋, 千野直一 監修, 摂食・嚥下リハビリテーション. 医歯薬出版, 東京, 1998:25.
2. 田角勝:診断の評価. 金子芳洋, 千野直一 監修, 摂食・嚥下リハビリテーション. 医歯薬出版, 東京, 1998:119.
3. 田中靖代編:食べるって楽しい! 看護・介護のための摂食・嚥下リハビリ. 日本看護協会出版会, 東京, 2001:66.
4. 藤島一郎:口から食べる─嚥下障害Q&A 第4版. 中央法規出版, 東京, 2014:199.
5. 鎌倉やよい編:嚥下障害ナーシング フィジカルアセスメントから嚥下訓練へ. 医学書院, 東京, 2000:88, 105, 108, 113, 115.
6. 藤島一郎:脳卒中の摂食・嚥下障害. 医歯薬出版, 東京, 1993:49, 88.
7. 穴井めぐみ, 松岡 緑, 西田真寿美:摂食・嚥下機能からみた高齢者における嚥下体操の有効性. 老年看護学 2001;6(1):69.
8. 戸原玄, Palmer JB, Reyholds K, 他:摂食嚥下障害重症度分類(DSS:Dysphagia Severity Scale). 口腔病学会雑誌 2003;70(4):242-248.
9. 藤谷順子:摂食・嚥下機能の中途障害への対応. 金子芳洋, 千野直一 監修, 摂食・嚥下リハビ

リテーション. 医歯薬出版, 東京, 1998:157.
10. 藤島一郎, 稲田晴生:摂食・嚥下療法における検査. 金子芳洋, 千野直一 監修, 摂食・嚥下リハビリテーション. 医歯薬出版, 東京, 2013:118-123.
11. 日本嚥下障害臨床研究会監修:嚥下障害の臨床 リハビリテーションの考え方と実際. 医歯薬出版, 東京, 1998:220-225.
12. 高木永子監修:看護過程に沿った対症看護 病態生理と看護のポイント 第5版. 学研メディカル秀潤社, 東京, 2018.
13. 小板橋喜久代, 阿部俊子編著:エビデンスに基づく症状別看護ケア関連図 改訂版. 中央法規出版, 東京, 2013.
14. 関口恵子編:根拠がわかる症状別看護過程 改訂第3版 こころとからだの69症状・事例展開と関連図. 南江堂, 東京, 2016.
15. 進武幹:機能性嚥下障害のメカニズム. 医学のあゆみ 154(11);1990:681-683.
16. 向井美惠, 鎌倉やよい編:摂食・嚥下障害ベストナーシング. 学研メディカル秀潤社, 東京, 2010:14, 107.

言語障害
....

1. 植田恵：コミュニケーション. 北川公子著者代表, 系統看護学講座 専門分野Ⅱ 老年看護学, 医学書院, 東京, 2019：198-212.
2. 横山晃子：言語障害（失語、構音障害）. 山田律子, 内ヶ島伸也編, 生活機能からみた老年看護過程 第4版, 医学書院, 東京, 2020：408.
3. 毛束真知子：絵でわかる言語障害 第2版. 学研メディカル秀潤社, 東京, 2013：89-99.
4. 神永千織, 森田守：からだのはたらき 聴力／こんな症状が気になるとき 耳がきこえにくい. 大久保昭行監修, 健康の地図帳. 講談社, 東京, 1997：24-25, 46-47.
5. 八王子言語聴覚士ネットワーク編：やさしいコミュニケーション障害学 基礎からわかる言語聴覚療法の実際. 三輪書店, 東京, 2016.
6. 日本聴覚医学会難聴対策委員会「難聴対策委員会報告-難聴（聴覚障害）の程度分類について」
https://wx19.wadax.ne.jp/~audiology-japan-jp/cp-bin/wordpress/test/wp-content/uploads/2014/12/a1360e77a580a13ce7e259a406858656.pdf(2021.8.24アクセス)

食欲不振
....

1. 齋藤宣彦：プチナースBOOKS 看護につなげる病態生理 よくある症状のしくみがわかる. 照林社, 東京, 2016.
2. 神田清子：食欲不振. 看護技術 2001；47（11）：29-34.
3. 川守田千秋：食欲不振. 焦点 がん化学療法の最新ケア 不快症状の緩和とセルフマネジメント支援, 相馬朝江編：Nursing Mook29 目でみる症状のメカニズムと看護. 学研メディカル秀潤社, 東京, 2005：84-89.
4. 関口恵子編：根拠がわかる症状別看護過程 改訂第3版 こころとからだの69症状・事例展開と関連図. 南江堂, 東京, 2016.
5. 滝内隆子：食欲不振. クリニカルスタディ 2001；22（6）：40-45.
6. 明石惠子編：ナーシンググラフィカ 健康の回復と看護② 栄養代謝機能障害. メディカ出版, 大阪, 2014.
7. 野口美和子, 中村美鈴 編：新体系 看護学全書別巻 機能障害からみた成人看護学② 消化・吸収機能障害／栄養代謝機能障害. メヂカルフレンド社, 東京, 2007.
8. 佐々木雅也：栄養管理に欠かせない"消化と吸収"2−（5）食欲不振. 看護技術 2013；57（6）：36-42.

悪心・嘔吐
....

1. 橋本信也：エキスパートナースMOOK32 カラー版 症状から見た病態生理学. 照林社, 東京, 1999：82-87.
2. 鈴木伸明：悪心・嘔吐. 金井弘一編, 臨牀看護セレクション1 病態生理Ⅰ 症候編, へるす出版, 東京, 1996：1-5.
3. 橋本信也：悪心・嘔吐. JJNブックス 症状の起こるメカニズム. 医学書院, 東京, 1995：82-85.
4. 高木永子監修：看護過程に沿った対症看護 第5版 病態生理と看護のポイント. 学研メディカル秀潤社, 東京, 2018：20-32.
5. 齋藤宣彦：プチナースBOOKS 看護につなげる病態生理 よくある症状のしくみがわかる. 照林社, 東京, 2016：32.
6. 平林優子：嘔吐・下痢時のアセスメントと看護. ナーシング・グラフィカ 小児看護学1 小児の発達と看護. メディカ出版, 大阪, 2019：206-209.
7. 五十嵐歩：悪心・嘔吐. 阿部俊子監修, エビデンスに基づく症状別看護ケア関連図 改訂版, 中央法規出版, 東京, 2013：60-65.
8. 箭野育子：[シリーズ／知っておきたい最新看護技術] 症状・苦痛のアセスメントと看護《上》. 中央法規出版, 東京, 2002：198-214.
9. 奈良間美保：系統看護学講座 専門分野Ⅱ 小児看護学〔1〕小児看護学概論小児臨床看護総論第14版. 医学書院, 東京, 2021：383-385.
10. 小井戸薫雄, 大草敏史：悪心・嘔吐. 井上智子, 窪田哲朗編, 緊急度・重症度からみた症状別看護過程＋病態関連図 第3版, 医学書院, 東京, 2019：709-725.
11. 岡崎美智子編著：基礎看護技術. ―その手順と根拠. 第2版. メヂカルフレンド社, 東京, 1998：239-249.
12. 滝内隆子, 大島弓子：悪心・嘔吐がある患者のための看護技術. 看護技術 2000；46（2）：38-47.

吐血・下血
....

1. 福井次夫, 高木誠, 小室一成編：今日の治療指針 2021年版. 医学書院, 東京, 2021
2. 永井良三編：今日の診断指針 第8版. 医学書院, 東京, 2020.
3. 前川和彦 相川直樹監修：今日の救急治療指針 第2版. 医学書院, 東京, 2010.
4. 奈良信雄編：内科診断学 第3版. 医学書院, 東京, 2016.
5. 高橋信一編：消化器診療最新ガイドライン. 総合医学社, 東京, 2011.
6. 医療情報科学研究所編：病気が見える① 消化器 第6版. メディックメディア, 東京, 2020.
7. 三原弘ほか編：ナーシンググラフィカEX 疾患と看護③ 消化器. メディカ出版, 大阪, 2020.
8. 高木永子監修：看護過程に沿った対症看護 病態生理と看護のポイント 第5版. 学研メディカル秀潤社, 東京, 2018.
9. 田村富美子：これだけは知っておきたい病態別アセスメント⑥ 吐血・下血. Emergency Care 2014；27（5）：54-59.
10. 宮瀬貴子：アセスメントイメトレ 吐血・下血の患者さん. Emergency Care 2018；31（5）：45-52.
11. 村田浩昭, 辻晋司著：吐血・下血. 治療増刊号 2010；92：894-899.
12. 中村由紀子：吐下血. Hospitalist 2019；7（4）：877-892.
13. 濱舘香葉, 今明秀：吐血. レジデントノート 2013；15（3）：469-475.
14. 白井修：内視鏡的粘膜切除術（EMR）・内視鏡的粘膜下層剥離術. 消化器外科Nursing 2010；15（4）：42-43.
15. 小牧宏一, 浅野美代：症状・徴候に強くなる吐血と喀血. NursingCollege 2010；1：18- 21.
16. 井上貴夫, 芳野純治：消化管出血（吐血・下血）. 日野原重明, 井村裕夫監修. 看護のための最新医学講座4 消化器疾患 第2版. 中山書店, 東京, 2005：90-91.
17. 宮田祐樹, 古市好宏, 森安史典著：内視鏡的硬化療法（EIS）・内視鏡的静脈瘤結紮術（EVL）. プロフェッショナルがんナーシング 2014；4（1）：28-29.
18. 菅原通子, 今井幸紀：EVL（内視鏡的静脈瘤結紮術）/内視鏡的硬化療法. 消化器外科ナーシング 2014；19（10）：993-995.
19. 磯村好洋：EVL/EIS（内視鏡的静脈瘤結紮術／硬化療法）. 消化器ナーシング 2020；25（12）：1160-1165.
20. 阿部清一郎：内視鏡的（上部消化管）止血術. 消化器ナーシング 2020；25（8）：721-727.
21. 髙丸博之：内視鏡的（下部消化管）止血術. 消化器ナーシング 2020；25（8）：743-750.

便秘

1. 齋藤宣彦：プチナースBOOKS 看護につなげる病態生理 よくある症状のしくみがわかる. 照林社, 東京, 2016.
2. 菅野健太郎：こんな症状が気になるとき 下痢、便秘がつづく. 大久保昭行監修, 健康の地図帳. 講談社, 東京, 1997:62-63.
3. 橋本信也：エキスパートナースMOOK32 カラー版 症状から見た病態生理学. 照林社, 東京, 1999.
4. 橋本信也編：JJNブックス 症状の起こるメカニズム. 医学書院, 東京, 1995.
5. 高木永子監修：看護過程に沿った対症看護 病態生理と看護のポイント 第5版. 学研メディカル秀潤社, 東京, 2018.
6. 小坂橋喜久代, 阿部俊子編著：エビデンスに基づく症状別看護ケア関連図 改訂版. 中央法規出版, 東京, 2013.
7. 関口恵子編：根拠がわかる症状別看護過程 改訂第3版 こころとからだの69症状・事例展開と関連図. 南江堂, 東京, 2016.
8. 箭野育子：シリーズ知っておきたい最新看護技術 症状・苦痛のアセスメントと看護（下）. 中央法規出版, 東京, 2002.
9. 阿部俊子監修：実習ですぐに使える看護計画. プチナース 2004；13（13）：19-34.
10. 種池礼子, 岡山寧子, 中川雅子編：パーフェクト看護技術マニュアル 実践力向上をめざして. 照林社, 東京, 2004.
11. 渡邊順子編：実技試験合格！看護技術ポイントマスター. プチナース 2006；15（6）.
12. 藤崎郁：フィジカルアセスメント完全ガイド. 学研メディカル秀潤社, 東京, 2001.
13. 川口孝泰, 佐藤蓉子, 宮腰由紀子, 他編著：排泄の援助技術. 中央法規出版, 東京, 2005.
14. 西村かおる編著：排泄ケアワークブック. 中央法規出版, 東京, 2004.
15. 日本消化器病学会関連研究会慢性便秘の診断・治療研究会編：慢性便秘症診療ガイドライン2017. 南江堂, 東京, 2017.

下痢

1. 堺章：新訂 目でみるからだのメカニズム. 医学書院, 東京, 2000:76-77.
2. 高木永子監修：看護過程に沿った対症看護 病態生理と看護のポイント 第5版. 学研メディカル秀潤社, 東京, 2018:164-177.
3. 伊藤美智子：排便コントロールのための看護と栄養と薬剤① 看護と栄養. 看護技術 2000；46（11）：33-41.
4. 小坂橋喜久代, 阿部俊子編著：エビデンスに基づく症状別看護ケア関連図 改訂版. 中央法規出版, 東京, 2013:84-88.
5. 佐藤憲明：下痢. 高橋幸子監修, Emergency nursing 2003；2003夏季増刊：96-206.
6. 済陽高穂：下痢. 消化器外科NURSING 2005；秋季増刊：209-217.
7. 櫻井利江：看護における検査値の読みかた おなかが下る一下痢. ナーシングトゥデイ 2004；9（4）：52-54.
8. 中村泉：下痢. 小児看護 2005；28（3）：326-330.
9. 馬場英司, 大塚毅：下痢. 臨牀看護 2005；31（6）：948-950.
10. 深井喜代子編, 新体系看護学専門分野1 基礎看護学 基礎看護技術1. メヂカルフレンド社, 東京, 2017：144.
11. 法橋尚宏：感染症に罹患している子どもへの対応とケアのポイント. 小児看護 2003；26（2）：201-205.
12. 清水俊明専門編：小児科臨床ピクシス18 下痢・便秘. 中山書店, 東京, 2010:20-21.
13. 田中由佳里：診断 病歴聴取・身体診察・検査. 内科 2020；126（1）：31-33.
14. 菅谷武史他：慢性下痢症をきたす基礎疾患. 内科 2020；126（1）：35-37.
15. 坂本八千代：非経口栄養管理における管理栄養士の役割 経腸栄養施行時の下痢対策. 静脈経腸栄養 2005；20（3）：29-32.
16. 厚生労働省：新型コロナウイルス感染症COVID-19診療の手引き 第4.2版. 2021.

排尿障害

1. 川島みどり監修：看護技術スタンダードマニュアル. メヂカルフレンド社, 東京, 2006.
2. 山口瑞穂子監修：看護技術 講義・演習ノート 上巻. 医学芸術社, 東京, 2006.
3. 山口瑞穂子監修：看護技術 講義・演習ノート 下巻. 医学芸術社, 東京, 2007.
4. ジャネット・ウェーバー著, 森山美和子訳：看護診断のための看護アセスメント. 医学書院, 東京, 1994.
5. 松村讓兒：イラストで見る診る看る 人体の構造と機能. 医学評論社, 東京, 2003.
6. 大東貴志著者代表：系統看護学講座 専門分野II 成人看護学[8] 腎・泌尿器. 医学書院, 東京, 2019.
7. 薄井坦子：ナースが視る人体. 講談社, 東京, 1987.
8. 薄井坦子：ナースが視る病気. 講談社, 東京, 1994.
9. 黒田裕子監修, 山下香枝子責任編集：臨床看護セミナー6 排泄（腎・膀胱）機能障害をもつ人の看護. メヂカルフレンド社, 東京, 1997.
10. 東京厚生年金看護専門学校, 東京厚生年金病院看護部編：看護診断と病態の関連図 上巻. 日総研出版, 名古屋, 1997.
11. 東京厚生年金看護専門学校, 東京厚生年金病院看護部編：看護診断と病態の関連図 下巻. 日総研出版, 名古屋, 1997.
12. 奥宮暁子編：[シリーズ]生活をささえる看護 生活調整を必要とする人の看護II. 中央法規出版, 東京, 1996.

頭痛

1. 厚生労働統計協会：厚生の指標国民衛生の動向2020/2021：67（9）.
2. 日本神経学会・日本頭痛学会 監修：慢性頭痛診療ガイドライン2013. 医学書院, 東京, 2013.
3. 医療情報科学研究所編：病気がみえるvol.7 脳・神経 第2版. メディックメディア, 東京, 2017.
4. 坂井健雄, 河原克雄：人体の正常構造と機能改訂第2版. 日本医事新報社, 東京, 2012.
5. 高橋潤：ナーシンググラフィカ 疾病の成り立ち① 病態生理学 第4版. メディカ出版, 大阪, 2016:223.
6. 平川奈緒美：痛みの診療に用いる検査機器と治療機器 痛みの評価スケール. Anesthesia 21 Century 2011；13（2）：4-10.
7. 間中信也：頭痛患者を正確に診断する頭痛の分類と頻度を知る. 内科2009；103（5）：845-848.
8. Jonathan M. Tobis, Andrew Charles, Stephen D. Silberstein, Sherman Sorensen, Brijeshwar Maini, Phillip A. Horwitz and John C. Gurley：Percutaneous Closure of Patent Foramen Ovale in Patients With Migraine. The PREMIUM Trial, J Am Coll Cardiol 2017；70 (22):2766-2774.
9. 日本頭痛学会・国際頭痛分類委員会訳：国際頭痛分類 第3版beta版. 医学書院, 東京, 2014.
10. 日本頭痛学会・国際頭痛分類委員会訳：国際頭痛分類 第3版. 医学書院, 東京, 2018.
11. 齋藤宣彦：プチナースBOOKS 看護につながる病態生理 よくある症状のしくみがわかる. 照林社, 東京, 2016.
12. 美田誠二編著：得意になる解剖生理 からだのしくみが目で見てわかる. 照林社, 東京, 2010.
13. 高木永子監修：看護過程に沿った対症看護 病態生理と看護のポイント 第5版. 学研メディカル秀潤社, 東京, 2018.

がん性疼痛

1. 美田誠二編著:得意になる解剖生理. 照林社, 東京, 2010:34-39.
2. 水口公信:痛みとは—そのメカニズムと心身に与える影響—. 看護技術 1997:43(4):12.
3. 箭野育子:図でわかる　エビデンスに基づく痛みの緩和と看護ケア. 中央法規出版, 東京, 2005:17.
4. 窪寺俊之:スピリチュアルケア学序説. 三輪書店, 東京, 2008.
5. シシリー・ソンダース, メアリ・ベインズ:死に向かって生きる　末期癌患者のケア・プログラム. 武田文和 訳, 医学書院, 東京, 1990.
6. シスター・カリスタ・ロイ著, 松木光子監訳:ザ・ロイ適応看護モデル. 医学書院, 東京, 2010.
7. T. ヘザー・ハードマン, 上鶴重美編:NANDA-I看護診断 定義と分類 2021-2023 原書第12版. 医学書院, 東京, 2021.
8. Sue Moorhead, Marion Johnson著他, 黒田裕子監訳:看護成果分類(NOC)成果のための指標・測定尺度 原著第6版. エルゼビア・ジャパン, 大阪, 2018.
9. Howard K. Butcher, Gloria M. Bulechek著他, 黒田裕子監訳:看護介入分類(NIC)原著第7版. エルゼビア・ジャパン, 大阪, 2018.
10. 日本緩和医療学会緩和医療ガイドライン委員会編:がん疼痛の薬物療法に関するガイドライン 2020年版. 金原出版, 東京, 2020.
11. Waller A. Caroline NL.. Handbook of Palliative Care in Cancer. 2nd ed. Oxford: Butterworth Heinemann:2000.
12. 深井喜代子監修:ケア技術のエビデンス 3—実践へのフィードバックで活かす—. へるす出版, 東京, 2016.
13. 木澤義之, 塩川満, 鈴木勉監訳:WHOガイドライン　成人・青年における薬物療法・放射線治療によるがん疼痛マネジメント. 金原出版, 東京, 2021.
14. 林章敏, 高橋美賀子他:がん性疼痛ケア完全ガイド(エキスパートナース・ガイド). 照林社, 東京, 2010.
15. 武田文和, 的場元弘, 鈴木勉:よくわかるWHO方式がん疼痛治療法. 金原出版, 東京, 2016.

易感染

1. 斧康雄:易感染症をきたす生体防御機構の欠損. 感染症学雑誌 2006:80(5):475-479.
2. 第19回日本環境感染学会 Meet The Expert 1 Standard Precaution Appendix 12:拡大予防策 Expanded Precautions の勧告の要約. 2004.
3. 茂野香おる:口腔ケア. 系統看護学講座 専門分野I 基礎看護学[3] 基礎看護技術II 第17版. 医学書院, 東京, 2020:215-223.
4. 藤崎郁:フィジカルアセスメント完全ガイド. 学研メディカル秀潤社, 東京, 2001:34.
5. 小野田千枝子 監修:実践! フィジカル・アセスメント—看護者としての基礎技術— 改訂第2版. 金原出版, 東京, 2001:47.
6. 西岡みどり:手指衛生と手指の清潔保持. 竹尾恵子監修, Latest 看護技術プラクティス. 学研メディカル秀潤社, 東京, 2003:76.
7. 厚生労働省健康局総務生活習慣病対策室, 農林水産省消費・安全局消費者情報官作成:食事バランスガイド. 2006.
8. 辻明良:日和見感染症の現状と将来. 綜合臨牀 2003:52(2003年増刊号):16-21.
9. 小板橋喜久代, 阿部俊子編著:エビデンスに基づく症状別看護ケア関連図 改訂版. 中央法規出版, 東京, 2012.
10. 関口恵子編:根拠がわかる症状別看護過程 改訂第3版 こころとからだの69症状　事例展開と関連図. 南江堂, 東京, 2016.
11. 高木永子監修:看護過程に沿った対症看護 病態生理と看護のポイント 第5版. 学研メディカル秀潤社, 東京, 2018.
12. 洪愛子編:Nursing Mook9 感染管理ナーシング. 学研メディカル秀潤社, 東京, 2002.
13. 岩田健太郎著者代表:系統看護学講座 専門分野II 成人看護学[11]　アレルギー　膠原病　感染症 第14版. 医学書院, 東京, 2019.
14. 竹田津文俊, 伊藤正子 監修:Nursing Selection5　血液・造血器疾患. 学研メディカル秀潤社, 2002.
15. 棚橋泰之, 黒田裕子:わが国の看護記録に見るNANDA看護診断"感染リスク状態"の看護成果と看護介入の分析　"感染リスク状態"の適切性分析に基づいた看護成果と看護介入の実態. 看護診断 2005:10(1):5-14.
16. 柴孝也, 水野泰孝, 横田邦信:糖尿病における易感染性の機序. Diabetes Frontier 2018:270-291.
17. 医療情報科学研究所編:看護技術がみえる vol.2 臨床看護技術. メディックメディア, 東京, 2018:270-291.
18. A Cerutti et all. Immunoglobulin Denhancesimmuune surreillance by actirating antimierobial. proinflammatory and Bcell-stimulating programs in basophils:Nature immunology 10. 889-898:2009.

不眠

1. 武田薬品工業ホームページ「体内時計と睡眠のしくみ」 https://www.tainaidokei.jp/mechanism/index.html (2021年4月15日アクセス)
2. 宮崎総一郎, 北村拓郎:正常な睡眠・覚醒のサーカディアン・リズムを取り戻そう—睡眠衛生指導の実際. 医学のあゆみ2012:242(11):861-867.
3. 西田慎吾, 井上雄一:実地臨床でわかる不眠症の種類と診断のコツ. Life Style Medicine 2011:5(1):26-32.
4. 佐々木高伸:「臨床現場における」不眠診療のノウハウとスキル. 日本臨床内科医会会誌2020:35(1):66-71.
5. 三島和夫:睡眠薬の適正使用・休薬ガイドライン. じほう, 東京, 2014.
6. 髙江洲義和:不眠症治療の適正化を考える. 医学と薬学2019:76(12):1697-1703.
7. 白川修一郎編著:おもしろ看護睡眠科学. メディカ出版, 大阪, 1999:88-99.
8. 志自岐康子, 松尾ミヨ子, 習田明裕, 金壽子編:ナーシンググラフィカ基礎看護学③基礎看護技術. メディカ出版, 大阪, 2017:220-234.
9. 内山真編:睡眠障害の対応と治療のガイドライン第3版. じほう, 東京, 2019.
10. 厚生労働省健康局「健康づくりのための睡眠指針2014」 https://www.mhlw.go.jp/file/06-Seisakujouhou-10900000-kenkoukyoku/000047221.pdf (2021年4月4日アクセス)
11. 内村直尚:不眠と生活習慣病. 日本臨牀2012:70(7):1100-1106.
12. 尾崎章子:睡眠. 日本地域看護学会誌2016:19(1):84-87.

褥瘡

1. 厚生省老人保健福祉局老人保健課監修: 褥瘡の予防・治療ガイドライン. 照林社, 東京, 1999:4-7.
2. 日本褥瘡学会編:褥瘡ガイドブック 第2版. 照林社, 東京, 2015.
3. 髙橋誠:生体工学から見た減圧, 除圧—褥瘡予防マットレスの体圧分散. STOMA 1999:9(1):1-4.
4. 林泰史:褥瘡の成因と予防. Geriatric Medicine 1996:34(8):1011.
5. 真田弘美:褥瘡ケア完全ガイド 予測・予防・管理のすべて. 学研メディカル秀潤社, 東京, 2004:78-79.
6. 日本看護協会認定看護師制度委員会創傷ケア基準検討会編:スキンケアガイダンス. 日本看護協会出版会, 東京, 2002:117-121.
7. 日本褥瘡学会編:褥瘡対策の指針. 照林社, 2002:28.
8. 高木永子監修:看護過程にそった対症看護 病態生理と看護のポイント 第5版. 学研メディカル秀潤社, 東京, 2018:814-839.
9. 宮路良樹, 真田弘美編著:新・褥瘡のすべて. 永井書店, 大阪, 2006.
10. 日本褥瘡学会編:褥瘡予防・管理ガイドライン. 照林社, 東京, 2009.
11. 日本褥瘡学会編:褥瘡予防・ガイドライン 第4版. 褥瘡学会誌 2015:17(4):487-557.
12. 日本褥瘡学会編:在宅褥瘡予防・治療ガイドブック 第3版. 照林社, 東京, 2015.
13. 宮地良樹, 真田弘美 編:NEW褥瘡のすべてがわかる. 永井書店, 大阪, 2012.
14. 田中マキ子:ガイドラインに基づくわかり褥瘡ケア. 東京, 照林社, 東京, 2016.
15. 一般社団法人日本褥瘡学会編集:改訂DESIGN-R®2020コンセンサス・ドキュメント. 照林社, 東京, 2020.
16. 一般社団法人日本褥瘡学会:ベストプラクティス医療関連機器圧迫創傷の予防と管理. 照林社, 東京, 2016.
17. 舘正弘監修:褥瘡治療・ケアの「こんなときどうする?」. 照林社, 東京, 2020.
18. 一般社団法人日本創傷・オストミー・失禁管理学会:ベストプラクティス　スキン-テア(皮膚裂傷)の予防と管理. 照林社, 東京, 2015.
19. 丹波光子編著:だけでいい 褥瘡・創傷ケア—先輩になったらこの1冊—. メディカ出版, 大阪, 2021.

瘙痒感

1. 上出良一：皮膚，粘膜の解剖生理とスキントラブル．月刊ナーシング 2006；26（14）：18-21.
2. 宮地良樹：かゆみー透析のかゆみから老人性皮膚瘙痒症のかゆみまで．Medicina 2000；37（4）：562-565.
3. 齋藤宣彦：プチナースBOOKS 看護につなげる病態生理 よくある症状のしくみがわかる．照林社，東京，2016.
4. 原田八千恵，川本利恵子：瘙痒感のアセスメント．月刊ナーシング 1997；17（8）：32-35.
5. 高久史麿，矢崎義雄監修：治療薬マニュアル 2021．医学書院，東京，2021.
6. 渡辺勲史：瘙痒．臨牀看護 2000；26（6）：775-777.
7. Sue Moorhead, Marion Johnson著他，黒田裕子監訳：看護成果分類（NOC）成果のための指標・測定尺度　原著第6版．エルゼビア・ジャパン，大阪，2018.
8. Howard K. Butcher, Gloria M. Bulechek著他，黒田裕子監訳：看護介入分類（NIC）原著第7版．エルゼビア・ジャパン，大阪，2018.
9. 高木永永監修：看護過程に沿った対症看護 病態生理と看護のポイント 第5版．学研メディカル秀潤社，東京，2018.
10. 小板橋喜久代，阿部俊子編著：エビデンスに基づく症状別看護ケア関連図 改訂版．中央法規出版，東京，2013.
11. 佐藤貴浩，横関博雄，室田浩之他著：日本皮膚科学会ガイドライン　皮膚瘙痒症診療ガイドライン 2020．日皮会誌；130（7）：1589-1606.

視力障害

1. 馬場益美：感覚器系の看護技術．種池礼子，岡山寧子，中川雅子編，パーフェクト 看護技術マニュアルー実践力向上をめざして，照林社，東京，2004.
2. 加藤明彦：らくらく視覚障害生活マニュアル．医歯薬出版，東京，2003.
3. 石塚睦子，黒坂知子：わかりやすい与薬 第6版．医学評論社，東京，2019.
4. 大橋裕一，山田昌和編：ナースのための眼科学　ナーシングポイント105．メジカルビュー社，東京，2011.
5. 山内昭雄，鮎川武二：感覚の地図帳．講談社，東京，2001.
6. 関口恵子編：根拠がわかる症状別看護過程　改訂第3版　こころとからだの69症状・事例展開と関連図．南江堂，東京，2016.
7. 小出良平，大音清香編著：眼科エキスパートナーシング 改訂第2版．南江堂，東京，2015.
8. 高木永永監修：看護過程に沿った対症看護 病態生理と看護のポイント 第5版．学研メディカル秀潤社，東京，2015.
9. 石川ふみよ，高谷真由美監修：疾患別看護過程の展開 第6版．学研メディカル秀潤社，東京，2020.
10. 小板橋喜久代，阿部俊子編著：エビデンスに基づく症状別看護ケア関連図．中央法規出版，東京，2013.
11. 境章：目でみるからだのメカニズム 第2版．医学書院，東京，2016.
12. 高橋広編：ロービジョンケアの実際．医学書院，東京，2006.
13. 内堀由美子，永田万由美編：眼科ナースのギモン．照林社，東京，2020.

貧血

1. 齋藤宣彦：プチナースBOOKS 看護につなげる病態生理 よくある症状のしくみがわかる．照林社，東京，2016.
2. 高木永永監修：看護過程に沿った対症看護 病態生理と看護のポイント 第5版．学研メディカル秀潤社，東京，2018：573.
3. 日本臨床検査医学会ガイドライン作成委員会：臨床検査のガイドラインJSLM2018．日本臨床検査医学会，東京，2019.
4. 橋本信也：エキスパートナースMOOK32　カラー版 症状から見た病態生理学．照林社，東京，1999：122.
5. 奥宮暁子編：[シリーズ] 生活をささえる看護 生活調整を必要とする人の看護Ⅱ．中央法規出版，東京，1996：194.
6. 杉本正邦，皆川弘美，小山正博：貧血の場合．富野康日己編集代表，症状・疾患別 食事指導の看護へのいかしかた，医歯薬出版，東京，1995：248.
7. 山村雄一，吉利和監修：最新内科学大系 第18巻 血液・造血器疾患1 貧血，多血症．中山書店，東京，1992.
8. 小山裕子，上田博子：サービングサイズ栄養素量100．第一出版，東京，2011.
9. 武田英二編：臨床病態栄養学．文光堂，東京，2013：455.
10. R.ルービン，D.D.ストレイヤー編，鈴木利光他監訳：カラー ルービン病理学ー臨床医学への基盤ー 改訂版．西村書店，新潟，2017.
11. 村川裕二総監修：新・病態生理できった内科学 5 血液疾患 第3版．医学教育出版社，東京，2011.
12. 井村裕夫：わかりやすい内科学 第4版．文光堂，東京，2014.
13. 内科 2013；112（2）.
14. 日野原重明，井村裕夫監修：看護のための最新医学講座 9 血液・造血器疾患 第2版．中山書店，東京，2006.
15. 中野昭一編ー：病態生理・生化学・栄養ー図説・病気の成立ちとからだ[Ⅱ] 普及版．医歯薬出版，東京，2001.
16. 吉田彌太郎編：血液疾患ハンドブックー日常診療の手引きと臨床データ集ー　上巻．医薬ジャーナル社，大阪，2005.
17. 伊藤貞嘉，佐々木敏監修：日本人の食事摂取基準（2020年版）．第一出版，東京，2020.

出血傾向

1. 萩原将太郎：よくわかる血液内科．医学書院，東京，2018.
2. 飯野京子，木崎昌弘他：系統看護学講座　専門分野Ⅱ　血液・造血器　成人看護学④第15版．医学書院，東京，2021.
3. 前島司，高橋進，波多野信註：慢性腎不全における血小板凝集機能ー全血血小板凝集能とグアニジノ化合物ー．日本腎臓学会誌1991；33（2）：201-212.
4. 医療情報科学研究所編：病気がみえるVol.5　血液　第2版．メディックメディア，東京，2017.

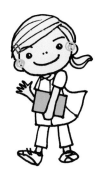

索引

プチナースBOOKS

アセスメント・看護計画がわかる
症状別 看護過程 第2版

2014年12月3日 第1版第1刷発行	編 者	小田 正枝
2020年11月10日 第1版第8刷発行	発行者	有賀 洋文
2021年10月5日 第2版第1刷発行	発行所	株式会社 照林社
2023年9月10日 第2版第4刷発行		〒112-0002
		東京都文京区小石川2丁目3-23
		電話 03-3815-4921(編集)
		03-5689-7377(営業)
		https://www.shorinsha.co.jp/
	印刷所	大日本印刷株式会社

検印省略(定価はカバーに表示してあります)
ISBN978-4-7965-2543-5
©Masae Oda/2021/Printed in Japan